高职高专医药院校创新型精品教材
本教材可供临床医学、口腔医学、中医学、护理、药学、医学技术等医学相关专业使用

生理学

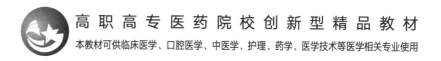

主　编　王光亮　谢晓丽　王　涛
副主编　宋丽莉　吕淑红　池　晨　李春艳
编　委　（按姓氏笔画排序）
王　涛　邢台医学高等专科学校
王光亮　邢台医学高等专科学校
吕淑红　邢台医学高等专科学校
刘明慧　邢台医学高等专科学校
池　晨　武汉市第二卫生学校
孙玉锦　雅安职业技术学院
李　旻　南阳医学高等专科学校
李宏伟　邢台医学高等专科学校
李春艳　铁岭卫生职业学院
宋丽莉　邢台医学高等专科学校
钱　燕　安庆医药高等专科学校
谢晓丽　泰山护理职业学院

華中科技大學出版社
http://www.hustp.com
中国·武汉

内 容 简 介

本教材为高职高专医药院校创新型精品教材。

本教材分为十三章，内容包括绪论、细胞的基本功能、血液、血液循环、呼吸、消化与吸收、能量代谢与体温、肾的排泄功能、感觉器官、神经系统、内分泌、生殖和生理学基础实验。

本教材可供临床医学、口腔医学、中医学、护理、药学、医学技术等医学相关专业使用。

图书在版编目(CIP)数据

生理学/王光亮，谢晓丽，王涛主编．—武汉：华中科技大学出版社，2021.1(2024.8重印)
ISBN 978-7-5680-6870-3

Ⅰ．①生… Ⅱ．①王… ②谢… ③王… Ⅲ．①人体生理学-教材 Ⅳ．①R33

中国版本图书馆CIP数据核字(2021)第022799号

生理学　　王光亮　谢晓丽　王　涛　主编
Shenglixue

策划编辑：居　颖
责任编辑：居　颖　张　曼
封面设计：原色设计
责任校对：李　弋
责任监印：周治超
出版发行：华中科技大学出版社(中国·武汉)　　电话：(027)81321913
武汉市东湖新技术开发区华工科技园　　邮编：430223
录　排：华中科技大学惠友文印中心
印　刷：武汉市籍缘印刷厂
开　本：889mm×1194mm　1/16
印　张：16.25
字　数：503千字
版　次：2024年8月第1版第5次印刷
定　价：56.00元

网络增值服务使用说明

欢迎使用华中科技大学出版社医学资源网yixue.hustp.com

1.教师使用流程

（1）登录网址：http://yixue.hustp.com（注册时请选择教师用户）

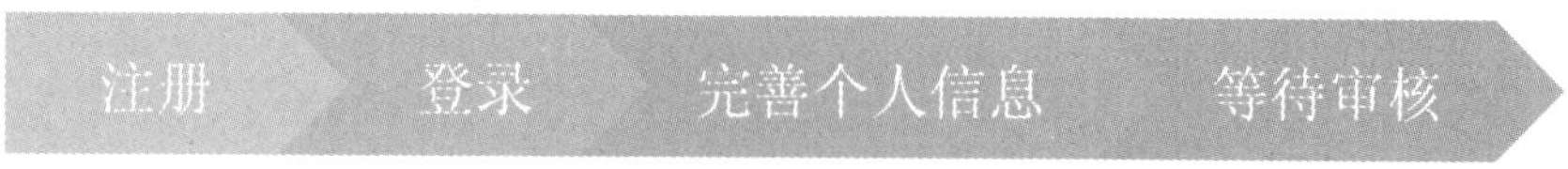

（2）审核通过后，您可以在网站使用以下功能：

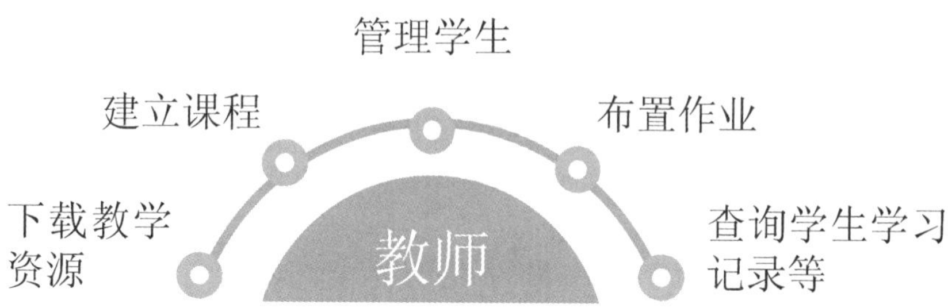

2.学员使用流程

建议学员在PC端完成注册、登录、完善个人信息的操作。

（1）PC端学员操作步骤

①登录网址：http://yixue.hustp.com（注册时请选择普通用户）

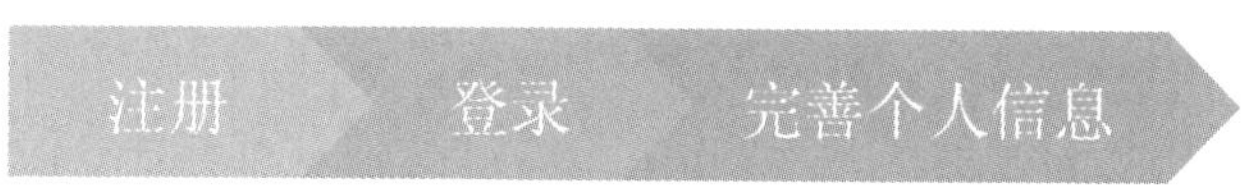

②查看课程资源

如有学习码，请在个人中心-学习码验证中先验证，再进行操作。

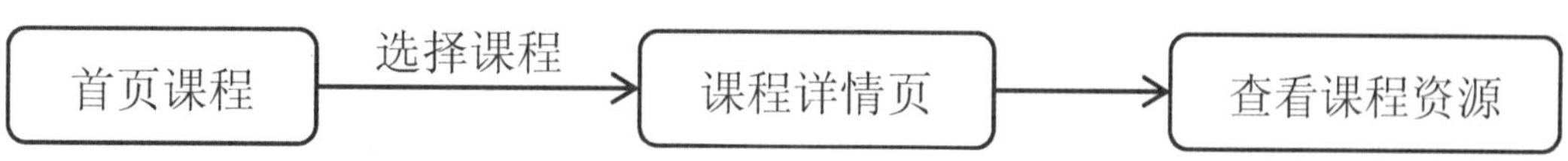

（2）手机端扫码操作步骤

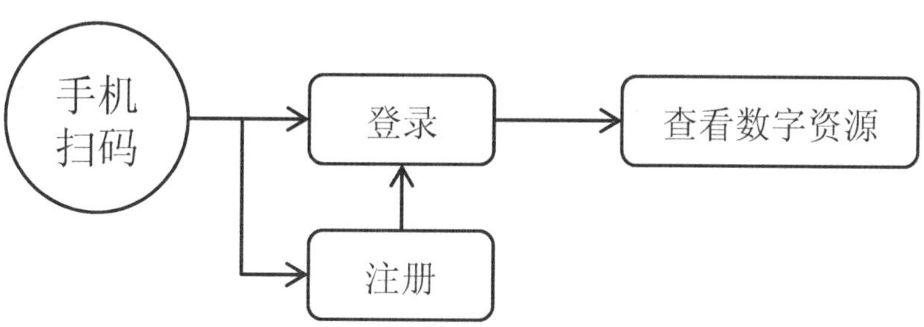

前言

Preface

为了进一步贯彻落实《国务院关于加快发展现代职业教育的决定》和《教育部关于深化职业教育教学改革全面提高人才培养质量的若干意见》等文件精神，满足“健康中国”对高素质创新技能型人才培养的需求，积极落实高等卫生职业教育改革发展的最新成果，使职业技能教学满足临床需求，促进高等职业教育的快速发展，华中科技大学出版社组织全国各地高等医学职业院校的一线骨干教师参加《生理学》教材的编写工作。

本教材编写的原则是探索“以服务为宗旨，以就业为导向，以能力为本位”的人才培养模式，满足科学需要和社会需要，注重职业教育人才德能并重、知行合一和崇高职业精神的培养，充分体现在知识、修养和能力三个层面上的培养，突出教材的“四新(新知识、新技术、新工艺、新设备)五性(思想性、科学性、先进性、启发性和适用性)”，丰富和创新实践教学内容和方法，对既往教材中过时或错误的知识点进行更新或改正，力求反映比较成熟的内容，注重提高效用，提高学生的学习兴趣和学习效果。

《生理学》编写过程中，在尽量保持本学科系统性、完整性、科学性的基础上，将人文素质教育的基本要求列入培养目标，以基本理论和基本知识为重点，以“必需、够用”为度，内容简明扼要、重点突出，适度体现“校企合作”“医教协同”的要求，加强人文素质、临床实践能力的培养，既要突出高等职业教育专业教材的特色和教学特点，又要突出通俗性、趣味性和实用性，为提高学生的学习兴趣，开阔学生的知识视野，我们将一些必要的基础或扩展知识、小常识及背景知识等以知识链接的形式插入教材的各章节中，以扫描二维码形式帮助老师及学生在移动终端共享优质配套网络资源。此外，我们总结了每章内容的记忆重点，并设有能力检测，可以扫描二维码来查看答案，共享优质配套网络资源，使学生在有限的时间内尽可能多地掌握生理学的基础理论和基础知识，为后续的课程打下良好的基础。各章内容以医师资格考试大纲、护士执业资格考试大纲规定的医学专业学生必须具备的知识点为主，兼顾其他相关医学专业，将其深度和广度严格控制在高职高专医学专业教学要求的范畴，以适应为基层、社区和农村培养实用型医学人才的需求。

在本教材编写过程中，参考了大量的文献资料，在此向原作者深表谢意和敬意。同时得到了华中科技大学出版社和编委所在单位的大力支持和帮助，在此一并致以衷心的感谢。

本教材主要供高职高专临床医学、口腔医学、中医学、护理、药学、医学技术等医学相关专业师生使用，也可供其他专业及在职卫生技术人员和有关人员学习参考。

由于编者水平有限，加上编写时间仓促，书中不足之处在所难免，恳请广大读者在使用本书的过程中，不吝批评指正，提出宝贵建议和意见，以求日臻完善。

编者

目　录

MULU

第六章 消化与吸收

第七章 能量代谢与体温

第八章 肾的排泄功能

第九章 感觉器官

第十章 神经系统

第十一章 内分泌

第一章　绪　　论

学习目标

掌握：生理学概念；生命活动的基本特征；有效刺激的三个条件（强度、时间和强度时间变化率）；内环境、稳态的概念及其意义；人体生理功能的调节方式，比较三种调节方式的特点。

熟悉：刺激与反应、兴奋与抑制、阈强度或阈值、兴奋性概念及其关系；反射、反馈、正反馈、负反馈及其意义。

了解：生理学研究的对象、任务和三个水平。

第一节　生理学研究的对象和任务

一、生理学的任务

生理学是生物科学的一个分支，是研究生物机体及其细胞、组织、器官等组成部分的功能活动与原理的一门科学。生理学根据其研究的对象不同分为人体生理学、动物生理学、植物生理学等。

医学生学习的是人体生理学（human physiology），通常称为生理学。它是以人体为研究对象，主要研究正常人体生命活动规律的科学。生理学的任务是研究生命活动产生的原理、条件和过程以及人体内外环境变化对机体的影响，从而认识和掌握各种生命活动发展、变化的规律，为人类防病治病、增进健康、延长寿命提供科学的理论依据。

二、生理学的研究方法

生理学所研究的是复杂的生命现象，但其本质是物质的现象，是以体内具体的物理、化学过程为基础的。生物机体是一个完整统一的有机体，其各种功能活动都是整体活动的一部分，并与环境保持密切的联系。人体的各种功能活动还受到心理和社会因素的影响。因此，我们在学习生理学时，必须以辩证唯物主义思想为指导，用对立统一的观点去看待机体的一切功能活动，其所有正常功能活动是"动态"的，是不断变化发展的，必须用动态的思维和观点，去研究和分析人体的结构、功能及其相互关系。一方面将组织结构、功能活动和代谢机制相互联系起来，另一方面将各个章节的知识点联系起来，从生物的、社会的、心理的水平综合观察和理解人体的生命活动，才能将知识融会贯通，全面正确地认识人体生命活动的本质和规律。

生理学知识来源于科学实验，必须用科学实验的方法来验证理论知识，在验证过程中正确认识和理解正常人体功能；必须坚持理论联系实际，既要重视理论知识的学习，又要重视实验基本技能的训练，以便更好地掌握其活动规律，促进理论水平不断的发展和提高。

（一）生理学实验方法

生理学是一门实验性科学。即在人工创造的接近自然的条件下，对机体某种生命活动进行细致周密的观察、分析与综合，进而找出规律性的结论。生理学理论均建立在实验和观察分析的基础上。生理学的实验对象主要是各种实验动物，方法包括急性实验方法和慢性实验方法两大类。

1. 急性实验方法 急性实验方法又分为在体实验法与离体实验法。实验过程一般不能持续太久，实验后动物往往需要处死或因损伤严重而不能生存。

离体实验法是从动物身上取下所要研究的器官组织如肌肉、神经、小肠、心脏等，置于一定的人工环境中，使它们在一定时间内仍保持生理功能，根据特定的目的给予各种刺激或改变其周围条件，观察对其功能的影响及其活动规律。例如，取出蟾蜍的坐骨神经，在离体条件下用电生理设备研究坐骨神经的生物电活动和传导速度。离体实验法的优点是可以排除无关因素的干扰，器官生存的人工环境条件易于控制，所得实验结果便于分析。

在体实验法（活体解剖法）则需要在动物被麻醉的条件下，进行活体解剖，对体内器官进行条件干预和实验研究，观察其整体功能及调节机制。例如在体直接观察蛙心搏动顺序和分析心搏起源。

2. 慢性实验方法 慢性实验方法是将动物在无菌手术条件下，暴露某器官（如巴甫洛夫小胃），或将记录电极、刺激电极埋藏于体内，并在动物完全处于清醒的状态下观察其整体情况下的某些器官对体内、外环境条件变化的反应规律。这样所获得的结果更接近于被研究器官在正常生活条件下的机体功能活动规律。

（二）生理学研究的三个水平

生理学的研究方法是随着社会的进步、人们思想观念的不断更新和科学研究手段的日益发展而深入发展和提高的。限于生产力的发展条件，早期的生理学研究是从整体的角度进行的。科学实验是人体功能理论知识的主要源泉。17 世纪初，威廉·哈维（William Harvey，1578—1657 年）首创动物活体解剖实验法，发现了血液循环，使生理学成为一门独立的学科。此后，主要利用动物实验，在器官、系统水平对机体功能进行了广泛的研究，一直到 20 世纪中叶才逐渐深入细胞分子水平研究。近二三十年来，随着电子技术、电镜技术、免疫组织化学、同位素、三维成像技术、超微量测定技术的发展，特别是计算机技术在生理学研究中的应用，使生理学的研究方法进入一个崭新的、迅速发展的新阶段。根据研究的层次不同，生理学研究可以分成三个水平。

1. 整体水平 整体水平的研究是以完整的机体为研究对象，观察和分析在各种条件下不同的器官、系统之间以及机体与环境之间相互联系和相互影响的规律。由于整个机体的生命活动并不等于心脏、肺、肾等器官功能的简单总和，各种功能活动互相联系、互相制约、互相配合、互相依存。对整个机体内的这些联系、变化、发展和制约的规律的研究，可称为整体水平的研究。例如，人体在进行剧烈的体力劳动时，在骨骼肌进行协调收缩和舒张的同时，呼吸加深、加快，促进气体交换；心跳加快、加强，血液循环加速，骨骼肌血管舒张，血流量增多；消化、泌尿系统等器官的活动减弱，血量供给减少，以保证心脏、脑等重要器官的血液供应。

2. 器官和系统水平 器官和系统水平是以器官、系统为研究对象，观察其功能和调节机制。这方面的研究着重于阐明器官和系统对于机体有什么作用，它是怎样进行活动的，它的活动受到哪些因素的控制等。例如，关于心血管组成的血液循环系统的正常功能研究，需要阐明心脏各部分如何协同活动、心脏如何收缩射血、血液在血管中如何分配、血管内血液流动的动力和阻力的相互关系、心血管活动如何进行调节等规律。这类研究要对完整的心脏、血管和循环系统进行观察，以器官和系统作为研究对象，称为器官和系统水平的研究。

3. 细胞和分子水平 细胞和分子水平研究是以细胞及构成细胞的分子为研究对象，观察其超微结构的功能和细胞内生物分子的物理化学变化过程。细胞是构成机体的基本结构和功能单位，每个器官的功能都以组成该器官的细胞的生理特性为基础，例如肌肉的收缩功能主要取决于肌细胞的生理特性，神经纤维的功能活动与神经元的生理特性密切相关等。而细胞的生理特性又取定于构成细胞的各种物质尤其是生物大分子的物理化学特性，例如研究细胞的物质转运功能，就需要对细胞膜的分子结构、细

Note

胞膜上的转运蛋白的特性和功能活动进行研究。这类研究的对象是细胞和细胞中的物质分子，可称为细胞和分子水平的研究。

知识链接

近代生理学的奠基人——哈维

威廉·哈维(William Harvey，1578—1657 年)是出现在 17 世纪初的一位敢于向权威提出怀疑的伟大学者，他发现了血液循环和心脏的功能。他的不朽著作《心与血的运动》发表于 1628 年，被誉为生理学历史上最重要的著作，标志着现代生理学的开始。这本划时代的伟大著作为人们探索人体正常功能的奥秘指明了正确方向，即通过实验来进行人体功能研究。

哈维于 1578 年出生在英国福克斯通镇的一个富裕农民家庭。他 19 岁毕业于英国的剑桥大学，之后到意大利留学，5 年后成为医学博士。哈维在不同动物解剖中发现了同样的结果：血液由心脏"泵"出，经由动脉血管流向身体各处，再从静脉血管流回心脏，从而完成血液循环。他把这一发现写成了《心与血的运动》一书，正式提出了关于血液循环的理论。哈维的贡献是划时代的，他的工作标志着新的生命科学的开始，属于 17 世纪科学革命的重要组成部分。哈维因为他出色的心血系统研究，成为了与哥白尼、伽利略、牛顿等人齐名的科学革命巨匠。他的《心与血的运动》一书也像《天体运行论》《关于托勒密和哥白尼两大体系的对话》《自然哲学之数学原理》等著作一样，成为科学革命时期以及整个科学史上极为重要的文献。

正常机体功能虽然以细胞和分子特性为基础，并遵循物理化学的规律，但生理学毕竟不等同于物理学和化学，它们既有细胞和分子水平的研究和科学规律，还有器官、系统和整体水平的研究和科学规律。三个水平的研究不是孤立的，而是相互联系、相互补充的。要全面地理解某一正常功能的机制，必须用发展的、联系的和对立统一的观点，将细胞和分子、器官和系统以及整体水平三个水平结合起来进行研究。

三、生理学与医学之间的关系

生理学是医学教育中一门重要的基础理论课程，与医学具有密切的联系。生理学可以指导临床实践，许多医疗卫生与健康问题的研究都要以生理学的理论和研究成果作为基础；医学临床的实践和发展，又为生理学的研究提出新课题、新任务，不断扩大生理学的研究领域，丰富生理学的研究内容，还能检验生理学理论的正确性，推动生理学的不断发展。

正常生命活动的特点是各个器官或系统，在发挥其各自功能的同时还必须保持其相互间的联系和协调，并处于一种相对恒定的状态。而各种疾病的基本变化是维持机体正常功能的相对恒定状态发生了紊乱。为了进行正确的诊断和治疗，就必须正确地了解正常生命活动的产生原理、产生条件、发生过程以及影响规律等，从而认识和掌握各种生命活动发展、变化的规律，为人类防病治病、增进健康、延长寿命提供科学的理论依据。医务工作者只有掌握了正常生命活动的规律，才能知道机体某个部位发生的变化是属于生理变异还是病理状态，才能发现病理状态下组织器官发生的形态和功能变化以及它们之间的联系，从而认识某一器官、系统的疾病如何影响到其他的器官甚至整个机体，为以后学习医学专业知识和医疗工作实践奠定良好的理论基础。

第二节　生命活动的基本特征

生物学家通过广泛而深入的研究，发现各种生命有机体都表现出严密的组织性和高度的秩序性，其基本特征主要包括新陈代谢、兴奋性和生殖，其中以新陈代谢为最基本的特征。

Note

一、新陈代谢

机体与环境之间不断进行物质和能量交换、实现自我更新的过程称为新陈代谢(metabolism)。新陈代谢包括合成代谢(同化作用,anabolism)和分解代谢(异化作用,catabolism)两个相辅相成的过程:一方面机体不断地从外界环境中摄取各种营养物质,经过机体的加工、转化,合成自身所需要的新的物质,产生并储存能量,称为合成代谢;另一方面机体不断分解自身旧的物质,释放能量,满足各种生命活动的需要,并把分解产物排出体外,称为分解代谢。

机体内各种物质的合成、分解、转化和利用,都是在各种生物分子的水溶液中进行的一系列生物化学变化。其主要表现是利用从外界摄入的物质在一系列催化酶的作用下,使其分解成为小分子,同时释放机体功能活动所需要的能量,这一过程称为物质代谢。伴随物质代谢而产生的能量的储存、释放、转移和利用过程称为能量代谢。物质代谢是能量代谢的基础,也是生命的物质基础,是能量的根本来源。

从机体内所进行的各种反应来看,生命过程中表现出的生长、发育、生殖、运动、分泌等一切机能活动都建立在新陈代谢基础上,新陈代谢一旦停止,生命也就随之终止。

二、兴奋性

兴奋性(excitability)是指机体或组织对刺激发生反应的能力或特性。兴奋性是一切生物体所具有的基本特征之一,能使生物体对环境的变化做出应变,因此这是生物体生存的必要条件。

刺激(stimulus)是指能引起机体或细胞发生反应的内外环境条件的变化。而反应(response)是指机体或细胞接受刺激后所出现的理化过程和生理功能的变化。例如,寒冷刺激可使机体分解代谢加强,产热量增加,皮肤血管收缩,散热减少,甚至肌肉颤抖等,这就是机体对寒冷刺激的反应。

(一)刺激与反应

刺激的种类很多,按刺激的性质可分为物理性刺激(如声、光、电、温度、机械、射线等)、化学刺激(如酸、碱、盐、药物等)、生物性刺激(如细菌、病毒、抗体等)和社会心理性刺激(如社会变更、情绪波动等)等。其中,社会因素和心理活动构成的刺激对人体的正常功能和疾病的发生、发展具有十分重要的作用。在所有刺激中,电刺激的三个条件易于控制,且可重复使用而不易损伤组织,故为生理学实验和医疗实践中常用的刺激方法。

并非所有刺激都能引起机体发生反应。实验表明,作为能引起机体或组织产生反应的刺激一般具备三个基本条件(刺激三要素),分别是足够的刺激强度、刺激作用的时间和刺激强度时间变化率。

1. 足够的刺激强度 如将刺激的时间和刺激强度时间变化率保持不变,能引起组织发生反应的最小刺激强度称为阈强度(threshold,刺激阈或阈值)。强度等于阈值的刺激称为阈刺激(threshold stimulus);强度高于阈值的刺激称为阈上刺激;强度低于阈值的刺激则称为阈下刺激。阈刺激和阈上刺激都能引起组织发生反应,所以是有效刺激,而单个阈下刺激不能引起组织发生反应。组织的兴奋性高低可用阈值来衡量,组织的兴奋性与阈值成反变关系(兴奋性$\propto$1/阈值),即阈值越小,说明组织的兴奋性越高;阈值越大,说明组织的兴奋性越低。各种组织的兴奋性高低是不同的,阈值可以作为衡量组织兴奋性高低的客观指标。在机体各种组织中,神经、肌肉和腺体组织兴奋性较高,称为可兴奋组织(excitable tissue)。它们反应迅速,易于观察,并有电位变化作为客观标志。但其对刺激的反应形式各异,神经组织的兴奋性表现为神经冲动;肌肉组织的兴奋性表现为肌纤维收缩;腺体的兴奋性表现为腺细胞分泌。

2. 刺激作用的时间 刺激作用必须持续一定的时间,才能引起组织发生反应。如果刺激作用持续的时间太短,那么即使刺激强度再大,也不能引起组织反应。

3. 刺激强度时间变化率 刺激作为引起组织反应的一种动因,必须有变化。刺激由弱变强,或由强变弱,均可引起组织反应。单位时间(秒)内强度增减的量,即强度变化速度,称为强度时间变化率,即作用到组织的刺激需多长时间,其强度由零达到阈值而成为有效刺激。强度时间变化率越大,刺激作用越强。

Note

知识链接

护士在做肌内注射时，为何要“两快一慢”？

刺激要引起机体发生反应必须具备三个基本条件，即足够的刺激强度、刺激作用的时间和刺激强度时间变化率。一般来说，这三个变量的值越大，刺激越强，反之刺激越弱。临床上，护士在给患者做肌内注射时，常遵循“两快一慢”的原则，即进针快、拔针快、推药慢。这是因为进针快和拔针快可以缩短刺激的持续时间；推药慢则可以减小刺激强度对时间的变化率，两者均可减弱刺激作用，从而减轻患者的疼痛反应。

（二）兴奋与抑制

当机体受到刺激而发生反应时，从其外表活动特征来看有兴奋（excitation）和抑制（inhibition）两种基本表现形式。兴奋是指组织受到刺激后由相对静止状态转变为活动状态，或活动由弱变强。如肌肉受到刺激发生收缩，肾上腺素使心跳加快、心收缩力加强、心输出量增多等，都是相应组织兴奋的表现。抑制是指组织受到刺激后由活动状态转变为相对静止状态，或活动由强变弱。如当机体吸入过多的 CO_2 可使呼吸运动减弱甚至暂停；乙酰胆碱作用于心脏，引起心跳减慢、心收缩力减弱、心输出量减少，都是组织抑制的表现。

三、生殖

生物体生长发育到一定阶段后，能产生与自己相似的子代个体，这种功能称为生殖（reproduction）或自我复制（self-replication）。生物个体的寿命是有限的，只有通过生殖过程产生新的个体来延续种系。所不同的是，人类及高等动物已经分化为雄性和雌性两种个体，分别发育产生雄性生殖细胞和雌性生殖细胞，由这两种生殖细胞结合以后才能产生子代个体。通过生殖，生物体延续，所以生殖是生命的特征之一。

第三节　人体与环境

一、人体与外环境

环境是人类和其他生物赖以生存的空间。环境和人类之间既相互对立又相互制约，既相互依存又相互转化。人类环境又分为自然环境和社会环境。

（一）自然环境对人体的影响

存在于人类周围的客观物质世界为自然环境。自然环境是人类和其他一切生命赖以生存和发展的基础，可分为原生环境和次生环境。天然形成的环境条件为原生环境，其中许多自然因素对健康起促进作用，但有些地域的水或土壤中某些元素含量过多或过少，可能导致疾病，如地方性甲状腺肿大、克山病等。次生环境是由于人类生产、生活对自然环境施加影响所造成，包括人工优化环境（如绿化、美化环境）和污染环境，前者利于人类的健康，后者严重危害人类的健康，如超量开采地下水、噪音、过度砍伐森林，工矿企业产生的废水、废气等，是人类过度影响环境所造成。

（二）社会环境对人体的影响

社会环境是指人类在生产、生活交往中相互间形成的一种特殊关系，包括社会因素和心理因素，如社会制度、教育程度、医疗卫生保健服务、人的心理状况和行为方式等。

随着社会条件的改变以及病因和致病条件的改变，社会环境因素成为影响健康的重要因素之一，它

Note

不但可直接影响人体的健康状况，而且影响自然环境和人体的心理环境。社会心理因素已成为目前严重威胁人类健康的心脑血管疾病、恶性肿瘤、胃肠溃疡、内分泌紊乱等疾病的主要原因。在现代社会中，经济高速发展，物质越来越丰富，但生活的压力也与日俱增，一些身心疾病如高血压、高血脂、冠心病、溃疡病、糖尿病、癌症、精神障碍、各种心理障碍等逐渐增多，发病年龄提前已经成为一个不可阻挡的趋势。据卫生部 2002 年全国居民营养与健康调查，我国患有高血压的人数为 1.6 亿，体重超重的人数为 2 亿，患有糖尿病的人数为 4000 万，健康形势十分严峻。

（三）人体与环境的关系

人体与其他生物之间、生物与环境之间，保持着密切联系，彼此相互影响、相互适应和相互制约。人体与环境的关系主要表现在以下三个方面：人体不断地与环境进行物质和能量的交换，两者之间保持着动态平衡关系；人体对外界环境有较强的适应能力，外界环境的变化只要不超过一定的限度，就不至于损害人体的健康，一旦自然环境急剧变化并超过一定限度，即可引起人体疾病或死亡；人类对改变环境有主观能动作用，但人类在改造环境的同时，必须充分估计和尽量避免环境对人类的反作用，使环境朝着向人类有利的方向发展。

知识链接

人体对环境的适应性

人体能够随环境条件的变化不断地调整自身各部分的功能，使人体与环境取得平衡统一，保证生命活动的正常进行。人体这种根据外环境情况来调整体内各部分活动和关系的功能，称为适应性(adaptability)。根据反应可将适应分为行为适应和生理适应。行为适应常有躯体活动的改变，如人体处在低温环境中会出现趋热活动，遇到伤害时会出现躲避活动。这种适应在生物界普遍存在，属于本能性行为适应。人类由于大脑皮层的发达，使行为适应更具有主动性。生理适应系指身体内部的协调性反应，如人类到高海拔地区生活时，血液中红细胞和血红蛋白均增加，以增强运输氧的能力。在光照下人的瞳孔缩小，以调整入眼的光亮，使视网膜成像更清晰。生理适应以体内各器官、系统活动的改变为主。

人体一方面要依赖环境、适应环境，另一方面又不断地影响环境、改变环境。人类已不再消极地适应环境，而是主动地去改善和保护自然生态环境，综合治理周边环境，使环境更适合人体生命活动的需要。

二、内环境及其稳态

（一）人体体液

人体大多数细胞并不与外环境直接接触，而是生活在体内的液体环境之中。人体内各部位的水分及其中溶解的物质总称为体液(body fluid)。成人的体液约占体重的 60%，其中存在于细胞内的体液称为细胞内液(intracellular fluid，ICF)，约占体液总量的 2/3(体重的 40%)；存在于细胞外的体液称为细胞外液(extracellular fluid，ECF)，约占体液总量的 1/3(体重的 20%)，包括血浆、组织液、淋巴液、脑脊液、房水、体腔液(胸膜腔液、滑膜液、心包液)等。细胞外液中，血浆约占 1/4，组织液约占 3/4(图 1-1)。体液的各部分彼此隔开而又互相沟通。细胞内液与细胞外液之间通过细胞膜进行物质交换，而组织液与血浆之间则通过毛细血管壁进行物质交换。血浆的组成与性质不仅可反映人体与外环境之间物质交换情况，而且成为沟通各部分体液与外界环境进行物质交换的媒介，并能反映组织代谢与内环境各部分之间的物质交换情况。

（二）内环境及其稳态

机体生存所处的自然环境称为外环境。体内的绝大多数细胞并不与外环境直接进行物质交换，而是直接生存在细胞外液之中。人体的细胞从细胞外液中摄取氧和其他营养物质，同时将二氧化碳和其

Note

体液
- 细胞内液：约2/3，体重的40%
- 细胞外液：约1/3，体重的20%
  - 组织液：约3/4，约占体重的15%
  - 血 浆：约1/4，约占体重的5%
  - 淋巴液：少量
  - 胸膜腔、脑脊腔及关节腔内液体

图 1-1　体液的分布与相互关系示意图

他代谢产物直接排到细胞外液中。因此，细胞外液是细胞生存和活动的直接环境，称为机体的内环境(internal environment)，以区别于机体赖以生存的外环境。

内环境的概念是由法国生理学家克鲁特·伯尔纳(Claude Bernard)在19世纪提出的。伯尔纳首先指出，只有保持内环境相对稳定，复杂的多细胞动物才有可能生存，强调了内环境稳定的生理学意义。美国生理学家坎农(Walter Bradford Cannon)在长期研究自主神经系统生理的基础上，于1929年提出了著名的稳态概念，用来表示内环境的稳定。坎农进一步发展了伯尔纳的内环境恒定的理论，认为内环境理化因素之所以可以在狭小范围内波动而始终保持相对稳定状态，主要依赖于自主神经系统和某些有关的内分泌激素的经常性调节。内环境的理化特性，如细胞外液的化学成分、pH值、渗透压和温度等，都是影响细胞正常生命活动的重要因素。细胞的正常生理活动需要内环境的各种理化因素和各种物质的浓度在一定范围内保持动态的相对恒定。生理学中将内环境的各项理化因素保持相对恒定的状态，称为稳态(homeostasis)，它是一种复杂的生理过程，一方面外环境变化的影响和细胞的新陈代谢不断破坏内环境的稳态，另一方面人体通过调节使其不断地恢复平衡，是一种动态、相对平衡的状态。

在新陈代谢的过程中，细胞的代谢活动和外环境的变化可能使内环境的稳态遭到破坏，但通过机体调节系统的作用，改变各器官组织的活动，可以使被破坏的内环境中的各种理化因素和物质浓度恢复到相对稳定的水平。内环境的稳态是细胞进行正常生命活动的必要条件。稳态一旦遭到破坏，调节系统或器官组织的活动不能正常进行，内环境的稳态就不能维持，各种理化因素发生紊乱，细胞新陈代谢出现障碍，并导致疾病。所以机体的一切调节活动最终的生物学意义在于维持内环境的稳态。

第四节　人体功能活动的调节

机体内各种细胞、组织在进行着各不相同而又紧密联系的功能活动，当机体的内外环境发生变化时，人体功能也将发生相应的变化，以维持其自身的稳态和对外环境的适应。人体各器官功能的这种适应性的变化过程称为人体生理功能的调节。调节使机体内部各器官和系统功能协调一致，使机体外部运动与所处的外环境相适应。

一、人体功能活动的调节方式

人体生理功能的调节，是由人体内三种调节机制来完成的，即神经调节(neuroregulation)、体液调节(humoral regulation)与自身调节(autoregulation)。其中以神经调节最为重要。

(一) 神经调节

神经系统是调节全身各种功能活动的调节系统，通过神经系统的活动对机体生理功能的调节称为神经调节。神经调节是人体最主要的调节方式。神经调节的基本方式是反射(reflex)。反射是指在中枢神经系统参与下，机体对内外环境变化产生的适应性、规律性的应答反应。反射的结构基础是反射弧(reflex arc)，它由感受器(receptor)、传入神经(afferent nerve)、中枢(center)、传出神经(efferent nerve)和效应器(effecter)五个部分组成(图1-2)。感受器是分布在体表或组织内部的一些专门感受机体内外环境变化的结构和装置，它能将感受的各种刺激转换成相应的传入神经冲动，沿传入神经传向中枢。神经中枢分析、整合传入的信息，将其转化为指令，通过传出神经，将神经冲动传给效应器。效应器是产生反应的器官，在指令作用下完成反射动作。例如手无意碰到火时会立即缩回就是通过反射进行的。火的热刺激作用于手部皮肤，皮肤上的痛觉感受器和温觉感受器把痛刺激和热刺激转换电信号，以神经冲动的方式沿传入神经传向中枢，中枢经过分析综合作出判断，发出指令，再以神经冲动的方式沿传出神经传向相应的肌肉，使肌肉收缩或舒张，协调配合，完成缩手动作。反射弧结构和功能的完整性是反射得以顺利进行的基础。反射弧任何一部分的损害，都将使经该反射弧的反射活动不能正常进行。

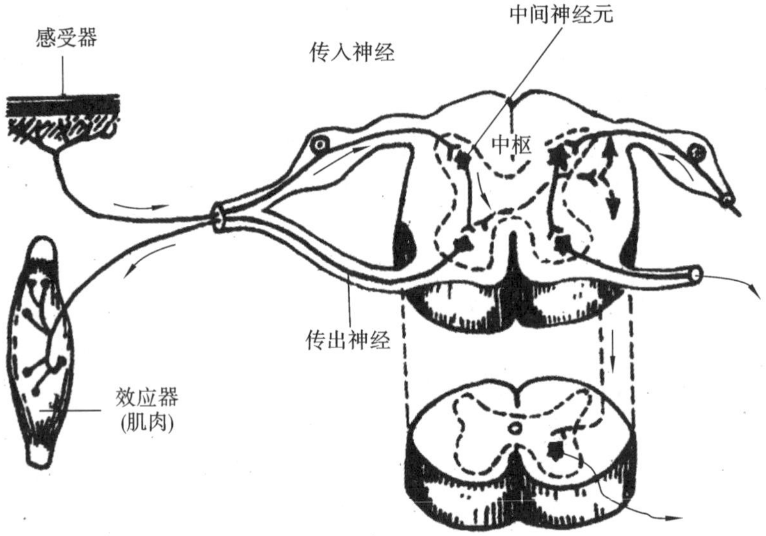

图 1-2　反射弧及其组成示意图

按反射形成的过程可将反射分为非条件反射（unconditioned reflex）和条件反射（conditioned reflex）两大类。

非条件反射是先天遗传的，结构比较简单，其反射弧和反射活动较为固定，数量有限，是一种较低级的神经活动，多与维持生命的本能活动有关，其生理意义是使机体具有基本的适应能力，以维持个体生存和生命延续，是形成条件反射的基础。如食物进入口腔引起唾液分泌的分泌反射；光照眼睛引起瞳孔缩小的瞳孔对光反射；物体触及婴儿唇部引起吸吮动作的吮吸反射；异物触及眼睫毛而引起眨眼动作的角膜反射等均属非条件反射。

条件反射是个体在生活过程中后天获得的，是在非条件反射的基础上根据个体生活实践而建立起来的一种高级的神经活动，例如望梅止渴、谈虎色变等。条件反射具有极大的易变性，反射活动灵活可变，数量无限，并具有预见性。能随环境变化不断建立新的反射，能更高度精确地适应内外环境的变化，可以扩大机体适应环境变化的能力。条件反射能控制非条件反射活动。

神经调节的特点是作用迅速、准确、短暂，作用范围较小，表现为高度的自动化，是人体功能调节中最主要的调节方式。

（二）体液调节

体液调节是指机体的某些组织细胞能生成并分泌某些特殊的化学物质，这些化学物质经体液运输到达全身的组织细胞或体内某些特殊的组织细胞，调节其功能活动。参与体液调节的化学物质，主要是各种内分泌腺和内分泌细胞所分泌的激素。激素是由内分泌腺或散在的内分泌细胞所分泌的高效能的生物活性物质，经组织液或血液传递发挥其调节作用。如肾上腺髓质分泌的肾上腺素，通过血液循环运输到心脏，使心肌收缩力增强、心跳频率加快、心输出量增多。激素往往由血液运输至全身，影响全身多种组织器官的活动，称为全身性体液调节。某些组织细胞分泌的激肽、组胺、前列腺素、5-羟色胺等一些化学物质以及组织代谢产物如 CO_2、腺苷、乳酸等，可借助细胞外液扩散至邻近组织细胞以影响其功能，如局部血管扩张、通透性增加等，均属于局部性体液调节。局部体液因素的调节作用，主要是使局部与全身的功能活动相互配合、协调一致。

体液因素对机体功能的调节作用非常广泛，体液调节的特点是作用缓慢、广泛、持久。

在完整机体内，神经调节和体液调节相辅相成，密切相关。神经调节在多数情况下处于主导地位。参与体液调节的大多数内分泌腺或内分泌细胞直接或间接地接受中枢神经系统的控制，这种情况下，体液调节就成为神经调节的一个传出环节，是反射传出途径的延伸，这种调节称为神经-体液调节（neurohumoral regulation，图 1-3）。如人体在恐惧、焦虑、失血、缺氧、剧痛等紧急情况时，中枢神经系统通过交感神经直接调节有关器官功能的同时，还可通过交感神经支配肾上腺髓质，当交感神经兴奋时，可促使肾上腺髓质增加分泌肾上腺素和去甲肾上腺素，间接调节有关器官的功能，从而使机体通过神经与体液因素调节以适应内外环境的急剧变化。前者为神经调节，后者为神经-体液调节。

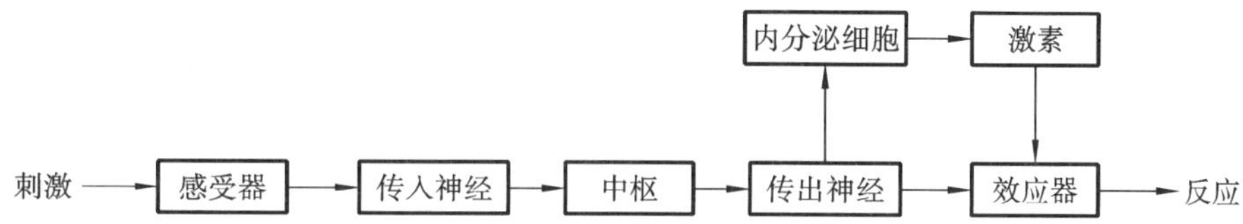

图 1-3 神经调节和神经-体液调节示意图

（三）自身调节

当内外环境变化时，部分组织、细胞在不依赖于神经或体液因素的情况下，自身对内外环境变化发生的适应性反应，称为自身调节。

通常是在组织或器官的活动超过一定限度时，其自身活动进行调节，使之不发生过度活动。这种调节只局限于少部分组织和器官，在心肌和平滑肌表现明显。如在一定范围内心肌收缩力与心肌纤维收缩前的长度成正比，即心肌收缩前心肌纤维越长，其收缩力越强。又如随着全身动脉血压在一定范围内升高或降低波动，肾入球小动脉可通过相应的舒缩活动来改变血流阻力，使肾血流量保持相对稳定的水平，以保证肾功能的正常进行。一般来说，自身调节的特点是作用准确、稳定，但调节幅度小、灵敏度较差，对维持细胞、组织、器官功能的稳态仍有一定的意义。

二、人体功能调节的自动控制系统

20 世纪 40 年代，科学家通过运用数学和物理学的原理和方法，分析、研究各种工程技术的控制和人体的各种功能调节，得出了一些有关调节和控制过程的共同规律，产生了一个新的学科——控制论（cybernetics）。按照控制论的原理，人体生理功能的各种调节实际上是一种自动控制系统（automatic control system）。任何控制系统至少都由控制部分和受控部分组成，其中控制部分相当于反射中枢或内分泌腺；受控部分相当于效应器或靶器官、靶细胞。控制部分即调节者（如反射中枢、内分泌腺）与受控部分即被调节者（如效应器、靶器官）之间存在着双向的信息联系，通过闭合环路而完成。在控制系统中，由受控部分发出并能够影响控制部分的信息称为反馈信息，由受控部分发出的信息反过来影响控制部分的活动过程称为反馈（feedback）。

反馈作用包括负反馈和正反馈两种方式（图 1-4）。负反馈（negative feedback）是指受控部分发出的信息反过来抑制或减弱控制部分活动的调节方式，它是正常生理功能调节中重要而又常见的方式，是可逆的过程。其意义在于维持机体某项生理功能保持相对稳定状态。内环境稳态的维持就是因为有许多负反馈控制系统的存在和发挥作用。如动脉血压的相对稳定就是以减压反射为基础的典型的负反馈，当动脉血压偏高时，可刺激颈动脉窦、主动脉弓的压力感受器，经传入神经将血压升高的信息传导到心血管中枢，通过心血管中枢的整合活动，使心血管活动水平降低，动脉血压回降至正常水平；反之，当动脉血压下降时，这种负反馈引起心血管中枢的抑制作用减小，心血管活动增加，血压得以回升，从而使动脉血压保持于某种相对稳定的水平。其他如体温、呼吸等的相对稳定也都是通过负反馈调节机制完成的。

从受控部分发出的信息促进与加强控制部分的活动，称为正反馈（positive feedback）。正反馈在人体内较少见，能使整个系统处于再生状态，使这一过程最后到达极端或结束。其意义在于促使某些生理功能一旦发动起来就迅速加强直至完成，是不可逆的过程。人体的正反馈现象很少，例如排尿、排便、分娩、血液凝固等生理过程均存在正反馈调节机制。

在正常人体功能的调节控制中，除了反馈控制外，还有前馈控制（feed forward control）。前馈控制

Note

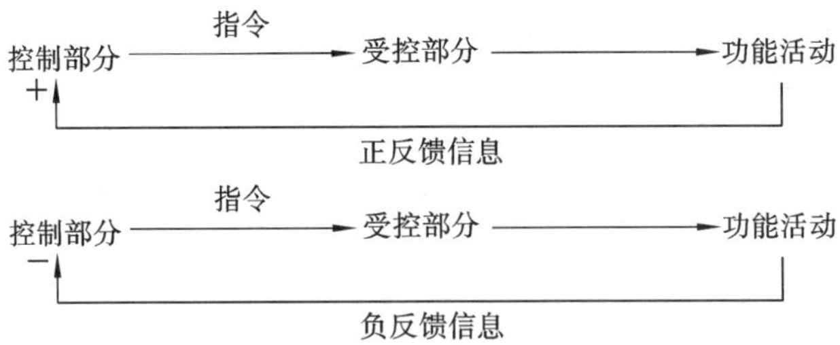

图 1-4　负反馈和正反馈的示意图

是指控制部分向受控部分发出信息的同时，通过另一途径向受控部分发出前馈信号，及时调控受控部分的活动，使其更加准确、适时和适度。有些条件反射被认为是一种前馈控制，如进食前胃液的分泌，胃液分泌的时间比食物进入胃中直接刺激胃黏膜腺体分泌的时间要早。前馈控制系统可以使机体的反应更具有预见性、超前性，功能活动更准确。

记忆重点

1. 生理学是研究正常人体及其细胞、组织、器官等组成部分的功能活动及其原理的一门科学。生理学研究的三个水平：一是整体水平，二是器官和系统水平，三是细胞和分子水平。

2. 新陈代谢、兴奋性和生殖是各种生物体生命活动的基本特征。刺激的三要素为刺激的强度、刺激的时间和强度时间变化率。如刺激的时间和刺激强度时间率保持不变，能引起组织发生反应的最小刺激强度称为阈强度或阈值。反应有两种基本形式，即兴奋和抑制。

3. 细胞外液是机体的内环境。内环境的理化特性处于相对稳定的状态称为稳态。

4. 人体生理功能的调节方式主要有神经调节、体液调节和自身调节，其中神经调节是人体功能调节中最主要的调节方式。神经调节的基本方式是反射。反射的结构基础是反射弧，它由感受器、传入神经、中枢、传出神经和效应器五个部分组成。反射可分为非条件反射和条件反射两大类。神经调节的特点是迅速、短暂而精确。体液调节的特点是作用缓慢、广泛而持久。自身调节的特点是准确、稳定，但调节幅度小、灵敏度较差。

5. 反馈调节有负反馈和正反馈两种方式。负反馈是指受控部分发出的信息反过来抑制或减弱控制部分活动的调节方式，其意义在于维持机体生理功能的相对稳定。正反馈是指受控部分发出的信息促进与加强控制部分活动的调节方式。在人体内正反馈远不如负反馈多见，其意义在于促使某些生理功能一旦发动就迅速加强直至完成，是不可逆的过程。

能力检测及答案

一、名词解释

生理学　新陈代谢　机体内环境

二、简答题

1. 生理学研究大致分为哪几个水平？
2. 刺激引起反应需要具备哪些条件？其相互关系如何？
3. 保持内环境稳态有何重要意义？
4. 比较机体三种主要调节方式的概念与特点。

三、单项选择题

在线答题

Note

（王光亮）

第二章　细胞的基本功能

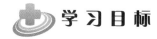

学习目标

掌握：细胞膜的物质转运方式；物质转运方式的概念及其特点；生物电活动产生的基本原理。
熟悉：骨骼肌的收缩原理。
了解：细胞膜的基本结构；骨骼肌收缩的形式。

细胞是生命的基本结构单位和功能单位，机体的各种生理功能和生化反应都是在细胞的基础上进行的。因此，为了认识各种器官、系统及整个人体的功能，必须了解细胞的基本结构和功能。本章主要介绍细胞膜的基本结构和物质转运功能、细胞的兴奋功能以及肌细胞的收缩功能。

第一节　细胞膜的基本结构和功能

一、细胞膜的基本结构

一切动物细胞都被一层薄膜所包被，称为细胞膜。细胞膜是细胞的屏障和门户，它把细胞内容物和细胞外环境分隔开来，维持细胞内的微环境相对稳定，并与外界不断地进行物质、能量和信息的交换。细胞膜主要由脂类、蛋白质和少量的糖类组成。关于细胞膜的结构，目前已被大家公认的是液态镶嵌模型。该模型学说认为，膜的基架是液态的脂质双分子层，其中镶嵌着许多具有不同结构和功能的蛋白质（图 2-1）。

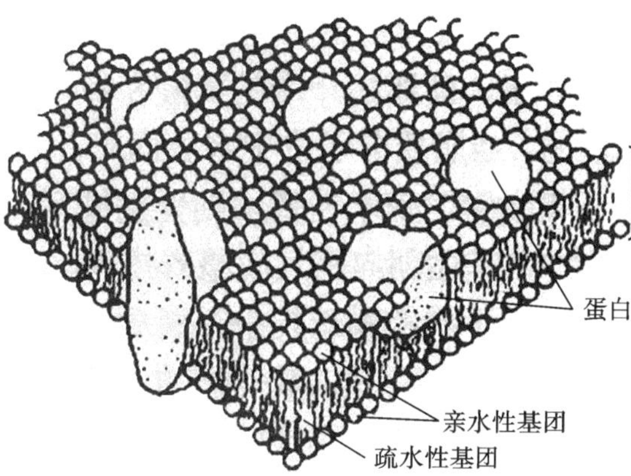

图 2-1　膜的液态镶嵌模型

Note

（一）脂质双分子层

膜脂质主要由磷脂、胆固醇和少量的糖脂构成，其中磷脂占总量的70%以上，胆固醇不超过30%，糖脂不超过10%。所有的膜脂质都是一些双嗜性分子。磷脂分子中的磷酸和碱基、胆固醇分子中的羟基以及糖分子中的糖链等亲水性基团分别形成各自分子中的亲水端，分子的另一端则是疏水的脂肪酸烃链。这些分子以脂质双层的形式存在于质膜中，亲水端朝向细胞外液或胞质，疏水的脂肪酸烃链则彼此相对，形成膜内部的疏水区。

（二）细胞膜蛋白质

细胞膜的功能主要是通过膜蛋白来实现的。膜蛋白质主要以两种形式同膜脂质相结合：有些蛋白质以其肽链中带电的氨基酸或基团与两侧的脂质极性基团相互吸引，使蛋白质分子附着于膜的表面，这些蛋白质称为表面蛋白；有些蛋白质分子的肽链则可以一次或反复多次贯穿整个脂质双分子层，两端露出在膜的两侧，这些蛋白质称为整合蛋白。

细胞膜蛋白质以α-螺旋或球形结构分散镶嵌在膜的脂质双分子层中。膜结构及功能的差别很大程度上取决于膜蛋白的组成。不同膜蛋白执行不同的功能，如有的作为受体"接受"细胞环境中特异的化学性刺激；有的作为酶蛋白参与细胞代谢；有的作为转运蛋白，与离子、营养物质和代谢产物有条件、有选择地跨膜转运有关，如载体、通道及离子泵等。

（三）细胞膜糖类

细胞膜所含糖类甚少，主要是一些寡糖和多糖链，它们以共价键的形式与膜蛋白或膜脂质结合，生成糖蛋白或糖脂。结合于糖蛋白或糖脂上的糖链仅存于细胞膜的外侧，通常具有受体或抗体功能。如红细胞膜上ABO血型系统的抗原，就是由结合于糖蛋白和糖脂上的寡糖链所决定的。

二、细胞膜的跨膜物质转运功能

细胞进行功能活动时，必须不断地从细胞外摄取各种营养物质，同时也要把细胞内的某些物质和代谢产物排出去，细胞内外的这些物质交流都要通过细胞膜才能进行。细胞膜是一种具有特殊结构和功能的半透膜，它根据细胞功能活动和代谢的需要进行有选择性的物质转运。细胞膜对物质转运形式主要有以下几种。

（一）单纯扩散

某些脂溶性小分子物质从细胞膜的高浓度一侧向低浓度一侧扩散的过程称为单纯扩散。扩散速率除了与膜两侧该物质的浓度差有关外，还与细胞膜对该物质的通透性有关。由于细胞膜的基架是由脂质双分子层构成的，故在生理情况下，只有溶于脂质的小分子物质，如O_2、CO_2等，才能靠这种方式扩散。

（二）易化扩散

某些非脂溶性或脂溶性很小的物质，在膜上特殊蛋白质的帮助下，顺着浓度差或电位差进行的跨膜转运过程称为易化扩散。其特点是：①扩散的动力来自高浓度的势能；②细胞本身不消耗生物能；③顺浓度差或电位转运；④必须在膜蛋白的协助下完成。参与易化扩散的膜蛋白有载体蛋白和通道蛋白两种，因而易化扩散可分为以下两种类型。

1. 经载体蛋白介导的易化扩散 载体蛋白是指细胞膜上的运载蛋白，有与被转运的物质相结合的位点，当被转运物质与其结合位点结合时，将引起该蛋白质的构型改变，以促进该物质从高浓度一侧转运到低浓度一侧，然后被转运物质和载体分离，载体蛋白则恢复原来的构型。葡萄糖、氨基酸的跨膜转运就是以这种方式进行的（图2-2）。载体转运的特点是：①高度的结构特异性。即一种载体一般只能转运一种物质，如葡萄糖载体只能转运葡萄糖而不能转运氨基酸。②饱和现象。即载体蛋白转运物质的能力有一定限度，当被转运物质超过一定浓度时，转运量不会再进一步增加。这是因为载体的数量是一定的，当物质的浓度增高使全部载体均发挥最大转运能力时，转运量不能再随浓度的增大而进一步增加。③竞争性抑制。即某一载体如果对两种结构相似的物质都有转运能力时，这两种物质则可竞争同

Note

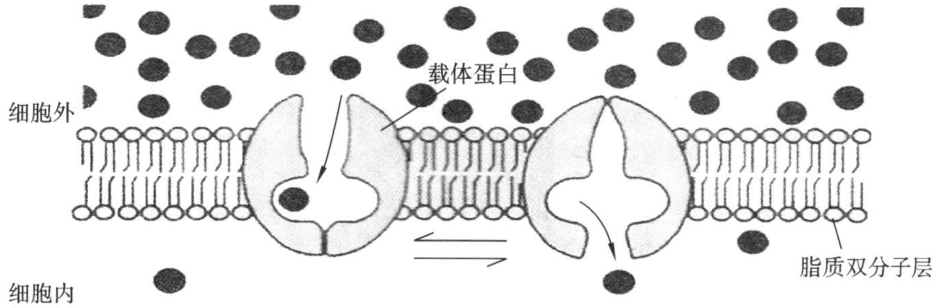

图 2-2 经载体蛋白介导的易化扩散示意图

一载体，因而增加其中一种物质的浓度，就会减少或抑制对另一种物质的转运。

2. 经通道蛋白介导的易化扩散 通道蛋白是贯穿细胞膜全层的蛋白质分子，当其构型发生改变时，可形成贯穿细胞膜的水相孔道，允许某种离子如 Na^+、K^+ 做顺电-化学梯度的跨膜扩散(图 2-3)。转运的物质主要是一些离子。通道蛋白也有特异性，但不如载体蛋白那么严格。不同的离子一般由不同的通道蛋白转运，如钾通道、钠通道等；当膜电位改变或受到某些化学物质的作用时，通道蛋白的构型可发生改变，于是出现通道的开放或关闭。由膜电位改变引起开或关的通道称为电压门控通道；由化学物质引起开或关的通道称为化学门控通道。

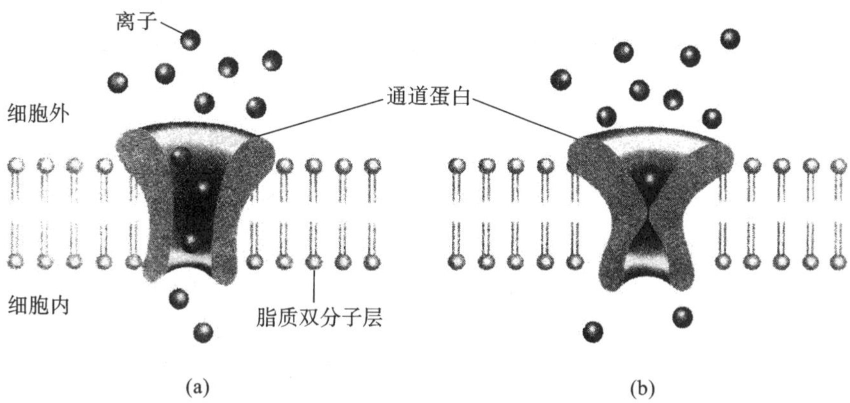

图 2-3 经通道蛋白介导的易化扩散示意图

(a)通道开放；(b)通道关闭

上述的单纯扩散和易化扩散，由于物质分子都是顺浓度差跨膜移动的，物质转运过程所需能量来自浓度梯度所包含的势能，细胞本身不消耗生物能，因而都属于被动转运。

（三）主动转运

主动转运是指细胞通过消耗 ATP，在膜蛋白的帮助下将某种分子或离子逆电-化学梯度进行跨膜转运的过程。根据细胞是直接消耗 ATP 还是间接消耗 ATP，可将主动转运分为原发性主动转运和继发性主动转运。一般所说的主动转运是指原发性主动转运。

1. 原发性主动转运 细胞直接利用代谢产生的 ATP，在某些膜蛋白的帮助下，将物质逆浓度差或逆电位差跨膜转运的过程称为原发性主动转运(primary active transport)。参与这一过程的膜蛋白称为离子泵，其本质是 ATP 酶，可将 ATP 水解成 ADP，并释放能量来完成离子逆电-化学梯度的转运。离子泵种类很多，常以它们转运的物质而命名。例如转运 Na^+ 和 K^+ 的钠-钾泵(简称钠泵)、转运 Ca^{2+} 的钙泵、转运 H^+ 的质子泵等。其中研究最充分、对细胞生存最重要的是钠泵。钠泵是细胞膜上的跨膜整合蛋白，其上有 Na^+、K^+ 和 ATP 三种物质的结合位点，具有 ATP 酶的活性。当细胞内的 Na^+ 或细胞外的 K^+ 增加时，钠泵被激活，于是分解 ATP，释放能量，并利用此能量逆电-化学梯度把细胞内的 Na^+ 泵出细胞外，把细胞外的 K^+ 泵入细胞内(图 2-4)。因此钠泵又称为 Na^+-K^+ 依赖式 ATP 酶。它每分解一个 ATP 分子可泵出 3 个 Na^+，同时泵入 2 个 K^+，故钠泵是一种生电性泵。

Note

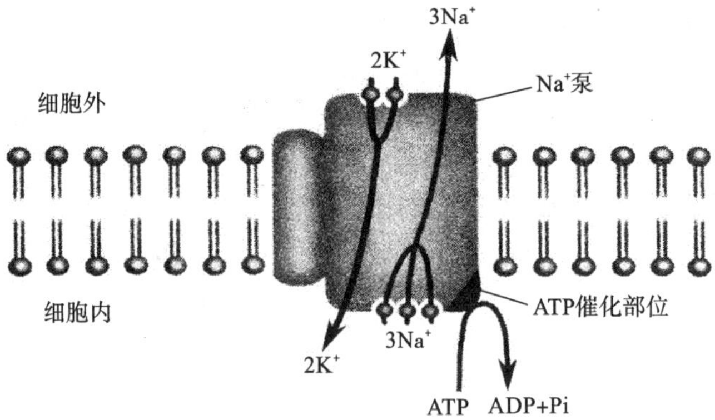

图 2-4 Na^+ 泵主动转运示意图

钠泵活动具有重要的生理意义：①由钠泵活动造成的细胞内高 K^+ 环境，是细胞进行正常代谢活动的必要条件；②钠泵将漏入细胞内的 Na^+ 泵出细胞，可稳定细胞质的渗透压，维持细胞正常形态；③钠泵活动造成的细胞膜内外 Na^+、K^+ 浓度差是产生生物电的前提；④钠泵活动建立的细胞膜内外 Na^+ 浓度势能是继发性主动转运的动力。

2. 继发性主动转运 钠泵活动形成的势能储备可"帮助"其他物质逆浓度的跨膜转运。例如，葡萄糖和氨基酸在小肠上皮细胞的吸收及在肾小管上皮细胞的重吸收过程等，这些物质逆浓度差转运所需要的能量不是直接来自 ATP，而是来自钠泵活动形成的膜内外 Na^+ 的浓度势能，这种形式的转运是继发于钠泵的主动转运，故称为继发性主动转运(secondary active transport，图 2-5)。如果被转运物质与 Na^+ 扩散方向一致，称为同向转运；如二者方向相反，称为逆向转运。

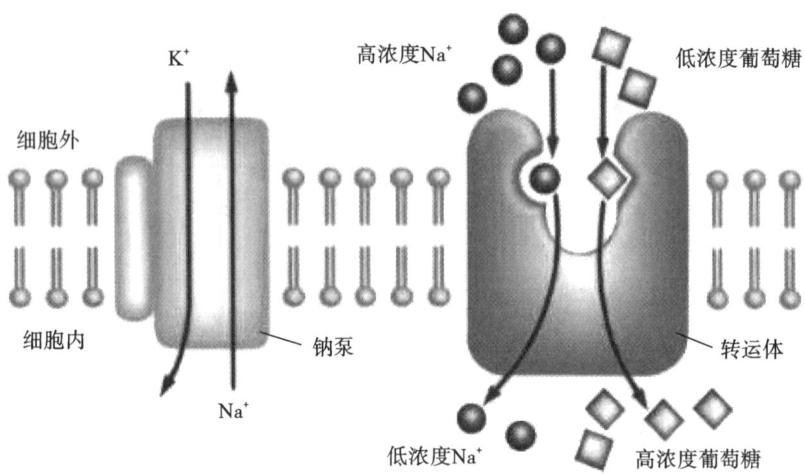

图 2-5 继发性主动转运示意图

(四) 出胞与入胞

一些大分子物质或物质团块被细胞排出或摄入的过程，分别称为出胞或入胞(图 2-6)。

1. 出胞 又称胞吐，腺细胞或神经末梢将其分泌物排出的过程就是以这种方式进行的。分泌物在内质网内形成后经高尔基复合体浓缩加工并封装成为分泌囊泡，囊泡向细胞膜移动，与膜融合，进而破裂，囊泡内的分泌物便经裂孔排出。

2. 入胞 入胞是指细胞外的某些大分子物质或物质团块进入细胞内的过程。如进入的物质是固体，称为吞噬；进入的物质是液体，称为吞饮。入胞进行时，首先是细胞环境中的某些物质与细胞膜接触，引起该处的细胞膜发生内陷，通过膜的融合和断裂，最后是物质连同包裹它的这部分细胞膜移入细胞质中，溶酶体内的水解酶对吞入的物质进行消化分解。

Note

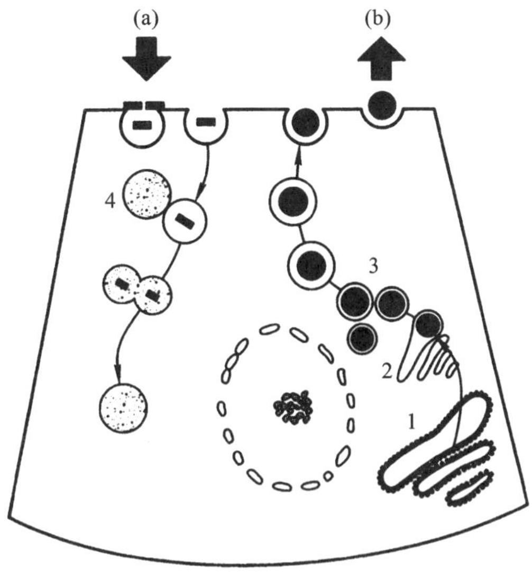

图 2-6 细胞的入胞和出胞

(a)入胞;(b)出胞

1. 粗面内质网;2. 高尔基复合体;3. 分泌囊泡;4. 溶酶体

第二节 细胞的生物电现象

活的组织细胞不论在安静状态下还是活动过程中都表现有电的变化,这种电变化是伴随着细胞生命活动出现的,故称为生物电。细胞的生物电现象是由膜两侧不同离子跨膜产生的,因此把膜两侧的电位差称为跨膜电位,包括细胞安静时的静息电位及可兴奋细胞在受到刺激时产生的动作电位。生物电是细胞实现各种功能活动的基础或关键。临床所说的心电、脑电和肌电等均属于生物电。

一、静息电位及其产生机制

(一) 静息电位

静息电位是指细胞未受刺激时存在于细胞膜两侧的电位差。如图 2-7 所示在一根神经纤维的表面安放 A、B 两个微电极,将它们各自通过导线与生物电放大器的两个输入端相连,放大器的输出端则与示波器的输入端相连,此时示波器荧光屏上的光点在等电位线(零点)做横向扫描(图 2-7(a)),表明细胞膜表面不存在电位差。如果将其中的一个微电极插入神经纤维内,则可见光点立即从零点下降到 −70 mV 继续做横向扫描(图 2-7(b))。这说明膜两侧存在有电位差,此电位为静息电位。

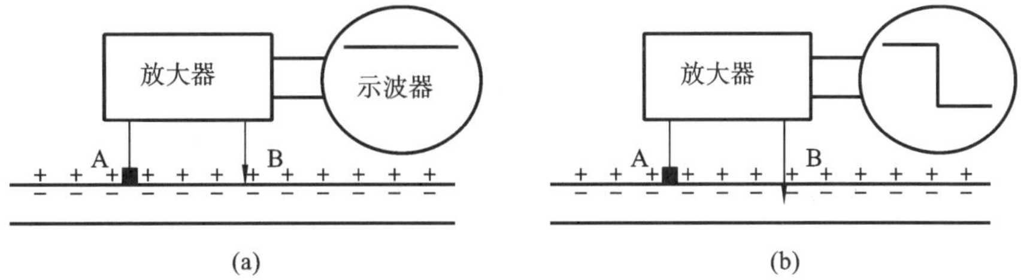

图 2-7 静息电位示意图

(a)电极 A 与电极 B 均置于细胞外表面;(b)电极 A 置于细胞外,电极 B 插入细胞内,记录细胞内外的电位差

细胞安静时膜内电位比膜外低,即膜内带负电而膜外带正电。膜外电位视为零,大多数细胞的静息电位用负电位表示。如神经和骨骼肌细胞的静息电位为 −70～−90 mV。这种安静时存在于膜两侧的

稳定的内负外正状态，称为极化状态，当静息电位的数值向膜内负值增大的方向变化时称为超极化；如果膜内电位向负值减少的方向变化，称为去极化或除极化；细胞发生去极化或反极化后，向极化状态恢复的过程，称为复极化。

(二) 静息电位产生的机制

1. 生物电产生的前提条件 生物电的产生是通过离子跨膜扩散形成的，离子的跨膜扩散是由于膜两侧存在有离子的浓度差和细胞膜对离子具有通透性。

(1) 细胞内外离子分布不均匀，存在离子的浓度差。正常时细胞内 K^+ 浓度和蛋白质负离子(A^-)的浓度比膜外的高，而细胞外 Na^+、Cl^- 的浓度比膜内的高(表 2-1)。

表 2-1 哺乳动物骨骼肌细胞内外离子的浓度和流动趋势

主要离子	离子浓度/(mmol/L)		离子流动趋势
	细胞内	细胞外	
Na^+	12	145	向内流
K^+	155	4	向外流
Cl^-	4	120	向内流
A^-(蛋白质)	155	—	向外流

(2) 细胞膜具有选择通透性。安静时细胞膜对 K^+ 有通透性，受刺激时对 Na^+ 有通透性。

2. 静息电位的产生机制 细胞在安静时，膜对 K^+ 通透性较大，对 Na^+ 和 Cl^- 的通透性很小，而对 A^- 几乎不通透。K^+ 顺着浓度差向膜外扩散，使膜外具有较多的正电荷，而膜内的 A^- 不能随 K^+ 透出膜外，使膜内具有较多的负电荷。这就形成膜外为正膜内为负的电位差，但这种电位差成为阻止 K^+ 外流的力量。随着 K^+ 外流的增加，阻止 K^+ 外流的电位差也增大。当促使 K^+ 外流的浓度差和阻止 K^+ 外流的电位差达到平衡时，将不再有 K^+ 的净移动，细胞内外的电位差也就会稳定在一定水平，即 K^+ 的平衡电位，也就是静息电位。因此静息电位主要是 K^+ 外流所形成的电-化学平衡电位。

二、动作电位及其产生机制

(一) 动作电位

动作电位是指可兴奋细胞在受到有效刺激时，在静息电位的基础上产生的一次迅速、短暂、可扩布的电位变化。动作电位是细胞兴奋的标志。

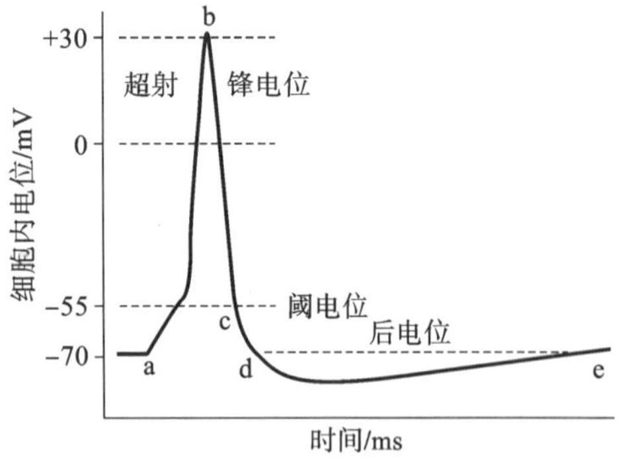

图 2-8 动作电位模式图

ab:峰电位上升支；bc:峰电位下降支；cd:负后电位；de:正后电位

如图 2-8 所示，动作电位由一个上升支和一个下降支组成。上升支反映膜的去极化过程。此时膜内电位由静息时的最大负值(−70～−90 mV)迅速上升到+20～+40 mV，即由原来的静息时的内负外正变为内正外负，电位变化幅度达 90～130 mV。这种膜内电位由零变为正值的过程，与静息电位的极性相反，称为反极化，其中膜电位高于零电位的部分称为超射。下降支表示膜的复极化过程，是膜内电位从上升支的顶端下降到静息电位水平的过程。由于神经纤维动作电位的幅度大(90～130 mV)，持续时间短(0.5～2.0 ms)，因而形成一个短暂而尖锐的尖峰状波形，称为锋电位。在锋电位下降支最后恢复到静息电位水平以前，膜两侧电位还要经历一些微小而缓慢的波动，称为后电位。

(二) 动作电位产生的机制

1. 上升支 当细胞受刺激而去极化到一定程度时，膜内的 Na^+ 通道被大量激活而开放，Na^+ 顺电-

Note

化学梯度迅速大量内流，细胞内的正电荷逐渐增多，导致膜内负电位迅速减小，最后消失转为正电位。Na^+内流所形成的膜内正电位对Na^+的继续内流产生阻力，当浓度梯度所造成的促使Na^+内流的扩散力与电位梯度所造成的阻止Na^+内流的阻力相等时，Na^+的内向净移动停止，膜内外的电位差就达到其峰值。可见动作电位的上升支是Na^+内流产生的，其峰值相当于Na^+的平衡电位。

2. 下降支 当膜去极化到峰值时，Na^+通道迅速失活而关闭，此时膜对K^+的通透性增大，于是膜内的K^+顺着浓度差和电位差向膜外扩散，使膜内电位负值迅速增大，直至恢复到静息状态时的水平。所以动作电位的下降支是K^+的外流所形成的。

3. 后电位 此时细胞膜对Na^+、K^+的通透性已恢复，但细胞内、外离子分布尚未恢复。钠泵被激活，将进入膜内的Na^+泵出细胞，同时把扩散到膜外的K^+泵入细胞，从而恢复静息时细胞内外的离子分布，以维持细胞的正常兴奋性。

（三）动作电位的引起和传导

1. 动作电位的引起 动作电位可由一次阈刺激或阈上刺激使细胞去极化至阈电位引起，也可由多次阈下刺激使细胞去极化至阈电位引起。

（1）阈电位：如前所述，动作电位的产生是由于刺激使细胞膜上的Na^+通道开放，Na^+大量内流的结果。Na^+通道属于电压门控通道，这种通道只有当刺激使静息电位降低到某一数值时才能被大量激活开放，引起动作电位。这个能够引起膜上Na^+通道突然大量开放、Na^+迅速内流的临界膜电位值称为阈电位。阈电位比静息电位小 10～20 mV，如神经纤维的静息电位是－70 mV，其阈电位约为－55 mV。静息电位去极化到阈电位是产生动作电位的必要条件，任何刺激只要能使膜从静息电位去极化到阈电位就能发生动作电位。因此，我们可以把阈强度理解为刚好能使静息电位减小到阈电位的最小刺激强度，而阈下刺激则是还不足以使静息电位减小到阈电位的刺激，不能引起动作电位。

（2）局部电位：阈下刺激虽然不能引起动作电位，但也可以引起膜上Na^+通道少量开放，使静息电位产生轻度下降的电位变化，称为局部电位（又称为局部反应或局部兴奋）。具有以下几个特点：①等级性现象。局部电位与阈下刺激的关系不是“全”或“无”式的，其电位变化幅度随刺激强度的增大而增大。②衰减性扩布。局部电位随扩布距离的增加而逐渐衰减，直至消失，故不能向远处传导。这种传播方式称为电紧张性扩布。③可总和性。局部电位无不应期，故可以总和。即两次或两次以上的阈下刺激所引起的局部兴奋可发生融合叠加，称为总和。总和有两种方式：一种是时间总和，即细胞膜的同一部位先后接受两次或两次以上的阈下刺激，这几次阈下刺激所引起的局部电位可以叠加起来达到阈电位而引起动作电位。另一种是空间总和，即几个阈下刺激同时作用于同一细胞膜的邻近部位，也可引起动作电位。总和现象对于同时接受或多处接受多个信号刺激的感受器、神经细胞等具有重要意义。

2. 动作电位的传导 膜上任何一处产生的动作电位都将沿着细胞膜传遍整个细胞。动作电位在同一细胞上的传播称为传导，沿着神经纤维传导的动作电位又称为神经冲动。神经冲动亦可通过突触或神经肌肉接头进行传递。下面以动作电位在无髓神经纤维上的传导为例加以说明。

（1）传导机制：当细胞膜的某一处受刺激而兴奋时，该部位发生膜电位的倒转，即变为内正外负，而邻近未兴奋部位的膜电位仍处于外正内负的极化状态，于是兴奋部位与相邻的未兴奋部位出现电位差而有电荷移动，形成局部电流。局部电流的方向是：在膜外侧，电流由未兴奋部位流向兴奋部位；在膜内侧，电流由兴奋部位流向未兴奋部位。局部电流对相邻未兴奋部位的膜以有效刺激使之去极化达到阈电位而产生动作电位。这样的过程在膜上连续进行下去，就表现为动作电位在整个细胞膜上的传导。可见动作电位的传导是通过局部电流形成的有效刺激沿着细胞膜不断产生新的动作电位的过程（图2-9）。

心肌细胞、骨骼肌细胞和无髓神经纤维的兴奋传导遵循以上原理。但有髓神经纤维外包裹着一层层不导电、不让离子通透的髓鞘，动作电位只能在无髓鞘的朗飞结处产生，而局部电流也只能发生在相邻的朗飞结之间。因此，兴奋传导是从一个朗飞结到下一个朗飞结跳跃式进行的，故称为跳跃式传导。有髓神经纤维的兴奋传导速度要比无髓神经纤维快得多，而且是一种更“节能”的传导方式。

（2）传导特点：①双向传导：兴奋能从受刺激的部位向相反的两个方向进行传导。②不衰减性：动

Note

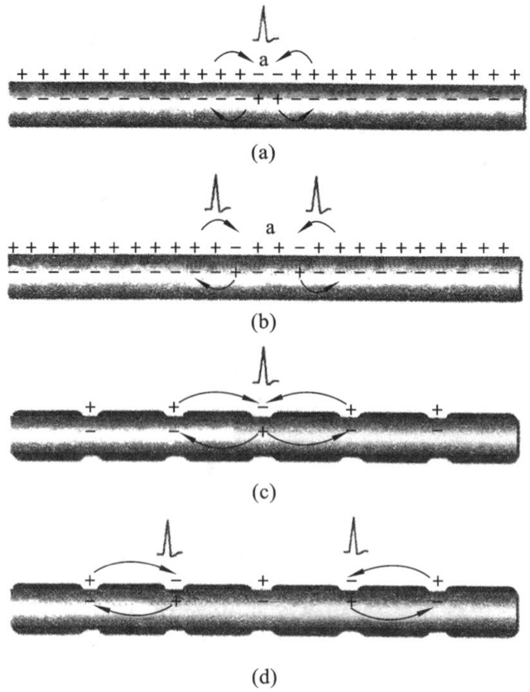

图 2-9　动作电位的传导

(a)(b)动作电位在无髓神经纤维上依次传导;(c)(d)动作电位在有髓神经纤维上跳跃式传导

作电位的幅度不会因传导距离加大而减小,从而保证了远程信息传导的准确性。③"全"或"无"现象:即动作电位要么不产生(无),一旦产生,就达到最大(全),其幅度不随刺激强度的增加而增大。

知识链接

生物电的临床应用

生物电现象是活组织细胞活动过程中始终伴随的变化,是细胞实现各种功能活动的基础或关键。临床广泛应用的心电图、脑电图、肌电图等,就是心脏、大脑皮层和骨骼肌等器官组织活动时通过特殊的仪器记录下来的生物电变化的图形,这些图形是各器官许多细胞电变化的综合反映。生物电是各器官实现各自功能的生物物理基础。一旦某器官的结构或功能发生改变,该器官的生物电活动也可能发生相应的变化。因此,通过检查某些器官的生物电变化,可辅助诊断某些疾病。

第三节　肌细胞的收缩功能

肌细胞具有收缩功能,人体各种形式的运动主要靠肌细胞的收缩活动来完成。平滑肌、骨骼肌和心肌在结构和功能上虽有差异,但收缩的基本形式和原理是相似的。下面以骨骼肌为例来说明肌细胞的收缩功能。

一、神经-肌肉接头与接头传递

(一) 神经-肌肉接头的结构

神经-肌肉接头是运动神经纤维末梢与骨骼肌细胞接触并传递信息的部位。其结构与突触相似,由

Note

接头前膜、接头间隙和接头后膜（又称终板膜）组成（图 2-10）。贴近肌细胞膜的运动神经纤维轴突末梢为接头前膜，而与接头前膜相对的肌细胞膜为接头后膜，接头前膜与接头后膜的间隙称为接头间隙。在神经轴突末梢的轴浆中有大量囊泡，其内含有乙酰胆碱。终板膜上有 N_2 受体，能与乙酰胆碱结合；终板膜上还有大量能水解乙酰胆碱的胆碱酯酶，可使乙酰胆碱发挥作用后被水解失效。

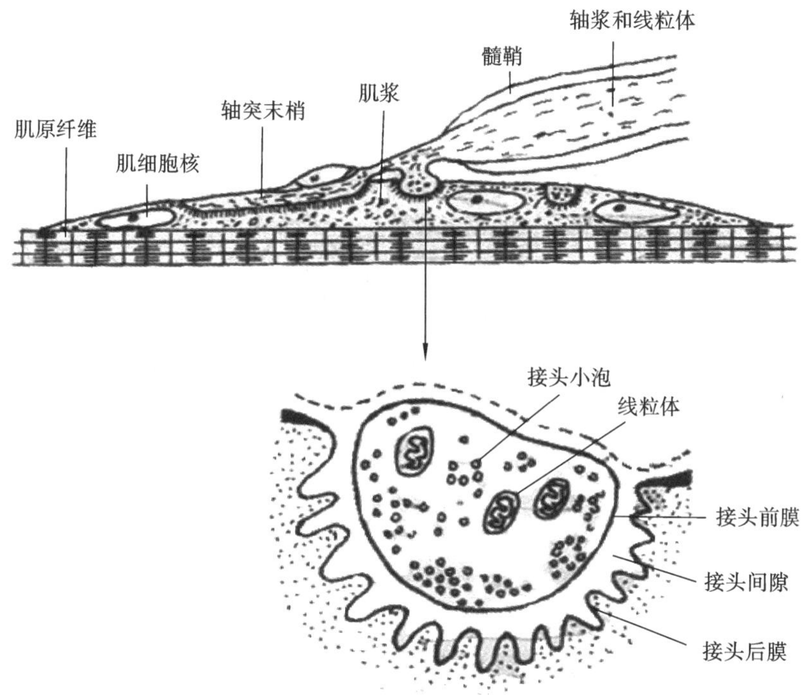

图 2-10　神经-肌肉接头结构示意图

（二）神经-肌肉接头处的兴奋传递过程

神经-肌肉接头处的兴奋传递过程为：运动神经纤维兴奋→接头前膜去极化、Ca^{2+} 内流→囊泡与接头前膜融合、破裂、释放乙酰胆碱→乙酰胆碱与终板膜 N_2 受体结合，主要引起 Na^+ 内流→终板膜去极化→总和达到阈电位→肌细胞兴奋→肌肉收缩。神经-肌接头处每次兴奋所释放的乙酰胆碱，在引起肌细胞兴奋收缩后被终板膜上的胆碱酯酶及时水解失活，故一次神经兴奋只引起一次肌肉收缩。

知识链接

神经-肌肉接头处的兴奋传递与临床实践

1. 肉毒杆菌能选择性阻止运动神经末梢释放乙酰胆碱，引起神经-肌肉接头处的兴奋传递阻滞，故中毒者可出现肌肉麻痹。

2. 筒箭毒碱能与乙酰胆碱竞争终板膜 N_2受体，阻断神经-肌肉接头处的兴奋传递，故筒箭毒碱作为肌肉松弛剂，应用于外科手术。

3. 重症肌无力患者神经-肌肉接头处突触后膜上的胆碱能受体数目减少，受体部位存在抗胆碱能受体的抗体，使得肌肉难以兴奋，出现肌肉收缩无力甚至瘫痪。

4. 有机磷中毒使胆碱酯酶失活，乙酰胆碱不能及时被水解，在接头间隙堆积，并持续作用于终板模 N_2 受体，使肌肉持续兴奋、收缩，因此有机磷中毒患者可出现肌肉痉挛等中毒症状。解磷定可恢复胆碱酯酶活性，是有机磷中毒的特效解毒药。

二、骨骼肌的微细结构

骨骼肌细胞内含有大量的肌原纤维和丰富的肌管系统，且其排列高度规则有序。

Note

(一) 肌原纤维和肌小节

肌纤维内含有大量的肌原纤维，它们平行排列，纵贯肌纤维全长(图 2-11)，每条肌原纤维的全长都呈明暗相间、节段分明的横纹，分别称为明带和暗带。明带中央有一条横向的暗线，称为 Z 线。暗带中央也有一条横向的暗线，称为 M 线，M 线两侧相对透明的区域称为 H 区。两条 Z 线之间的区域称为肌小节，是肌肉收缩和舒张的基本单位，它包含一个位于中间部分的暗带和两侧各 1/2 明带。由于明带的长度可变，肌节的长度可变动于 1.5～3.5 μm 之间，肌肉在安静时肌小节的长度为 2.0～2.2 μm。组成暗带的是粗肌丝，而明带中只有细肌丝。

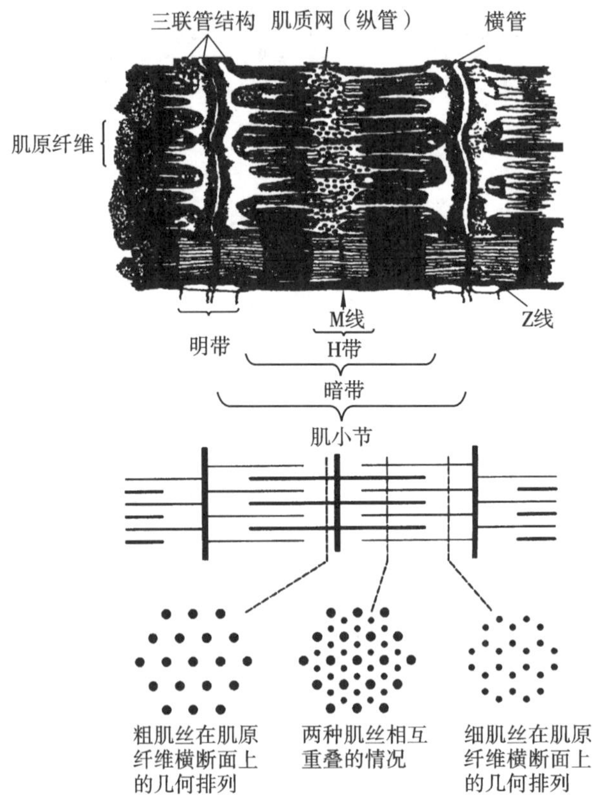

图 2-11　骨骼肌超微结构模式图

1. 粗肌丝　如图 2-12 所示，粗肌丝是由许多肌凝蛋白(肌球蛋白)分子构成。每个肌凝蛋白分子又分为头部和杆部，杆部朝向 M 线而聚合成束，形成粗肌丝的主干，它是肌细胞收缩的支架。肌凝蛋白的头部则有规律性地分布在粗肌丝表面，形成横桥。横桥的主要特性有二：一是横桥在一定条件下可与细肌丝上的肌纤蛋白分子呈可逆性的结合；二是横桥具有 ATP 酶的作用。当横桥分解 ATP 释放能量后，可以发生扭动，拖动细肌丝向 M 线方向滑行。

2. 细肌丝　细肌丝由肌纤蛋白(肌动蛋白)、原肌凝蛋白(原肌球蛋白)和肌钙蛋白组成(图 2-12)。肌纤蛋白构成细肌丝的主干，其上有与横桥结合的位点。原肌凝蛋白在肌细胞静息时位于横桥与肌纤蛋白上能与横桥结合的位点之间，阻止横桥与肌纤蛋白的结合。肌钙蛋白以一定间隔出现在原肌凝蛋白上，由 T、I、C 三个亚单位组成，C 亚单位上有与 Ca^{2+} 结合的位点，其与 Ca^{2+} 结合时，引起肌钙蛋白的分子变构，牵拉原肌凝蛋白移位，解除它对肌纤蛋白和横桥相互结合的阻碍作用。

(二) 肌管系统

肌管系统分为横管和纵管。横管是由肌细胞膜向内凹入胞质而形成，其走行方向沿 Z 线与肌原纤维相垂直。横管中的液体就是细胞外液，其作用是将肌膜动作电位传到细胞深处。纵管与肌原纤维平行，沿肌细胞纵向排列，且相互吻合相通成网状，故又称肌质网。其在两侧靠近横管时管腔膨大，称为终末池。终末池储存有大量 Ca^{2+}，故又称钙池或钙库。一条横管与其两侧各一个终末池构成“三联体”

Note

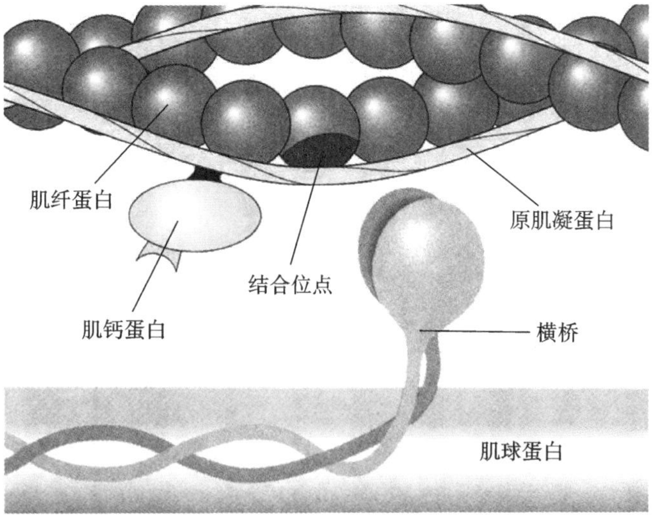

图 2-12 粗肌丝和细肌丝的组成

结构。

三、骨骼肌的收缩原理

目前公认的骨骼肌收缩原理是肌丝滑行学说。该学说认为：肌细胞收缩时肌原纤维缩短并不是肌细胞中肌丝本身的缩短或卷曲，而是细肌丝与粗肌丝相对滑行导致肌小节缩短。

当肌细胞兴奋时，肌细胞上的动作电位引起肌浆中的 Ca^{2+} 浓度升高，Ca^{2+} 与肌钙蛋白结合，引起肌钙蛋白构型发生改变，从而牵拉原肌凝蛋白移位，暴露出肌纤蛋白上的结合位点，横桥与肌纤蛋白结合。此时横桥 ATP 酶激活，使 ATP 分解释放能量，横桥发生扭动，牵拉细肌丝向 M 线方向滑行（图 2-13），肌小节缩短，肌肉收缩。当肌浆中 Ca^{2+} 浓度降低时，肌钙蛋白与 Ca^{2+} 分离，原肌凝蛋白复位并又盖住了肌纤蛋白上的结合位点，横桥停止扭动，与肌动蛋白脱离，细肌丝被动回位，肌小节恢复到原来的长度，肌肉舒张。

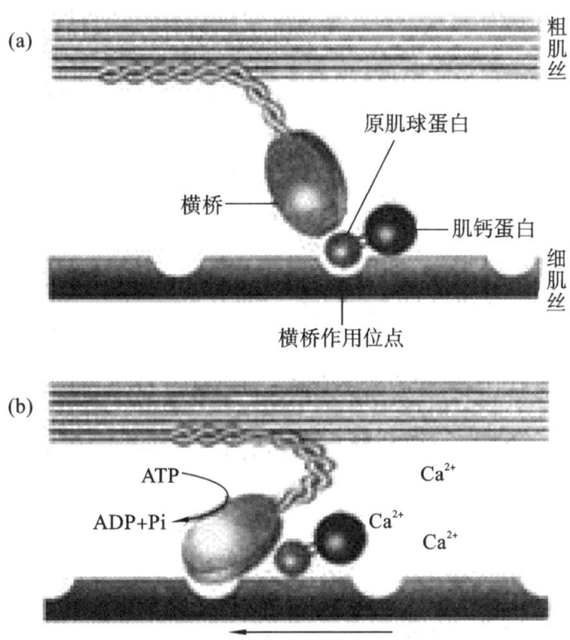

图 2-13 肌丝滑行机制示意图

（a）肌舒张；（b）肌收缩

四、骨骼肌的兴奋-收缩耦联

肌细胞兴奋后可产生收缩。将肌细胞的兴奋与肌细胞的收缩联系起来的中介过程称为兴奋-收缩耦联。兴奋-收缩耦联的结构基础是三联体，起关键作用的耦联因子是 Ca^{2+}。

当神经冲动经运动终板传到肌细胞时，肌膜产生的动作电位沿横管迅速传到三联体，使终末池膜上的 Ca^{2+} 通道开放，于是 Ca^{2+} 顺着浓度差由终末池向肌浆中扩散，导致肌浆中 Ca^{2+} 浓度迅速升高，Ca^{2+} 与肌钙蛋白结合，引起肌丝滑行、肌细胞收缩。当神经冲动停止时，终末池膜上的 Ca^{2+} 通道关闭，同时终末池膜上的钙泵将肌浆中的 Ca^{2+} 泵回终末池内储存，肌浆中 Ca^{2+} 浓度降低，肌钙蛋白上结合的 Ca^{2+} 解离，肌细胞舒张。

五、骨骼肌收缩的形式

骨骼肌的收缩表现形式有二种：一是肌肉长度缩短；二是肌肉张力增加。

（一）等长收缩与等张收缩

等长收缩是指肌肉收缩时肌肉的长度保持不变只有张力的增加。在有后负荷作用的情况下，当肌肉收缩产生的张力小于所承受的后负荷时，肌肉收缩只表现为肌张力的增加，而肌肉长度不能缩短，物体不能被移位。等长收缩的作用主要是维持人体的姿势。

等张收缩是指肌肉收缩时只有长度的缩短而肌张力保持不变。只有在肌肉收缩产生的张力等于或大于所承受的后负荷时才能产生等张收缩。此时肌张力不再增加，肌肉长度缩短，牵拉物体移位。等张收缩的作用是对物体做功。

人体骨骼肌的收缩在多数情况下是混合性收缩，肌肉收缩之初，只有肌张力的增加，当产生的张力等于或大于后负荷时肌肉才能缩短。

（二）单收缩与强直收缩

肌肉受到一次刺激后产生一次收缩的过程称为单收缩。其收缩过程包括潜伏期、收缩期和舒张期。连续多个刺激引起肌肉的持续性收缩，称为强直收缩。如果刺激频率加快，使后一次刺激落在前一次收缩过程的舒张期完毕之前，则肌肉还未完全舒张又进行新的收缩，就会形成不完全强直收缩。如果刺激频率较高，使每一次新的收缩都出现在前一次收缩活动的收缩期，每次收缩将会融合而使肌肉处于持续性的收缩状态，称为完全强直收缩。完全强直收缩的肌张力可达单收缩的 3～4 倍。在体内，骨骼肌的收缩活动通常是不同程度的强直收缩，这是因为躯体运动神经传来的冲动频率总是连续的。

六、影响骨骼肌收缩的主要因素

影响骨骼肌收缩的主要因素有前负荷、后负荷及肌肉收缩能力。前、后负荷是作用于肌肉的外力，肌肉收缩能力是骨骼肌的功能特性。

负荷是指影响肌肉收缩效率的外部条件，即可以使肌肉产生一定张力的外力，负荷有前负荷和后负荷之分。

1. 前负荷(preload)　前负荷是指肌肉开始收缩之前所承受的外力，它主要影响肌肉的初长度。前负荷使肌肉收缩前就处于某种被拉长的状态，肌肉这时所处的长度，称为肌肉的初长度(initial length)。若其他因素不变，在一定范围内，前负荷增加，初长度增加，肌张力亦增加。肌肉收缩时能产生最大张力的前负荷或初长度，称为肌肉的最适前负荷或最适初长度。若超过肌肉的最适前负荷或最适初长度，肌肉的张力不但不增加，反而会减小，这是因为肌肉只有在最适初长度下收缩时，粗、细肌丝才处于最理想的重叠状态，粗肌丝上的横桥与细肌丝上的结合点数量才最多，肌肉收缩的效果才会最好(图 2-14)。

骨骼肌在体内所处的自然长度，大致等于它们的最适初长度，能产生最佳的收缩效果。

2. 后负荷(afterload)　后负荷是指肌肉开始收缩时所遇到的阻力，它不影响肌肉的初长度，只影响肌肉缩短的速度和程度。肌肉在有后负荷作用的情况下收缩，总是先有张力的增加以克服后负荷的阻力，然后才有长度的缩短。后负荷越大，肌肉收缩产生的张力越大，而肌肉缩短出现得越晚，缩短速度越

Note

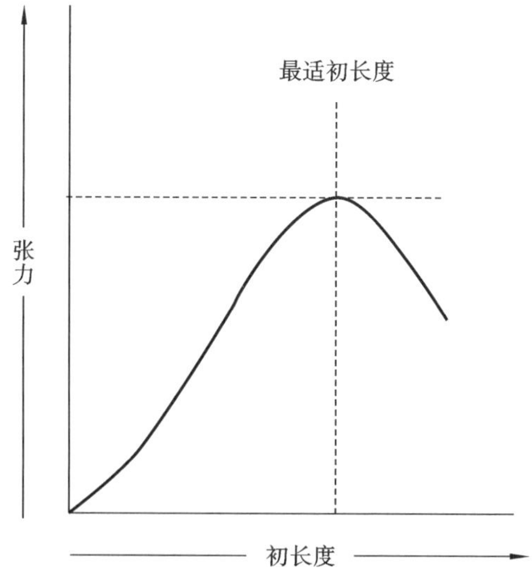

图 2-14　肌肉初长度与肌张力的关系示意图

慢，因此，后负荷的大小影响肌肉收缩的张力、时间和缩短速度。当后负荷超过肌肉所产生的最大张力时，肌肉的缩短速度为零，所以适度的后负荷才能获得肌肉做功的最佳效率。

3. 肌肉收缩能力(contractility)　肌肉收缩能力是在前、后负荷不变的情况下，由肌肉内部的功能状态所决定的肌肉收缩效率。肌肉收缩能力的大小主要决定于兴奋-收缩耦联期间肌质中 Ca^{2+} 的水平和横桥的 ATP 酶活性，而与前负荷和后负荷无关。在其他条件不变的情况下，肌肉收缩能力增强，可使肌肉收缩的张力增加、收缩速度加快，做功效率增加。肌肉收缩能力受环境因素的影响，如缺氧、酸中毒、疲劳时肌肉收缩能力降低，而钙离子、咖啡因、肾上腺素等则能显著提高肌肉收缩能力。

记忆重点

1. 细胞膜的物质转运方式，小分子的跨膜转运有被动转运和主动转运，被动转运分为单纯扩散、易化扩散(载体转运、通道转运)；主动转运分为原发性主动转运、继发性主动转运。大分子物质的跨膜转运有入胞和出胞。

钠泵又称钠-钾依赖式 ATP 酶，可逆着浓度差转运 Na^+ 和 K^+。生理意义：①形成细胞内高 K^+ 水平，是细胞内许多代谢反应的必需条件；②形成膜内外 Na^+ 和 K^+ 的不均衡分布，可建立离子势能贮备，是产生生物电现象的前提；③可维持细胞内渗透压和细胞容积的相对稳定；④膜两侧 Na^+ 的浓度差是继发性主动转运的动力。

2. 静息电位是细胞在安静状态时，存在于膜内外的电位差。安静时膜内外两侧存在稳定的内负外正的电位状态，称为极化。以静息电位为准，膜内负电位向绝对值减小(负电荷减少)的方向变化的过程，称为去极化；膜内负电位向绝对值增大(负电荷增加)的方向变化的过程，称为超极化。静息电位形成的机制是 K^+ 外流形成的电-化学平衡电位。

3. 动作电位是指细胞受刺激时，在静息电位基础上发生的一次可扩布的电位变化。动作电位形成机制：去极化相(上升支)是 Na^+ 内流所形成的电-化学平衡电位；复极化相(下降支)是 K^+ 外流所形成的电-化学平衡电位。恢复期(静息期)是钠泵逆浓度差主动转运 Na^+ 和 K^+。

能使膜产生动作电位的临界膜电位数值，称为阈电位。阈刺激、阈上刺激可以使膜去极化达到阈电位水平，产生动作电位。一次阈下刺激只能使细胞膜局部去极化(局部电位)，不能产生动作电位，总和到阈电位水平可产生动作电位。动作电位是通过兴奋部位与未兴奋部位之间出现局部电流进行传导的。有髓鞘神经纤维为跳跃式传导，有髓鞘神经纤维比无髓鞘的神经纤维传导速度快。

4. 神经-肌肉接头包括接头前膜、接头间隙、接头后膜三部分，接头前膜释放神经递质乙酰胆碱(ACh)，接头后膜上有与 ACh 结合的 N_2 受体。ACh 的清除主要由胆碱酯酶的降解作用完成。神经-肌肉接头处的兴奋传递过程：运动神经轴突末梢动作电位→Ca^{2+}进入接头前膜→突触囊泡和接头前膜融合→ACh释放→ACh与N_2受体结合→ACh门控通道开放→Na^+流入终板膜→终板电位→激活电压门控Na^+通道→产生动作电位。

5. 骨骼肌的收缩是由肌丝滑行完成。当肌浆中的Ca^{2+}离子浓度增高时，Ca^{2+}与肌钙蛋白结合，使横桥与肌动蛋白结合。横桥拖动细肌丝向M线中央滑行，肌小节缩短，肌细胞收缩。当肌浆中Ca^{2+}浓度降低时，肌钙蛋白与Ca^{2+}分离，细肌丝滑出，使肌小节伸长，肌细胞舒张。肌浆中Ca^{2+}浓度的增高或降低是骨骼肌收缩或舒张的直接原因。

6. 把肌细胞兴奋的电变化与肌丝滑行的机械变化联系起来的中介过程称为兴奋-收缩耦联。耦联的结构基础是三联体，耦联因子是Ca^{2+}。

运动神经兴奋到肌肉收缩的过程总结如下：神经纤维动作电位→神经-肌肉接头处的化学传递→肌细胞膜动作电位→肌浆中Ca^{2+}转移→肌细胞收缩。

7. 单收缩是指一个肌细胞或整块肌肉受到一次刺激，出现一次收缩的过程。强直收缩是指给肌肉以连续刺激，肌肉单收缩的复合，表现为肌肉收缩曲线的融合现象。强直收缩分为不完全强直和完全强直两种。每次新刺激落在前一次收缩过程的舒张期，则出现不完全强直收缩；每次新刺激落在前一次收缩过程的缩短期，形成收缩的叠加现象，则出现完全性强直收缩。

能力检测及答案

一、名词解释

单纯扩散　易化扩散　主动转运　静息电位　动作电位　兴奋-收缩耦联

二、简答题

1. 简述细胞膜转运物质的方式。
2. 何为静息电位？其产生原理如何？

三、单项选择题

在线答题

（池　晨　宋丽莉）

Note

第三章　血　　液

学习目标

掌握：血细胞比容的概念；血浆渗透压的组成及生理意义；各种血细胞的正常值及生理功能；血液凝固的基本步骤；血量正常值；ABO 血型系统分型依据及输血原则。

熟悉：红细胞、血小板的生理特性；内、外源性凝血途径，抗凝及促凝因素的作用；红细胞凝集反应。

了解：各种血细胞形态；红细胞生成的调节；纤维蛋白溶解；交叉配血试验；Rh 血型系统分型及临床意义。

血液(blood)是一种在心血管内流动的不透明、有一定黏滞性的红色液体，是体液的重要组成成分，也是内环境中最为活跃的部分，同时又是人体各组织细胞和外环境之间进行物质交换的媒介。运输物质是血液的基本功能：血液可将从肺获取的 O_2 和从肠道吸收的营养物质运输到各器官、组织和细胞，并将内分泌细胞分泌的激素运输到相应的靶细胞；同时，将细胞代谢产生的 CO_2 和其他代谢产物运输到肺和肾脏排出体外。血液中还含有多种缓冲物质，可缓冲进入血液的酸性或碱性物质而调节酸碱平衡。血液中的水有较高的比热，能吸收机体代谢中产生的热量，且水的蒸发热也较大，可散发大量的体热，从而有利于维持体温的相对恒定。因此，血液在维持机体内环境稳态中起着非常重要的作用。此外，血液还具有重要的防御和保护功能，抵抗细菌、病毒等微生物引起的感染和各种免疫反应，参与机体的生理性止血等。当人体内血量不足、血液的成分或理化性质改变、血液循环障碍时，可造成人体生理功能的异常，产生疾病，严重时可危及生命。与此同时，很多疾病可能导致血液的成分或性质发生特征性的改变，因此，血液学检测在医学诊断上具有重要价值。

第一节　概　　述

一、血液的组成

血液由血浆和混悬于其中的各类血细胞组成(图 3-1)。取一定量的抗凝血液置于比容管中，以 3000 r/min的速度离心后，比容管内的血液会分三层。上层淡黄色透明的液体为血浆，中间一薄层灰白色不透明，是白细胞和血小板，下层是红色不透明的红细胞(图 3-2)。

血细胞在血液中所占容积的百分比称为血细胞比容。血细胞比容反映了全血中血细胞数量与血浆量的相对比值。由于血液中的有形成分主要是红细胞，故血细胞比容主要反映血液中红细胞的相对含量。正常成年男性的血细胞比容为 40%～50%，女性为 37%～48%，新生儿约为 55%。临床上，某些贫血患者由于红细胞数量减少，血细胞比容降低；严重呕吐、腹泻和大面积烧伤时，体液中水分丢失较多，血浆量减少，血细胞比容增大。

Note

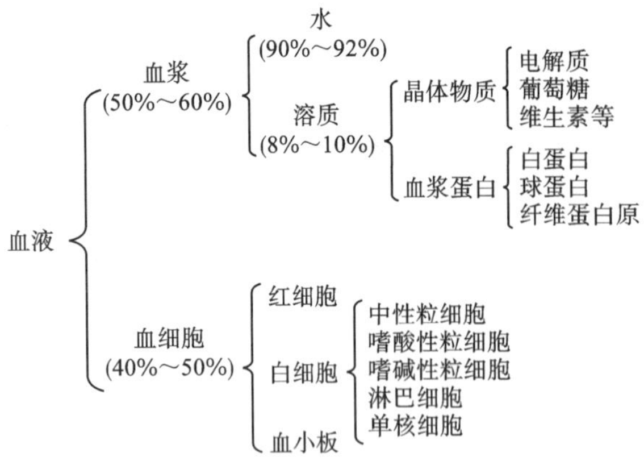

图 3-1 血液的组成

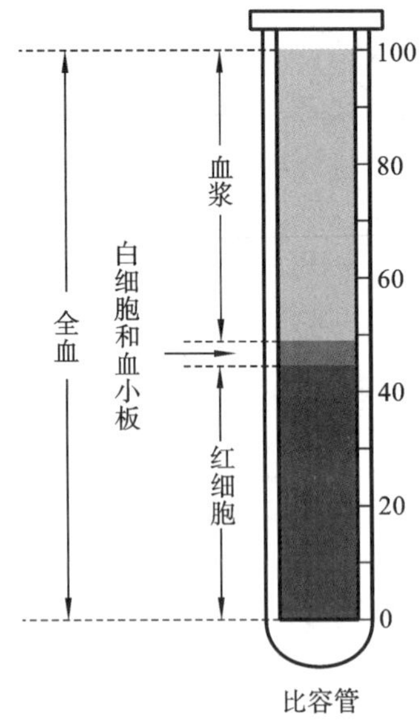

图 3-2 血细胞比容示意图

二、血液的理化特性

（一）颜色

血液呈红色，这是红细胞内含有血红蛋白的缘故。动脉血含氧较多，氧合血红蛋白多，呈鲜红色；静脉血含氧较少，血液呈暗红色。血浆因含胆色素而呈淡黄色；空腹血浆相对清澈透明，进食后，尤其是摄入较多的脂类食物后，因食物成分的吸收，血浆中可能悬浮很多脂蛋白微粒而变得混浊。因此，临床进行血液生化检验时，要求空腹采血以避免食物的影响。

（二）比重（相对密度）

正常人全血的比重为1.050～1.060，其高低主要取决于血液中红细胞数量，红细胞数量越多，全血比重越大。血浆的比重为1.025～1.030，其高低与血浆蛋白含量成正比。红细胞比重为1.090～1.092，其高低与红细胞中血红蛋白含量成正比。

（三）黏滞度

液体的黏滞度是由于其内部分子或颗粒之间的摩擦所引起的。如果以水的黏滞度为1，则全血的黏滞度是水的4～5倍，全血的黏滞度主要取决于红细胞数量，血浆的黏滞度则取决于血浆蛋白的含量。血液的黏滞度是形成血流阻力的重要因素之一，血液的黏滞度增大，血流阻力便随之增大。当某些疾病使微循环处的血流速度显著减慢时，红细胞可发生叠连和聚集，血液黏滞度增大，使血流阻力明显增大，从而影响微循环的正常灌注。

（四）酸碱度

血液呈弱碱性，正常人血浆pH值为7.35～7.45。血浆酸碱度的相对稳定主要依赖于血液中缓冲物质以及正常的肺、肾功能。血液中最重要的缓冲对是$NaHCO_3/H_2CO_3$。血浆pH值的相对稳定对维持正常生命活动至关重要。当血浆pH值低于7.35时称为酸中毒，血浆pH值高于7.45时称为碱中毒，酸中毒或碱中毒都会影响细胞新陈代谢的正常进行。

第二节 血 浆

一、血浆的化学成分及其作用

血浆是血细胞的细胞外液，是机体内环境的重要组成部分，在沟通机体内、外环境之间起着重要的作用。它由水和溶解在水中的各种溶质构成。其中水占 90%～92%，溶质分子仅占 8%～10%。血浆中的水和小分子物质都很容易通过毛细血管壁与组织液交换，因此，血浆中各种电解质含量与组织液基本相同。

（一）无机盐

血浆中的无机盐大部分以离子形式存在，其中以 Na^+、Cl^- 为主，还有少量的 K^+、Ca^{2+}、Mg^{2+}、HCO_3^-、HPO_4^- 等。它们在形成和维持血浆晶体渗透压、维持酸碱平衡、维持神经和肌肉正常兴奋性等方面起着重要作用。

（二）血浆蛋白

血浆蛋白是血浆中各种蛋白质的总称，正常人血浆蛋白含量为 60～80 g/L，主要包括清蛋白（白蛋白）(albumin)、球蛋白（globulin）和纤维蛋白原（fibrinogen）三大类，它们的正常含量及主要生理功能见表 3-1。

表 3-1　正常成人血浆蛋白含量及主要生理功能

蛋白质种类	正常含量(g/L)	主要生理功能
清蛋白(A)	40～50	形成血浆胶体渗透压，运输离子、脂质等物质
球蛋白(G)	20～30	参与机体免疫功能，运输激素、脂质等物质
纤维蛋白原	2～4	参与生理性止血和凝血

正常情况下，血浆中清蛋白与球蛋白的比值(A/G)为 1.5∶1～2.5∶1。由于血浆中的清蛋白主要在肝脏合成，所以发生肝脏疾病时 A/G 比值常下降，甚至倒置。因此，临床上测定 A/G 比值，能够反映肝脏功能。

血浆蛋白的主要生理功能包括：①营养功能：一个成人的血浆中约含 200 g 蛋白质，它们起着营养、储备功能。②运输功能：协调运输激素、脂类物质、离子、维生素及多种代谢产物。③维持血浆的正常胶体渗透压：血浆的胶体渗透压主要是由血浆蛋白决定的，如果血浆蛋白减少，胶体渗透压降低，将导致水肿。④缓冲功能：血浆清蛋白及其钠盐组成的缓冲对具有缓冲酸碱变化的作用。⑤免疫功能：补体和免疫球蛋白都属于血浆球蛋白，它们是机体特异性体液免疫的重要成分。⑥生理止血功能：绝大多数血浆凝血因子、生理抗凝物质以及纤溶物质都是血浆蛋白。

（三）非蛋白含氮化合物

血浆中除蛋白质以外的含氮化合物总称为非蛋白含氮化合物，包括尿素、尿酸、肌酸、肌酐、氨基酸、多肽、氨和胆红素等。临床上把这些物质中所含的氮称为非蛋白氮（NPN），其中 1/3～1/2 为尿素氮（BUN）。血液中的尿素、尿酸、肌酐等是蛋白质和核酸的代谢产物，不断地由肾脏排出体外。测定血中 NPN 和 BUN 的含量可以了解体内蛋白质代谢状况和肾脏的排泄功能。

二、血浆渗透压

（一）渗透现象和渗透压

渗透现象是指被半透膜隔开的两种不同浓度的溶液，水分子从低浓度溶液通过半透膜向高浓度溶液中扩散的现象（图 3-3）。渗透现象发生的动力是渗透压。渗透压是指溶液中的溶质颗粒吸引水分子透过半透膜的力量。渗透压的大小与溶质颗粒（分子或离子）数目成正比，而与溶质颗粒的种类和分子大小无关。溶液越浓，其渗透压越高，对水的吸引力越大，反之，则对水的吸引力越小。

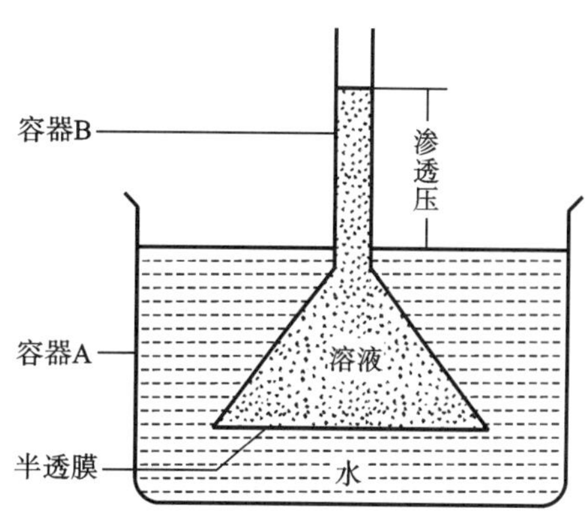

图 3-3　渗透与渗透压

（二）血浆渗透压的组成及正常值

血浆渗透压包括晶体渗透压和胶体渗透压。其中，由无机盐和其他晶体物质形成的渗透压称为晶体渗透压，占血浆总渗透压的99%以上；由胶体物质（血浆蛋白质，以清蛋白为主）形成的渗透压称为胶体渗透压。正常人的血浆总渗透压约为300 mmol/L，即300 mOsm/（kg·H_2O），相当于770 kPa或5790 mmHg。

在临床工作或生理实验中使用的各种溶液，将渗透压与血浆渗透压相等的溶液称为等渗溶液，高于血浆渗透压的溶液称为高渗溶液，低于血浆渗透压的溶液称为低渗溶液。如0.9%NaCl溶液（又称生理盐水）和5%葡萄糖溶液都是等渗溶液。

（三）血浆渗透压的生理作用

由于细胞膜和毛细血管壁是具有不同通透性的半透膜，因此血浆晶体渗透压和胶体渗透压表现出不同的生理作用（图3-4）。

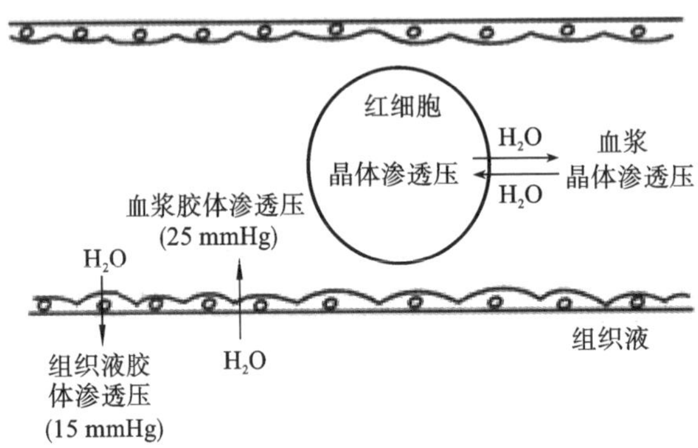

图3-4 血浆渗透压作用示意图

1. 血浆晶体渗透压的作用 血浆中大部分晶体物质不易通过细胞膜，而水分子能自由通过。正常情况下，细胞膜内外的渗透压基本相等，水分子出入细胞的量保持动态平衡，血细胞在血浆中的形态和功能保持正常。当血浆的渗透压降低时，水分将顺着渗透压差进入红细胞内，引起红细胞膨胀，甚至破裂。红细胞膜破裂，血红蛋白逸出，称为溶血。当血浆的渗透压升高时，可将红细胞内的水分吸出，引起红细胞脱水、皱缩（图3-5）。因此，血浆晶体渗透压对维持血细胞内外的水平衡以及血细胞的正常形态具有重要作用。

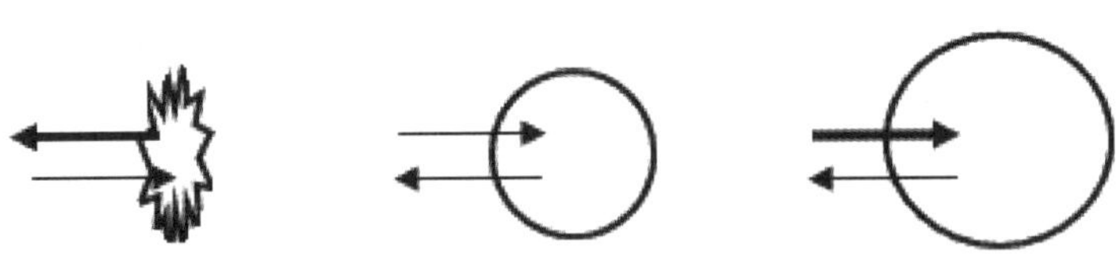

图3-5 不同晶体渗透压对红细胞的作用

箭头粗、细表示水的出、入量

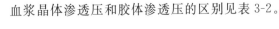

2. 血浆胶体渗透压的作用 毛细血管壁通透性很高，血浆晶体物质可以自由通过，在毛细血管内、外不形成晶体渗透压差，因此晶体渗透压不会影响毛细血管内、外水分的交换。血浆蛋白不易通过毛细血管壁，能够在毛细血管内、外形成胶体渗透压差，所以，血浆胶体渗透压在调节毛细血管内、外水分的平衡和维持血浆容量相对稳定中起重要作用（图3-4）。如肝、肾疾病等引起机体血浆蛋白（主要是清蛋白）减少，血浆胶体渗透压降低时，组织液增多，引起水肿和血浆容量降低。

血浆晶体渗透压和胶体渗透压的区别见表3-2。

Note

表 3-2 血浆晶体渗透压和胶体渗透压的区别

分类	血浆晶体渗透压	血浆胶体渗透压
形成因素	无机盐、葡萄糖、尿素等晶体物质，主要是 NaCl	血浆蛋白等胶体物质，主要是白蛋白
影响因素	溶质分子的颗粒数目	血浆蛋白的颗粒数目
溶质特点	分子小，易透过毛细血管壁，不易透过细胞膜	分子大，不易透过毛细血管壁
生理意义	维持细胞内外水分的正常交换和分布，保持红细胞正常形态	维持毛细血管内外水分的正常交换和分布，维持血容量

第三节 血细胞

血细胞分为红细胞、白细胞和血小板三类，它们均起源于造血干细胞。在个体发育的过程中，造血中心不断迁移，逐渐由胚胎早期的卵黄囊造血转移到肝、脾造血，并过渡到骨髓造血。出生后血细胞几乎都是在骨髓生成，但在造血需要增加时，骨髓外造血组织仍具有一定的代偿作用。到 18 岁左右，只有椎骨、髂骨、肋骨、胸骨、颅骨和长骨近端骨骺处的红骨髓有造血功能。若成人出现骨髓外造血，则是造血功能紊乱的表现。

一、红细胞

（一）红细胞的形态、数量和功能

1. 形态 红细胞(red blood cell，RBC)是血液中数量最多的细胞。正常成熟的红细胞无核，呈双凹圆碟形，此形状增大了红细胞的表面积，有利于气体交换；同时增加了红细胞的可塑性，使其可顺利通过毛细血管(图 3-6)。

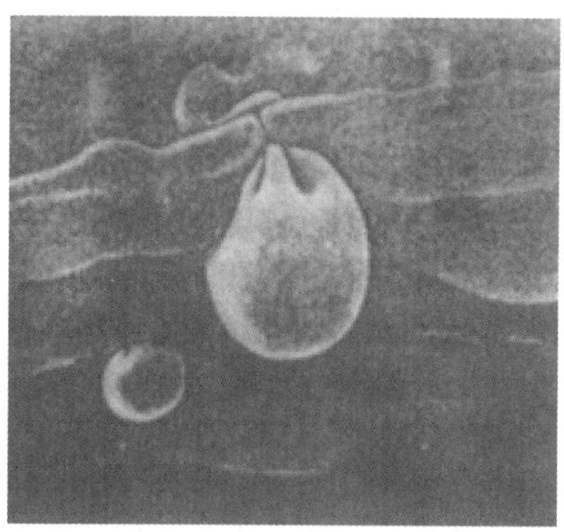

图 3-6 红细胞挤过脾窦的内皮细胞裂隙(大鼠)

2. 数量 我国正常成年男性红细胞的数量为$(4.0\sim5.5)\times10^{12}/L$，平均为 $5.0\times10^{12}/L$；女性为$(3.5\sim5.0)\times10^{12}/L$，平均为 $4.2\times10^{12}/L$；新生儿的红细胞数量较多，可超过 $6.0\times10^{12}/L$。红细胞中含有丰富的血红蛋白(hemoglobin，Hb)，我国正常成年男性血红蛋白的浓度为 120～160 g/L；女性为 110～150 g/L；新生儿可达 170～200 g/L 以上。

生理情况下，红细胞数量和血红蛋白含量，因年龄、性别、体质条件、生活环境不同而有一定差异，如高原居民红细胞数量和血红蛋白含量均高于海平面居民。在末梢血液中，红细胞数量或血红蛋白含量低于正常，称为贫血。

3. 功能 红细胞的主要生理功能是运输 O_2 和 CO_2，并能缓冲血液酸碱度的变化，这些功能都是由红细胞内的血红蛋白完成，一旦红细胞破裂，血红蛋白逸出，即失去其正常功能。当血红蛋白与 CO 结合，将丧失携带 O_2 和 CO_2 的能力，这便是煤气中毒的病理机制。

(二) 红细胞的生理特性

1. 可塑变形性 红细胞在全身血管中循环运行，常要挤过直径比它小的毛细血管和血窦孔隙，这时红细胞将发生变形，通过之后又恢复正常的双凹圆碟形状，这种红细胞在外力作用下发生变形的特性称为可塑变形性(图 3-6)。红细胞的可塑变形能力与红细胞膜的弹性、流动性、表面积成正比，与红细胞黏度(血红蛋白浓度增加或变性时，黏度增加)成反比。因此，衰老的红细胞、球形红细胞、血红蛋白异常时红细胞的可塑变形能力均可降低。

2. 悬浮稳定性 生理状态下，红细胞相对稳定地悬浮于血浆中而不易下沉，红细胞的这一特性称为悬浮稳定性。将抗凝血置于垂直静置的血沉管中，红细胞由于比重大而下沉，但正常时下沉的速度十分缓慢。通常以第 1 小时末红细胞沉降的距离(即血沉管上部出现的血浆毫米数)表示红细胞沉降速度，称为红细胞沉降率(简称血沉，ESR)。用魏氏法测定，正常成年男性为 0～15 mm/h，女性为 0～20 mm/h。红细胞的悬浮稳定性来源于双凹圆碟形的红细胞在下降时与血浆的摩擦阻力。在月经期、妊娠或某些病理情况下(如活动性肺结核、风湿热等疾病时)会出现血沉加快。据实验观察，血沉的快慢不在红细胞本身，而与血浆成分有关。通常血浆中球蛋白、纤维蛋白原和胆固醇含量增多时，红细胞能较快地以凹面相贴，称为红细胞叠连。发生红细胞叠连时血沉加快，而血浆中白蛋白、卵磷脂含量增加时，则血沉减慢。

3. 渗透脆性 红细胞在等渗溶液(如 0.9% NaCl 溶液)中才能维持其正常形态和大小。正常情况下，红细胞在 0.6%～0.8% NaCl 溶液中，会膨胀变形但并不破裂，在 0.42%～0.46% NaCl 溶液中，开始有部分红细胞破裂而发生溶血，在 0.32%～0.34% NaCl 溶液中，全部红细胞发生溶血。这一现象说明红细胞对低渗盐溶液具有一定的抵抗力，这种抵抗力的大小用渗透脆性来表示。渗透脆性越大，表示红细胞对低渗盐溶液的抵抗力越小，越容易发生溶血。一般来说，新生的红细胞渗透脆性较小，衰老的红细胞渗透脆性较大。

红细胞在等渗 NaCl 溶液能保持正常形态和大小，但不是在各种物质的等渗溶液中红细胞均能保持其形态和大小正常。例如 1.9%尿素溶液是等渗溶液，但将红细胞置于其中时，红细胞很快就发生破裂溶血。这是因为尿素能够自由透过红细胞膜，不能在溶液中保持与红细胞内相等张力的缘故。此处所谓的张力，是指溶液中不能透过红细胞膜的溶质颗粒所产生的渗透压。1.9%尿素溶液虽是等渗溶液，但因尿素能够透入红细胞而不能保持其张力，故它虽然是等渗溶液但不是等张溶液。临床上将能使红细胞保持正常形态和大小的溶液称为等张溶液。NaCl 不能自由透过红细胞膜，所以 0.9% NaCl 溶液既是等渗溶液也是等张溶液。

(三) 红细胞的生成与破坏

1. 红细胞的生成

(1) 生成部位：胚胎时期，红细胞的生成部位为卵黄囊、肝、脾和骨髓；出生后则主要由骨髓造血；成人的红骨髓是制造红细胞的唯一场所。红骨髓造血功能正常是红细胞生成的前提。红细胞在红骨髓内发育成熟的过程中，细胞体积逐渐由大变小，细胞核由大变小最后消失，细胞质中的血红蛋白从无到有，直至达到正常含量。当骨髓受到某些药物(如抗癌药、氯霉素等)、射线等理化因素作用时，其造血功能受到抑制，出现全血细胞减少，称为再生障碍性贫血。

(2) 生成原料：红细胞内的主要成分是血红蛋白，铁和蛋白质是合成血红蛋白的基本原料。成人每天需要 20～30 mg 的铁用于红细胞生成。铁的来源有两部分：一部分来自体内衰老红细胞破坏后，血红蛋白分解释放的“内源性铁”，另一部分是从食物中摄取的“外源性铁”。内源性铁每日约 25 mg，供造血需要时重复利用，很少丢失；外源性铁多为 Fe^{3+}，必须在胃酸作用下转变为 Fe^{2+} 才能被吸收。铁需求量增大、铁摄入不足、铁吸收利用障碍和长期慢性失血等，均会引起机体缺铁，影响血红蛋白的合成而导致贫血，此类贫血称为缺铁性贫血。此种贫血的特征是红细胞体积较小，血红蛋白含量低，又称为小细胞低色素性贫血。

Note

(3) 成熟因子:在红细胞发育和成熟过程中,需要叶酸和维生素 B_{12} 参与。叶酸是 DNA 合成酶的辅酶,维生素 B_{12} 可促进叶酸的转化与利用。当叶酸或维生素 B_{12} 缺乏时,红细胞的分裂增殖速度减慢,使红细胞的生长停止在初始状态而不能成熟,引起巨幼红细胞性贫血(大细胞性贫血)。维生素 B_{12} 多存在于动物性食品中,机体对维生素 B_{12} 的吸收需要内因子参与。因此,患有萎缩性胃炎、胃癌等疾病或胃的大部分被切除的患者,可因内因子缺乏,引起维生素 B_{12} 吸收障碍而发生巨幼红细胞性贫血。

(4) 红细胞生成的调节:正常情况下,人体内红细胞数量保持相对恒定。当人体所处环境或功能状态发生变化时,红细胞生成的数量和速度会发生适当的调整。红细胞的生成主要受促红细胞生成素和雄激素调节。

①促红细胞生成素(erythropoietin,EPO):促红细胞生成素是一种主要由肾脏产生的糖蛋白,主要是促进晚期红系祖细胞的增殖和分化,还可加速幼红细胞的增殖和血红蛋白的合成,促进网织红细胞的成熟与释放,是机体红细胞生成的主要调节物。任何引起肾脏氧供应不足的因素如贫血、缺氧或肾血流量减少,均可促进促红细胞生成素的合成与分泌,进而使红细胞的生成加速,红细胞数量增多。而双肾实质严重破坏的晚期肾脏病患者常因促红细胞生成素的缺乏而发生肾性贫血。

②雄激素:主要作用于肾,促进促红细胞生成素的合成,使骨髓造血功能增强,血液中红细胞数量增多。雄激素还能直接刺激红骨髓,使红细胞生成增多。这是成年男性红细胞数量和血红蛋白含量高于女性的重要原因。

2. 红细胞的破坏 红细胞在血液中的平均寿命约为 120 天。90%的衰老红细胞被肝、脾的巨噬细胞吞噬。当红细胞逐渐衰老时,细胞变形能力减弱而脆性增加,难以通过微小的孔隙,因此容易滞留在脾和骨髓中,被单核-巨噬细胞所吞噬,这称为血管外破坏。脾功能亢进时,红细胞破坏增加,引起脾性贫血;此外,还有 10%的衰老红细胞在血管中因受机械冲击而破损,此称为血管内破坏。在血管内破坏的红细胞释放出的血红蛋白,与血浆中的触珠蛋白结合被肝摄取,经处理后,铁以铁黄素形式沉着于肝细胞中。严重溶血时,当血红蛋白释放量增加,超过了触珠蛋白的结合能力时,未能与触珠蛋白结合的血红蛋白将经肾从尿中排出,出现血红蛋白尿。

二、白细胞

(一) 白细胞的分类和数量

白细胞(white blood cell,WBC)是一个不均一的有核细胞群,正常成人白细胞总数为(4.0～10.0)$\times10^9$/L,新生儿白细胞总数大于成人,可达(12.0～20.0)$\times10^9$/L。白细胞总数的生理变动范围较大,如餐后、剧烈运动、妊娠、分娩及月经期等白细胞数量均增加。

根据细胞质中是否含有特殊颗粒,将白细胞分为有粒白细胞和无粒白细胞两类。有粒白细胞又可根据其嗜色性的不同分为中性粒细胞、嗜酸性粒细胞和嗜碱性粒细胞;无粒白细胞包括淋巴细胞和单核细胞。分别计算各类白细胞在白细胞总数中的百分比,称为白细胞计数(表 3-3)。在各种急慢性炎症、组织损伤或白血病等情况下,白细胞总数和分类计数可发生特征性的变化,在临床诊断中有重要参考价值。

表 3-3　白细胞分类计数及主要生理功能

分类名称	百分比/(%)	主要生理功能
中性粒细胞	50～70	吞噬细菌,尤其是入侵的化脓性细菌
嗜酸性粒细胞	0.5～5	限制过敏反应,参与蠕虫免疫
嗜碱性粒细胞	0～1	参与过敏反应,释放肝素抗凝
单核细胞	3～8	吞噬抗原,诱导特异性免疫应答
淋巴细胞	20～40	参与特异性免疫

(二) 白细胞的生理功能

白细胞的主要功能是通过吞噬作用和免疫反应,实现对机体的防御和保护。白细胞的变形、游走、

Note

趋化和吞噬等特性是执行防御功能的生理学基础。各类白细胞的功能有所不同。

1. 中性粒细胞 白细胞中的主要成分。中性粒细胞是血液中主要的吞噬细胞，具有非特异性吞噬能力。当细菌侵入时，中性粒细胞在炎症区域产生的趋化性物质作用下，通过变形运动从血管壁渗出，并集中到病灶处，将细菌吞噬，并在细胞内溶酶体酶的作用下将其消化分解。当中性粒细胞吞噬数十个细菌时，自身即解体，而释放的溶酶体酶又可溶解周围组织而形成脓液。因此，在非特异性免疫中，中性粒细胞是机体抵抗病原微生物，尤其是抵抗急性化脓性细菌入侵的第一道防线。临床上白细胞总数增多和中性粒细胞比例增高，常提示急性化脓性细菌感染。当血液中的中性粒细胞减少到 1.0×10^9/L 时，机体的抵抗力降低，容易发生感染。

2. 嗜酸性粒细胞 嗜酸性粒细胞内含有溶酶体和颗粒，但因缺乏溶菌酶，故仅有一定的吞噬作用而无杀菌能力。嗜酸性粒细胞的主要作用：①限制肥大细胞和嗜碱性粒细胞引起的过敏反应；②参与对蠕虫的免疫反应。它可以黏附在寄生虫上，利用过氧化物酶等生物活性物质损伤寄生虫虫体。因此，在有寄生虫感染、变态反应等情况下，常伴有血中嗜酸性粒细胞增多的现象。

3. 嗜碱性粒细胞 嗜碱性粒细胞的胞质中含有较大的嗜碱性颗粒，颗粒内含有肝素、组胺、5-羟色胺、嗜酸性粒细胞趋化因子和变态反应性慢反应物质等。肝素具有抗凝血作用；组胺和变态反应性慢反应物质可使毛细血管壁通透性增加，局部充血水肿，并使支气管平滑肌痉挛，从而引起荨麻疹、哮喘、鼻炎等变态反应性疾病；释放的嗜酸性粒细胞趋化因子可吸引嗜酸性粒细胞聚集于病变部位参与变态反应。

4. 单核细胞 单核细胞胞体较大，胞质内没有颗粒，当它们从骨髓进入血液时仍然是尚未成熟的细胞。单核细胞在血液中停留 2～3 d 后迁移到周围组织中，细胞体积继续增大，成为组织巨噬细胞，从而形成单核-巨噬系统。单核细胞的功能与中性粒细胞的功能很相似，有趋化性，能进行变形运动和吞噬活动，但它的吞噬能力更强，能吞噬并消灭外来的病原微生物，清除衰老和损伤的细胞及碎片，识别和杀伤肿瘤细胞；激活的单核-巨噬细胞能合成并释放多种细胞因子、干扰素和白细胞介素等，参与细胞的生长调控。单核-巨噬细胞还在特异性免疫应答的诱导和调节中起关键作用。

5. 淋巴细胞 淋巴细胞又称免疫细胞，包括多种形态相似、功能不同的细胞群，能参与特异性免疫作用，攻击具有特异性抗原的异物(肿瘤细胞、异体移植细胞等)，杀灭病原微生物。淋巴细胞主要分为 T 淋巴细胞和 B 淋巴细胞两大类。血液中 80%～90% 的淋巴细胞属于 T 淋巴细胞，执行细胞免疫功能，如破坏肿瘤细胞及移植的异体细胞等；B 淋巴细胞主要停留在淋巴组织内，在抗原的刺激下转化为浆细胞，浆细胞能产生抗体执行体液免疫功能。

(三) 白细胞的生成与破坏

1. 白细胞的生成 粒细胞由骨髓造血干细胞分化而来，淋巴细胞和单核细胞有的在骨髓中生成，有的在淋巴组织中发育成熟。目前对淋巴细胞生成的调节机制了解不多，粒细胞的生成受集落刺激因子的调节，此外，还有一类抑制因子，可直接抑制白细胞的生成。

2. 白细胞的破坏 由于白细胞主要在组织中发挥作用，淋巴细胞还可往返于血液、组织液和淋巴之间，并能增殖分化，故白细胞的寿命较难准确判断。一般来说，中性粒细胞在循环血液中停留 8 h 左右即进入组织，4～5 d 后衰老死亡，若有细菌入侵，中性粒细胞在吞噬过量的细菌后，因释放溶酶体酶而发生“自我溶解”，与破坏的细菌和组织碎片共同形成脓液；单核细胞在血中停留 2～3 d 后，进入组织并发育成巨噬细胞，在组织中可生存 3 个月左右。淋巴细胞有的仅生存 1～2 d，有的可长达数月或数年。衰老的白细胞主要在肝和脾内被吞噬分解。

三、血小板

(一) 血小板的形态和数量

血小板(platelet)是从巨核细胞胞质脱落下来的碎片，体积小，无细胞核，在循环血液中呈圆盘形或椭圆形，在体外与物质表面接触时，可伸出伪足而变成不规则状。正常成人血小板数量为(100～300)$\times10^9$/L。血小板数量与其他血细胞一样，随机体情况不同而变化。如剧烈运动、妊娠、组织损伤、外科手术、分娩以及各种原因引起的大出血，血小板数量都增加；妇女月经期血小板数量减少。当血小板少于 50×10^9/L 时，称血小板过少，人体可出现异常出血倾向。当血小板多于 1000×10^9/L 时，称血小板过多，则易发生血栓。

（二）血小板的生理特性

1. 黏附 血小板与非血小板表面的黏着称为血小板黏附。血小板不能黏附于正常内皮细胞的表面。当血管内皮细胞损伤时，血小板便可黏附于暴露出来的胶原纤维上。黏附是血小板参与止血和凝血过程的开始。

2. 聚集 血小板彼此聚集在一起，黏着成团的现象称为血小板聚集，它发生在血小板黏附之后。血小板聚集可分为两个时相：第一时相发生迅速，为可逆性聚集，是由受损伤的组织释放的腺苷二磷酸（ADP）引起的，聚集后还可解聚；第二时相发展较缓慢，形成血小板血栓，是由血小板释放的内源性 ADP 引起的，一旦发生聚集时就不能解聚，故称为不可逆性聚集。

3. 释放 指血小板发生聚集反应之后，将其颗粒内含物如 5-羟色胺、ADP、三磷酸腺苷（ATP）、儿茶酚胺等活性物质排出的现象。引起血小板聚集的因素，多能引起血小板释放反应，许多血小板释放的物质能进一步引起血小板活化、聚集。血小板的黏附、聚集和释放几乎同时发生。

4. 吸附 血小板表面可吸附许多凝血因子，当血管破损时，随着血小板的黏附与聚集，受损局部的凝血因子浓度升高，有利于血液凝固和生理性止血。

5. 收缩 血凝块中的血小板有伪足伸入到血纤维网中，通过收缩蛋白的收缩，使血凝块回缩变硬，牢固地堵塞血管破口，巩固止血过程。

（三）血小板的生理功能

1. 维持毛细血管壁的完整性 血小板可随时融入毛细血管内皮细胞，填补血管内皮细胞脱落留下的空隙，及时修复和更新内皮细胞，以维持血管内皮细胞的完整性（图 3-7）。当血小板数量减少到 50×10^9/L 以下时，毛细血管壁的通透性增大，红细胞易逸出血管，出现皮肤和黏膜自发性出血，称为血小板减少性紫癜。

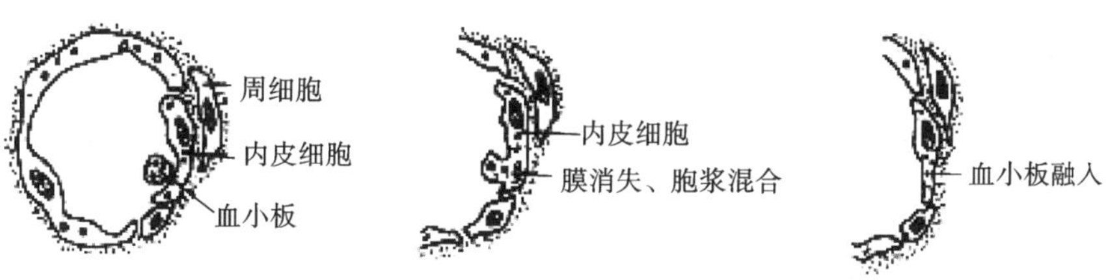
周细胞
内皮细胞
血小板
内皮细胞
膜消失、胞浆混合
血小板融入

图 3-7 血小板融入毛细血管内皮细胞示意图

2. 参与生理性止血 生理性止血是指小血管损伤，血液从小血管内流出，数分钟后出血自行停止的现象。临床上用采血针刺破耳垂或指尖，测定出血持续的时间，称为出血时间。正常人生理性止血为 1～4 min。若血小板数量减少或功能障碍，可引起出血时间延长，甚至出血不止。

生理性止血主要是由血管、血小板和血浆凝血因子协同作用的结果。其过程包括三部分功能活动：①小血管受损后立即收缩，使血流缓慢，破损口缩小或封闭，产生暂时性止血效应。这是由于损伤性刺激反射性地引起局部血管收缩和血小板释放 5-羟色胺等缩血管物质所致；②在血管收缩的同时，血小板黏附、聚集形成松软的血小板血栓以堵塞血管伤口；③在血小板参与下血液发生凝固形成血凝块，并通过血凝块回缩形成牢固的止血栓，有效地制止了出血。以上三部分反应是相继发生但又相互重叠的复杂过程。与此同时，血浆中也出现了生理性抗凝血作用以及纤维蛋白溶解，以防止血凝块不断增大和血凝过程蔓延。

3. 促进凝血 血小板含有许多与凝血过程有关的因子，能较强地促进血液凝固。血小板所含的这些因子统称为血小板因子（PF），其中最主要的是 PF_3，它所提供的磷脂表面能使凝血酶原激活速度加快 20000 倍。

Note

第四节　血液凝固与纤维蛋白溶解

一、血液凝固

血液由流动的液体状态变为不能流动的凝胶状态的过程称为血液凝固，简称血凝。血液凝固后，血凝块逐渐回缩，析出的淡黄色液体称为血清。血清与血浆的主要区别在于，血清中缺乏纤维蛋白原及参与血凝的因子。因血清不凝固，故临床上很多生化检验、血型鉴定和血清免疫学测定等均采用血清标本检查。

（一）凝血因子

血浆与组织中直接参与血液凝固的物质统称为凝血因子。国际上依照凝血因子发现的先后顺序，按罗马数字排序的有 12 种（表 3-4）。此外，还有前激肽释放酶、激肽原和血小板磷脂等。因子Ⅵ是因子Ⅴ活化而来，因而被取消。

表 3-4　按国际命名法编号的 12 种凝血因子

编　号	中文名称	编　号	中文名称
因子Ⅰ	纤维蛋白原	因子Ⅷ	抗血友病因子
因子Ⅱ	凝血酶原	因子Ⅸ	血浆凝血激酶
因子Ⅲ	组织因子	因子Ⅹ	斯图亚特因子
因子Ⅳ	Ca^{2+}	因子Ⅺ	血浆凝血激酶前质
因子Ⅴ	前加速素	因子Ⅻ	接触因子
因子Ⅶ	前转变素	因子ⅩⅢ	纤维蛋白稳定因子

在凝血因子中：①除因子Ⅳ是 Ca^{2+} 外，其余均为蛋白质；②多数以酶原形式存在，激活后才具有活性，活化形式以右下角加“a”表示；③除因子Ⅲ存在于组织中外，其余的凝血因子均存在于血浆中；④大部分凝血因子在肝合成，且因子Ⅱ、Ⅶ、Ⅸ、Ⅹ等在合成时需要维生素 K 参与。若肝功能障碍或维生素 K 缺乏，则会因凝血障碍而发生出血倾向。

（二）凝血过程

凝血过程是一系列复杂的酶促连锁反应，一旦触发，凝血因子的相继激活就如“瀑布”样迅速进行，直到血液凝固。

凝血过程大致可以分为三个基本步骤，即凝血酶原激活物的形成、凝血酶原被激活成凝血酶和纤维蛋白的生成（图 3-8）。

通常依据凝血的启动机制及是否有血液以外的凝血因子参与，将凝血过程分为内源性凝血和外源性凝血两种。内源性凝血是指参与凝血过程的全部因子都存在于血浆中，其启动因子为因子Ⅻ；外源性凝血是指在凝血过程中，启动因子不是来自血液，而是血液外组织因子Ⅲ。两者的主要区别在于凝血酶原激活物形成的过程不同。

1. 内源性凝血过程

（1）凝血酶原激活物的形成：当血管内膜损伤暴露内膜下的胶原纤维或带有负电荷的异物附着时，因子Ⅻ与之接触并被激活成因子Ⅻa，因子Ⅻa 可激活前激肽释放酶使之转化为激肽释放酶，后者又可激活因子Ⅻ，通过这一正反馈可形成大量因子Ⅻa。因子Ⅻa 可激活Ⅺ，在 Ca^{2+} 参与下，再激活因子Ⅸ，因子Ⅸa 与因子Ⅷ被 Ca^{2+} 结合在血小板磷脂表面形成复合物，该复合物可使因子Ⅹ激活形成 $Ⅹ_a$，$Ⅹ_a$ 与因子Ⅴ被 Ca^{2+} 连接在 PF_3 血小板磷脂表面，形成凝血酶原激活物。

Note

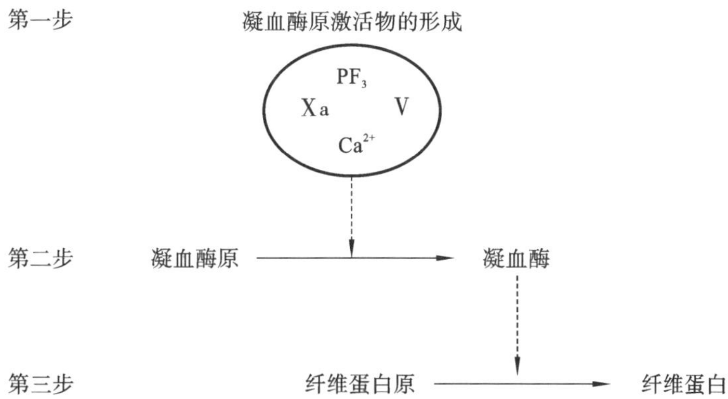

图 3-8　血液凝固的基本过程

因子Ⅷ是一辅助因子，对因子Ⅹ被水解激活起到加速作用，如果缺乏因子Ⅷ，将造成血液凝固不易发生，微小创伤亦可出血不止，称为 A 类(甲型)血友病。

知识链接

血友病——英国皇室病

1838 年 18 岁的维多利亚登上了英国女王的宝座。1840 年维多利亚女王和她的表哥阿尔伯特结婚。他们共生了 9 个孩子，4 个男孩有 3 个患有血友病，先后早夭。五个女孩也是血友病基因携带者，当她们先后嫁到西班牙等欧洲的王室后，她们所生下的小王子也都患上了血友病，所以当时把血友病称为“皇室病”。血友病是一种“伴性遗传”疾病，该病的基因位于 X 染色体上。男性的性染色体是 XY 型，于是发病，而女性的性染色体是 XX 型，病变的 X 染色体被另外一条健康的 X 染色体所代偿，所以不发病。

(2) 凝血酶的形成：凝血酶原激活物可激活凝血酶原(因子Ⅱ)，使之成为具有活性的凝血酶(Ⅱa)。

(3) 纤维蛋白的形成：凝血酶能迅速催化纤维蛋白原，使之转变为纤维蛋白单体。同时，凝血酶还能将因子ⅩⅢ激活成为ⅩⅢa。在 Ca^{2+} 参与下，因子ⅩⅢa 使纤维蛋白单体互相聚合，形成牢固、不溶性的纤维蛋白多聚体，即纤维蛋白。纤维蛋白交织成网，把血细胞网罗其中形成血凝块，完成内源性凝血过程(图 3-9)。

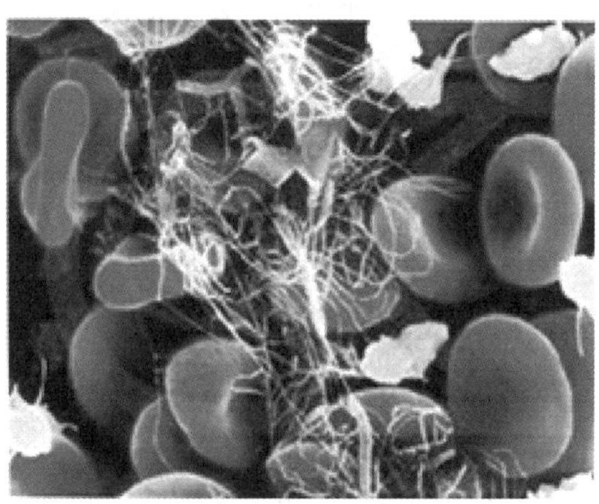

图 3-9　血液凝固的结果

2. 外源性凝血途径　外源性凝血的具体过程是损伤的组织释放出凝血因子Ⅲ(组织凝血激酶)，与血浆中的因子Ⅶ、Ca^{2+} 共同形成复合物，使因子Ⅹ激活成为Ⅹa。随后的反应与内源性凝血完全相同。外源性凝血过程简单、时间短。在通常情况下，机体发生的凝血过程，多是内源性凝血和外源性凝血两条途径相互促进、同时进行的(图 3-10)。它们的异同见表 3-5。

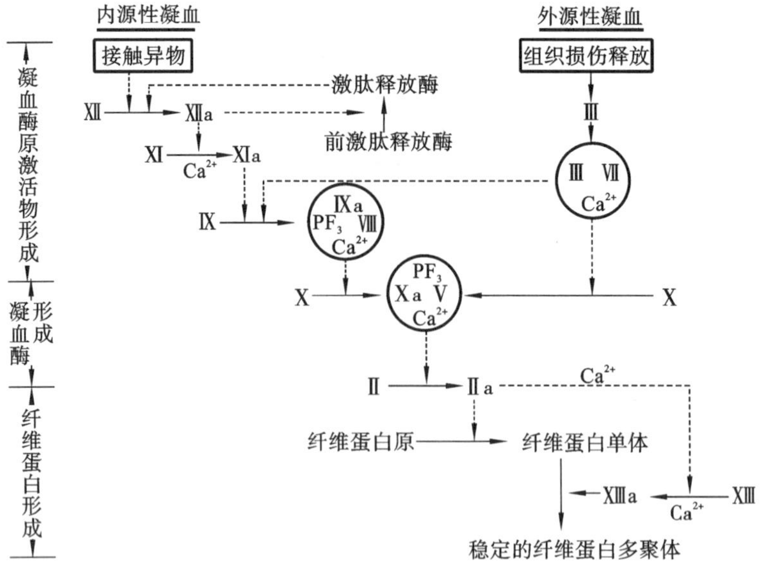

图 3-10　血液凝固过程示意图

—→表示变化方向；----→表示催化作用

表 3-5　两种凝血途径的比较

项　　目	内源性凝血途径	外源性凝血途径
启动方式与因子	血管内膜下胶原纤维或异物激活因子Ⅻ	受损伤组织释放出凝血因子Ⅲ
凝血因子分布	全部在血管内的血液中	存在于组织和血液中
参与的凝血因子	多	少
凝血步骤	复杂	简单
发生凝血的速度	较慢(约数分钟)	较快(约十几秒)

(三)抗凝和促凝

正常情况下，血液在心血管系统内循环流动是不会发生凝固的，即使有损伤发生，血液凝固也仅限于受损血管的局部，并不延及未损部位，全身血液循环不会受到影响，这是一个多因素作用的结果，包括循环血液的稀释作用、血管内皮的光滑完整、纤维蛋白的吸附、单核细胞的吞噬、血浆中含有多种抗凝物质及纤溶系统的作用等。

1. 抗凝物质　可分为生理性抗凝物质和体外抗凝剂。生理性抗凝物质主要有抗凝血酶Ⅲ、蛋白C系统、组织因子途径抑制物和肝素。

(1) 抗凝血酶Ⅲ：主要由肝细胞和血管内皮细胞合成，抗凝血酶Ⅲ能与凝血酶结合形成复合物而使其失活，还能封闭因子Ⅶ、Ⅸa、Ⅹa、Ⅺa、Ⅻa的活性中心，使这些因子失活达到抗凝效果。正常情况下，其抗凝作用弱而慢，但它与肝素结合后，其抗凝作用可显著增加。

(2) 蛋白质C系统：主要包括蛋白质C、蛋白质S、血栓调节蛋白和活化蛋白质C抑制物。蛋白质C是由肝细胞合成的维生素K依赖因子，以酶原的形式存在于血浆中。激活后的蛋白质C能够灭活因子Ⅴa和Ⅷa，削弱因子Ⅹa的作用，促进纤维蛋白溶解，因而具有抗凝作用。

(3) 组织因子途径抑制物：来源于小血管的内皮细胞。它的作用是直接抑制因子Ⅹa的活性，在Ca^{2+}的存在下，灭活因子Ⅶ与组织因子的复合物，从而发挥抑制外源性凝血途径的作用。

(4) 肝素：主要由肥大细胞和嗜碱性粒细胞产生，几乎存在于所有组织中，尤以血浆、肝、肺中含量最高，它能与抗凝血酶Ⅲ结合，使抗凝血酶Ⅲ与凝血酶的亲和力增强，从而促使凝血酶失活。肝素还能抑制凝血酶原的激活过程，阻止血小板的黏附、聚集和释放反应，促使血管内皮细胞释放凝血抑制物和纤溶酶原激活物。所以，肝素是一种很强的抗凝物质，已在临床实践中广泛应用于体内、外抗凝。

Note

2. 促进和延缓血液凝固的方法 临床工作中常需要采取各种措施加速血液凝固或使血液不凝固。外科手术常用温热纱布压迫止血，就是利用纱布是异物以激活因子Ⅻ和适当加温使酶促反应加速从而达到凝血目的的。反之，降低温度和增加异物表面的光滑度可延缓凝血过程。血液凝固多个环节需 Ca^{2+} 参与，故常用枸橼酸钠、草酸钾作为体外抗凝剂，与 Ca^{2+} 结合而去除血浆中的 Ca^{2+}，以达到抗凝目的。维生素K拮抗剂可抑制维生素K依赖性凝血因子的合成而具有抗凝作用。肝素在体内、体外均能立即发挥抗凝作用，已广泛应用于临床防治血栓形成。

二、纤维蛋白溶解

正常情况下，组织损伤后所形成的止血栓在完成止血使命后将逐步溶解，从而保证血管通畅，血液循环正常，也有利于受损组织的再生和修复。止血栓的溶解主要依赖于纤维蛋白溶解系统（简称纤溶系统）。

纤维蛋白在纤溶酶的作用下被降解液化的过程，称为纤维蛋白溶解，简称纤溶。纤溶的基本过程分两个阶段，即纤溶酶原的激活与纤维蛋白（或纤维蛋白原）的降解（图 3-11）。

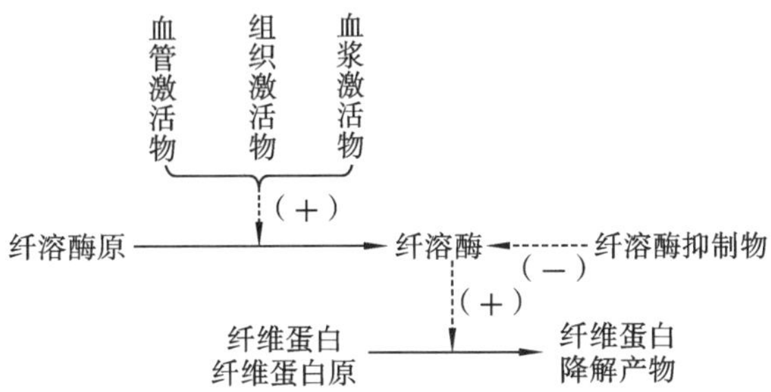

图 3-11 纤维蛋白溶解系统示意图

（+）表示促进；（−）表示抑制

（一）纤溶酶原的激活

纤溶酶原主要在肝、骨髓、嗜酸性粒细胞、肾等处合成，以血浆中含量最高。机体内多种物质都可使纤溶酶原转变为纤溶酶。能激活纤溶酶原的物质主要有以下几类。

1. 血管激活物 由血管内皮细胞合成和释放。如果血管内的纤维蛋白或血小板释放的5-羟色胺增多，或交感-肾上腺髓质活动增强，血管激活物的量随之增加。

2. 组织激活物 由组织损伤时释放。以子宫、前列腺、甲状腺、肾上腺、卵巢和肺等组织中含量较高，因此，这些部位手术后伤口易渗血，术后应严密观察伤口出血情况；月经血因为含有这类激活物亦不凝固。

3. 血浆激活物 依赖于凝血因子Ⅻa。如前激肽释放酶被因子Ⅻa激活后生成激肽释放酶，后者可将纤溶酶原激活。此激活物可使血凝与纤溶相互配合并保持平衡。

（二）纤维蛋白的降解

纤溶酶可将血浆中的纤维蛋白原或已形成的纤维蛋白分解为许多可溶性的小肽，这一作用称为纤维蛋白降解（图 3-11）。纤维蛋白降解的产物通常不再发生凝固，还具有抗凝作用。

（三）纤溶抑制物

血浆中存在许多对抗纤维蛋白溶解的物质，统称为纤溶抑制物，主要有两类：一类抑制纤溶酶原的激活，称为抗活化素；另一类抑制纤溶酶的活性，称为抗纤溶酶。

（四）纤溶与凝血

正常情况下，机体的凝血与纤溶之间保持着动态平衡关系，既保证出血时能有效止血，又能适时疏通血管，维持血流的正常运行。若二者之间的平衡被破坏，可导致纤维蛋白形成不足或过多，引起出血或血栓形成等病理变化。如果血栓形成过多，将会发生弥漫性血管内凝血（DIC），或血栓脱落后随血流

Note

带到重要器官的小血管使其堵塞，引起严重后果(如心肌梗死、脑血管栓塞等)。如果纤溶作用大于止血作用，则容易发生出血倾向。

知识链接

血栓形成的原因

血栓形成的原因：①血管壁损伤，损伤发生后可促进血栓形成的因素有内皮下组织暴露、内膜受损而启动内、外源性凝血系统，内皮细胞分泌缩血管物质，激肽释放酶原促使高分子量激肽原转变为激肽，激肽又使得血管的通透性增加，血浆外渗，局部血液浓缩，有助于血栓形成；②血液成分的改变，如血小板的改变，凝血因子的异常、抗凝作用的减弱、纤溶活性降低、红细胞及白细胞的作用、血液及血浆黏度增加；③血流因素，某些病理因素使血流缓慢、停滞，产生漩涡时可导致血栓形成。

第五节　血量、血型与输血

一、血量

血量是指人体内血液的总量。正常成人的血量占体重的7%～8%，即每千克体重有70～80 mL血液。据此推算，一个体重为60 kg的人，其血液总量为4.2～4.8 L，平均4.5 L左右。机体绝大部分的血液在心血管中不断地循环流动，这部分血量称为循环血量；一小部分血液常滞留在肝、脾、肺、腹腔静脉以及皮下静脉丛等处，流动速度较慢，这部分血液称为储备血量。因此，肝、脾、肺等器官也起着储血库的作用。

正常成人的血量是相对稳定的，它使血管保持一定的充盈度，从而维持正常血压和血流，保证器官、组织、细胞能获得充足的血液灌流。如果血量过多(如大量补液、输血等)，将增加心脏负荷，可能导致心力衰竭；血量不足时将导致血压下降、血流减慢，最终引起器官、组织、细胞代谢障碍等功能损害。所以血量的相对稳定是维持正常生命活动的必要条件。一般来说，人体一次失血量不超过全身血量的10%时，由于机体的代偿功能(心脏活动增强、血管收缩、储血库中血液释放、骨髓造血功能增强等)，可以很快得到恢复。当一次急性失血超过总血量的20%时，人体功能将难以代偿，会出现血压下降、脉搏加快、四肢冰冷、眩晕、口渴、恶心、乏力等现象，甚至昏倒。当急性失血超过总血量的30%以上时，如不及时进行抢救，就可危及生命。因此，对失血的伤病员除及时采取止血措施外，还应根据具体情况进行输血或补液。

二、血型与输血

血型是指血细胞膜上特异性抗原(凝集原)的类型，这些抗原是人体免疫系统识别“自我”与“异己”的标志。一般所说的血型是指红细胞膜上特异性抗原的类型。在临床上，血型鉴定是输血及组织器官移植成败的关键。

若将两种不同类型的血液混合，则红细胞可能凝集成一簇簇不规则的细胞团，这种现象称为红细胞凝集。红细胞凝集是一种不可逆反应，凝集的红细胞会破裂，血红蛋白会逸出，即溶血。红细胞凝集反应的本质是红细胞膜上的抗原与血浆中相应的抗体(凝集素)相遇时出现的抗原-抗体反应。

医学上较重要的血型系统包括ABO、Rh、MNSs、Lutheran、Kell、Lewins、Duff及Kidd等。它们都可产生溶血性输血反应，但与临床关系最为密切的是ABO血型系统和Rh血型系统。

Note

(一) ABO 血型系统

1. ABO 血型抗原(凝集原)与分型依据 ABO 血型系统的分型是根据红细胞膜上 A 凝集原和 B 凝集原的有无和种类,将血液分为四种类型(表 3-6),即 A 型、B 型、AB 型和 O 型。红细胞膜上只含 A 凝集原者为 A 型;只含 B 凝集原者为 B 型;含有 A 和 B 两种凝集原者为 AB 型;A 和 B 两种凝集原均无者为 O 型。

表 3-6 ABO 血型系统中的凝集原与凝集素

血 型	红细胞膜上的抗原(凝集原)	血清中的抗体(凝集素)
A	A	抗 B
B	B	抗 A
AB	A 和 B	无
O	无	抗 A 和抗 B

2. ABO 血型的遗传 ABO 血型系统中控制 A、B、O 凝集原生成的基因位于 9 号染色体的复等位基因同一位点上,一对染色体上只可能出现上述三个基因中的两个。A 和 B 基因是显性基因,而 O 基因是隐形基因,如来自父亲的是 A 基因,另一个来自母亲的是 O 基因。则此人的遗传型为 AO,表现为 A,即 A 型。O 型血的人必须是两个染色体都是 O 基因(表 3-7)。血型的遗传规律在法医学上判断亲子关系时可作为否定的参考依据。

表 3-7 ABO 血型的基因型和表现型

基 因 型	表 现 型
AA,AO	A
BB,BO	B
AB	AB
OO	O

3. ABO 血型抗体(凝集素) ABO 血型抗体属于天然抗体,有抗 A 和抗 B 两种,在出生半年后逐渐出现于血液中。天然抗体为 IgM,分子量大,不能通过胎盘。同一个体血清中不含抗自身红细胞抗原的抗体。A 型血的血清中只有抗 B 抗体,B 型血的血清中只有抗 A 抗体,AB 型血的血清中不含抗 A 和抗 B 抗体,O 型血的血清中则含抗 A 和抗 B 两种抗体(表 3-6)。

(二) Rh 血型系统

Rh 血型系统是人类红细胞表面与 ABO 血型系统同时存在的另一血型系统,因最先在恒河猴的红细胞上发现而得名。

1. Rh 血型系统的分型 红细胞膜上含有多种 Rh 抗原,与临床关系密切的有 D、E、C、c、e 五种抗原,其中以 D 抗原的抗原性最强。凡红细胞膜上含有 D 抗原者称为 Rh 阳性,无 D 抗原者称为 Rh 阴性。在我国汉族人中 Rh 阳性者占 99%以上,Rh 阴性者约占 1%。但是在另一些少数民族中,Rh 阴性的人较多,如苗族为 12.3%,塔塔尔族为 15.8%。因此,在 Rh 阴性率较高的民族地区,对 Rh 血型须加以重视。

2. Rh 血型系统的特点及临床意义 Rh 血型系统的特点是人的血清中不存在抗 Rh 的天然抗体,只有 Rh 阴性者在接受 Rh 阳性的血液后,才会通过体液免疫生成抗 Rh 的抗体,输血后 2～4 个月血清中抗 Rh 抗体的水平达到高峰。当 Rh 阴性者第一次接受 Rh 阳性者的血液,不会发生凝集反应,但 Rh 阴性者经输血后会产生抗 Rh 抗体。若再次接受 Rh 阳性者的血液,就可发生红细胞的凝集反应而溶血。故临床上给患者重复输血时,即使输同一供血者的血液,也应重新做交叉配血试验,以避免发生 Rh 血型不合所引起的输血反应。同理,若 Rh 阴性的母亲怀有 Rh 阳性的胎儿,在分娩时若有一定数量的胎儿红细胞进入母体,就可刺激母体产生抗 Rh 抗体。抗 Rh 抗体为获得性抗体,属于 IgG,其分子量相

Note

对较小，能透过胎盘。若该母亲再次孕育 Rh 阳性胎儿，母体内的抗 Rh 抗体就可通过胎盘与胎儿红细胞膜上的 Rh 抗原结合发生凝集反应，引起胎儿死亡或新生儿溶血。因此，对 Rh 阴性者的输血及多次妊娠的妇女应特别重视。

（三）输血

输血在临床上应用非常广泛。抢救各种原因引起的大出血、治疗各种原因造成的重度贫血，以及补充凝血因子以协助止血等均需进行输血。

输血时必须针对患者的具体情况进行分析，选择适当的输血方式（全血或成分输血），并且特别强调献血者与受血者的血型是否相适合，如果误输入血型不合的血液，则会危及受血者的生命。

知识链接

成分输血

输血疗法可分为两种方式，即输全血和成分输血。随着科学技术的进步，由于血液成分分离机的广泛应用以及分离技术和成分血质量的不断提高，输血疗法已经从原来的输全血发展为成分输血。成分输血是把人血液中的各种有效成分分离出来，分别制备成纯度和浓度较高的制品，如红细胞、粒细胞、血小板和血浆等，再输注给患者。不同的患者对输血有不同的要求，成分输血可增强治疗的针对性，提高疗效，减少不良反应，还可节约用血。

三、输血原则

输血的基本原则是避免发生红细胞凝集反应。输血最好采用同型输血。即 A 型血输给 A 型人，B 型血输给 B 型人，AB 型血输给 AB 型人，O 型血输给 O 型人。但由于存在有 ABO 血型的亚型和 Rh 血型。因此，为了安全，在输血前除检验血型外还必须交叉配血试验。

（一）血型鉴定

临床上 ABO 血型的鉴定方法是用含有抗 A 和抗 B 的标准血清，分别与被检测者的血液相混，根据其发生红细胞凝集反应的结果，判断被检测者红细胞膜上所带的抗原和确定血型。

（二）交叉配血试验

交叉配血试验（图 3-12）是把供血者的红细胞与受血者的血清相混合，称为交叉配血试验的主侧；把受血者的红细胞与供血者的血清相混合，称为交叉配血试验的次侧。交叉配血试验的结果有三种：①主侧出现凝集反应为配血不合，绝对不能进行输血；②主侧、次侧均无凝集反应为配血相合，为同型输血，最为理想，输血安全高，不受血量限制；③主侧不发生凝集反应，而次侧发生凝集反应，为配血基本相合，一般情况下也不宜输血。但在缺乏同型血源的紧急情况下可少量（少于 400 mL）、缓慢输血，在输血过程中应密切观察受血者的情况，如发生输血反应，必须立即停止输血。

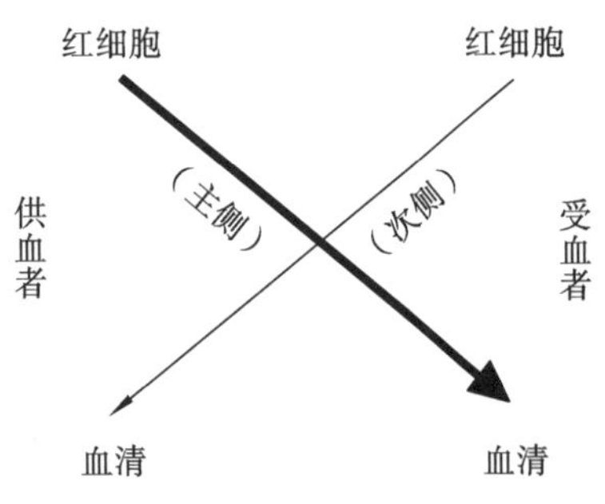

图 3-12　交叉配血试验

以往曾把 O 型血的人称为"万能供血者"，认为 O 型血的红细胞上没有 A 凝集原和 B 凝集原，不会被其他血型人血浆中的凝集素所凝集。这种说法是不可取的，因为在输血时，一般输入的是全血，在输入红细胞的同时，也输入了大量的血浆，而且量比较大。如果这些血浆中的凝集素得不到充分稀释，会凝集受血者的红细胞。同样，曾把 AB 型血的人称为"万能受血者"，认为 AB 型血的血浆中无抗 A 凝集素和抗 B 凝集素，不会凝集其他人的红细胞，这种说法同样也是不可取的。因此，除了在必须输血又得不到同型血液的情况下，仅上述两种情况可进行少量、缓慢的异型输血外，一般应坚持同型血相输的原则。

记忆重点

1. 血液由血浆和血细胞组成。血细胞分为红细胞、白细胞、血小板。血细胞占全血容积的百分比，称为血细胞比容。正常成人的血量约为体重的7%～8%。血液具有运输、防御和调节等功能。人的血液呈红色，全血比重为1.050～1.060，相对黏滞性4～6，血浆渗透压约为770 kPa，血浆渗透压的稳定具有重要意义，血浆晶体渗透压的作用是维持细胞内外水的平衡；血浆胶体渗透压在维持毛细血管内外水分交换的动态平衡，使血浆和组织液容量保持相对稳定中起重要作用。pH 值为7.35～7.45。

2. 红细胞具有可塑变形性、悬浮稳定性、渗透脆性等生理特性，其主要功能是运输 O_2 和 CO_2。蛋白质和铁(Fe^{2+})是造血原料，维生素 B_{12} 和叶酸是红细胞的成熟因子。白细胞可分为中性粒细胞、嗜碱性粒细胞、嗜酸性粒细胞、单核细胞和淋巴细胞五大类。中性粒细胞和单核细胞参与机体的非特异性免疫反应；淋巴细胞参与机体的特异性免疫反应；嗜碱性粒细胞参与机体的过敏反应；嗜酸性粒细胞具有抗过敏和抗寄生虫作用。血小板的生理特性有黏附、聚集、释放、吸附和收缩等。血小板的主要功能是维持毛细血管内皮的完整性、参与生理性止血和凝血功能。

3. 血液凝固的实质是血浆中可溶性纤维蛋白原转变成不溶性纤维蛋白，其过程可分为凝血酶原激活物的形成、凝血酶的形成和纤维蛋白的形成三个基本步骤。血液中还存在抗凝系统和纤溶系统。血液中主要的抗凝物质有抗凝血酶Ⅲ和肝素；纤溶系统可将已形成的纤维蛋白水解成可溶性纤维蛋白降解产物。纤维蛋白溶解过程保证了血管内血液畅通。

4. ABO 血型系统和 Rh 血型系统是两个重要的血型系统，其分型依据是根据红细胞膜上特异性凝集原的种类。前者分为 A 型、B 型、AB 型和 O 型，后者分为 Rh 阳性和 Rh 阴性。由于血型种类复杂，输血前必须鉴定血型，输同型血，并做交叉配血试验，避免发生凝集反应，确保输血安全，提倡成分输血。

能力检测及答案

一、名词解释

血细胞比容　血浆　血清　血浆渗透压　等渗溶液　红细胞沉降率　血液凝固　血型

二、简答题

1. 血浆渗透压是如何形成的？其相对稳定有何生理意义？
2. 说出内源性凝血与外源性凝血的区别。
3. 输血的基本原则是什么？为什么输血前都必须做交叉配血试验？

三、单项选择题

在线答题

（吕淑红）

Note

第四章 血液循环

学习目标

掌握：心动周期的概念、构成，心动周期与心率的关系；心室射血和充盈过程中压力、瓣膜活动、血流方向及心室容积的变化；第一、第二心音的形成、特点和生理意义；心室肌细胞和窦房结细胞动作电位的波形特点、分期、产生机制；正常心跳起搏点和异位起搏点；心脏内兴奋的传导途径、特点及其意义；心室肌细胞在一次兴奋过程中兴奋性的变化及其特点、生理意义；动脉血压、收缩压、舒张压、脉压、平均动脉压的概念和正常值；动脉血压的形成及影响因素；中心静脉压的概念、正常值和意义；心脏和血管的神经支配及其作用；颈动脉窦和主动脉弓压力感受性反射的过程、特点和生理意义；冠状动脉循环的特点、影响因素和冠状动脉血流的调节。

熟悉：正常心率及其生理变异范围；心脏泵血过程的分期；影响心输出量的因素（前负荷、后负荷、心肌收缩能力）和心率对心输出量的影响；期前收缩和代偿间歇；影响静脉回心血量的因素（心肌收缩力、重力、体位、骨骼肌的挤压作用和呼吸运动）；微循环的血流通路及其特点和生理意义；组织液的生成与回流，有效滤过压的构成；影响组织液生成与回流的因素（毛细血管血压、血浆胶体渗透压、组织液胶体渗透压、毛细血管壁的通透性、淋巴回流）。

了解：心电图的基本波形及其代表的意义；微循环的调节；颈动脉体和主动脉体化学感受性反射的特点及意义；肺循环的特点；脑循环的特点。

循环系统主要由心脏和血管组成。血液在循环系统内按照一定的方向周而复始地循环流动称为血液循环（blood circulation）。心脏是血液循环的动力装置。血管是输送血液的管道系统，同时还起到分配血液和调节器官血流量的作用。血液循环的主要功能是物质运输：将氧和各种营养物质运至全身各组织，将组织代谢产物运走，以保证机体新陈代谢的正常运行；运输激素及其他体液因素，实现机体的体液调节；机体内环境稳态和血液防御功能也依赖于血液循环来实现。近年来的研究证明，心脏和血管还具有内分泌功能，例如心房肌细胞可以分泌心房钠尿肽。

第一节 心脏生理

在人的生命过程中，心脏连续、规律地收缩与舒张，将血液从静脉中吸入心脏，然后从动脉射出。与水泵的工作原理相似，故心脏的主要功能是泵血。心脏规律有序的舒缩活动建立在心肌生理特性的基础上，而后者又与其生物电现象密切相关。所以本节主要讨论心脏的泵血功能、心肌细胞的生物电现象及其生理特性。

Note

一、心脏的泵血功能

(一)心动周期与心率

1. 心动周期与心率的概念 心动周期(cardiac cycle)是指心房或心室每收缩和舒张一次所构成的机械活动周期(即一次心跳)。心房与心室的心动周期均包括收缩期(systolic phase)和舒张期(diastolic period)(图 4-1)。由于心室在心脏泵血活动中起主要作用,故将心室的收缩期和舒张期作为心脏的收缩期和舒张期,简称心缩期和心舒期。

心动周期持续的时间与心跳频率(简称心率)有关。心率(heart rate)是指每分钟心脏跳动的次数或每分钟心动周期的次数。正常成人安静时的心率为 60～100 次/分,平均约 75 次/分。心率有明显的个体差异,并受年龄、性别及其他生理因素影响。新生儿心率可达 130 次/分以上,随年龄增长而逐渐减慢,15～16 岁时接近成人水平;成年女性稍快于成年男性;睡眠时减慢,运动或情绪激动时加快。心房或心室每收缩和舒张一次构成一个机械活动周期,称为心动周期。心脏的活动是以连续且基本相同的心动周期组成,故心动周期是构成心脏机械活动的基本单位。

2. 心动周期的时程分配 每个心动周期时长 0.8 s,在一个心动周期中,两侧心房先收缩,约 0.1 s,随后舒张 0.7 s,心房开始舒张时,两心室进入收缩期,持续时间 0.3 s,然后舒张历时 0.5 s,在心室舒张的前 0.4 s,心房也处于舒张期,故称为全心舒张期(图 4-1)。

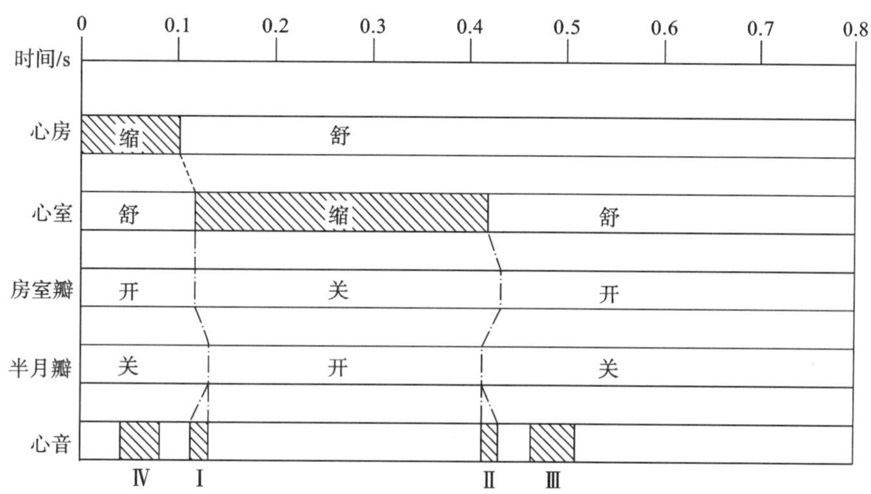

图 4-1 心动周期中心房、心室活动的顺序和时间关系

3. 心动周期与心率的关系及意义 心动周期与心率成反比。心率减慢时,心动周期延长,相反则缩短,其中心缩期和心舒期均缩短,但以心舒期缩短较为明显。心动周期中,无论心房还是心室,舒张期均比收缩期长,较长的舒张期不仅有利于心肌得到充分的休息而持续工作,保证心室有充分的血液充盈实现有效的射血功能,还可使心室肌得到充分的血液供应。

(二)心脏的泵血过程

左心和右心的泵血功能基本相似。下面主要阐述在一个心动周期中心室压力、瓣膜开闭和血流方向及容积的动态变化过程(图 4-2、图 4-3)。

1. 心室收缩期 心室收缩期分为等容收缩期和射血期。

(1) 等容收缩期:心房收缩将血液挤入心室,随后心房舒张,心室同时开始收缩,室内压迅速上升,当室内压高于房内压时,室内血液向心房顺压力差反流推动房室瓣关闭,防止血液倒流入心房。此时,虽然心室肌收缩,室内压升高,但室内压仍低于主动脉内压力,动脉瓣仍处于关闭状态。由于房室瓣和动脉瓣均关闭,心室成为一个封闭腔,因血液是不可压缩的液体,这时心室肌的强烈收缩导致室内压急剧升高,而心室容积并不改变,所以称为等容收缩期(isovolumic contraction period)。此期从房室瓣关闭开始,至动脉瓣开放之前,其特点是室内压升高速率很快,心室内的容积不会改变。这一时相持续

Note

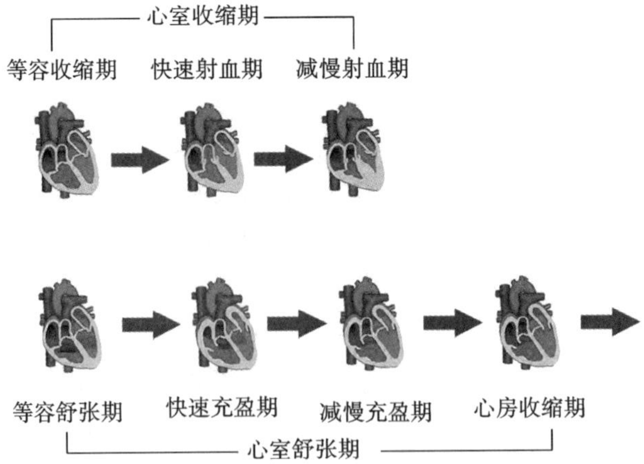

图 4-2　心脏泵血过程示意图

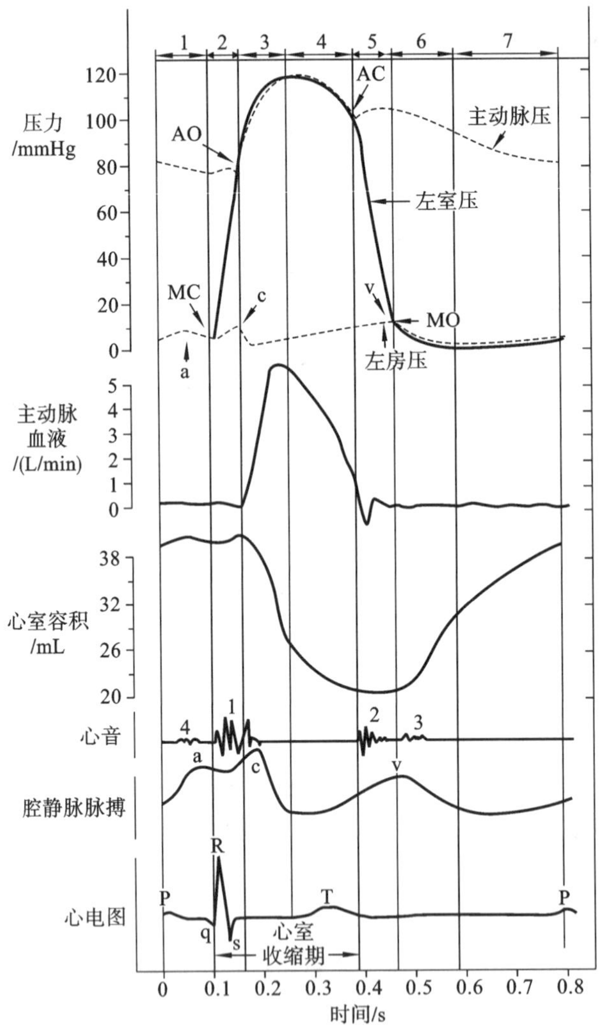

图 4-3　心动周期中心室内压力、容积和瓣膜等的变化

1. 心房收缩期；2. 等容收缩期；3. 快速射血期；4. 减慢射血期；5. 等容舒张期；6. 快速充盈期；7. 减慢充盈期

AO 和 AC 分别表示主动脉瓣开启和关闭；MC 和 MO 分别表示二尖瓣关闭和开启

a、c、v 为左室压和腔静脉脉搏曲线中呈现的三个正向波

0.05 s左右。当主动脉压升高或心肌收缩力减弱时，等容收缩期将延长。

（2）射血期：随着心室继续收缩，室内压力继续上升，当左室压力略高于主动脉压时，血液将动脉瓣冲开，顺心室与动脉之间的压力梯度迅速射入动脉，进入射血期，造成心室内容积急剧缩小，此期占时约

0.25 s。射血期前段，由于心室肌的收缩和心室内充满血液，引起心室内压急剧上升达顶峰，故血液射入主动脉的速度快、血量也较多(约占整个收缩期射出血量的 2/3)，心室容积则明显缩小，该期称快速射血期(period of rapid ejection)，历时约 0.1 s。射血期后段，心室收缩力和室内压都开始减小，射血速度减慢，称为减慢射血期(period of slow ejection)，历时约 0.15 s。减慢射血期心室内压力已低于主动脉压，但心室内血液由于受到心室收缩的作用而具有较高的动能，依其惯性作用逆着压力梯度继续射入动脉，其射出的血液占整个心室射血期射出血量的 1/3。射血末期心室容积缩至最小。

2. 心室舒张期 心室舒张期分为等容舒张期、充盈期和心房收缩期三个时期。

(1) 等容舒张期：射血期结束后，心室开始舒张，室内压进一步下降，动脉内血液向心室方向反流，推动动脉瓣关闭，防止血流反流入心室。但此时室内压仍高于房内压，房室瓣仍关闭。由于动脉瓣和房室瓣均处于关闭状态，心室又成为一封闭腔。此时，心室肌舒张，室内压以极快的速度大幅度下降，但容积并不改变，从动脉瓣关闭至房室瓣开放前之间的时间，称为等容舒张期(isovolumic relaxation period)，历时 0.06～0.08 s。

(2) 充盈期：当室内压低于房内压时，血液顺压力差推开房室瓣快速流入心室，心室容积迅速增大，压力逐渐升高称为快速充盈期(rapid filling period)，历时约 0.11 s。此时，心房以及大静脉内的血液快速流入心室，其主要原因是心室舒张使室内压降至最低，甚至为负压，产生的“抽吸”作用。该期流入心室的血量约占心室总充盈量的 2/3。随着心室内血液的充盈，心室与心房大静脉之间的压力差缩小，血液流入心室的速度减慢，称为减慢充盈期(reduced filling period)，此期历时约 0.22 s。

(3) 心房收缩期：在心室舒张的最后 0.1 s，心房开始收缩，进入下一心动周期，心房收缩，房内压上升，血液顺压力差继续流入心室，心室容积进一步增大，心室内压仍小于动脉压，动脉瓣关闭。此过程约持续 0.1 s，流入心室的血液量占心室总充盈量的 10%～30%。心室充盈完成，开始收缩射血。

综上所述，心室的收缩与舒张，造成房内压与室内压、室内压与动脉压形成压力差，引起房室瓣和动脉瓣的开放和关闭，从而推动血液单向流动(表 4-1)。

表 4-1 心动周期中心腔压力、瓣膜、血流和容积的变化

心动周期分期	心房、心室、动脉内压	房室瓣	动脉瓣	血流方向	心室容积
等容收缩期	房内压＜室内压＜动脉压	关闭	关闭	存于心室	不变
快速射血期	房内压＜室内压＞动脉压	关闭	开放	心室→动脉	减小
减慢射血期	房内压＜室内压＜动脉压	关闭	开放	心室→动脉	减小
等容舒张期	房内压＜室内压＜动脉压	关闭	关闭	存于心房	不变
充盈期	房内压＞室内压＜动脉压	开放	关闭	心房→心室	增大
房缩期	房内压＞室内压＜动脉压	开放	关闭	心房→心室	增大

(三) 心脏泵血功能的评价

评价心功能的方法和指标较多，以下介绍几种常用的指标。

1. 每搏输出量和射血分数 心脏每收缩一次由一侧心室泵出的血量称为每搏输出量，简称搏出量(stoke volume)。正常成人安静时，每搏输出量为 60～80 mL，平均 70 mL，左、右心室基本相等。心缩期末，心室内血液并未完全射出。每搏输出量与心室舒张末期容积的百分比称为射血分数(ejection fraction)。正常成人安静状态下，射血分数为 55%～65%。某些心脏病患者心腔扩大，其搏出量可能正常，但射血分数明显下降，射血分数比搏出量更有参考意义。所以用射血分数作为评价心功能的指标更为全面，目前射血分数已成为临床工作中评定心功能较为广泛的重要指标之一。

2. 心输出量和心指数 一侧心室每分钟射出的血量称为心输出量(cardiac output)。心输出量等于心率与每搏输出量的乘积，按心率 75 次/分计算，心输出量为 4.5～6.0 L，平均 5.0 L。心输出量受年龄、性别、肌肉运动、妊娠、情绪激动等因素的影响。人体在安静状态下，心输出量与体表面积成正比。在空腹安静状态下，每平方米体表面积的心输出量称为心指数(cardiac index)。中等身材的成人，心指

Note

数为 3.0～3.5 L/(min·m^2)，随年龄逐渐下降，到 80 岁时约为 2.0 L/(min·m^2)。活动、妊娠、情绪激动、进食等可使心指数增高。心指数可用于衡量不同个体之间的心功能。

(四) 影响心输出量的因素

心输出量等于每搏输出量与心率的乘积，凡能够影响每搏输出量及心率的因素均可影响心输出量。每搏输出量取决于心室收缩的强度和速度，受心肌的前负荷、后负荷和心肌收缩能力的影响。

1. 心肌前负荷 心室肌收缩前所承受的负荷，称为前负荷，它决定心肌的初长度，常用心室舒张末期容积或压力来表示。前负荷可以使肌肉具有一定的初长度。与骨骼肌相似，心肌的前负荷对心肌的收缩力量具有重要影响。早在 1895 年，德国生理学家 Frank 在离体蛙心实验中就已观察到这种心肌收缩力随心肌初长度增加而增强的现象。1914 年，英国生理学家 Starling 在狗的心-肺制备标本上也观察到，在一定范围内增加静脉回心血量，心室收缩力随之增强；而当静脉回心血量增大到一定限度时，心室收缩力则不再增强而室内压开始下降。Starling 将"心室舒张末期容积在一定范围内增大可增强心室收缩力"的规律称为心的定律(law of the heart)，后人称之为 Frank-Starling 机制。正常情况下，射血分数相对稳定不变，所以心室舒张末期容积主要受静脉回心血量的调节。在一定范围内，静脉回心血量增加，心室舒张末期充盈量增加、容积增大，心肌纤维初长度增加，心肌收缩力增长，心肌收缩增强，每搏输出量增多，心输出量增多；相反，则每搏输出量减少，心输出量减少。这种心肌收缩力受心肌纤维初长度的改变而调节的方式称为每搏输出量的异长自身调节。当静脉回流速度加快，心室舒张末期容积过大，心肌纤维超过最适初长度，心肌收缩力减弱，使得每搏输出量减少。所以，临床静脉输液或输血时，应适当掌握输液的速度和量。

初长度对心肌收缩力影响的机制与骨骼肌相似，即不同的初长度可以改变心肌细胞肌小节中粗、细肌丝的有效重叠程度。当肌丝的初长度为 2.0～2.2 μm 时，为最适初长度，粗、细肌丝处于最佳重叠状态，活化时可形成的横桥连接数目最多，肌节收缩产生的张力最大，力量最强。

2. 后负荷 心室肌的后负荷是指心室肌开始收缩后遇到的负荷，即动脉血压。如果其他条件不变，当动脉血压增高时，后负荷增大，使得等容收缩期延长，动脉瓣开放延迟，射血期缩短，射血速度减慢，每搏输出量减少。每搏输出量减少必然造成射血后心室内残余血量增多，若静脉回心血量不变，则心室舒张末期容积增大，心肌初长度增加，可通过异长自身调节机制，使每搏输出量逐渐恢复至正常水平。若动脉血压长期持续在较高水平，心室肌长期高强度收缩，将会造成心室肌肥厚，心肌供血不足等，临床应使用舒血管的降压药予以治疗。反之，如果其他条件不变时，动脉血压降低，每搏输出量增多。

3. 心肌收缩能力 心肌不依赖于前、后负荷而改变其功能(包括收缩活动的强度和速度)的内在特性称为心肌收缩能力(myocardial contractility)。有多种因素影响心肌的收缩能力。如交感神经活动的增强、血液中儿茶酚胺浓度增高以及某些强心药物的作用等，都能增强心肌的收缩能力，增加每搏输出量。而乙酰胆碱、缺氧、酸中毒和心力衰竭等，均可使心肌收缩能力减弱，减少每搏输出量。显然，这种心肌收缩能力的改变与心肌的前、后负荷无关，而是取决于心肌内部的功能状态。像这种心肌的初长度没有发生变化，而通过改变其本身力学活动的强度和速度使心输出量发生变化的调节，称为等长自身调节(homometric autoregulation)。这一自身调节过程有赖于兴奋-收缩耦联过程中被活化横桥的数量和肌凝蛋白的 ATP 酶活性。

4. 心率 在一定范围内，心输出量与心率成正比。如果心率过快，超过 180 次/分，因心舒期明显缩短，心室舒张末期充盈量和每搏输出量急剧减少，将引起心输出量减少。心率过慢，当小于 40 次/分，心室单次泵血功能已趋极限，每搏输出量不能增多，故心率过慢时心输出量显著减少。

(五) 心力储备

心输出量随机体代谢需要而增加的能力，称为心泵功能储备或心力储备(cardiac reserve)。健康成人安静时心输出量约为 5 L/min，重体力劳动或剧烈运动时心输出量可增加到 25～35 L/min，说明健康人的心脏具有一定的储备能力。心力储备的大小可反映心脏泵血功能对机体代谢需求的适应能力，包括搏出量储备和心率储备两部分。

Note

1. 搏出量储备 搏出量储备包括收缩期储备和舒张期储备。

收缩期储备是通过提高心肌收缩能力和射血分数来实现的。安静时左心室射血期末，心室内剩余血量约为 55 mL，当心室做最大程度收缩时，可使心室内剩余血量减少到 15～20 mL，可见，动用收缩期储备，可使搏出量增加 35～40 mL。

舒张期储备是通过增加舒张末期容积而获得的。安静时心室舒张末期容积约为 125 mL，运动或激动时回心血量增加，心室容积增大，但由于心肌的伸展性很小，加之心包的限制，心室容积最大只能达到 140 mL 左右，因此舒张期储备仅为 15 mL 左右。

2. 心率储备 健康成人心率平均为 75 次/分，剧烈运动时可增加到 160～180 次/分，使心输出量增加 2～2.5 倍。一般情况下，动用心率储备是提高心输出量的主要途径。

心力储备在很大程度上反映了心脏的功能状况。缺乏锻炼或患有心脏疾病的人，虽然在安静状态下心输出量能够满足代谢需要，但因心力储备较小，当体力活动增加(如上楼、爬山等)时，心输出量不能相应增加，因而出现头晕目眩、心慌气短等供血不足的现象。经常进行体育锻炼的人，心力储备增大，心脏的射血能力增强，运动员的最大心输出量可为安静状态下的 8 倍。可见，加强体育锻炼是提高心力储备的有效途径。

二、心肌细胞的生物电现象

(一) 心肌细胞的分类

心肌细胞根据其生物电特点可分为不同类型。

1. 自律细胞和非自律细胞 心脏主要由心肌细胞构成。根据心肌细胞的电生理特性，可分为两大类：一类是具有收缩性、兴奋性和传导性，但没有自律性，主要完成收缩功能的普通心肌细胞，包括心房肌和心室肌细胞；另一类是具有自律性、兴奋性和传导性，但没有收缩性，构成特殊传导系统，主要实现产生和传导兴奋，控制心脏节律活动功能的自律细胞(autorhythmic cell)，包括窦房结、房室交界(除结区外)、房室束、左右束支、浦肯野细胞。

2. 快反应细胞和慢反应细胞 根据心肌细胞动作电位去极化速率的快慢，心肌细胞可以分为快反应细胞和慢反应细胞。心肌细胞膜上普遍存在钙通道，这是心肌细胞的一个重要特点，也是心肌细胞生物电不同于其他可兴奋细胞的重要基础之一。钙通道激活或失活的速度较钠通道慢得多，因此把钙通道称为慢通道，把钠通道称为快通道。主要由快钠通道被激活，Na^{+} 快速内流而引发动作电位的心肌细胞，其去极化速率快，称为快反应细胞；主要由慢钙通道被激活，Ca^{2+} 内流而引发动作电位的心肌细胞，其去极化速率慢，称为慢反应细胞。

(二) 心肌细胞的生物电现象

心肌细胞的跨膜电位，无论是其波形还是形成机制，都要比神经细胞、骨骼肌细胞复杂得多，而且不同类型心肌细胞的跨膜电位各有特点(图 4-4)。下面主要讨论心室肌细胞、窦房结细胞和浦肯野细胞的生物电现象。

1. 心室肌细胞的生物电现象 静息电位值约为 −90 mV，产生机制与神经细胞和骨骼肌细胞相似。心肌细胞膜内 K^{+} 浓度较膜外高，在安静状态下心肌细胞膜对 K^{+} 具有较高的通透性，因此 K^{+} 便顺着浓度梯度由膜内向膜外扩散，形成 K^{+} 的电化学平衡电位，这是心室肌细胞静息电位形成的主要原因。

动作电位的波形不同于骨骼肌和神经细胞，全程可分为 0、1、2、3、4 期五个时期(图 4-5)。

(1) 去极化时相(0 期)：在适宜刺激下，膜内电位由静息时的 −90 mV 迅速上升至 +30 mV 左右。膜两侧由原来极化状态转变为反极化状态，构成动作电位的上升支。0 期去极化时间短(1～2 ms)、速度快。其形成机制和骨骼肌、神经细胞基本相同。刺激引起细胞膜上部分钠通道开放，少量 Na^{+} 内流，使膜局部去极化；当去极化达到阈电位水平时，大量快钠通道被激活，出现快速的 Na^{+} 内流，膜内电位急剧上升，直至顶点接近 Na^{+} 平衡电位。此期电位变化幅度约 120 mV，持续时间 1～2 ms。

Note

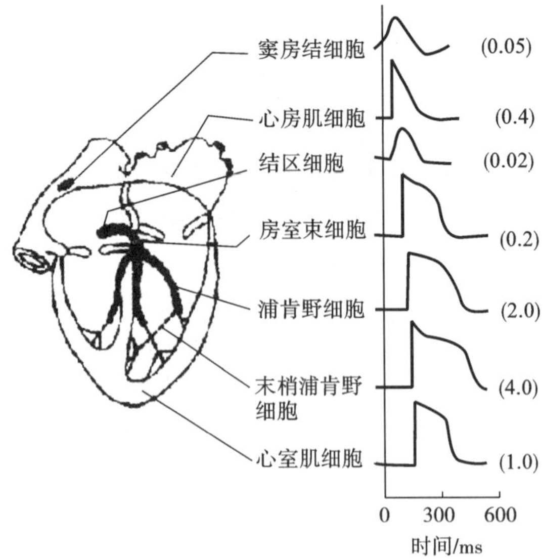

图 4-4 心脏各部分心肌细胞的跨膜电位

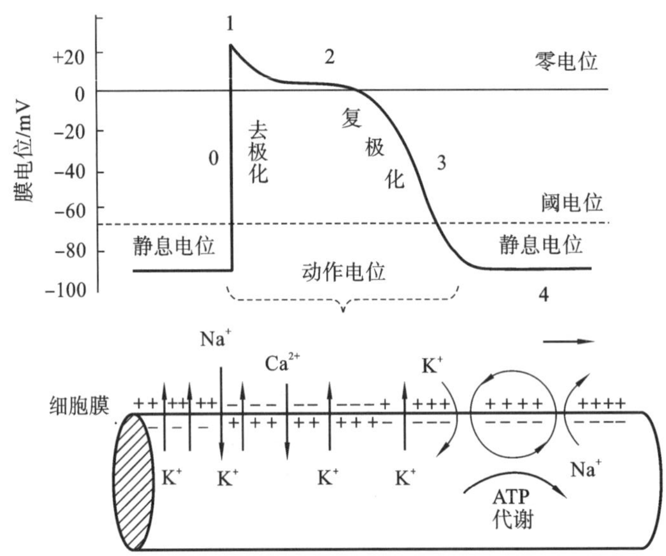

图 4-5 心室肌细胞动作电位及主要离子流示意图

(2) 复极化时相：分为四期。

①1 期(快速复极化初期)：动作电位到达峰值后，出现快速而短暂的复极化，膜内电位由＋30 mV 迅速恢复至 0 mV 左右，历时 10 ms。0 期去极化和 1 期复极化的速度均较快，构成锋电位。1 期形成的机制是细胞膜上钾通道被激活，K^+ 外流所致。

②2 期(平台期或缓慢复极期)：此期膜内电位下降速度很慢，基本停滞在 0 mV 水平，历时 100～150 ms，形成平台状，故称为平台期(plateau)。这是心室肌细胞动作电位的主要特征，也是与骨骼肌细胞和神经细胞动作电位的区别所在；同时，也是心室肌细胞动作电位持续时间较长的主要原因，与心室肌有效不应期特别长、不发生强直收缩等特性密切相关。此期的形成机制：2 期开始时，钙通道全部被激活，Ca^{2+} 内流和 K^+ 外流同时存在，Ca^{2+} 内流和 K^+ 外流的跨膜电荷量相当，致使膜电位稳定于 0 mV 附近。随着时间推移，Ca^{2+} 通道失活，K^+ 外流逐渐增加，使平台期延续为复极化 3 期。

③3 期(快速复极化末期)：此期心室肌细胞复极化速度加快，膜内电位迅速下降到－90 mV 形成快速复极化末期，占时 100～150 ms。3 期复极化形成机制主要是 K^+ 快速外流。平台期末，钙通道失活关闭，内向电流消失；而膜对 K^+ 的通透性增加，K^+ 快速外流，膜内电位迅速下降而快速复极。

④4 期(静息期)：3 期后，膜电位虽恢复并稳定持续在－90 mV，但膜内外各种离子的分布尚未恢

Note

复。由于膜内外离子的浓度差，Na^+-K^+泵被激活，将动作电位期间进入细胞内的Na^+泵出，将流至细胞外的K^+泵入，另外通过Na^+-Ca^{2+}交换，将Ca^{2+}逆浓度差运至细胞外。从而使细胞内外各种离子的分布和浓度恢复至正常水平，保证了心肌细胞的正常兴奋性。

2. 窦房结细胞和浦肯野细胞的生物电现象 窦房结细胞和浦肯野细胞属于自律细胞，与非自律细胞最大的区别在于非自律细胞未受到刺激时，4 期膜电位稳定，不产生兴奋，而自律细胞 3 期复极达最大复极电位(maximal repolarization potential)时，无需外来刺激，膜电位开始自动去极化，当达到阈电位水平时，便可爆发新的动作电位。因此，4 期自动去极化既是自律细胞电活动的特点，也是产生自动节律性兴奋的基础。

(1) 窦房结细胞：动作电位分为 0、3、4 期。膜电位自动去极化达到阈电位水平时，膜上钙通道被激活，Ca^{2+}内流，引起 0 期去极化。3 期的形成是随着时间推移，钙通道逐渐失活，Ca^{2+}内流逐渐减少，而钾通道被激活，K^+外流逐渐增多。当 3 期复极至－60 mV 左右时，钾通道逐渐失活，K^+外流进行性减少，而Ca^{2+}内流与Na^+内流逐渐增强，膜内电位上升，出现 4 期自动去极化(图 4-6)。

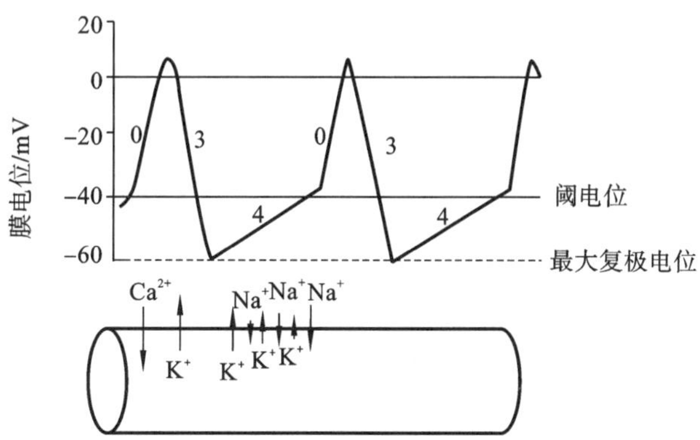

图 4-6 窦房结细胞动作电位和离子流示意图

窦房结细胞属于慢反应自律细胞，其电活动有以下特点：①动作电位 0 期去极化速度慢、幅度小，膜内电位仅上升至 0 mV 左右；②无明显的 1 期和平台期；③4 期膜电位不稳定，由最大复极电位(约－60 mV)开始自动去极化达阈电位水平(－40 mV)时，爆发一次动作电位；④4 期自动去极化的速度较快。

(2) 浦肯野细胞：浦肯野细胞属于快反应自律细胞，最大复极电位约为－90 mV，其动作电位分为 0、1、2、3、4 期。其中 0、1、2、3 期动作电位的形态和产生机制与心室肌细胞基本相同，而 4 期自动去极化亦是由Na^+内流逐渐增强，K^+外流逐渐减弱引起，与窦房结细胞动作电位 4 期自动去极化机制相似，但自动去极化速度较窦房结细胞慢(图 4-7)。

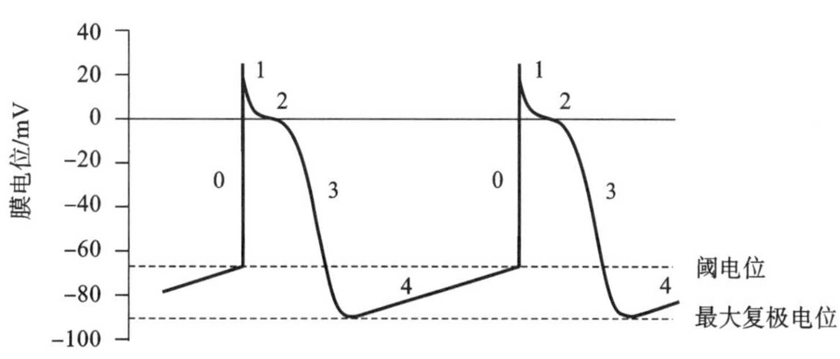

图 4-7 浦肯野细胞动作电位示意图

三、心肌生理特性

心肌的生理特性包括自律性、传导性、兴奋性和收缩性。其中前三者以心肌细胞的生物电活动为基础，故属于心肌细胞的电生理特性；收缩性以肌细胞收缩、蛋白质之间的生物化学和生物物理反应为基础，故属于心肌细胞的机械特性。

Note

(一) 自动节律性

自动节律性(autorhythmicity)是指自律细胞在没有任何外来刺激作用下，能自动产生节律性兴奋的特性，简称自律性。常用单位时间(每分钟)内自动发生兴奋的频率作为衡量自律性高低的指标。

心脏特殊传导系统中，不同部位的自律细胞自律性高低不同。窦房结细胞自律性最高，约 100 次/分，房室交界区次之，约 50 次/分。正常情况下，由于窦房结细胞自律性最高，它控制和主导着心脏的各部分按一定的顺序发生兴奋和收缩，所以窦房结称为心脏的正常起搏点(normal pacemaker)。以窦房结为起搏点的心搏节律称为窦性节律(sinus rhythm)。其他部位的自律细胞由于自律性较低，且受到来自窦房结所发出兴奋的控制，本身的自律性不能表现出来，只起到传导兴奋的作用，故称为潜在起搏点(latent pacemaker)。在某些异常情况下，窦房结细胞自律性降低、不能发生兴奋或兴奋下传导受阻时，潜在起搏点产生较低频率的节律性兴奋，维持心脏继续跳动，不致停搏，这是潜在起搏点有利的一面；而当潜在起搏点的自律性异常升高，并超过窦房结时，它便取代窦房结引起心脏的兴奋和收缩。此潜在起搏点则称为异位起搏点(ectopic pacemaker)。由异位起搏点引起的心动节律称为异位心律。这些异位心律往往表现为心律失常，甚至危及生命，这是潜在起搏点不利的一面。

知识链接

窦房结对潜在起搏点的控制机制

窦房结对潜在起搏点的控制，可以通过以下两种机制实现。

(1) 抢先占领：窦房结的自律性高于其他潜在起搏点，故潜在起搏点在 4 期自动去极化尚未达到阈电位水平之前，已经受到来自窦房结的激动作用而产生动作电位。由于这种抢先占领的作用，潜在起搏点自身的自律性不能表现出来。

(2) 超速驱动压抑：当自律细胞受到高于其固有频率的刺激时，就按外加刺激的频率发生兴奋，称为超速驱动。在外来的超速驱动停止后，自律细胞不能立即呈现其固有的自律性活动，需经一段静止期后才逐渐恢复其自律性，这种现象称为超速驱动压抑(overdrive suppression)。窦房结对潜在起搏点自律性的直接抑制作用就是一种超速驱动压抑。超速驱动压抑具有频率依赖性，即超速驱动压抑的程度与两个起搏点自动兴奋频率的差值成平行关系，频率差值愈大，压抑效应愈强，驱动中断后停止的时间也愈长。因此，临床上常见在突然发生的窦性停搏时，往往要间隔较长时间才出现房室交界性或室性的自主心率。发生超速驱动的原因之一是心肌细胞膜上钠泵活动的增强。当自律细胞受到超速驱动时，由于单位时间内产生的动作电位数量增多，导致 Na^+ 内流和 K^+ 外流均增加，于是钠泵活动随之增强，所产生的外向型泵电流增大，使细胞膜发生超极化，因此自律性降低。当超速驱动停止后，增强的钠泵活动将继续维持一段时间后才恢复到静息水平，因而使自律细胞出现短时间的压抑。这一事实提示，在心脏人工起搏的情况下，若需暂时中断起搏器工作，则应在此之前使其驱动频率逐步减慢，以免发生心搏停止。

(二) 兴奋性

兴奋性是指心肌细胞受到刺激时产生兴奋的特性。

1. 心肌细胞兴奋性的周期性变化 可兴奋细胞在每一次兴奋过程中，兴奋性会发生周期性的变化，心肌细胞同样也具有这一特性(图 4-8)。兴奋性的周期性变化是以膜电位变化引起离子通道的功能状态(备用、激活开放和失活关闭)产生变化为基础的。下面以心室肌细胞为例来说明心肌细胞在一次兴奋过程中兴奋性的周期性变化规律，主要分为以下几个时期。

(1) 有效不应期：心室肌细胞从动作电位 0 期去极化开始至 3 期复极化到 −55 mV 时，由于膜上钠通道完全失活，膜的兴奋性为零，对于任何强度的刺激均不会发生反应，故称为绝对不应期(absolute refractory period，ARP)。从 3 期 −55 mV 至 −60 mV 这段时间，少量钠通道已经复活，阈上刺激可引

Note

起局部兴奋，但不能引起动作电位，称为局部反应期。因此，由于从0期去极化开始到3期复极化至−60 mV这期间，任何强度的刺激均不能使心肌细胞产生动作电位，所以称为有效不应期（effective refractory period，ERP）。

（2）相对不应期：膜电位从−60 mV复极化至−80 mV这段时间内，阈上刺激可以使心肌细胞产生动作电位，称为相对不应期（relative refractory period，RRP）。在此期，部分钠通道恢复至备用状态，但开放能力不足，受刺激时开放的钠通道数量较少，细胞兴奋性低于正常，阈上刺激引起产生的动作电位去极化的速度和幅度小于正常，传导速度也较慢。

（3）超常期：从−80 mV至−90 mV期间。阈下刺激可引起动作电位，故称为超常期（supranormal period，SNP）。由于此期大部分Na^+已恢复至备用状态，而膜电位处于−80 mV至−90 mV之间，距阈电位之间的距离小于正常，容易产生兴奋，因而细胞兴奋性高于正常。同样此期产生的动作电位去极化的速度幅度小于正常，兴奋传导速度较慢。

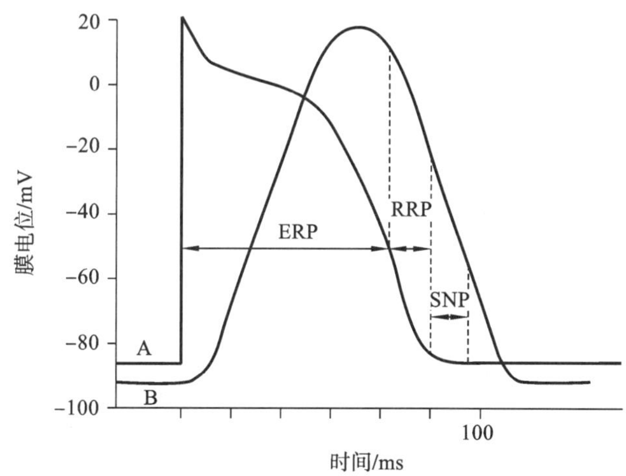

图4-8 心室肌动作电位期间兴奋性的变化及其与机械收缩的关系

A. 动作电位；B. 机械收缩；RRP为相对不应期；SNP为超常期；ERP为有效不应期

心肌细胞兴奋性周期性变化的主要意义在于，在一次兴奋过程中，有效不应期比较长，相当于心肌细胞机械收缩的收缩期和舒张早期。因此，只有舒张早期以后，心肌细胞才能产生新的兴奋和收缩，使心脏收缩与舒张交替进行，不发生完全强直收缩，从而有利于实现心的射血功能。

2. 期前收缩和代偿间歇 正常情况下，心脏是按照窦房结发出的兴奋进行节律性的收缩活动。如果在心脏的有效不应期之后，下一次窦房结的兴奋传来之前，受到一次额外的有效刺激，就会产生一次提前兴奋和收缩，称为期前兴奋和期前收缩（premature systole）。

期前兴奋也有自己的有效不应期，当紧随其后的窦房结兴奋传来时，正好落在期前兴奋的有效不应期内，不能使心室兴奋和收缩，使得此次窦性心搏脱失，须等到下一次的兴奋到来，才能引起心室的兴奋和收缩。所以，在一次期前收缩之后，往往有一段较长时间的心脏舒张期，称为代偿性间歇（compensatory pause）（图4-9）。

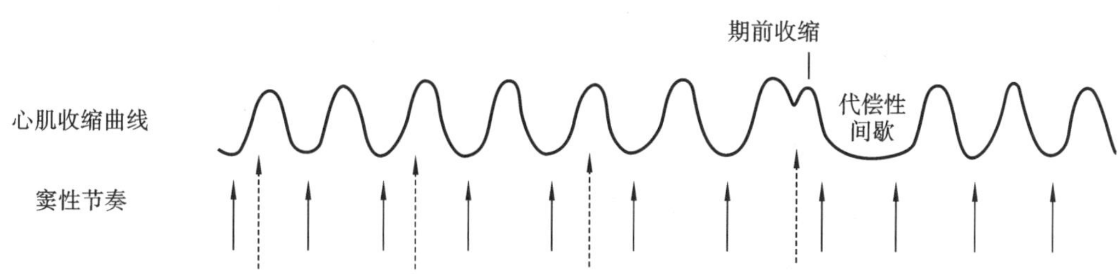

图4-9 期前收缩和代偿性间歇

(三) 传导性

心肌细胞传导兴奋的能力称为传导性(conductivity)。

心脏内兴奋的传播途径:正常情况下由窦房结产生的兴奋传至左、右心房,同时沿“优势传导通路”迅速传至房室交界区,再经房室束、左右束支和浦肯野纤维网传至左、右心室肌,引起心室肌兴奋(图 4-10)。

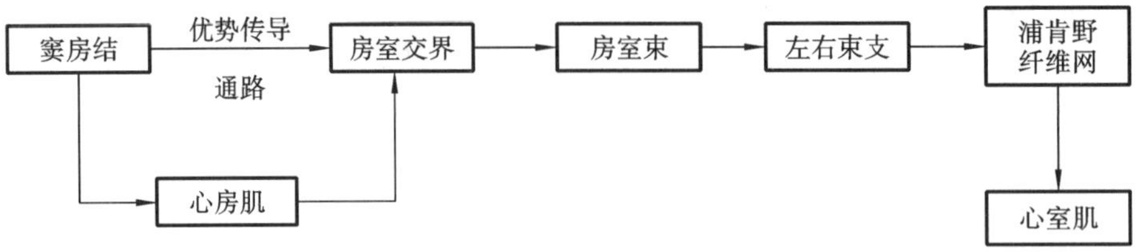

图 4-10　心脏内兴奋传播途径示意图

心肌各部位结构特点和电生理特性的差异,使得兴奋在心脏内的传导速度不同。房室交界区传导速度较慢,其中以结区速度最慢。所以窦房结发出的兴奋经房室交界区传至心室所需时间明显延长。这种房室交界区传导兴奋速度较慢,使兴奋在此延搁一段时间的现象称为房-室延搁(atrio-ventricular delay),其意义为保证心房收缩结束后,心室才开始兴奋和收缩,有利于心室的充盈和射血。但此处易发生传导阻滞。

(四) 收缩性

虽然心肌细胞收缩机制与骨骼肌细胞相似,但由于其组织结构和电生理特性与骨骼肌细胞存在差异,故其收缩性有自身的特点。

1. 不发生强直收缩　心肌细胞在一次兴奋过程中,有效不应期相当于从收缩期开始持续至舒张早期。此期内任何刺激都不会使心肌收缩,故心脏不会发生强直收缩而保持收缩与舒张交替进行,有利于心脏的充盈和射血功能。

2. “全”或“无”式收缩　心肌细胞之间由闰盘连接。闰盘具有高度通透性和较低的电阻。所以兴奋不仅可以沿同一细胞膜传导,还可以通过闰盘迅速传递给相邻细胞,从而使左、右心房以及左、右心室各自形成一个功能性合胞体,实现同步性的收缩和舒张。由于闰盘使左、右房室各自形成功能性合胞体,当刺激达到阈值时,可引起所有心房(或心室)肌细胞几乎同步兴奋和收缩,称为“全”或“无”式收缩。这有利于心脏产生强大的射血力量。

3. 对细胞外液 Ca^{2+} 的依赖性　Ca^{2+} 是肌细胞兴奋-收缩耦联的关键因子。心肌细胞终池不发达,储存的 Ca^{2+} 较少,在收缩过程中,一部分 Ca^{2+} 有赖于细胞外液内流入细胞内来补充。

知识链接

各种离子对心肌生理特性的影响

机体内环境稳态是维持心肌正常生理活动的重要条件,内环境因素的改变会影响心肌生理特性,其中以 K^+ 和 Ca^{2+} 浓度变化的影响最为重要,临床上多见因血钾或血钙浓度改变而影响心的活动。

1. K^+ 对心肌的影响　血钾浓度过高,将引起心肌的自律性、兴奋性、传导性和收缩性均降低,表现为心率减慢、传导阻滞、心肌收缩力减弱,甚至引起心活动停止在舒张状态;血钾浓度过低,则引起心肌的自律性、兴奋性、收缩性增加而传导性降低,表现为心率增快、心肌收缩力增强、出现异位心率,故对低血钾患者应及时补钾,但不能从静脉直接推注氯化钾,需经稀释后再由静脉缓缓滴注。

2. Ca^{2+} 对心肌的影响　血钙浓度升高,心肌收缩力增强,血钙浓度过高,可使心活动停止在收缩状态;血钙浓度降低则使心肌收缩力减弱。

此外,当血钠浓度显著增高时,可使心肌的自律性、兴奋性、传导性增加,心肌收缩力减弱,故高血钾所致传导阻滞的患者,可输入氯化钠或乳酸钠以改善心的传导功能;低血钠则引起心肌特性发生相反改变。但血钠浓度发生显著变化的情况在临床上很少见。

Note

四、心音与体表心电图

(一) 心音

在心动周期，由于心肌的收缩、瓣膜的开闭、血液流动及对心血管壁的撞击等因素引起的机械振动产生的声音，用听诊器在胸壁的一定部位可以听到，称为心音(heart sound)。将这些机械振动转变为电信号记录所得的曲线即为心音图(phonocardiogram，PCG)。一般在一个心动周期有四个心音，即第一、第二、第三、第四心音，用听诊器可以听到第一心音和第二心音。在某些健康儿童和青少年也可以听到第三心音，第四心音称为心房音，多在心音图上可见。

1. 第一心音 出现在心缩期，主要由心室肌收缩、房室瓣关闭、血液对动脉管壁的冲击引起的振动产生。在第五肋间左锁骨中线内侧 1～2 cm 处最清楚(二尖瓣听诊区)。其特点是音调低、持续时间长，为 0.12～0.14 s，标志着心室开始收缩。第一心音的强弱可反映心室肌收缩力的强弱和房室瓣的功能状况。

2. 第二心音 出现在心舒期，主要由动脉瓣关闭、血液反流冲击动脉根部等所产生的机械振动产生。在胸骨旁第二肋间(主动脉瓣和肺动脉瓣听诊区)听得最清楚。其特点是音调高、持续时间短，为 0.08～0.10 s，标志着心室开始舒张。第二心音的强弱，可反映动脉压的高低和动脉瓣的功能状况。

心脏发生病变，可出现杂音，听取心音对于心脏病的诊断具有重要价值。

(二) 体表心电图

在每个心动周期中，窦房结发出的兴奋依次传向心房和心室，并使之先后兴奋。心脏兴奋产生和传导时，所伴随的生物电变化，可通过组织和体液传导至全身，使全身每个部位在每一次心动周期中都发生有规律的电变化。将心电图机的测量电极放置在体表的一定部位，记录到的心电变化的波形称为心电图(electrocardiogram，ECG)(图 4-11)。它反映了心脏内兴奋的产生、传导和恢复过程中电活动的综合向量变化。在诊断心律失常、心肌缺血和体液中某些电解质紊乱等方面具有较高意义。

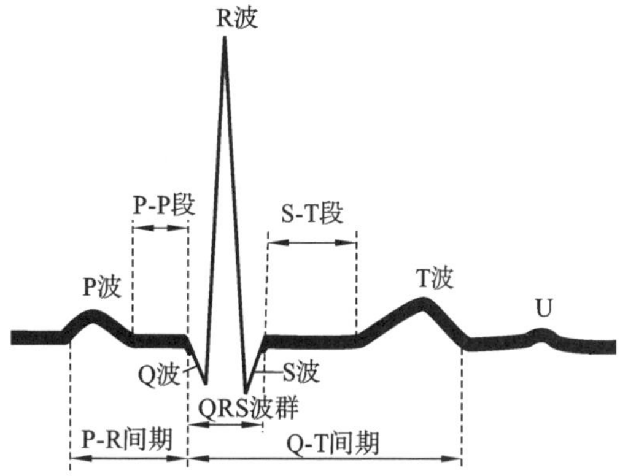

图 4-11 正常心电图

不同导联记录的心电图各有特点，现以标准第Ⅱ导联体表心电图为例进行说明。

1. P 波 反映两心房去极化过程的电位变化，波形小、圆钝光滑，历时 0.08～0.11 s，波幅不超过 0.25 mV。

2. QRS 波群 反映两心室去极化过程的电位变化。典型的 QRS 波群包括三个紧密相连电位波动：第一个向下的波称为 Q 波；其后向上的波称为 R 波，最后一个向下的波称为 S 波。在不同导联中，Q、R、S 三个波不一定都出现，且波幅差异较大。QRS 波群的起点标志着心室兴奋的开始，终点表示左、右心室已全部兴奋。

3. P-R 间期 P-R 间期指从 P 波起点至 QRS 波群起点之间的时间。历时 0.12～0.20 s。代表窦房结产生的兴奋，经心房、房室交界、房室束、浦肯野细胞传至左、右心室并使之兴奋所需要的时间。房室传导阻滞时，P-R 间期延长。

4. T 波 反映两心室复极化过程的电位变化。T 波的起点标志着心室肌复极化开始，终点标志着左、右心室复极化结束。时间为 0.05～0.25 s，电压为 0.1～0.8 mV。在 R 波为主波的导联中，T 波方向应与 R 波一致，且不低于 R 波的 1/10。

5. S-T 段 S-T 段指从 QRS 波群的终点到 T 波起点之间的线段，此时所有心室肌细胞均完全去极，且未开始复极，故细胞间无电位差，与基线平齐。

6. Q-T 间期 Q-T 间期指从 QRS 波群的起点至 T 波的终点之间的时间。代表两心室从去极化开始至复极化结束所需的时间。Q-T 间期的时程与心率成反比关系。

知识链接

心电图与心肌细胞动作电位的关系

心电图的产生是以心肌细胞的生物电变化为基础的，但心电图的波形与单个心肌细胞的跨膜电位曲线具有明显差异。造成这种差异的主要原因有以下两个方面。

(1) 单个心肌细胞的电变化是用细胞内记录的方法获得的，这种方法是将一个电极放在细胞外表面，另一个电极插入细胞内，所记录到的是单个心肌细胞在静息时或兴奋时的膜内、外电位差及其变化；而心电图的记录方法是电极位于体表的细胞外记录，用此法测出的是膜外去极部位与安静部位之间的电位差。

(2) 心肌细胞动作电位变化曲线是反映单个心肌细胞兴奋时，膜内、外的电位变化，在同一个细胞记录到的图形是恒定的；而心电图则反映整个心脏在兴奋过程中的综合电变化。心电图上每一瞬间的电位数值，都是很多心肌细胞电活动的综合效应在身体不同部位的反映。由于记录电极在身体表面的部位不同(即不同的导联)，所记录到的心电图波形也不相同。

第二节　血 管 生 理

血管的主要功能是分配、运行血液以及实现血液与组织细胞之间的物质交换。人体的血管，可分为动脉、毛细血管和静脉，各类血管因组织结构的不同，功能上各有特点。大动脉因富含弹性纤维，管壁较厚，具有较大的弹性和可扩张性，称为弹性储器血管。中动脉及其分支，将血液分配到各器官和组织，称为分配血管；小动脉、微动脉由于半径较小，血流阻力大约占总外周阻力的 47%，称为阻力血管。交换血管主要是真毛细血管，管壁薄，血流速度慢，是实现血液与组织细胞间物质交换的场所。静脉血管管径大，管壁薄，弹性纤维少，易扩张，容量大，称为容量血管。

一、血流量、血流阻力和血压

(一) 血流量

单位时间内通过某一横截面的血量，称为血流量，常以 mL/min 为单位。根据流体力学理论，液体在某段管道中的流量(Q)与压力(该段管道两端的压力差 ΔP)成正比，与管道对液体的阻力(R)成反比，即

$$Q=\frac{\Delta P}{R}$$

根据流体力学的基本理论，液体在某段管道中的流量(Q)与管道两端的压力差和管道半径的 4 次方成正比，与液体阻力成反比。在密封的血管系统中，每一横截面的血流量都是相等的，因此，每一横截面的血流量都等于心输出量。以体循环为例，Q 就是心输出量，由于右心房内的压力接近于零，所以 ΔP 几乎等于动脉血压。因此上式可以写为 $Q=P/R$。对于某个器官而言，静脉压低，所以该器官内的血流量取决于灌注该器官的动脉血压和血流阻力。实际上，灌注各器官的动脉血压相差不大，所以决定器官血流量的主要因素是器官内的血流阻力。

在血流量相同的情况下，血流速度与血管横截面积成反比。主动脉总横截面积最小。毛细血管因数量大，总横截面积最大。主动脉内的血流速度最快，为 180～220 mm/s，毛细血管内的血流速度最慢，为 0.3～0.7 mm/s(图 4-12)。

(二) 血流阻力

血液在血管内流动时所遇到的阻力，主要包括血液内部各成分之间的摩擦力和血液与血管壁之间

Note

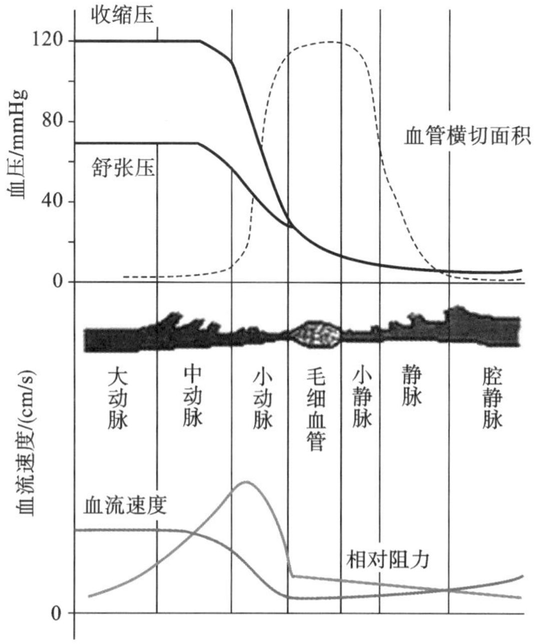

图 4-12 血液系统各段血压、血管横截面积与血流速度示意图

的摩擦力。根据泊肃叶(Poiseuille)定律，血流阻力(R)与血管半径(r)的 4 次方成反比，与血液黏滞度(η)和血管长度(L)成正比，可用下式表示：

$$R=8\eta L/\pi r^4$$

把血流阻力的公式代入有关血流量的公式，可得下式：

$$Q=\Delta P\pi r^4/8\eta L$$

血管长度一般不变，因此血流阻力主要取决于血管半径和血液黏滞度。根据上式，在某些因素的影响下血管半径即使发生微小变化，血流阻力也会有非常显著的变化。在体循环的血液阻力构成中，大动脉占 19%，小动脉、微动脉占 47%，毛细血管约占 27%，静脉约占 7%。可见小动脉、微动脉是构成血流阻力的主要部分，其舒缩活动对血流阻力的影响最大。血液黏滞度主要取决于血细胞比容。血细胞比容愈大，血流阻力也愈大。

(三) 血压

血压(blood pressure)是指血管内流动的血液对单位面积血管壁的侧压力。血压数值常用千帕(kPa)表示。在实际工作中，因为水银血压计广泛使用，所以常用水银柱的高度单位毫米汞柱(mmHg)来表示血压，1 kPa≈7.5 mmHg。根据血管类型，血压可以分为动脉血压、毛细血管血压和静脉血压。

二、动脉血压

(一) 动脉血压的概念

动脉血压(arterial blood pressure)是指动脉血管内流动的血液对单位面积血管壁的侧压力。在一个心动周期中，心室收缩射血，动脉血压升至最高值，称为收缩压(systolic pressure)；心室舒张时，动脉血压降至最低值，称为舒张压(diastolic pressure)。收缩压与舒张压之间的压力差称为脉压(pulse pressure)。一个心动周期中，动脉血压的平均值称为平均动脉压，约等于舒张压加上 1/3 脉压。

(二) 正常值及其相对稳定的生理意义

为了便于测量，常测定肱动脉血压来表示动脉血压。我国健康成人在安静状态下，收缩压为 100～120 mmHg，舒张压为 60～80 mmHg，脉压为 30～40 mmHg，平均动脉压为 100 mmHg。如果成人在安静状态下，收缩压持续高于 140 mmHg 和(或)舒张压持续高于 90 mmHg，则为高血压。如果收缩压低于 90 mmHg，舒张压低于 60 mmHg，则为低血压。正常情况下，人体血压比较稳定，但也存在个体差

Note

异，受年龄、性别、情绪、体重、代谢、运动等因素影响（表 4-2）。

表 4-2　我国成人的动脉血压平均值（来源于对上海 112419 人调查的资料）

年龄/岁	男性		女性	
	收缩压/mmHg	舒张压/mmHg	收缩压/mmHg	舒张压/mmHg
11～15	114	72	109	70
16～20	115	73	110	70
21～25	115	73	111	71
26～30	115	75	112	73
31～35	117	76	114	74
36～40	120	80	116	77
41～45	124	81	122	78
46～50	128	82	128	79
51～55	134	84	134	80
56～60	137	84	139	82
61～65	148	86	145	83

动脉血压维持相对稳定是推动血液循环，保证各组织器官血流量的必要条件。如果动脉血压过低，可致各器官血流量减少，甚至缺氧，使各器官代谢障碍。如果动脉血压过高，可导致心、脑、肾的损害。

（三）动脉血压的形成

在封闭的血管内有足够的血液充盈是形成动脉血压的基础，心室肌收缩射血为血液提供动能，在外周阻力的存在下，两者相互作用，使血液对血管壁产生侧压力。下面以左心室为例来阐述动脉血压形成的机制。

当心室收缩期，室内压大于动脉压时，动脉瓣被打开，向心室射入 60～80 mL 的血液。由于外周阻力的作用，仅有 1/3 的血液依靠动能流向外周，其余 2/3 的血液暂时储存于富有弹性的主动脉和大动脉内，蓄积血液携带的动能使主动脉和大动脉扩张，同时转换为势能储存于被扩张的管壁内。在射血中期，主动脉和大动脉内容积被扩张至最大，血液对动脉管壁的侧压力达到最大，动脉血压上升至最高值，即收缩压。当心室进入舒张期，心脏射血结束，被扩张的主动脉和大动脉管壁弹性回缩，储存的势能又转化为血流的动能，推动血液继续流向外周，主动脉内的容积逐渐减小，到舒张期末减至最小，对动脉管壁的侧压力降至最低，即舒张压。大动脉的弹性扩张作用指在心室收缩射血期，容纳心室射出的血液，缓冲血液动能，使收缩压不致过高；在舒张期，弹性回缩，继续推动血液流向外周，使心脏间断射血变为血液在血管中的连续流动，同时维持舒张压不致过低（图 4-13）。

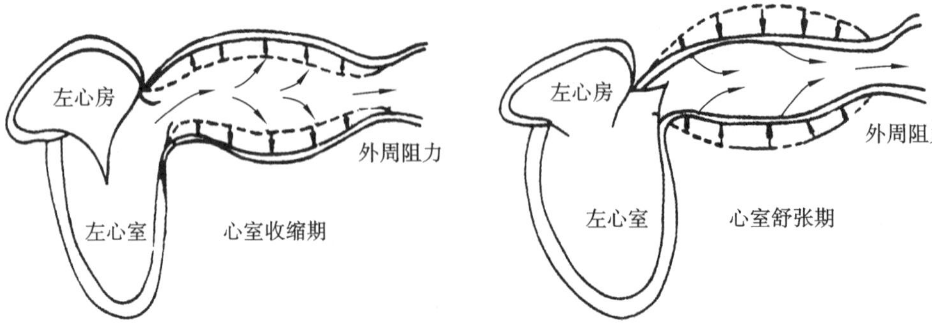

图 4-13　大动脉管壁弹性作用示意图

（四）影响动脉血压的因素

与动脉血压形成有关的因素，均可影响动脉血压。

1. 每搏输出量 在其他因素不变的情况下，每搏输出量增多，动脉内储存血量增多，对管壁的侧压力增强，收缩压明显升高；由于收缩压升高，在舒张期动脉回缩力增强，血流速度加快，血流量大，滞留在大动脉中的血流量增多不明显，故舒张压略有升高，脉压增大。相反，则收缩压降低，脉压减小。可见每搏输出量主要影响收缩压。同时收缩压的高低反映心肌收缩力的强弱。

2. 心率 若其他因素不变，心率加快，心室舒张期缩短。此期，由大动脉流向外周的血流量减少，储存在大动脉的血量增多，舒张压升高；由于舒张压升高导致搏出量下降，故收缩压略有升高，脉压减小。相反，则收缩压与舒张压均降低，但前者不如后者下降幅度大，脉压增大。

3. 外周阻力 根据泊肃叶定律，外周阻力的大小主要取决于血管的半径，还与血液的黏滞度有关。半径越小，阻力越大；半径越大，阻力越小。血管半径主要受神经和体液因素调节。

当外周阻力增大时，在收缩期，动脉血压升高，血液动能较大，血流速度加快，滞留在动脉内的血液量增多不明显，所以收缩压有所升高；在舒张期，血液的动能较小，加之外周阻力较大，血液流向外周的速度减慢，流量减少，滞留血量明显增多，舒张压显著升高，脉压减小；相反则舒张压明显降低，脉压增大。故舒张压的高低主要反映外周阻力的大小。当血液黏滞度增高时，外周阻力增大，舒张压升高。临床上常见的原发性高血压，多是由小动脉和微动脉弹性降低，使外周阻力增大，以舒张压升高为主。

4. 大动脉管壁的弹性贮器作用 大动脉管壁弹性能缓冲收缩压，使收缩压不致过高，维持舒张压，减小脉压。40 岁以上的人，因为机能的退行性变化，大动脉管壁的胶原纤维增生逐渐取代弹性纤维，使动脉管壁硬化，弹性减小，缓冲血压的功能减弱，导致收缩压升高，脉压增大。老年人多同时伴有小动脉和微动脉硬化而引起外周阻力增大，故收缩压和舒张压均升高，以收缩压升高明显，脉压增大。

5. 循环血量与血管容积 循环系统有足够的血液充盈是形成动脉血压的前提条件，而这又依赖于循环血量和血管容积之间的相互适应。如果因大失血等原因使循环血量减少而血管容积不变或因过敏等原因使循环血量不变而血管容积增大，均会使血管内的平均充盈压降低，动脉血压下降；前者，可根据实际情况给患者予以输血或输液，即可使动脉血压恢复正常；而后者需要使用血管活性药物，调节血管的紧张度，使循环血量和血管容积相适应，血压即可回升。

上述对影响动脉血压各种因素的分析，都是在假设其他因素不变的前提下，分析其中某一种因素对动脉血压的影响。实际上，在不同生理情况下，各种影响动脉血压的因素往往同时发生改变并相互影响。因此在人体内，动脉血压的维持是多种因素共同整合作用的结果。

三、动脉脉搏

在一个心动周期中，动脉血压随心室节律的收缩和舒张而周期性波动。由动脉血压周期性波动而引起动脉管壁产生扩张与回缩的搏动，称为动脉脉搏（arterial pulse），也就是通常所说的脉搏。由于桡动脉较浅表。所以常作为临床上检测动脉脉搏的部位。由于左心室收缩射血，主动脉根部内压上升，使这段动脉管壁扩张，这段管壁回缩时将能量传递给下一段血管内的血液，引起下一段血管壁扩张。如此逐段传递下去，就表现为动脉脉搏在血管壁以波浪式向前传播。正常情况下，脉搏的频率和节律与心脏搏动的频率和节律一致。每搏输出量的多少与脉搏的强弱和紧张度有关。脉诊是中医诊断疾病的重要手段之一。

四、静脉血压和静脉血流

静脉血管的主要作用是作为收集毛细血管的血流回流入心脏的通道，同时由于其易扩张、容量大，起到储存血液的作用。静脉血管可通过收缩和舒张调节回心血量，使心输出量与机体的生理活动相适应。

（一）静脉血压

血液由左心室射入主动脉，血管向前流动的过程，需消耗能量克服外周阻力，血压逐渐下降，当流经

Note

微动脉、毛细血管达微静脉时，血压已降至 15～20 mmHg，至体循环的终点右心房时，已基本接近于 0 mmHg。

1. 中心静脉压 右心房或腔静脉内的血压，称为中心静脉压(central venous pressure)。由于中心静脉压比较低，常用 cmH_2O 为计量单位。中心静脉压的正常值为 4～12 cmH_2O（1 cmH_2O = 98.07 Pa)。中心静脉压的高低取决于心脏射血能力的强弱和静脉回心血量的多少。当静脉回心血量不变，心脏射血功能强，则能及时将回心血液射出，中心静脉压可维持正常水平；相反，心脏射血能力减弱，每搏输出量减少，易使血液在右心房和腔静脉滞留，中心静脉压升高。当心脏射血功能正常，静脉回心血量增多，中心静脉压升高；静脉回心血量减少，中心静脉压降低。故测定中心静脉压，可作为判断心血管功能的基本指标和方法。临床上对危重患者进行输血或输液治疗时，除要动态监测动脉血压外，也应观察中心静脉压的变化。如果中心静脉压低于正常，表示血容量不足，可酌情加快输液速度；如果中心静脉压高于 16 cmH_2O，提示心功能减弱或输液过多或过快，应减慢输液速度或暂停输液。

2. 外周静脉压 各器官的静脉血压，称为外周静脉压(peripheral venous pressure)。正常成人平卧时，肘静脉压为 5～14 cmH_2O。当心功能减弱时，射血量减少，心室内残余血量增多，中心静脉压升高，静脉血回流减慢，血液在外周静脉血管中淤滞，外周静脉压升高。所以测定外周静脉压也可作为判断心功能的指标。

（二）静脉血流及其影响因素

单位时间内静脉回心血量的多少，主要取决于外周静脉压与中心静脉压之间的压力差。凡能影响这一压力差的因素，均能影响静脉回心血量。

1. 体循环系统平均充盈压 体循环系统平均充盈压主要反映循环血量与血管容积之间相互适应的关系。当循环血量增多或血管容积减小时，平均充盈压升高，静脉回心血量增多；当循环血量减少或血管容积增大时，循环系统平均充盈压降低，静脉回心血量减少。

2. 心肌收缩力 心肌收缩力强，每搏输出量增多，射血后心室残余血量减少，心室舒张末期心室内压力较低，产生的“抽吸”作用增强，由心房、大静脉流向心室的血液量增多，中心静脉压下降，与外周静脉压之间的压力差增大，静脉血回心速度加快，血量增多。相反，心肌收缩力减弱，则静脉血回心速度减慢，血量减少。右心衰竭时，右心室收缩力减弱，射血能力下降，中心静脉压升高，体循环静脉血回流受阻，表现为颈静脉怒张，肝、脾淤血肿大及门静脉高压，下肢浮肿等；左心衰竭时，肺静脉回流受阻，表现为肺淤血、肺水肿。

3. 重力与体位 静脉血管具有管壁薄、易扩张的特点。当机体平卧时，身体各部分的静脉血管大致与心脏处于同一水平，重力对静脉血流几乎没有影响。当机体由平卧位变为直立位时，在重力的作用下，心脏水平以下的血管充盈扩张，容纳血量增多，回心血量减少。长期卧床或体弱多病的人，静脉血管的紧张性降低，更容易扩张，从卧位、蹲位突然站立时，静脉回心血量较常人明显减少，心输出量减少，可导致视网膜和脑供血不足而出现眩晕、眼前发黑等。

4. 骨骼肌的挤压作用 直立体位时，心脏水平以下的静脉血管多有向心方向的静脉瓣允许血液向心单向流动。当骨骼肌收缩时，位于肌肉内和肌肉间的静脉血管受肌肉的挤压，血液向心脏方向流动速度加快；当肌肉舒张时，血液受静脉瓣的阻挡不能反流，有利于毛细血管内的血液向静脉回流。骨骼肌和静脉瓣的协同对静脉血回流起着“泵”的作用，故称为“肌肉泵”(图 4-14)。长期站立工作的人，应有意收缩腿部肌肉以防止因肌肉泵不能充分发挥作用，而造成的下肢静脉淤血。

5. 呼吸运动 呼吸运动对静脉回流起着呼吸泵的作用。胸膜腔内的压力为负压，并随呼吸运动变化(详见第五章)。吸气时胸廓扩大，胸膜腔内负压增大，心房和胸腔内大静脉被牵引而扩张，中心静脉压降低，静脉血回流速度加快，回心血量增加；呼气时胸膜腔内负压减小，静脉血回心血量减少。

五、微循环

（一）概念

微循环(microcirculation)是指从微动脉到微静脉之间的血液循环。

（二）微循环的组成及血流通路

典型的微循环由微动脉、后微动脉、毛细血管前括约肌、真毛细血管、通血毛细血管、动-静脉吻合支和微静脉 7 个部分组成(图 4-15)。

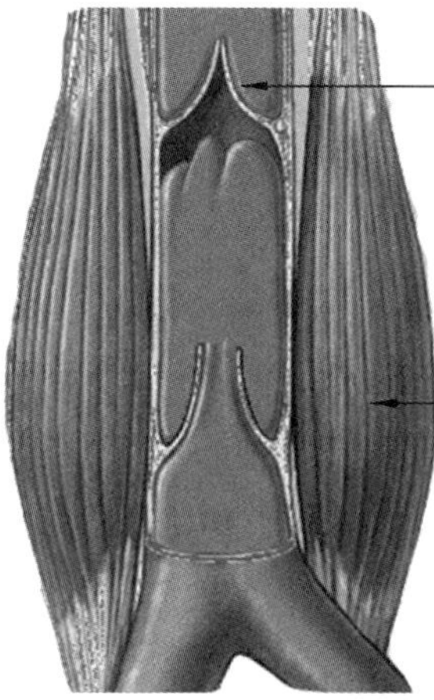

图 4-14 肌肉泵示意图

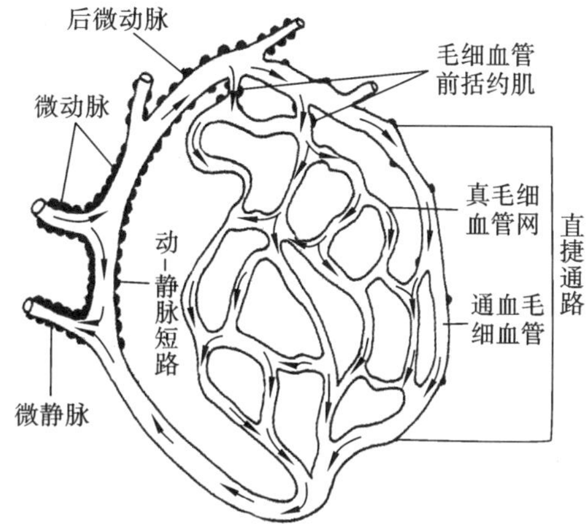

图 4-15 微循环模式图

图中圆黑点表示血管壁上的平滑肌

微循环的血流量通路可因各器官或组织的结构功能不同而有所差异，但主要有以下三条不同的血流通路(表 4-3)。

表 4-3 微循环通路的主要途径、开放情况和主要生理功能

血流通路	血流主要途径	开放情况	主要生理功能
迂回通路	真毛细血管	交替开放	进行物质交换
直捷通路	通血毛细血管	经常开放	保证静脉回心血量
动-静脉短路	动-静脉吻合支	必要时开放	调节体温

1. 迂回通路 迂回通路指血液流经微动脉、后微动脉、毛细血管前括约肌、真毛细血管网汇集到微静脉的血流通路。真毛细血管管壁由单层内皮细胞构成，具有良好的通透性，另外，真毛细血管穿行于组织细胞间隙，迂回曲折，相互交织成网，因而具有较大的面积，同时血流速度缓慢，成为血液和组织液之间进行物质交换的主要场所，故称为“营养通路”。

2. 直捷通路 直捷通路指血液从微动脉、后微动脉、通血毛细血管进入微静脉的血流通路。通血毛细血管是后微动脉的直接延伸，经常处于开放状态，血流速度较快，很少进行物质交换，有利于部分血流快速通过微循环及时回心，在骨骼肌的微循环中较多见。

3. 动-静脉短路 动-静脉短路指血液从微动脉经动-静脉吻合支直接流入微静脉的血流通路。这种血流通路在皮肤较多见。动-静脉吻合支管壁较厚，经常处于关闭状态，一旦开放，血液便迅速通过其流入微静脉，所以不能进行物质交换。当环境温度升高时，动-静脉吻合支开放，皮肤血流量增加，有利于散发体热；当环境温度降低时，动-静脉短路关闭，皮肤血流量减少，有利于保存体热，故这条血流通路主要功能是参与体温调节。感染性或中毒性休克的患者，该条血流通路大量开放，流经真毛细血管的血流减少，可加重组织缺氧。

（三）微循环血流量的调节

微循环血流量主要受前后阻力的影响。微动脉和后微动脉是微循环的前阻力，可通过舒张和收缩活动调节微循环血流量，称为微循环的“总闸门”。毛细血管前括约肌调控真毛细血管内血流量的分配，称为微循环的“分闸门”。微静脉通过舒张和收缩决定毛细血管后阻力的大小，进而调节微循环的血液流出量，因而被称为微循环的“后闸门”。

微动脉受交感缩血管神经纤维的调节。正常情况下，交感缩血管神经保持一定的紧张性，使微动脉

Note

平滑肌保持适度的收缩状态，维持微循环一定的血流。交感缩血管神经兴奋时，微动脉收缩，进入微循环的血流量减少；相反，则微动脉舒张，进入微循环的血流量增多。

毛细血管前括约肌主要受体液因素的调节。儿茶酚胺类物质可使毛细血管前括约肌收缩，局部代谢产物，如 CO_2、乳酸等可使其舒张。在儿茶酚胺等缩血管物质的作用下，毛细血管前括约肌收缩，相应的真毛细血管关闭，其管周组织中氧分压降低，CO_2、乳酸等局部代谢产物浓度升高，舒张毛细血管前括约肌的作用增强，当超过儿茶酚胺类物质的收缩作用时，毛细血管前括约肌舒张，相应的真毛细血管开放，局部代谢产物被血流清除，缩血管物质的作用重新占优势，使毛细血管前括约肌收缩，相应的毛细血管关闭。如此反复进行，每分钟交替开闭 5～10 次(图 4-16)。安静时，骨骼肌中 20%～35%的真毛细血管开放。当机体活动增强、代谢加快时，真毛细血管开放的数量增多，使血流与组织细胞之间的物质交换面积增大、距离缩短、速度加快。因此，微循环的血流量与组织代谢的水平相适应。

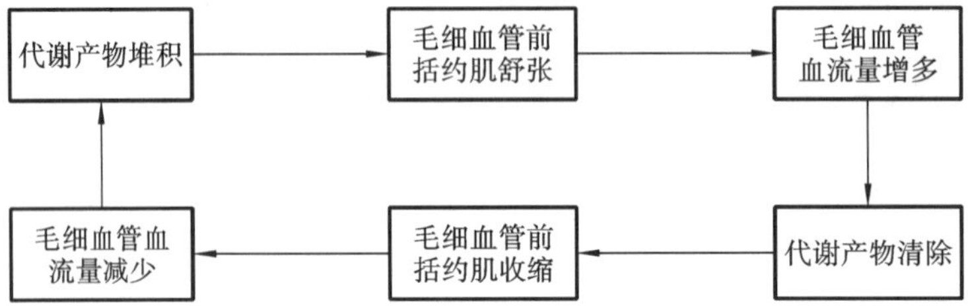

图 4-16　微循环血流量调节示意图

在生理情况下，后阻力变化不大。在病理情况如休克时，微静脉收缩，血液淤滞在真毛细血管，从而造成组织缺氧和回心血量减少、血压下降等，使病情加重。

（四）微循环的功能

主要有两个方面。一是实现血液与组织细胞间的物质交换，其交换的方式有以下三种：①扩散是毛细血管物质交换的主要方式；②滤过和重吸收，在组织液的生成与回流方面起重要作用；③出胞和入胞，一般认为这是大分子物质通过血管壁的方式。二是调节器官血流量，维持循环血量和稳定动脉血压。

六、组织液和淋巴循环

存在于组织细胞间隙内的细胞外液称为组织液。组织细胞与血液之间进行物质交换时，须通过中间环节才能实现。故组织液需不断更新才能维持内环境稳态，确保组织细胞新陈代谢正常进行。组织液是血浆中除蛋白质以外的成分经毛细血管壁滤过生成。组织液渗入毛细淋巴管又成为淋巴液，经淋巴系统回流入静脉。

（一）组织液生成与回流

1. 组织液生成与回流的机制　凡能促进液体由毛细血管内向血管外滤过的力量，即为组织液生成力量，包括毛细血管血压和组织液胶体渗透压；能阻止液体向血管外滤过或促进组织液被重吸收的力量，即为组织液回流力量，包括血浆胶体渗透压和组织液静水压。组织液生成力量减去组织液回流力量的值，即为有效滤过压，可用下式表示：

有效滤过压＝(毛细血管血压＋组织液胶体渗透压)－(血浆胶体渗透压＋组织液静水压)

正常情况下，人毛细血管动脉端血压平均值为 30 mmHg，静脉端为 12 mmHg，血浆胶体渗透压约为 25 mmHg，组织液胶体渗透压约为 15 mmHg，组织液静水压约为 10 mmHg(图 4-17)。代入上式，计算得，血管动脉端有效滤过压为 10 mmHg，表明组织液生成大于回流，主要生成组织液；计算得静脉端有效滤过压为－8 mmHg，表明组织液回流多于生成，故主要表现为组织液的净回流。约 90%的组织液在静脉端回流，其余部分进入毛细淋巴管生成淋巴液，从而使组织液的生成与回流处于动态平衡。

2. 影响组织液生成与回流的因素　正常情况下，组织液的生成与回流总是维持着动态平衡，使组织液得以正常分布。这个平衡一旦被破坏，如生成过多或回流减少，均可引起组织液在组织间隙潴留，形成水肿。凡能影响有效滤过压、淋巴循环和毛细血管壁通透性的因素，均可影响组织液的生成与

Note

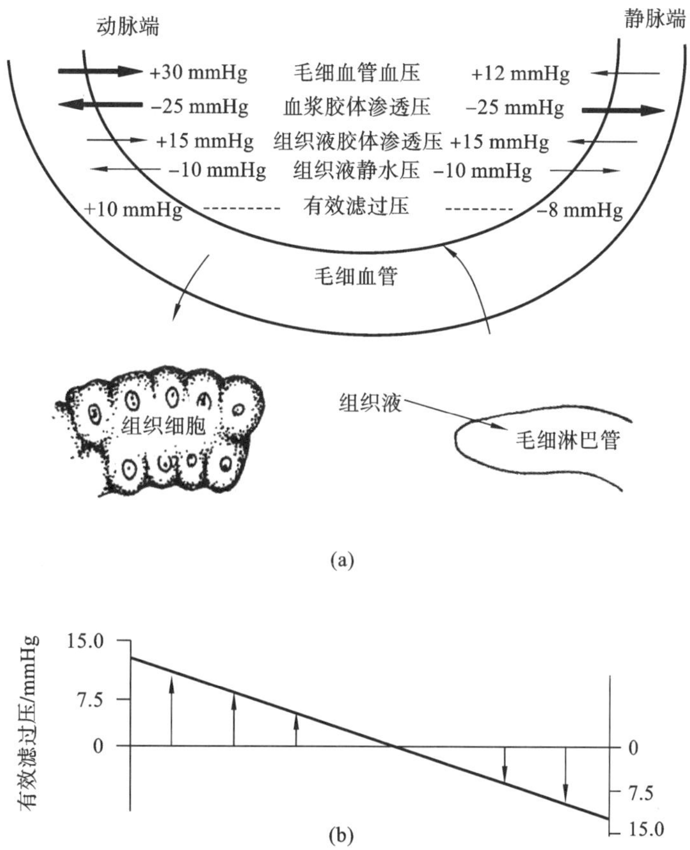

图 4-17 组织液生成与回流示意图

回流。

（1）毛细血管血压：若其他因素不变，毛细血管血压增高，有效滤过压增大，组织液生成大于回流，可引起水肿。右心衰竭时，右心室射血量减少，中心静脉压升高，外周静脉回流减少，血液在毛细血管中淤滞，毛细血管血压增高，可引起全身水肿。

（2）血浆胶体渗透压：促进组织液回流的主要力量。当肾脏疾病使蛋白质丢失过多、肝脏疾病使蛋白质合成减少或蛋白质摄入不足使血浆胶体渗透压降低时，可引起水肿。

（3）淋巴回流：约 10%的组织液通过淋巴管回流而建立了组织液生成与回流间的动态平衡。若肿瘤压迫淋巴管或丝虫病等使淋巴管阻塞，远端组织液回流障碍，可引起局部水肿。

（4）毛细血管壁的通透性：当毛细血管壁通透性增大，血浆蛋白外渗，组织液胶体渗透压升高，有效滤过压增大时，可引起局部水肿，如过敏、烧伤等。

（二）淋巴液的生成与回流

1. 淋巴液的生成与回流 毛细淋巴管末端（图 4-18），管壁由相邻无基膜的单层内皮细胞呈叠瓦状构成，形成向管腔内开放的单向活瓣，并经常处于扩张状态，故通透性极高。部分组织液和蛋白质、脂肪滴、红细胞、细菌等可通过单向活瓣，但不能反流入组织液。正常生理条件下，组织液顺压力梯度进入毛细淋巴管形成淋巴液。毛细淋巴管相互汇合形成淋巴管，在经过淋巴结时获得淋巴细胞，最后汇集为胸导管和右淋巴管注入静脉。

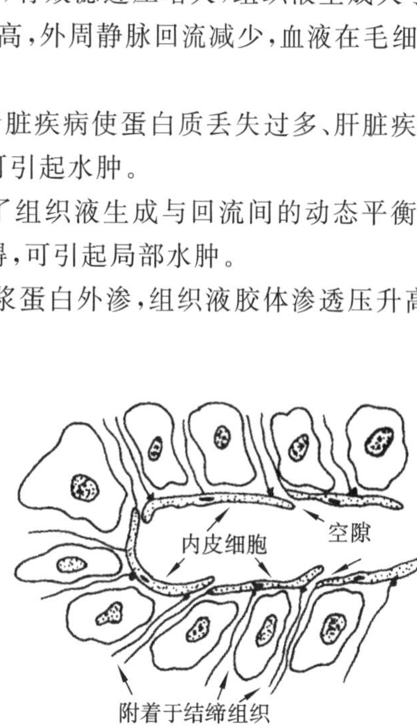

图 4-18 毛细淋巴管末端结构示意图

2. 淋巴循环的生理意义

(1) 回收蛋白质:这是淋巴循环最主要的功能。每天组织液中有75～100 g蛋白质通过淋巴循环进入血液,使组织液渗透压保持在较低水平,有利于保持血浆与组织液胶体渗透压的相对稳定。

(2) 调节血浆与组织液之间的平衡:淋巴循环是组织液回流的辅助通道,约10%的组织液经淋巴管回流。因此,淋巴循环对于调节血浆与组织液之间的平衡具有重要作用。

(3) 运输脂肪等营养物质:脂肪吸收的主要途径是淋巴。每天由肠吸收的脂肪,80%～90%由淋巴运输进入血液。

(4) 防御与免疫作用:淋巴结内的吞噬细胞可将进入淋巴液中的红细胞、细菌等异物清除,而且还可以产生淋巴细胞和浆细胞等具有免疫功能的细胞,参与免疫反应。

第三节　心血管功能活动的调节

在不同功能状态下,各组织器官的代谢水平不同,对血流量的需求也有差异。机体通过神经和体液调节改变心输出量和各器官的血流量,使各组织器官的血流量与自身的代谢需求相适应,从而保证了其功能活动的正常进行。

一、神经调节

心肌和血管平滑肌接受自主神经支配。神经系统主要通过心血管反射实现对心血管功能活动的调节。

(一) 心脏的神经支配及作用

心脏受交感神经和迷走神经的双重支配。前者对心脏具有兴奋作用,后者对心脏具有抑制作用,两者既对立又统一地调节心脏的功能活动。

1. 心迷走神经及其作用　心迷走神经起自延髓迷走神经背核和疑核,进入心脏后,在心内神经节换元,其节后纤维主要支配窦房结、心房肌、房室束及其分支,心室肌纤维也被少量迷走神经纤维支配。右侧心迷走神经主要支配窦房结,左侧心迷走神经主要支配房室交界区,故存在心迷走神经对心脏支配的差异性。心迷走神经末梢释放的神经递质是乙酰胆碱,与心肌细胞膜上的M型胆碱能受体结合,使心脏的功能活动受抑制,表现为心率减慢、心肌收缩力减弱、传导速度减慢、心输出量减少、血压下降。阿托品是M受体阻断剂,可阻断心迷走神经对心脏的抑制作用。

2. 心交感神经　心交感神经起自胸髓第1～5段灰质侧角。其节后纤维支配窦房结、房室交界、房室束、心房肌和心室肌。右侧心交感神经主要支配窦房结,左侧心交感神经主要支配房室交界部位的心室肌。心交感神经末梢释放的神经递质是去甲肾上腺素,可与心肌细胞膜上的β_1受体结合,使心脏的功能活动兴奋,表现为心率加快,心肌收缩力增强,传导速度加快,心输出量增多,血压升高。普萘洛尔为β_1受体阻断剂,可阻断心交感神经对心脏的兴奋作用。

(二) 血管的神经支配及其作用

除真毛细血管外的大部分血管平滑肌都受自主神经的支配。支配血管平滑肌的神经纤维可分为缩血管神经纤维和舒血管神经纤维。

1. 缩血管神经纤维　缩血管神经纤维属于交感神经纤维,故称交感缩血管神经纤维。起自脊髓胸腰段侧角,节后纤维支配绝大多数的血管平滑肌。末梢释放的神经递质是去甲肾上腺素,可与血管平滑肌上的α、β受体结合,分别引起血管收缩和舒张,由于与α受体结合的亲和力较β受体强,故主要产生缩血管效应。在安静状态下,交感缩血管神经纤维持续发放1～3次/秒的低频冲动,称为交感缩血管紧张,这种紧张性活动可使血管平滑肌保持一定程度的收缩状态,当交感缩血管神经纤维发放冲动的频率增加,血管平滑肌进一步收缩,血流阻力增大,发放冲动的频率低于静息状态时,血管平滑肌舒张,血流

Note

阻力减小。

2. 舒血管神经纤维 体内大部分血管除了接受交感缩血管神经纤维的支配外，还接受舒血管神经纤维的支配。舒血管神经纤维可分为两种。

(1) 交感舒血管神经纤维：主要分布于骨骼肌血管平滑肌，其末梢释放的递质是乙酰胆碱，与血管平滑肌的 M 型胆碱能受体结合，使血管舒张。在安静状态下，这类神经纤维无紧张性活动，只有在激动或剧烈运动情况下才发放冲动，使骨骼肌血管舒张，血流量增加。

(2) 副交感舒血管神经纤维：这类血管分布于少数器官，如脑、唾液腺、胃肠道的外分泌腺以及生殖器等。其末梢释放乙酰胆碱，使血管舒张，可调节局部组织器官的血流量。

(三) 心血管中枢

中枢神经系统中与心血管活动相关的神经元相对集中的部位称为心血管中枢(cardiovascular center)，分布于从脊髓到大脑皮层的各个水平上。

延髓是调节心血管活动的基本中枢。心迷走中枢位于延髓的心迷走神经背核和疑核，可通过心迷走神经调节心脏活动，对心脏的主要作用是抑制，故又称为心抑制中枢。心交感中枢位于延髓腹外侧部，主要通过心交感神经和交感缩血管神经调节心和血管的活动。心血管中枢因受到各种因素和刺激而保持一定程度的兴奋状态，称为紧张性活动。心迷走中枢紧张性活动与心交感中枢紧张性活动交互拮抗。人体在安静状态下，心迷走中枢的紧张性较心交感中枢的紧张性占优势，故正常成人的心率保持在 75 次/分左右。在情绪激动或运动时，心交感中枢的紧张性较心迷走中枢紧张性强时，心率加快。

延髓以上的心血管中枢，主要表现为通过上下联系、相互作用、协调统一来对心血管功能活动和机体的其他功能活动进行复杂的整合，最终使心血管的功能活动与机体其他生理活动密切配合，相互协调。

(四) 心血管反射

心血管系统的功能活动随机体状态的变化而调整，主要是通过心血管反射来实现的。

1. 颈动脉窦和主动脉弓压力感受性反射 颈动脉窦和主动脉弓的血管外膜下有对牵张刺激敏感的神经末梢，即压力感受器(图 4-19)。颈动脉窦压力感受器的传入神经是窦神经，加入舌咽神经。主动脉弓压力感受器的传入神经是迷走神经，两者最后都进入反射中枢——延髓。压力感受性反射的传出神经分别是心迷走神经、心交感神经和交感缩血管神经，效应器为心脏和血管。

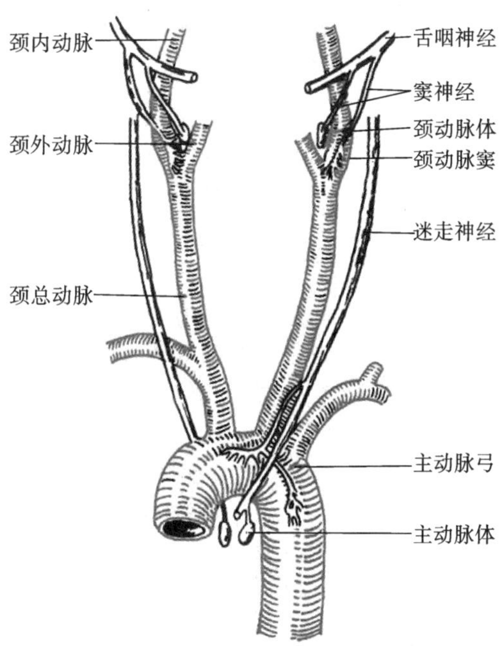

图 4-19 颈动脉窦和主动脉弓压力感受器

压力感受性反射的过程：当动脉血压升高时，对颈动脉窦和主动脉弓压力感受器的牵张刺激增加，沿窦神经和主动脉神经(后各自汇入舌咽神经和迷走神经)传至反射中枢的神经冲动增多，使心交感中枢和交感缩血管中枢的紧张性活动减弱，心迷走中枢的紧张性活动增强，经心交感神经和交感缩血管神经传出的神经冲动减少，而心迷走神经传出冲动增多，使心率减慢，心肌收缩力减弱，心输出量减少；血管舒张，外周阻力减小，动脉血压回降至正常范围。相反，血压降低对压力感受器的牵张刺激减弱，沿传入神经传至中枢的神经冲动减少，心迷走中枢紧张性活动减弱，心交感中枢和交感缩血管中枢紧张性活动增强，分别经心交感神经和交感缩血管神经的传出冲动增多，心迷走神经传出冲动减少，使心率加快，心肌收缩力增强，心输出量增多，血管收缩，外周阻力增大，动脉血压回升至正常范围(图 4-20)。

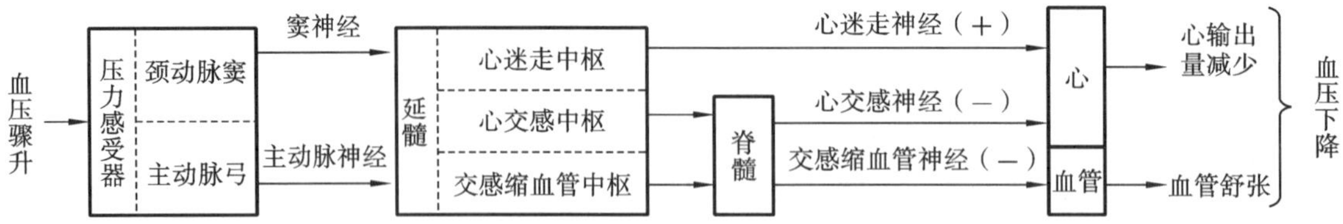

图 4-20　压力感受性反射过程示意图

压力感受器对动脉血压的急骤变化最为敏感，当动脉血压超过 180 mmHg 或低于 60 mmHg 时，颈动脉窦和主动脉弓压力感受性反射调节血压的能力下降。可见颈动脉窦和主动脉弓压力感受性反射的重要意义在于维持正常动脉血压的相对稳定。

2. 颈动脉体和主动脉体化学感受性反射　在颈总动脉分叉处和主动脉弓区域，存在对血液中某些化学物质较敏感的化学感受器，即颈动脉体和主动脉体。当动脉血中 O_2 分压降低，CO_2 分压和 H^+ 浓度升高时，颈动脉体和主动脉体兴奋，分别沿窦神经和迷走神经传至延髓，可引起呼吸运动加深、加快，肺通气量增多。该化学感受器在平时对心血管作用不明显，只在缺氧、窒息、大失血、酸中毒等情况下才发挥升压作用，并使机体的血液重新分配，保证心脑等重要器官的血液供给。

二、体液调节

血液或组织液中的某些化学物质对心和血管的调节作用称为心血管活动的体液调节。进入血液循环者可广泛作用于心血管系统，为全身性体液因素；局部组织细胞分泌的某些化学物质，只对局部组织血流起调节作用，属于局部性体液因素。

(一) 肾上腺素和去甲肾上腺素

肾上腺素和去甲肾上腺素均属于儿茶酚胺类物质，循环血液中的肾上腺素和去甲肾上腺素主要由肾上腺髓质分泌，肾上腺素约占 80%，去甲肾上腺素约占 20%。交感神经末梢分泌的去甲肾上腺素只有极少部分进入血液循环。

肾上腺素和去甲肾上腺素对血管的作用有许多共同点，主要不同之处在于两者对不同肾上腺素能受体的亲和力和受体在心血管上分布的差异。肾上腺素受体可分为 α 受体和 β 受体，β 受体又可分为 β_1 和 β_2 受体。肾上腺素与这些受体的亲和力较强。心肌细胞上以 β_1 受体为主，当肾上腺素和 β_1 受体结合时，心脏兴奋，表现为心率加快，收缩力增强，心输出量增加；α 受体在皮肤、肾、胃肠道等器官的血管上分布数量较多，当肾上腺素与之结合时，可引起这些器官的血管收缩；β_2 受体在肝、骨骼肌、冠状动脉血管上分布数量较多，与肾上腺素结合后，这些器官的血管舒张。综合来看，肾上腺素对血管既有收缩作用又有舒张的作用，外周阻力变化不大。故肾上腺素的主要作用是强心作用。

去甲肾上腺素与 α 受体的亲和力最强，去甲肾上腺素与之结合后，可引起全身血管普遍收缩，外周阻力增大，血压显著升高。去甲肾上腺素与 β_1 受体结合，使心率加快。但与 β_2 受体的亲和力非常弱。在整体条件下，去甲肾上腺素使血压显著升高，引起压力感受性反射活动，使心率减慢，只表现出升压效应。故临床上常把肾上腺素作为强心药，把去甲肾上腺素作为缩血管的升压药。

(二) 肾素-血管紧张素-醛固酮系统

肾小球旁细胞分泌的肾素(renin)进入血液循环时，可将肝脏合成的血管紧张素原水解为血管紧张素Ⅰ，血管紧张素Ⅰ主要在肺循环中被转肽酶水解为血管紧张素Ⅱ，后者在血浆或组织液中被血管紧张素酶A水解为血管紧张素Ⅲ。其中血管紧张素Ⅰ对血管的作用不明显。血管紧张素Ⅱ可作用于血管平滑肌细胞膜上的血管紧张素Ⅱ受体，引起全身小动脉、微动脉收缩，外周阻力增大，静脉收缩，回心血量增加；交感神经末梢释放去甲肾上腺素增多；交感缩血管神经的紧张性活动增强，刺激肾上腺皮质球状带细胞分泌醛固酮，产生保钠保水效应，从而循环血量增多，使血压升高。血管紧张素Ⅲ促进血管收缩的效应仅为血管紧张素Ⅱ的50%。由于肾素、血管紧张素、醛固酮三者关系密切，故合称为肾素-血管紧张素-醛固酮系统。此系统对维持动脉血压长期稳定具有重要意义。

正常情况下，该系统对血压的调节作用不明显。在机体大失血，动脉血压下降，肾血流量减少时，该系统激素分泌增多，可促进血压回升和血量增多。

知识链接

肾素-血管紧张素系统(renin-angiotensin-system，RAS)

传统观点认为，循环系统中肾素(renin)主要来自肾脏，它是由肾近球细胞合成和分泌的一种酸性蛋白酶，经肾静脉进入血液循环，以启动RAS的链式反应。当各种原因引起肾血流灌注减少时，肾素分泌增多；当血浆中Na^+浓度降低时，肾素分泌也增多。近十年来随着分子生物学技术的广泛应用，以Dzau等为代表的学者发现，在心肌、血管平滑肌、脑、肾、性腺等多种器官组织中均有肾素及血管紧张素原的基因表达，而且这些组织富含血管紧张素转化酶和血管紧张素Ⅱ的受体，从而证实除全身性的RAS外，在心血管等器官组织中还存在相对独立的局部RAS，它们通过旁分泌和(或)自分泌方式直接调节心血管活动。越来越多的证据表明，这种局部RAS比循环RAS在心血管活动调节中起着更直接、更重要的生理与病理作用。

(三) 血管升压素

血管升压素由下丘脑视上核和室旁核分泌，储存于神经垂体。可促进肾远曲小管和集合管对水的重吸收(详见第八章)，以及引起血管强烈收缩。正常情况下，不参与血压调节。在机体失血等情况下，由神经垂体释放入血，浓度升高，对保持循环血量和动脉血压起重要作用。

(四) 组胺

组胺多由皮肤、肺、胃肠道等组织中的肥大细胞在组织受损或发生过敏反应时释放。组胺具有舒张血管、增加毛细血管和微静脉管壁通透性的作用，可引起局部组织充血、水肿。

(五) 心房钠尿肽

心房钠尿肽由心房肌细胞合成释放。有较强的舒血管效应和排钠利尿作用。另可抑制肾素分泌，减少血管紧张素Ⅱ的生成。

三、社会心理因素对心血管活动的调节

目前，从生命科学角度对人体心脏生理、血管生理以及心血管活动调节的研究，多以动物为实验对象。也就是说，依然把人当作一个生物体来研究。人作为高等动物，不仅具有生物属性，还具有社会属性。人体的循环系统功能和其他系统的生理功能一样，除了受自然因素影响外，还受社会、心理因素的影响。从社会属性来看，人作为社会的成员，其循环功能经常受到社会心理因素影响。社会心理因素往往可以通过情绪的中介作用，经自主神经系统和内分泌系统，影响内脏器官的活动。在日常生活中，可以经常见到社会心理因素对心血管活动影响的实例。例如，人在高兴激动时，交感神经兴奋，肾上腺分泌增加，可出现心跳加快、加强，颜面血管舒张，红光满面；惊恐时心跳加快，愤怒时血压升高，以及一些语言刺激也可以引起的心血管反应等。

事实证明，许多心血管疾病的发生与社会心理因素密切相关。由于现代社会发展过程中社会经济的急剧变化，人们长期处在巨大的生活压力与工作压力之下，精神高度紧张，如果心理和生理得不到良

Note

好的调适，高血压的发病率会明显增加。1991年普查，北京市成人高血压的发病率为22.6%，而在偏僻地区生活比较安定的人群中，高血压的发病率却小于1%。另外，据统计，85%的心血管疾病与A型性格有关，A型性格的人心脏冠状动脉硬化的发病风险是B型性格的5倍。此外，在有吸烟、酗酒等不良生活习惯的人群中，冠心病、高血压、脑卒中的发病率明显高于无此类不良习惯的人群。目前，心脑血管疾病的发病率位于各类疾病之首，也是主要的死亡原因。这说明社会心理因素对心血管系统的功能活动和心血管疾病的发生有着不可忽视的影响，因此要注重社会心理因素的影响和心理平衡的调适，积极预防心血管疾病的发生。

第四节　重要器官的血流循环特点

前面已经述及，机体各器官的血流量与灌注该血管的动脉血压和静脉血压之间的压力差成正比，与该器官内的血流阻力成反比。由于这些器官的结构、功能、血管分布不同，故其血流量除服从血流动力学的一般规律外，还有其自身特点。本节主要叙述心、脑、肺几个重要器官的血液循环特征。

一、冠状动脉循环

（一）冠状动脉循环的解剖特点

心脏的血液由左右冠状动脉供应，其主干行走于心脏表面，以垂直于心脏表面的细小分支穿入心肌，并形成毛细血管网，分布于心内膜下层。这种分支方式使冠状动脉血管在心肌收缩时受到压迫而影响冠状动脉的血流灌注。多数人，左冠状动脉主要供应左心室的前部。右冠状动脉主要供应左心室后部和右心室。左冠状动脉最后主要由冠状窦口回流入右心房。右冠状动脉多由细小的心前静脉直接流入右心房。心肌毛细血管分布极丰富。毛细血管数与心肌纤维数的比例为1∶1。在心肌横截面上，每平方毫米内有2500～3000根毛细血管，因此有利于心肌和冠状动脉血管之间迅速的物质交换。冠状动脉侧支较细小，血流量小。在冠状动脉突然阻塞时，不易及时建立侧支循环，易造成心肌梗死。如果阻塞形成缓慢，侧支逐渐扩张，可建立新的侧支循环，起到代偿作用。

（二）冠状动脉循环的血流特点

1. 血压高、流速快、血流量大　冠状动脉起始于主动脉根部，故血压高，流速快，血流量大。在安静状态下，冠状动脉总血流量约为225 mL/min，占心输出量的4%～5%；活动状态下，平均每百克心肌血流量为300～400 mL/min，为安静时的4～5倍。可见足够的冠状动脉血液供给量是实现心脏泵血功能的基本保证。当冠状动脉血流量减少、心肌供血不足时，可导致心功能障碍。

2. 心肌摄氧率高　通常100 mL动脉血中含氧量约为20 mL。由于不同组织器官摄取和利用氧的效率不同，血液流经不同器官的动-静脉血氧分压差不同。正常安静状态下，动脉血流经心脏后，其中65%～70%的氧(12 mL)被心肌摄取。当机体活动增强时，心肌耗氧量增强，从单位血液中摄取氧气的潜力较小，主要通过增加冠状动脉血流量来满足心肌对氧的需求。当冠状动脉循环供血不足时，极易造成心肌缺氧现象。

3. 受心肌收缩的影响　根据冠状动脉血管的解剖学特点，其分支垂直穿行于心肌纤维之间，冠状动脉血流量受心肌的节律性舒缩挤压的影响很大。心肌收缩时，对冠状动脉的挤压增强，冠状动脉血流阻力增大，冠状动脉血流量减少；心肌舒张时，对冠状动脉血管的挤压作用解除，冠状动脉血流阻力减小，血流量增加。由于右心室肌壁较薄，对冠状动脉血流的影响较小；左心室肌壁厚，收缩时对冠状动脉的挤压作用强，所以左心室肌对左冠状动脉的影响最为显著(图4-21)。

在等容收缩期，心室壁张力升高，对穿行于心肌纤维之间的冠状动脉分支挤压作用增强，血流阻力增大，主动脉血压也较低，故冠状动脉血流量减少；射血期开始后，虽然心肌对冠状动脉的挤压作用依然存在，但主动脉血压迅速升高，冠状动脉血压也随之升高，冠状动脉血流量增加；进入减慢射血期后，主

Note

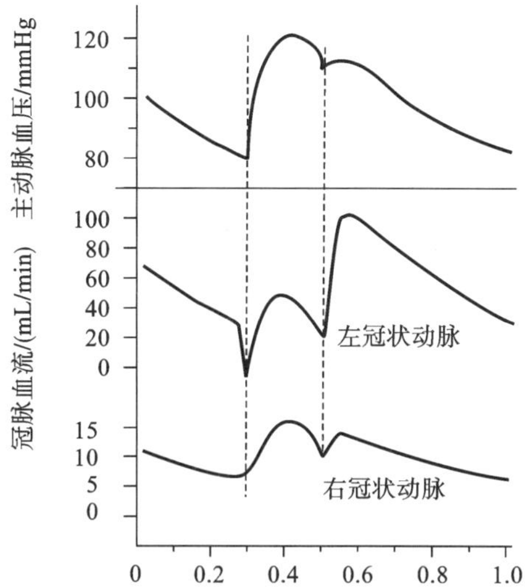

图 4-21 心动周期中冠状动脉血流量的变化

动脉压有所下降，冠状动脉血流量又减少。进入舒张期后，心肌对冠状动脉血管的挤压作用解除，冠状动脉血流阻力减小，血流量迅速增加，其中在舒张早期，冠状动脉血流量达到高峰。然后随主动脉血压的下降而逐渐回降。另外，由于心率与心动周期成反比，当心率加快时，舒张期明显缩短，冠状动脉血流量减少；当心率减慢时，舒张期延长，冠状动脉血流量增多。故冠状动脉血流量的多少，主要取决于主动脉舒张压的高低和心室舒张期的长短。

（三）冠状动脉血流量的调节

1. 心肌代谢水平对冠状动脉血流量的影响 实验证明，冠状动脉血流量与心肌代谢水平成正比。在去除神经和激素等因素的影响下，这种关系依然存在。由于心肌从单位血液中摄取氧气的潜力较小，所以在心肌代谢增强时，冠状动脉血流量可增多为安静状态下的 4～5 倍以上。在肌肉运动、精神紧张等情况下，心肌代谢增强，耗氧量增多，局部组织中氧分压降低，腺苷、二氧化碳、H^+、乳酸等代谢产物增多，它们都具有舒张冠状动脉血管的作用，使冠状动脉血流量增多。代谢产物中以腺苷舒张冠状动脉的作用最强。

2. 神经和体液调节 冠状动脉受交感神经和迷走神经支配。交感神经兴奋时，使冠状动脉收缩，心肌代谢增强。代谢产物增多产生的舒张冠状动脉的作用可抵消交感神经直接收缩冠状动脉的作用。迷走神经对冠状动脉的直接作用是舒张，但同时有使心率减慢，代谢率降低，继而引起收缩冠状动脉的作用，可抵消迷走神经的直接舒张冠状动脉作用。

肾上腺素和去甲肾上腺素可使心肌细胞代谢增强，心肌耗氧量增加，冠状动脉血流量增加，另可作用于冠状动脉血管的 α 或 β 受体，使冠状动脉收缩或舒张。甲状腺激素增多时，心肌代谢增强，心肌耗氧量增加，冠状动脉血流量增加。血管紧张素Ⅱ和大剂量的血管升压素可使冠状动脉收缩，血流量减少。

二、肺循环

（一）肺循环的特点

1. 血流阻力小、血压低 左、右心室的输出量基本相同，但由于肺动脉及其分支粗短，管壁薄易扩张，右心室收缩能力弱，肺动脉血压只有主动脉血压的 1/6～1/5，约为 22 mmHg，舒张压为 8 mmHg，平均动脉压为 1.3 mmHg，肺毛细血管压约为 7 mmHg，低于血浆胶体渗透压，有效滤过压为负值，故肺无组织液生成。在左心衰竭时，心室每搏输出量减少，肺静脉回流受阻，肺毛细血管血压升高，可引起肺淤血或肺水肿。

2. 肺血容量变化大 肺部血流量约为 450 mL，占全身血量的 9%。由于肺组织和肺血管的顺应性大，用力呼气时，肺血容量可减少到 200 mL。在深吸气时，可增加到 1000 mL。故肺循环起到储血的作用。

（二）肺循环的调节

1. 神经调节 刺激交感神经，肺部血管收缩，血流阻力增大，但同时体循环血管收缩，将部分血液挤入肺循环，使肺循环血容量增加；刺激迷走神经，可使肺部血管舒张。

2. 肺泡气的氧分压 肺泡气的氧分压对肺循环血流量有明显影响。肺泡气的氧分压降低，肺泡周围的微动脉收缩，血流阻力增大，局部血流量减少；肺泡气的氧分压升高，肺泡血流量增多，肺换气速度加快。在高海拔地区，氧分压显著降低，肺循环微动脉广泛收缩，右心室后负荷增大，常可引发右心室肥厚。

三、脑循环

1. 血流量大、耗氧量多 脑仅占体重的 2%。安静状态下，每百克脑的血流量为 50～60 mL/min。总血流量约为 750 mL/min，相当于心输出量的 15%。脑的耗氧量也较大，在安静状态下，脑的耗氧量约占全身总耗氧量的 20%。脑对缺血、缺氧十分敏感，血流中断数秒即可导致意识丧失，中断 4～5 min 可导致不可逆的脑损伤。

2. 血流量变化小 脑位于骨性颅腔内，容积固定不变。脑、脑脊液和脑血管三者体积的总和与颅腔容积相等。脑和脑脊液都不可压缩，脑血管的舒张程度受到限制，故血流量变化非常小。

3. 存在血-脑脊液屏障和血-脑屏障 这两个屏障的存在对保持脑组织细胞代谢环境的稳定具有十分重要的意义。

脑的血流量主要依靠自身调节，当动脉血压在 60～140 mmHg 内变动时，通过脑血管的自身调节可使脑血流量保持相对稳定。当动脉血压低于 60 mmHg 时，脑血流量减少导致脑功能障碍。当动脉血压高于 140 mmHg 时，脑血流量增加导致脑水肿。神经对脑血管的调节不明显。二氧化碳分压增高，脑血流量增多；相反，则脑血流量减少。氧分压降低，可引起脑血管舒张。

记忆重点

1. 心脏每舒张、收缩一次所构成的机械活动周期，称为心动周期，持续的时间与心率成反比，心率加快时，心动周期缩短，收缩期和舒张期均缩短，但舒张期缩短更明显。

2. 以左心室为例，心脏的泵血过程包括收缩期和舒张期，心室收缩期包括等容收缩期、快速射血期和减慢射血期三个时期，心室舒张期包括等容舒张期、充盈期和心房收缩期三个时期。心脏泵血过程是在心室活动的主导作用下进行的，心房活动不起主要作用。

3. 一侧心室一次收缩射入动脉的血量，称为每搏输出量，简称搏出量；一侧心室每分钟射入动脉的血量称为每分输出量，简称心输出量。凡影响搏出量和心率的因素都能影响心输出量，影响搏出量的因素包括前负荷、后负荷、心肌收缩能力等。

4. 心室肌细胞属于快反应非自律细胞，它的动作电位的波形上升支与下降支不对称，心室肌细胞动作电位分为 0、1、2、3、4 期五个时期。2 期（平台期）是心室肌细胞动作电位持续时间长的主要原因，也是心室肌细胞动作电位与骨骼肌细胞和神经细胞动作电位相区别的主要特征。窦房结 P 细胞属于慢反应自律细胞，自律细胞的动作电位的特点是 4 期自动去极化。

5. 心肌兴奋后兴奋性的周期性变化经历有效不应期、相对不应期和超常期，其中有效不应期较长，相当于心脏整个收缩期和舒张早期，从而保证心脏始终是收缩和舒张交替活动，更好地实现泵血功能。

6. 心脏内的兴奋不仅可以沿着特殊传导系统进行，还可以在心肌细胞之间迅速传播，实现心肌细胞的同步性活动，心房和心室各自成为一个功能性合胞体。兴奋在心脏不同部位传导的速度不同，两侧心房肌细胞几乎同步兴奋和收缩，两侧心室肌细胞也几乎同步兴奋和收缩；房室交界是兴奋从心房传向心室的唯一通路，但因为房-室延搁，使心房收缩完毕后心室才开始收缩，避免心房和心室收缩重叠的现

Note

象，保证心室有足够的血液充盈，利于心室射血。

7. 心肌的收缩机制与骨骼肌的相似，但具有其自身的特点：不发生强直收缩，“全”或“无”式的收缩，依赖细胞外液的 Ca^{2+}。

8. 在一个心动周期中，动脉血压会发生规律性的波动。循环系统内有足够的血液充盈是血压形成的前提，心脏射血和外周阻力是血压形成的根本因素，大动脉管壁弹性可以缓冲收缩压，维持舒张压，减小脉压。凡是形成动脉血压的各种因素都能影响血压。

9. 胸腔大静脉或右心房内的压力称为中心静脉压。中心静脉压的高低取决于心脏射血能力和静脉回心血量。体循环平均充盈压、心肌收缩力、重力和体位、骨骼肌的挤压和静脉瓣的作用以及呼吸运动都能影响静脉回心血量。

10. 微循环是指微动脉和微静脉之间的血液循环。迂回通路实现血液与组织细胞之间的物质交换；直捷通路使一部分血液尽快回心，保证一定的静脉回心血量；动-静脉短路对体温调节有一定作用。有效滤过压是组织液生成和回流的动力，有效滤过压＝(毛细血管血压＋组织液胶体渗透压)－(血浆胶体渗透压＋组织液静水压)。

11. 心脏受心交感神经和心迷走神经的双重支配。心交感神经通过去甲肾上腺素对心脏起兴奋作用，起正性变时、变力、变传导作用；心迷走神经通过乙酰胆碱对心脏起抑制作用，起负性变时、变力、变传导作用。大多数血管只受交感缩血管神经的单一支配，交感缩血管神经通过去甲肾上腺素使血管平滑肌收缩。最重要的心血管反射是颈动脉窦和主动脉弓压力感受性反射，正常人动脉血压的稳定主要是通过颈动脉窦和主动脉弓压力感受性反射来维持的。当动脉血压在一定范围内突然升高时，颈动脉窦和主动脉弓压力感受器兴奋，分别经窦神经和主动脉神经传入延髓，抑制心血管交感中枢，兴奋心迷走中枢，使心率减慢，心肌收缩力减弱，心输出量减少，血管扩张，外周阻力减小，最终使血压回降至正常。相反，当动脉血压骤降时，反射调节血压回升。

12. 由肾上腺髓质释放的儿茶酚胺中，肾上腺素占80%，去甲肾上腺素占20%。肾上腺素与 α、β 两类受体结合，使心率、房室传导速度加快、心肌收缩力增强、心输出量增多。皮肤、胃肠道血管 α 受体占优势，主要效应为收缩；骨骼肌、肝血管 β_2 受体占优势，主要效应为舒张。去甲肾上腺素主要与 α、β_1 受体结合，与 β_2 受体结合力弱，可使血管强烈收缩，外周阻力增大，血压升高，通过减压反射掩盖了对心脏的兴奋作用，表现为心率减慢。临床上常把肾上腺素用作强心剂，把去甲肾上腺素用作升压剂。

13. 冠状动脉循环血流途径短、速度快；血压较高，血流量大；动-静脉血氧含量差大；血流量随心动周期波动。

能力检测及答案

一、名词解释

自动节律性　房-室延搁　心指数　心率　每搏输出量　射血分数　心动周期　微循环　血压　中心静脉压

二、简答题

1. 简述心肌兴奋性周期性变化的特点及意义。兴奋在心脏内是怎样传导的？有什么特点和意义？
2. 简述第一心音的特点及产生的原因。
3. 输液时，为什么要控制输液速度和量？
4. 简述肾上腺素和去甲肾上腺素对心血管的作用。
5. 心脏受什么神经支配？有何生理作用？

三、单项选择题

在线答题

（王　涛　李宏伟）

Note

第五章 呼　　吸

学习目标

掌握：肺通气的原理和呼吸运动的反射性调节。

熟悉：肺通气功能的评价；气体交换和影响肺换气的因素；气体在血中运输的主要方式。

了解：呼吸中枢与呼吸节律的形成。

呼吸是指机体与外界环境之间的气体交换过程。由于人体的绝大多数组织细胞不能直接与外界环境进行气体交换，需要借助于呼吸器官的活动才能完成。呼吸的全过程包括如下三个基本环节（图5-1）。①外呼吸：又称肺呼吸，包括肺通气和肺换气过程。肺通气是指肺与外界环境之间的气体交换过程；肺换气是指肺泡与肺毛细血管血液之间的气体交换过程。②气体在血液中的运输：沟通内外呼吸的纽带，通过血液循环可将内呼吸和外呼吸连接起来，使 O_2 从肺泡运输到组织细胞，将 CO_2 从组织细胞运输到肺泡。③内呼吸：又称组织换气，是指组织细胞与毛细血管血液之间的气体交换过程。内呼吸也包括组织细胞对氧的摄取和利用过程。机体通过呼吸不断地从外界摄入 O_2 和排出组织细胞代谢产生的 CO_2，以维持内环境中 O_2 和 CO_2 含量的相对恒定，保证组织细胞新陈代谢和其他生命活动的正常进行。因此，当呼吸的任何一个环节出现异常时，都可引起组织缺 O_2 和（或）CO_2 蓄积，引起内环境紊乱和组织细胞代谢异常，轻者产生疾病，严重时可危及生命。

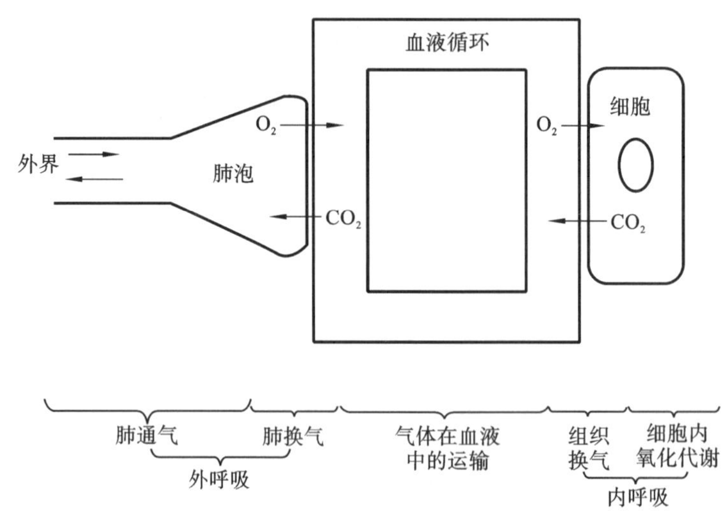

图 5-1　呼吸全过程的三个基本环节示意图

第一节 肺　通　气

肺通气是指肺与外界环境之间的气体交换过程，包括吸气过程和呼气过程。肺通气过程是通过肺通气的动力克服肺通气的阻力推动气体进出肺来实现的。

一、肺通气的原理

(一) 肺通气的动力

气体进出肺的动力来源于肺泡和外界之间的压力差。一般情况下,外界的大气压比较稳定,故这一压力差的形成主要取决于肺内压的变化。肺内压的变化是由肺的扩张和回缩引起肺容积的改变而产生的,由于肺本身不具有主动扩张和回缩的能力,其容积的变化主要依赖于呼吸肌的节律性收缩和舒张引起的胸廓扩张和回缩运动(即呼吸运动),所以肺通气的直接动力是肺内压与外界大气压之间的压力差,肺通气的原始动力是呼吸运动。

1. 呼吸运动 呼吸运动指呼吸肌的节律性收缩和舒张引起的胸廓扩张和回缩运动,包括吸气运动和呼气运动。人体主要的吸气肌有膈肌和肋间外肌,主要的呼气肌是肋间内肌和腹肌,此外还有胸锁乳突肌、斜角肌等辅助呼吸肌。呼吸运动可根据呼吸的幅度及参与呼吸的主要呼吸肌来分型。依据呼吸的幅度不同,呼吸可分为平静呼吸和用力呼吸;依据参与呼吸的主要呼吸肌不同,呼吸可分为胸式呼吸和腹式呼吸。

(1) 平静呼吸和用力呼吸。①平静呼吸:机体在安静状态下,平静而均匀的呼吸运动。正常人安静时的呼吸频率一般为 12～18 次/分。平静呼吸时,吸气运动是由膈肌和肋间外肌收缩引起的。肋间外肌收缩时胸骨和肋骨上举、肋骨下缘外翻使胸廓的前后径和左右径增大,膈肌收缩,膈穹窿下移使胸廓上下径增大,胸廓扩张可牵拉肺使肺被动扩张,肺的容积增大,肺内压降低,当肺内压低于大气压 1～2 mmHg 时,外界气体经呼吸道被吸入肺内,即吸气。由于平静吸气时膈肌和肋间外肌的收缩需要消耗能量,故吸气过程是主动过程。呼气运动是由膈肌和肋间外肌舒张引起的。肋间外肌舒张引起胸骨和肋骨回位使胸廓的前后径和左右径缩小,膈肌舒张,膈穹窿上移使胸廓上下径缩小,此时吸引肺被动扩张力量消失,肺由于弹性发生回缩,使肺的容积缩小,肺内压升高,当肺内压高于大气压 1～2 mmHg 时,肺内气体经呼吸道被呼出,即呼气。由于平静呼气时肌肉舒张不消耗能量,故呼气过程是被动过程。②用力呼吸:机体在劳动或运动时加深加快的呼吸,又称为深呼吸。用力呼吸的频率随劳动或运动的强度而改变。用力吸气时除有膈肌和肋间外肌收缩外,还有辅助吸气肌(如胸锁乳突肌)参与收缩,使胸廓扩张进一步扩大,胸廓和肺的容积增大更明显,肺内压降得更低,肺内压与大气压之间的压力差更大,从外界吸入肺的气体更多。用力呼气运动除了有膈肌、肋间外肌和辅助吸气肌的舒张外,还有肋间内肌和腹肌收缩使胸廓进一步缩小,胸廓和肺的容积缩小更明显,肺内压升得更高,肺内压与大气压之间的压力差更大,从肺中呼出的气体更多。由于用力呼吸的吸气和呼气过程都有能量消耗,故吸气和呼气过程都是主动的。

(2) 胸式呼吸和腹式呼吸。①胸式呼吸:呼吸时以肋间肌肉的收缩和舒张为主,主要表现为胸壁起伏变化明显的呼吸运动。胸式呼吸主要见于腹部活动受限的人,如妊娠晚期的妇女和腹膜炎及腹部巨大肿瘤患者,因膈肌上升运动受限,患者常以胸式呼吸为主。②腹式呼吸:呼吸时以膈肌的收缩和舒张为主,主要表现为腹壁的起伏变化明显的呼吸运动。腹式呼吸可见于新生儿和胸部活动受限的人,如胸膜炎。

正常成人的呼吸属于胸式呼吸和腹式呼吸共存的混合式呼吸,是由肋间外肌和膈肌共同完成的。单纯的胸式呼吸或腹式呼吸在正常成人中并不存在。

2. 肺内压和胸内压

(1) 肺内压:肺泡内的压力。在呼吸过程中,肺内压随着胸腔的容积变化而改变。在吸气初期,肺的容积随胸廓扩张而逐渐增大,使肺内压逐渐下降,低于大气压,气体顺着压力差由外界经呼吸道流入肺泡。随着流入肺泡的气体逐渐增多,肺内压逐渐升高,到吸气末期肺内压升至与大气压相等时,气体停止流动。在呼气初期,肺的容积随胸廓回缩而逐渐缩小,使肺内压逐渐升高,高于大气压,气体顺着压力差由肺经呼吸道流出。随着气体不断地流出,肺内压逐渐下降,到呼气末期,肺内压降至与大气压相等时,气体又停止流动。因此,在呼吸过程中,肺内压在吸气初小于大气压,在呼气初大于大气压,在吸

Note

气末和呼气末等于大气压。

肺内压的变化幅度与呼吸的幅度、频率和呼吸道的通畅程度有关。当呼吸道通畅，呼吸浅而慢时，肺内压的变化幅度较小；而当呼吸道不通畅，呼吸深而快时，肺内压的变化幅度较大。平静呼吸时(图5-2)，肺内压的变化幅度一般为 1～2 mmHg。用力呼吸时肺内压的变化幅度增大：在声门紧闭尽力吸气时，最高肺内压可比大气压低 30～100 mmHg；在尽力呼气时，肺内压可比大气压高 60～140 mmHg。

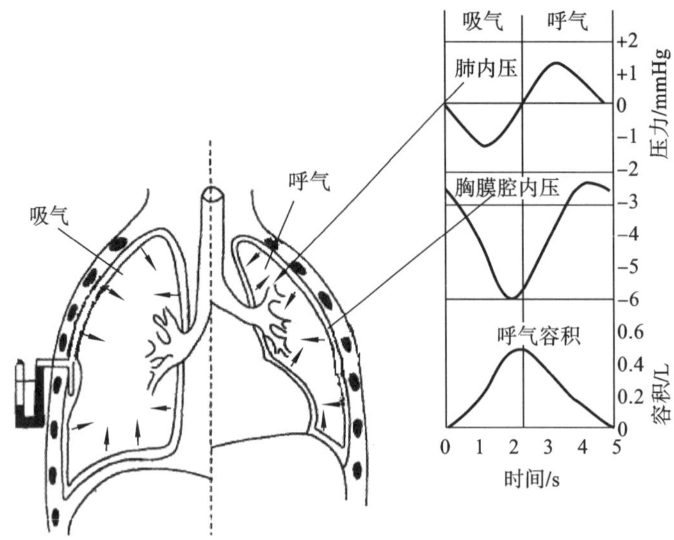

图 5-2　平静呼吸时肺的容积、肺内压和胸内压的变化

(2) 胸膜腔内压：在肺和胸廓之间存在一个由脏层胸膜和壁层胸膜围成的潜在而密闭的腔隙，被称为胸膜腔。正常时胸膜腔内没有气体，仅有少量浆液使脏层和壁层胸膜吸附在一起，不易分开，在两层胸膜之间起润滑作用。因此，密闭的胸膜腔将肺和胸廓耦联在一起，使不具有主动扩张和回缩能力的肺可随胸廓的扩张和回缩而跟着发生扩张和回缩。

胸膜腔内的压力称为胸膜腔内压，简称胸内压。正常情况下，胸膜腔内压低于大气压，为负压。其负压的大小可随呼吸运动呈现节律性改变，吸气时胸膜腔负压增大，呼气时胸膜腔负压减小。一般常通过测定食管内压来间接反映胸膜腔内压的变化。平静呼吸时(图 5-2)，吸气末期胸膜腔内压为－10～－5 mmHg；呼气末期胸膜腔内压为－5～－3 mmHg。用力呼吸时，胸膜腔内压的变化幅度增大，当声门紧闭用力吸气时，胸膜腔负压可降到－90 mmHg，当声门紧闭用力呼气时，胸膜腔负压可升到＋110 mmHg。

胸膜腔负压的形成与肺和胸廓的自然容积不同有关，人在出生以后由于胸廓的生长速度比肺快，使胸廓的自然容积大于肺自然容积。因两层胸膜被浆液紧紧吸附在一起，使肺被牵引始终处于扩张状态。因此，胸膜腔要承受两种力量的作用：一是促使肺泡扩张的肺内压；二是促使肺泡缩小的肺回缩压。由于两种力量的作用相反，故胸膜腔实际承受的压力应为

胸膜腔内压＝肺内压－肺回缩压

由于正常人在平静呼气末和吸气末肺内压等于大气压，肺内压可以用大气压代替，因此

胸膜腔内压＝大气压－肺回缩压

若将大气压看作零，则

胸膜腔内压＝－肺回缩压

由此可见，胸膜腔负压主要是由肺回缩力形成的，肺回缩压越大，胸膜腔负压也越高。吸气时，由于肺扩张，肺回缩压增大，胸膜腔负压升高；呼气时，肺缩小，肺回缩压减小，胸膜腔负压降低。

胸膜腔负压具有重要的生理意义：①通过胸膜腔负压的牵拉吸引作用，可维持肺的扩张状态，防止肺塌陷；②胸膜腔将肺和胸廓耦联在一起，在肺通气过程中，使肺的容积可随胸廓的容积变化而改变；③胸膜腔负压可使右心房、腔静脉和胸导管扩张，降低中心静脉压，促进外周静脉血液和淋巴回流。如

Note

外伤或疾病导致胸膜或肺破裂时，气体可通过破口进入胸膜腔，导致胸膜腔负压消失，形成气胸。因此，在临床上因外伤或某些呼吸系统疾病引起气胸时，胸膜腔负压消失，肺因其弹性回缩力而发生塌陷，导致肺通气障碍出现呼吸困难、血液和淋巴回流减少。严重气胸（张力性气胸）可因肺通气和血液循环功能障碍而危及患者生命，必须紧急救治。

知识链接

人 工 呼 吸

肺通气过程是通过在肺泡与外界之间形成压力差来实现的。根据这一原理，在临床上对呼吸突然停止的患者进行抢救时，在保持呼吸道通畅的情况下，可采用口对口和举臂压胸的方法进行人工呼吸，或利用呼吸机进行正压通气，改变肺内压，使肺泡与外界之间形成一定的压力差来维持肺通气。

（二）肺通气的阻力

肺通气的阻力是指在肺通气过程中遇到的阻力，包括弹性阻力和非弹性阻力，一般情况下，弹性阻力占通气总阻力的 70%，非弹性阻力占通气总阻力的 30%。

1. 弹性阻力 弹性阻力指弹力体在外力作用下，产生的对抗变形，恢复原形的力。肺和胸廓都属于弹力体，都具有弹性阻力，因此，肺通气的弹性阻力包括肺的弹性阻力和胸廓的弹性阻力。

(1) 肺的弹性阻力：肺的弹性阻力来源于两个方面。

①肺泡表面张力：在肺泡内表面的液体分子与肺泡内的气体相接触时，液体分子相互吸引产生的使肺泡回缩的力。肺泡是气体交换的场所，在肺泡的内表面覆盖了一层液体，它与肺泡内的气体形成气-液界面。气-液界面的液体分子之间相互吸引，产生使其表面积趋向于最小的力，即肺泡表面张力，它可使肺泡发生回缩。肺泡表面张力是形成肺弹性阻力的主要因素，产生的阻力占肺弹性阻力的 2/3。当肺泡表面张力增大时，肺泡回缩力增大，可阻止肺扩张，不利于吸气，造成吸气困难。但正常情况下，人在呼吸时并没有出现吸气困难，是肺泡表面活性物质作用的结果。肺泡表面活性物质是由Ⅱ型肺泡上皮细胞合成和分泌的，是一种脂蛋白的混合物，主要成分是二棕榈酰卵磷脂。表面活性物质分布在肺泡的气-液界面上，其密度随肺泡的舒张、收缩而改变。肺泡表面活性物质的主要作用是降低肺泡的表面张力，减小肺泡的回缩力。此作用的生理意义在于：可减小吸气的阻力，有利于肺扩张，使吸气省力；可调节不同大小肺泡的内压，维持肺泡的稳定性。肺组织中的肺泡大小不均，因大肺泡产生的回缩压小，小肺泡产生的回缩压大，使肺泡的容积很不稳定，易发生大肺泡扩张和小肺泡塌陷。但正常情况下，机体并没有发生此现象，这是表面活性物质作用的结果，在不同的肺泡内表面，活性物质分子密度不同，在大肺泡内表面活性物质密度小，降低肺泡表面张力的作用弱；在小肺泡内表面活性物质密度大，降低肺泡表面张力的作用强。表面活性物质通过调节使大小肺泡回缩压趋于稳定，防止发生大肺泡扩张和小肺泡塌陷；可减少肺泡内组织液的生成，防止肺水肿。当肺部疾病引起肺缺血、缺氧时，Ⅱ型肺泡上皮细胞合成的肺泡表面活性物质减少，降低肺泡表面张力的作用减弱，可引起呼吸困难和肺水肿。

②肺弹力纤维的弹性回缩力：肺组织中弹力纤维产生的弹性回缩力，占肺弹性阻力的 1/3，其产生的弹性阻力大小与肺扩张程度成正比，肺扩张程度越大，产生的弹性阻力也越大。

(2) 胸廓的弹性阻力：胸廓的弹性阻力来源于胸廓的弹性成分，它是一个双向弹力体。平静吸气末期，当胸廓容积处于自然容积（肺容量占肺总容量的 67%）时，胸廓的弹性阻力为零，不表现出弹性阻力。平静呼气末期，当胸廓容积小于自然容积（肺容量小于肺总容量的 67%）时，胸廓被牵引向内缩小，胸廓的弹性回缩力向外，是吸气的动力、呼气的阻力。深吸气时，当胸廓容积大于自然容积（肺容量大于肺总容量的 67%）时，胸廓被牵引向外扩大，胸廓的弹性回缩力向内，是呼气的动力、吸气的阻力。所以，平静呼吸时，胸廓的弹性阻力对呼吸的影响非常小，用力呼吸时产生的影响视其位置而定。

(3) 顺应性：弹力体（胸廓和肺）在外力作用下的可扩张性。由于肺和胸廓的弹性阻力难以测定，故常用顺应性来反映弹性阻力的大小。弹力体在外力作用下容易扩张，则顺应性大，表示弹性阻力小；相

Note

反，在外力作用下很难扩张，则顺应性小，表示弹性阻力大。顺应性的大小与弹性阻力成反比，肺和胸廓的顺应性常以单位压力变化(ΔP)所引起的容积变化(ΔV)来表示，即

$$顺应性=\frac{容积变化\ \Delta V}{压力变化\ \Delta P}(L/cmH_2O)$$

平静呼吸时，正常成人的肺和胸廓的顺应性均为 0.2 L/cmH_2O，在某些病理情况下，如肺充血、肺纤维化等，肺的顺应性减小，弹性阻力增大，使肺不易扩张，引起吸气困难。肺气肿时，肺的弹力纤维大量被破坏，肺的顺应性增大，弹性阻力减小，会出现呼气困难。

2. 非弹性阻力 非弹性阻力是由惯性阻力、黏滞阻力和气道阻力共同构成的。惯性阻力是气流在发动、变速和换向时因气流和组织的惯性产生的阻力。黏滞阻力是呼吸时组织发生相对位移所产生的摩擦力。气道阻力是气体流经呼吸道时气体分子之间及气体分子与气道管壁之间产生的摩擦力。其中气道阻力占非弹性阻力的 80%～90%，故通常所说的非弹性阻力主要指气道阻力。气道阻力可以用单位时间内气体流量所需的压力差来表示

$$气道阻力=\frac{大气压与肺内压之差}{单位时间内气体流量}(cmH_2O\cdot s/L)$$

正常人平静呼吸时，总气道阻力为 1～3 $cmH_2O\cdot s/L$。气道阻力主要是在上呼吸道鼻(约占 50%)、喉(约占 25%)、气管和支气管(约占 15%)形成的，小气道(直径<2 mm)产生的阻力仅占 10%左右。气道阻力的大小与气流速度、形式和气道半径等因素有关：气道半径小、气流速度快，涡流产生的阻力大；气道半径大、气流速度慢，层流产生的阻力小。其中气道半径是影响气道阻力的主要因素。气道阻力的大小与气道半径的 4 次方成反比，在人体内受神经因素和体液因素的调节。交感神经兴奋时，气道平滑肌舒张，气道半径增大，气道阻力减小；迷走神经兴奋时，气道平滑肌收缩，气道半径缩小，气道阻力增大。体液因素中肾上腺素可使气道平滑肌舒张，气道半径增大，气道阻力减小；组胺、激肽和慢反应物质使气道平滑肌收缩，气道半径缩小，气道阻力增大。

二、肺容量与肺通气功能

评价肺通气功能的常用指标是机体的肺容量和肺通气量。在临床上常用的肺功能测定指标包括潮气量、补吸气量和深吸气量、补呼气量、残气量和功能残气量、肺活量和用力呼气量、肺总容量等。

(一) 肺容量

肺容量是指肺组织容纳的气体量。其容纳的气体量的多少与呼吸的深度有关(图 5-3)。

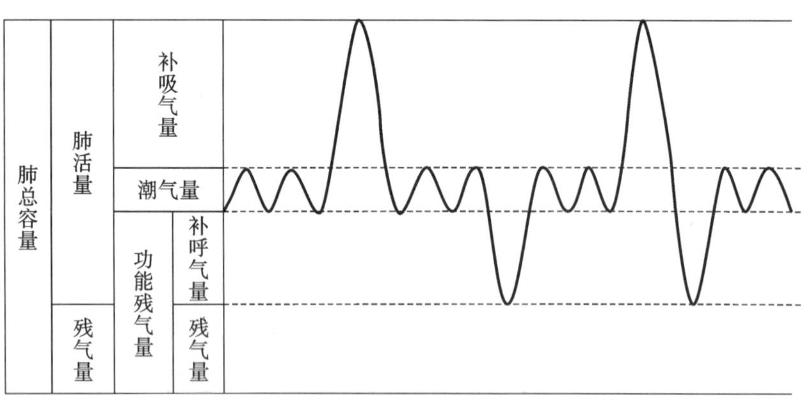

图 5-3 肺容量示意图

1. 潮气量 潮气量是指每次呼吸时吸入或呼出肺的气体量。它可随着呼吸的深度而改变。平静呼吸时，正常成人的潮气量为 400～600 mL，平均为 500 mL；用力呼吸时，潮气量随呼吸加深而增大。

2. 补吸气量和深吸气量 补吸气量是指平静吸气末，再尽力吸气所能增加吸入的气体量。正常成人的补吸气量为 1500～2000 mL，它反映吸气的储备能力。深吸气量是指呼吸时做深吸气所能吸入的最大气体量，它等于潮气量与补吸气量之和，是衡量最大通气能力的重要指标之一。

3. 补呼气量 补呼气量是指平静呼气末，在尽力呼气末所能增加呼出的气体量。正常成人的补呼气量为 900～1200 mL。它反映呼气的储备能力。

4. 残气量和功能残气量 残气量是指最大呼气末期肺内残留的气体量，也称余气量。正常成人为 1000～1500 mL，残气量的存在可以避免肺泡在肺容量过低时发生塌陷。功能残气量是指平静呼气末肺内残留的气体量，也称功能余气量，它等于残气量和补呼气量之和。正常人为 2500 mL 左右。功能残气量可以缓冲呼吸过程中肺泡内氧分压（PO_2）和二氧化碳分压（PCO_2）的变化幅度，使肺泡和动脉血中的 PO_2 和 PCO_2 不会随呼吸发生大幅度的改变。

5. 肺活量和用力呼气量 肺活量是指最大吸气后，尽力呼气所能呼出的气体量。它等于潮气量、补吸气量和补呼气量之和。它反映了一次肺通气的最大能力，常作为衡量肺通气功能的指标。肺活量有较大的个体差异，它与年龄、性别、身材和机体的健康状态有关，正常成年男性为 3000～4000 mL，平均 3500 mL 左右；成年女性为 2000～3000 mL，平均 2500 mL 左右。用力呼气量又称时间肺活量，是指最大吸气后，以最快的速度用力呼气，测一定时间内呼出的气体量，一般测受试者前 3 s 末呼出气量占肺活量的百分比。正常成人在第 1、2、3 s 末呼出气量分别占肺活量的百分比为 83%、96%和 99%，其中第 1 s 末用力呼气量最有意义。用力呼气量是一种动态指标，它既可以反映肺的通气功能又可以反映呼吸阻力的变化，是一个较理想的衡量肺通气功能的指标。当呼吸道阻力增加（如慢性支气管炎和肺气肿）时，用力呼气量可显著下降，特别是第 1 s 末用力呼气量常低于 60%。

6. 肺总容量 肺总容量是指肺组织容纳的最大气体量。它等于肺活量与残气量之和，正常成年男性约为 5000 mL，女性约为 3500 mL，并存在较大的个体差异。

（二）肺通气量

衡量肺通气功能的最佳指标是肺通气量，肺通气量是指单位时间内吸入或呼出肺的气体量。它包括每分肺通气量和每分肺泡通气量。

1. 每分肺通气量 每分肺通气量是指每分钟吸入或呼出肺的气体量。它等于潮气量乘以呼吸频率。安静状态下，潮气量平均为 500 mL，呼吸频率为 12～18 次/分，正常成人每分肺通气量为 6～9 L/min。

每分肺通气量可以随着年龄、性别、身材及运动量的不同而改变，在劳动和运动时，每分肺通气量增大。当机体以最快的速度和最深的幅度用力呼吸时，每分钟吸入或呼出肺的气体量，称为最大随意通气量。一般可达到 70～120 L/min，最高可达到 150 L/min。最大随意通气量是评估一个人能进行多大运动量的重要生理指标之一。对平静呼吸时的每分肺通气量与最大随意通气量进行比较，可了解肺通气功能的储量能力，常用通气储量百分比表示：

$$\text{通气储量百分比}=\frac{\text{最大随意通气量}-\text{每分平静通气量}}{\text{最大随意通气量}}\times 100\%$$

通气储量百分比的正常值应等于或大于 93%，当气道阻力增大或呼吸肌的收缩力减弱时，可使最大随意通气量减小，通气储量百分比降低。

2. 生理无效腔和肺泡通气量

(1) 生理无效腔是指在呼吸过程中，从鼻到肺泡中不能进行气体交换的管腔，它包括解剖无效腔和肺泡无效腔。①解剖无效腔是指从鼻到终末细支气管之间的呼吸道，在呼吸时这部分管腔内的气体不能与血液进行气体交换，正常人其容积比较恒定，约为 150 mL；②肺泡无效腔是指在呼吸过程中没有气体交换功能的肺泡腔，正常时其容积为 0，呼吸过程中有一部分进入肺泡内的气体未能与血液进行气体交换而出现肺泡无效腔，也可导致生理无效腔增大。

(2) 肺泡通气量是指每分钟吸入肺泡并能与肺毛细血管血液进行气体交换的气体量，又称为有效通气量。它等于潮气量与无效腔气量之差再乘以呼吸频率，正常安静状态下，潮气量平均为 500 mL，肺泡无效腔容积为 0，解剖无效腔气量为 150 mL，呼吸频率为 12～18 次/分，正常成人的肺泡通气量约为 4.2 L/min。

$$\text{肺泡通气量}=(\text{潮气量}-\text{无效腔气量})\times\text{呼吸频率}$$

Note

由于正常情况下肺泡无效腔气量为 0，解剖无效腔气量比较恒定。所以，肺泡通气量主要受潮气量和呼吸频率的影响，在保持肺通气量不变的情况下，不同的呼吸形式可使肺泡通气量明显不同（表 5-1）。深而慢的呼吸可使肺泡通气量增大，肺换气效率提高；浅而快的呼吸可使肺泡通气量减少，肺换气效率降低。

表 5-1　不同呼吸形式的肺通气量与肺泡通气量的比较

呼吸形式	潮气量/mL	呼吸频率/(次/分)	每分肺通气量/(mL/min)	肺泡通气量/(mL/min)
平静呼吸	500	14	7000	4900
深慢呼吸	1000	7	7000	5950
浅快呼吸	250	28	7000	2800

第二节　气体的交换

呼吸气体交换包括肺泡气体交换（肺换气）和组织气体交换（组织换气）。肺换气是指肺泡与肺毛细血管血液之间的气体交换过程。组织换气是指组织细胞与毛细血管血液之间的气体交换过程。

一、气体交换的原理

气体交换是通过气体扩散实现的，气体扩散是指气体分子从压力高处向压力低处移动的过程。当不同部位的气体存在分压差时，气体分子可顺着分压差从分压高的地方向分压低的地方扩散，单位时间内气体扩散的量，称为气体扩散速率（D）。它与气体的分压差（ΔP）、溶解度（S）、扩散面积（A）和温度（T）成正比，与气体分子量（M）的平方根和扩散距离（d）成反比。

$$\text{气体扩散速率}(D)=\frac{\text{气体分压差}(\Delta P)\times\text{溶解度}(S)\times\text{温度}(T)\times\text{扩散面积}(A)}{\text{扩散距离}(d)\times\sqrt{\text{气体分子量}(M)}}$$

（一）气体的分压差

在混合气体中，某种气体产生的压力，称为该气体的分压。气体的分压取决于气体自身的浓度和气体的总压力，可用混合气体的总压力乘以该气体在混合气体中所占体积的百分比来计算。在温度恒定时，某种气体分压的计算公式为

$$\text{气体分压}=\text{混合气体的总压力}\times\text{该气体体积百分比}$$

在空气中，若 O_2 的体积为 20.9%，空气的总压力为 760 mmHg，则 $PO_2=760\times 20.9\%$ mmHg，即空气中的 PO_2 为 159 mmHg。在体内、外不同部位的气体分压不同（表 5-2），存在的分压差使气体分子可顺着分压差从分压高处向分压低处扩散，实现气体交换。

气体的分压差是气体交换的动力，气体的分压差越大，气体扩散的速率越快。由于体内的 PO_2 分压差大于 PCO_2 分压差，按气体分压计算公式计算，O_2 扩散速率大于 CO_2。

表 5-2　体内、外不同部位的氧分压（PO_2）和二氧化碳分压（PCO_2）　（单位：mmHg）

分压	海平面大气	肺泡气	动脉血	静脉血	组织细胞
PO_2	159	102	100	40	30
PCO_2	0.3	40	40	46	50

（二）气体的分子量和溶解度

1. 气体的分子量　气体的扩散速率与气体分子量的平方根成反比，分子量越大，气体扩散的速率越小。由于 CO_2 的分子量（44）大于 O_2 的分子量（32），所以 O_2 扩散速率大于 CO_2。

Note

2. 气体的溶解度 气体的溶解度是指某种气体在单位压力下，能溶解于单位液体中的气体体积(mL)。它与气体扩散速率成正比，在单位压力下气体溶解的数量越多，溶解度越大，气体扩散的速率越大。由于 O_2 在血浆中的溶解度为 21.1 mL/L，CO_2 在血浆中的溶解度为 515 mL/L，CO_2 的溶解度为 O_2 的 24 倍，所以 CO_2 扩散速率大于 O_2。

3. 扩散的面积和距离 气体的扩散速率与扩散的面积成正比，与扩散的距离成反比。扩散的面积越大，距离越短，气体扩散的速率越大；扩散的面积越小，距离越长，气体扩散的速率越小。

4. 温度 气体的扩散速率与温度成正比，温度越高气体扩散的速率越大。因人的体温相对恒定，故温度因素的影响比较小。

二、气体交换的过程

(一) 肺换气

1. 肺换气的过程 如图 5-4 所示，肺换气是在肺泡与肺毛细血管内静脉血之间进行的气体交换。O_2 和 CO_2 在肺泡与血液之间的气体交换需要通过呼吸膜，由于肺泡气内 PO_2(102 mmHg)高于静脉血中的 PO_2(40 mmHg)，O_2 顺着分压差由肺泡经呼吸膜向血液中扩散；而肺泡气内的 PCO_2(40 mmHg)低于静脉血中 PCO_2(46 mmHg)，CO_2 顺着分压差由血液经呼吸膜扩散到肺泡内。经过肺换气，血液中 O_2 含量逐渐增多，PO_2 逐渐升高，而 CO_2 逐渐减少，PCO_2 逐渐下降，结果使血液由原来的低 O_2 高 CO_2 的静脉血转化为高 O_2 低 CO_2 的动脉血。

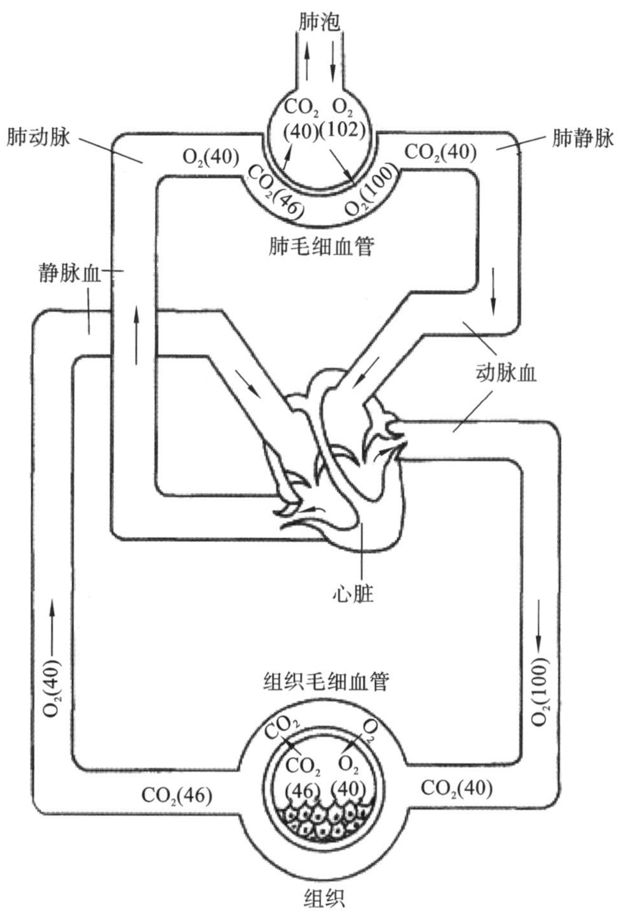

图 5-4 肺换气与组织换气示意图

2. 影响肺换气的因素

(1) 气体扩散的速率：气体扩散的速率是由气体的分压差、分子量、溶解度和扩散的面积、距离及温度等多种因素决定的。气体扩散速率越大，肺换气的效率越高。反之，气体扩散速率越小，肺换气的效率越低。综合上述因素的影响，肺换气时 CO_2 扩散速率比 O_2 快，约为 O_2 的 2 倍。

因此，在临床上呼吸系统疾病引起肺换气功能降低时，首先出现的是缺氧症状，最后才产生 CO_2 蓄积的表现。

（2）呼吸膜的改变：呼吸膜是指肺泡与肺毛细血管血液之间进行气体交换所经过的膜性结构（图 5-5）。它由六层结构组成：含有表面活性物质的液体分子层、肺泡上皮细胞层、上皮基膜层、间质层、毛细血管基膜层和毛细血管内皮细胞层。虽然由六层结构组成，但膜很薄，总厚度不超过 1 μm，薄的部位只有 0.2 μm，故膜的通透性非常好，有利于气体交换。平静呼吸时，呼吸膜面积约为 40 m^2，运动或劳动时可达 70 m^2。由于正常情况下，呼吸膜的通透性好，气体交换的面积大，气体很容易通过呼吸膜进行气体交换。在病理情况下，呼吸膜的面积减小（如肺气肿）或膜的厚度增大（如肺炎）会影响气体交换，使气体扩散速率降低，肺换气效率下降，引起组织细胞缺氧。

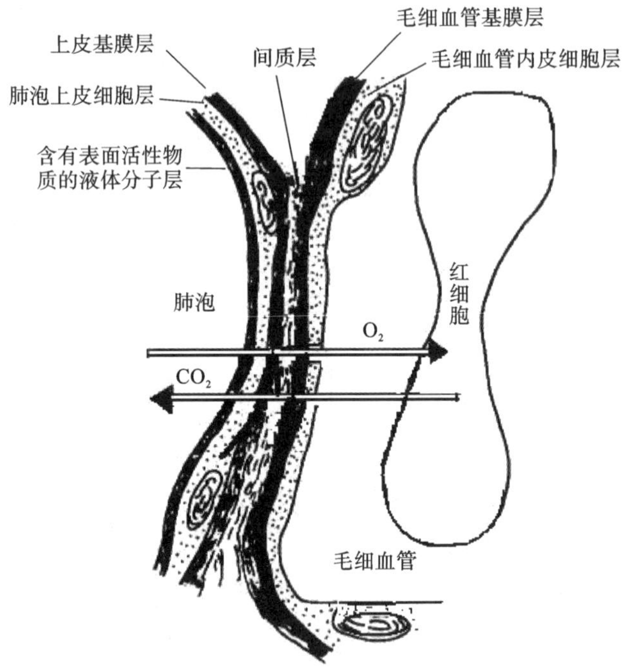

图 5-5 呼吸膜结构示意图

（3）通气与血流比值（V/Q）：通气与血流比值是指每分肺泡通气量（V）与每分肺血流量（Q）的比值（图 5-6）。正常成人安静时，每分肺泡通气量为 4.2 L，每分肺血流量为 5 L，通气与血流比值为 0.84。当通气与血流比值为 0.84 时，肺泡通气量与肺血流量匹配最适宜，肺换气的效率最高。

当肺通气不足或血流量过多时，通气与血流比值小于 0.84，常见于部分肺泡通气不良（如大叶性肺炎），由于部分没有经过气体交换的血液流入肺静脉，造成功能性动-静脉短路；而当通气过度或血流量不足时，通气与血流比值大于 0.84，常见于肺血流量不足（如部分肺动脉栓塞），一部分肺泡气体不能与血液之间进行气体交换，导致生理无效腔增大。因此，通气与血流比值的增大或减小，都会引起肺通气与肺血流匹配失衡，肺换气效率降低，导致血液中 PO_2 降低和 PCO_2 升高。

（二）组织换气

组织换气是在组织细胞与毛细血管动脉血之间的气体交换。组织换气的机制与肺换气相似，O_2 和 CO_2 在组织细胞与血液之间的气体交换需要通过细胞膜和毛细血管壁，由于动脉血中 PO_2 为 100 mmHg，细胞内 PO_2 为 30 mmHg，O_2 顺着分压差由血液经毛细血管壁和细胞膜扩散到细胞内；血中 PCO_2 为 40 mmHg，细胞内 PCO_2 为 50 mmHg，CO_2 则顺着分压差由细胞内经细胞膜和毛细血管壁扩散到血液中。经过组织换气，血液中的 O_2 逐渐减少，PO_2 逐渐降低，而 CO_2 逐渐增多，PCO_2 逐渐升高，结果使血液由原来的高 O_2 低 CO_2 动脉血转化为低 O_2 高 CO_2 的静脉血。

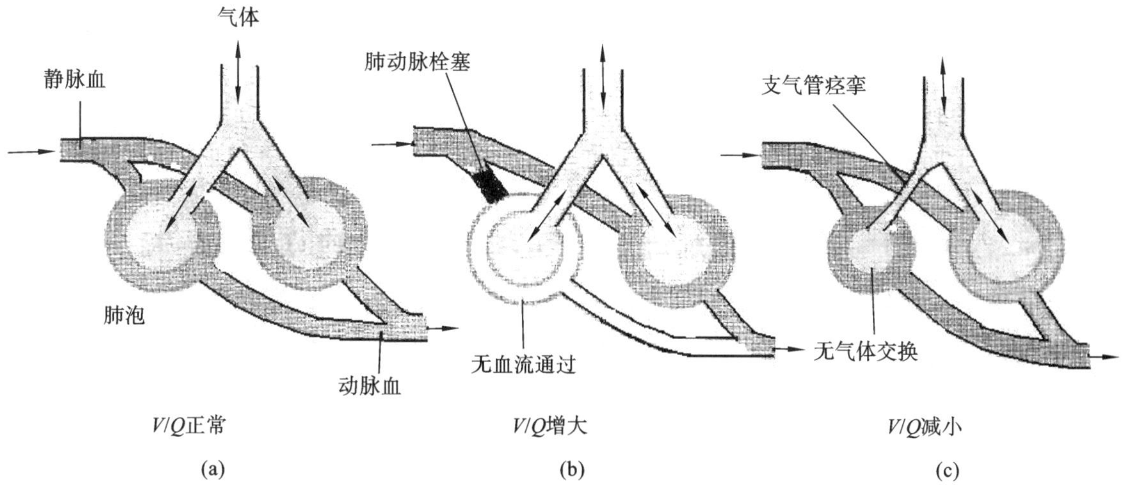

图 5-6 通气与血流比值变化示意图

第三节 气体在血液中的运输

机体从外界摄入的 O_2 进入血液后，需借助于血液循环运输到周身的组织细胞，然后 O_2 被组织细胞摄取利用；同样，细胞代谢产生的 CO_2 也需要借助于血液循环运输到肺泡，然后通过呼气排出。气体在血液中的运输是沟通内外呼吸的纽带，通过血液循环可将内呼吸和外呼吸连接起来，血液对气体的运输是呼吸的重要环节。O_2 和 CO_2 在血液中的运输有物理溶解和化学结合两种方式，以化学结合方式为主。

一、氧的运输

O_2 在血液中的运输方式包括物理溶解和化学结合，由于 O_2 在血浆中溶解量少，以物理溶解方式运输的 O_2 较少，仅占氧运输总量的约 1.5%，但它是化学结合的基础。化学结合是 O_2 与红细胞内的血红蛋白结合形成氧合血红蛋白，此运输方式占氧运输总量的 98.5%，是 O_2 运输的主要方式。

（一）O_2 与血红蛋白结合

机体通过吸气从外界摄入的 O_2 经肺换气扩散到血液中，血浆中 O_2 可以通过红细胞膜进入红细胞内与其中的血红蛋白（Hb）结合形成氧合血红蛋白（HbO_2）。O_2 与 Hb 的结合是可逆性的反应，不需要酶的催化，称为氧合。O_2 与 Hb 的结合和解离取决于 PO_2 的高低，当血液流经 PO_2 高的肺泡时，O_2 与 Hb 结合形成 HbO_2；当血液流经 PO_2 低的组织时，HbO_2 解离为 O_2 与 Hb，释放出 O_2，使 O_2 被组织细胞摄取利用。

$$Hb+O_2 \underset{PO_2\text{低(组织)}}{\overset{PO_2\text{高(肺部)}}{\rightleftharpoons}} HbO_2$$

血液中的氧合血红蛋白呈鲜红色，去氧血红蛋白为暗红色，当血液中的 O_2 含量不足时，氧合血红蛋白减少，去氧血红蛋白增多。当 1 L 血液中的去氧血红蛋白含量超过 50 g 时，在体表毛细血管丰富的部位，如口唇、指甲和皮肤可变成紫蓝色，此现象称为发绀，它是机体缺 O_2 的表现。但临床上也有一些疾病，如一氧化碳中毒虽然有缺 O_2 但并不出现发绀；高原红细胞增多症，因 1 L 血液中的去氧血红蛋白含量达到 50 g 以上而出现发绀，但体内并不一定出现缺氧。

（二）血氧饱和度

血液中含氧量的多少常用血氧饱和度表示。血氧饱和度是指血氧含量占血氧容量的百分比，简称氧饱和度。正常情况下，动脉血的血氧饱和度约为 98%，静脉血的血氧饱和度约为 75%。血氧容量是指 1 L 血液中血红蛋白能结合 O_2 的最大量。由于 1 g 血红蛋白最多可结合 1.34 mL 的 O_2，血红蛋白按 150 g/L 计算，血氧容量约为 201 mL/L。由于正常时红细胞内含有少量不能结合 O_2 的高铁血红蛋白，因此血红蛋白实际结合 O_2 的量要小于最大量。1 L 血液中血红蛋白实际结合 O_2 的量称为血氧含量。氧含量的高低受 PO_2 的影响，动脉血的 PO_2 高，氧含量也高，约为 194 mL/L；静脉血的 PO_2 低，氧含量也低，约为 144 mL/L。

（三）氧解离曲线及其影响因素

1. 氧解离曲线 表示血氧分压（PO_2）与血氧饱和度关系的曲线。如图 5-7 所示，在一定范围内，血氧饱和度与氧分压（PO_2）呈正相关，但曲线并非简单线性关系，而是近似的 S 形曲线。

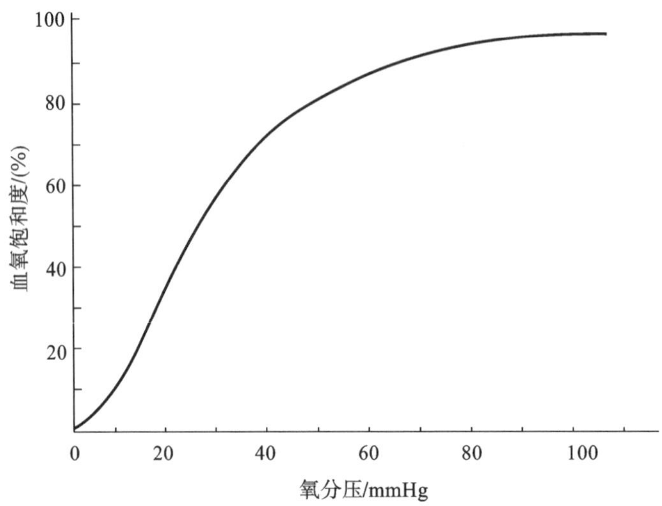

图 5-7 氧解离曲线

（1）氧解离曲线的上段：当 PO_2 在 60～100 mmHg 之间时，曲线较为平坦，表明在这个范围内 PO_2 的变化对血氧饱和度的影响不大，它是反映 Hb 与 O_2 结合的部分。当 PO_2 为 60 mmHg 时，血氧饱和度是 90%；PO_2 为 100 mmHg 时，血氧饱和度为 98%；PO_2 在 40 mmHg 的变化中，血氧饱和度仅有 8% 的变化。因此，在高原、高空或患某些呼吸系统疾病时，因肺泡通气量减少，V/Q 值降低，但只要肺泡内的 PO_2 不低于 60 mmHg，血氧饱和度就可以维持在 90% 以上，以保证人体对 O_2 的需求，不会出现明显的缺氧。

（2）氧解离曲线的中段：当 PO_2 在 40～60 mmHg 之间时，曲线较陡，它是反映 HbO_2 释放 O_2 的部分。在这个范围内 PO_2 稍有下降，血氧饱和度就会明显降低，使 HbO_2 释放更多的 O_2，有利于在低 O_2 环境中为组织细胞提供更多的 O_2。安静状态下，当血液流经组织时，血中 PO_2 可从 100 mmHg 降到 40 mmHg，血氧饱和度从 98% 降到 75%，氧含量从 194 mL/L 降到 144 mL/L。此时每升血液流经组织时可释放出 50 mL O_2 供组织利用。

（3）氧解离曲线的下段：当 PO_2 在 15～40 mmHg 之间时，曲线陡直，它也是反映 HbO_2 与 O_2 解离的部分。在这个范围内 PO_2 的变化对血氧饱和度的影响最大，当组织细胞活动增强时，组织中 PO_2 可降至 15 mmHg，此时血液流经组织时，HbO_2 可进一步解离，血氧饱和度降至更低水平，使氧含量从 194 mL/L 降至 44 mL/L。此时每升血液流经组织时可释放出 150 mL O_2 供组织利用，有利于在低 O_2 环境中 O_2 的释放。同样，氧解离曲线的这一特点还提示，当动脉血 PO_2 较低时，只要吸入少量 O_2，就可以明显提高血氧饱和度和氧含量。

2. 影响氧解离曲线的因素 氧解离曲线受很多因素的影响，其中主要的影响因素有血液中 PCO_2、pH 值、温度和 2,3-二磷酸甘油酸（2,3-DPG）（图 5-8）。当血中 PCO_2 升高、pH 值减小和温度升高时，氧解离曲线右移，Hb 与 O_2 亲和力降低，促进 HbO_2 的解离和 O_2 的释放。相反，当血中 PCO_2 降低、pH 值增大和温度降低时，氧解离曲线左移，Hb 与 O_2 亲和力增强，O_2 的释放减少。此外，红细胞在无氧糖

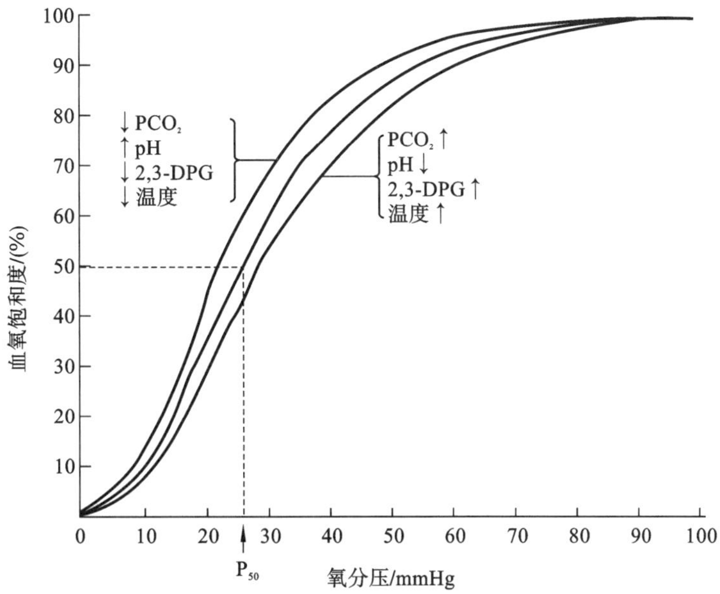

图 5-8　影响氧解离曲线的因素

酵解中形成 2,3-DPG，当红细胞内的 2,3-DPG 浓度增大时，也可使氧解离曲线右移，促进 HbO_2 的解离和 O_2 的释放。

知识链接

一氧化碳(CO)中毒

CO 中毒是由机体吸入过量 CO 引起的。CO 吸入后，因 CO 与 Hb 的结合能力为 O_2 的 210 倍，在红细胞内 CO 与 Hb 结合形成 HbCO。HbCO 不能携带 O_2，不易解离，而且还能抑制 Hb 与 O_2 结合和抑制细胞色素氧化酶，造成组织缺氧（特别是脑和心），使机体出现一系列缺氧症状：出现轻度头痛、无力、活动时呼吸困难；中度头痛加重、恶心、呕吐、头晕、视物模糊，活动时呼吸困难，甚至晕厥。严重时皮肤黏膜、口唇呈樱桃红色，神志模糊，步态不稳，呼吸、心跳加快，出现昏迷，发现或抢救不及时可引起死亡。

二、二氧化碳的运输

CO_2 在血中的运输方式包括物理溶解和化学结合。物理溶解的 CO_2 约占运输总量的 5%，化学结合有形成碳酸氢盐（图 5-9）和氨基甲酸血红蛋白两种形式。

（一）形成碳酸氢盐

组织细胞代谢产生的 CO_2 经组织换气扩散入血溶解到血浆中，血浆中的 CO_2 大部分经红细胞膜扩散到红细胞内。在红细胞内 CO_2 和 H_2O 在碳酸酐酶的催化作用下生成 H_2CO_3，H_2CO_3 再电离为 H^+ 和 HCO_3^-，使细胞内 HCO_3^- 的浓度不断增大。由于红细胞膜对分子小的负离子有通透性，细胞内 HCO_3^- 可顺浓度差扩散到血浆中。同时，为了维持细胞内的电平衡，血浆中的 Cl^- 可扩散进入红细胞内，这一现象称为氯转移。在血浆中 HCO_3^- 与 Na^+ 结合形成碳酸氢盐，以碳酸氢盐的形式将 CO_2 从组织处运输到肺部。

在肺部由于肺泡气中 PCO_2 较低，反应则逆向进行。血浆中 HCO_3^- 进入红细胞，Cl^- 从红细胞内顺电化学梯度扩散进入血浆。在红细胞内 HCO_3^- 与 H^+ 结合生成 H_2CO_3，H_2CO_3 在碳酸酐酶的催化下分解成 CO_2 和 H_2O，释放出的 CO_2 经红细胞膜扩散到血浆中，再经肺换气进入肺泡，最后经呼气排出体外。以碳酸氢盐形式运输的 CO_2 约占 CO_2 运输总量的 88%，它是 CO_2 运输的主要方式。

Note

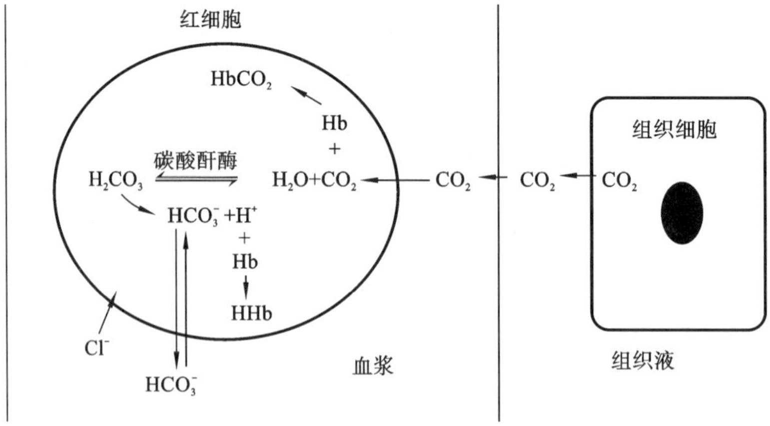

图 5-9　二氧化碳运输方式示意图

（二）形成氨基甲酸血红蛋白

血中 CO_2 进入红细胞后可直接与 Hb 的氨基结合生成氨基甲酸血红蛋白（HbNHCOOH），又称为碳酸血红蛋白。这是一种反应迅速、无需酶参与的可逆性反应。反应主要受氧合作用的影响。由于 HbO_2 与 CO_2 结合能力小于去氧 Hb 与 CO_2 结合能力，在组织部位 HbO_2 释放 O_2 可促进 Hb 与 CO_2 结合；在肺部 HbO_2 的形成可促使已结合的 CO_2 解离扩散入肺泡。

$$HbNH_2O_2 + H^+ + CO_2 \underset{\text{肺部 } PCO_2 \downarrow}{\overset{\text{组织 } PCO_2 \uparrow}{\rightleftharpoons}} HbNHCOOH + O_2$$

虽然以氨基甲酸血红蛋白形式运输的 CO_2 仅占运输总量的 7%，但在肺部排出的 CO_2 总量中，约有 18% 的 CO_2 是由氨基甲酸血红蛋白释放的，故此种运输形式有利于 CO_2 排出。

第四节　呼吸运动的调节

正常的呼吸是一种自主的节律性运动，呼吸节律的形成与呼吸运动的调节是通过呼吸中枢实现的。呼吸的深度和频率可随内外环境的变化而发生改变，使肺通气量与机体的代谢水平相适应，满足机体在不同状态下的代谢需求。

一、呼吸中枢与呼吸节律的形成

（一）呼吸中枢

呼吸中枢是指中枢神经系统内产生和调节呼吸运动的神经细胞群。它们可分布在大脑皮层、间脑、脑桥、延髓、脊髓等部位。不同部位的呼吸中枢在呼吸节律的形成和调节中起的作用不同，正常的呼吸节律是由各级呼吸中枢共同调节完成的。英国生理学家 Lumsden 用横切脑干的方法进行实验研究，在动物实验中发现，在脊髓和延髓之间横断（图 5-10，*D* 平面），动物的呼吸会立即停止，这说明脊髓不是自主呼吸节律产生的部位，脊髓前角运动神经元的活动受上位中枢的调控。在延髓和脑桥之间横断（图 5-10，*C* 平面），动物出现不规则的呼吸节律（喘息式呼吸），这说明延髓是产生呼吸基本节律的部位，延髓形成的呼吸节律还需要上位中枢的调节。在脑桥的上、中横断脑干（图 5-10，*B* 平面），动物出现深慢呼吸，如切断双侧迷走神经后，吸气明显延长，偶尔会有呼气的中断（即出现长吸式呼吸），这提示在脑桥上部有抑制吸气活动的神经元（即呼吸调整中枢）。在脑桥和中脑之间横断脑干（图 5-10，*A* 平面），动物可维持正常的呼吸节律，这说明正常的呼吸节律是在低位脑干产生的，是由延髓和脑桥共同形成的。

1. 延髓的呼吸中枢　动物实验证明呼吸基本节律产生于延髓，延髓是自主呼吸形成的最基本中枢。延髓呼吸中枢包括背侧呼吸组（DRG）和腹侧呼吸组（VRG）。背侧呼吸组相当于孤束核腹外侧部，

Note

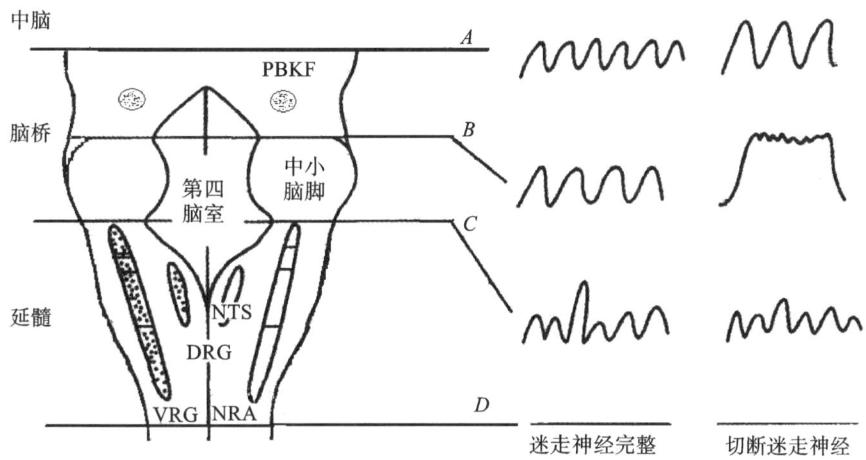

图 5-10 脑干呼吸神经核团和在不同平面横断脑干后呼吸运动变化示意图

PBKF 为臂旁内核和 KF；NTS 为孤束核；DRG 为背侧呼吸组；VRG 为腹侧呼吸

其中主要为吸气神经元，其兴奋时使脊髓的吸气神经元兴奋，引起吸气肌收缩产生吸气。腹侧呼吸组相当于疑核和后疑核及邻近区域，其中既有吸气神经元也有呼气神经元，其兴奋时可抑制吸气神经元活动，引起吸气肌舒张和呼气肌收缩产生主动呼气。

2. 脑桥的呼吸中枢 位于脑桥的头端背侧，主要指 PBKF 核群，它是由臂旁侧内核及其邻近的 Kolliker-Fuse(KF)核组成。脑桥的呼吸中枢的作用是传递冲动给延髓的吸气切断机制(见下文呼吸节律的形成)，抑制吸气，促进吸气向呼气转化，调节呼吸频率。

3. 高位脑中枢 高位脑中枢指在脑桥以上部位的呼吸中枢，如大脑皮层、边缘系统、下丘脑等。呼吸活动也受高位脑中枢的调节，它主要参与随意呼吸的调节，大脑皮层通过下行纤维在一定程度上可随意调节脑桥和延髓呼吸中枢的活动，随意改变呼吸深度和频率，以保证其他与呼吸相关活动，如说话、唱歌、哭笑和吞咽等动作的完成。机体在短时间内的随意屏气或加深、加快呼吸也是在大脑皮层的调控下实现的。

(二) 呼吸节律的形成

正常的呼吸节律产生于低位脑干，是由延髓和脑桥共同形成的，但正常呼吸节律形成的机制目前尚不清楚，关于呼吸节律形成的机制有许多假说，其中最公认的学说是神经元网络学说。该学说认为呼吸节律的产生依赖于延髓内神经元之间的相互联系和相互作用。在此基础上有些学者提出了中枢吸气发生器和吸气切断机制模型(图 5-11)。该模型认为：在延髓有一个中枢吸气发生器和由多种神经元组成的吸气切断机制。当延髓吸气发生器兴奋时，引起吸气。同时吸气发生器可通过三条途径使吸气切断机制兴奋：①直接兴奋吸气切断机制；②通过呼吸调整中枢的活动，兴奋吸气切断机制；③通过肺牵张感受器传入冲动，兴奋吸气切断机制。当吸气切断机制兴奋时，可通过负反馈抑制吸气，使吸气停止，转化为呼气。

二、呼吸运动的反射性调节

(一) 化学感受性呼吸反射

当血中的化学物质发生变化时，通过兴奋化学感受器引起呼吸活动的改变，称为化学感受性呼吸反射。当血液、脑组织液或脑脊液中 O_2、CO_2、H^+ 的水平发生变化时，可通过化学感受性反射调节呼吸运动，以维持内环境中 O_2、CO_2、H^+ 含量的相对稳定，保证组织细胞的代谢活动正常进行。

1. 化学感受器 化学感受器可根据存在的部位不同分为外周化学感受器和中枢化学感受器。其敏感刺激是 O_2、CO_2、H^+ 含量的变化。

(1) 外周化学感受器：颈动脉体和主动脉体，其中颈动脉体对呼吸的调节作用大于主动脉体。它主

Note

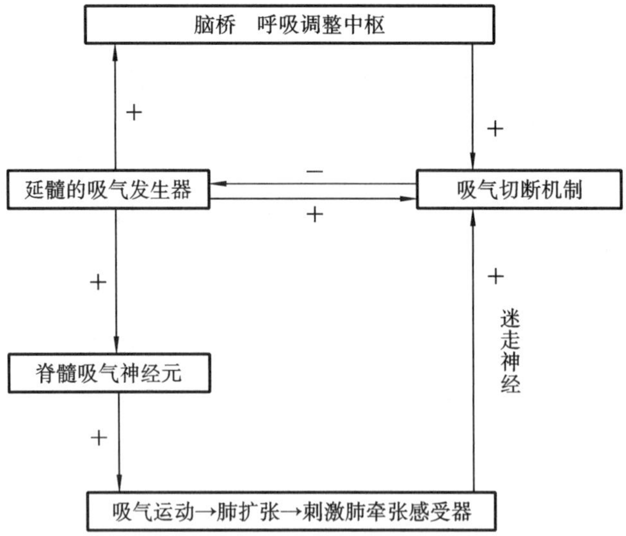

图 5-11　呼吸节律形成示意图

＋表示兴奋；－表示抑制

要感受血液中 PO_2、PCO_2 和血中 H^+ 浓度的变化。PO_2 降低、PCO_2 升高和 H^+ 浓度升高可使外周化学感受器兴奋，产生的传入冲动分别沿窦神经和迷走神经上传入延髓，使呼吸中枢兴奋，反射性地引起呼吸加深、加快。

(2) 中枢化学感受器：中枢化学感受器位于延髓腹外侧的浅表部位，主要感受脑脊液和局部组织液中 H^+ 浓度的变化。当脑脊液和局部组织液中 H^+ 浓度升高时，可使中枢化学感受器兴奋，产生传入冲动，兴奋呼吸中枢，引起呼吸加深、加快。中枢化学感受器对缺氧不敏感。

2. CO_2 对呼吸的影响　CO_2 对呼吸有很强的刺激作用，血中一定水平的 CO_2 对维持呼吸中枢的兴奋性是必要的，故 CO_2 是维持呼吸中枢兴奋性的必要生理刺激。

当空气中 CO_2 浓度在 7%左右时，吸入气中 CO_2 升高，可使肺泡气和动脉血中的 PCO_2 随之升高，通过兴奋化学感受器，使呼吸加深、加快，肺通气量增大。此时机体通过增大肺通气量排出体内过多的 CO_2，使肺泡和动脉血中 PCO_2 维持在近正常水平。但当空气中 CO_2 浓度超过 7%时，吸入气中 CO_2 增多，可导致体内 CO_2 堆积，引起呼吸抑制，出现呼吸困难、头痛、头昏，甚至昏迷等 CO_2 中毒症状。

CO_2 兴奋呼吸的作用是通过刺激中枢和外周化学感受器实现的，其中以兴奋中枢化学感受器为主要途径。吸入气中 CO_2 增多，使血中 PCO_2 升高，血中 CO_2 可迅速通过血脑屏障进入脑脊液中，在碳酸酐酶的作用下 CO_2 与 H_2O 结合生成 H_2CO_3，H_2CO_3 再电离出 H^+，使脑脊液中 H^+ 浓度增高，兴奋中枢化学感受器，使延髓呼吸中枢兴奋，引起呼吸加深、加快，肺通气量增大；血液中 CO_2 增多也可直接兴奋外周化学感受器，反射性引起呼吸加深、加快，肺通气量增大，此途径为次要途径。

3. 缺 O_2 对呼吸的影响　缺 O_2 对呼吸的调节作用具有双重性，血中 PO_2 降低对外周化学感受器具有兴奋作用，而对呼吸中枢的直接作用是抑制效应。

轻度缺 O_2(PO_2 降至 60 mmHg 以下)可使肺泡气和动脉血中的 PO_2 随之降低，通过兴奋化学感受器反射性引起呼吸加深、加快，肺通气量增大。此作用主要是通过兴奋外周化学感受器引起的。此时缺 O_2 对外周化学感受器的兴奋作用要大于对呼吸中枢的直接抑制作用。

重度缺 O_2(PO_2 降至 40 mmHg 以下)对呼吸具有抑制作用，呼吸变浅变慢。此作用主要是通过缺氧对呼吸中枢的直接抑制作用引起的，此时缺 O_2 对呼吸中枢的直接抑制作用要大于对外周化学感受器的兴奋作用。

4. 血中 H^+ 浓度对呼吸的影响　血液中 H^+ 浓度升高可引起呼吸加深、加快，肺通气量增大。反之，血液中 H^+ 浓度降低对呼吸具有抑制作用。血液中 H^+ 浓度升高可通过兴奋化学感受器反射性引起呼吸运动加强，其作用主要是通过兴奋外周化学感受器引起的。因为血液中 H^+ 不易通过血脑屏障，所以对中枢化学感受器兴奋作用很小。

Note

（二）肺牵张反射

肺牵张反射是指因肺的扩张引起吸气抑制和肺的缩小引起吸气兴奋的反射。肺牵张反射的感受器是位于气管和支气管平滑肌内的牵张感受器，传入神经为迷走神经，神经中枢是延髓的呼吸中枢。吸气时，肺扩张可牵拉呼吸道使肺牵张感受器兴奋，产生的传入冲动沿着迷走神经上传到延髓呼吸中枢，抑制吸气神经元的活动，使吸气停止，转化为呼气。呼气时，肺回缩对呼吸道的牵拉消失，肺牵张感受器的传入冲动减少，它对延髓吸气神经元抑制作用的解除，可引起吸气神经元兴奋产生吸气。

肺牵张反射的生理意义在于防止吸气过长、过深，促使吸气转化为呼气，此作用与脑桥呼吸调整中枢的作用相似。由于人体肺牵张反射的敏感性较低，对呼吸的调节作用小，故平静呼吸时，一般不参与呼吸运动的调节。但在病理情况下如通气阻力过大时，其中呼气阻力更大会导致肺过度扩张，对呼吸道的牵拉较强，使肺牵张感受器兴奋。通过肺牵张反射，可使呼吸变浅、变快，以阻止吸气过度，加速吸气和呼气交替，调节呼吸频率及深度。在动物实验中，切断双侧迷走神经后，动物会出现吸气延长，呼吸加深、变慢。

（三）呼吸肌本体感受性反射

呼吸肌本体感受性反射是指呼吸肌本体感受器受到刺激所引起的反射性呼吸变化。呼吸肌属于骨骼肌，其内有本体感受器肌梭或腱器官。呼吸肌收缩使肌肉张力和长度发生变化时，可引起呼吸肌的本体感受器兴奋，产生传入冲动，兴奋脊髓的前角 α 运动神经元，反射性引起呼吸肌的收缩加强，调节呼吸深度和频率。呼吸肌本体感受性反射不参与正常呼吸调节，其病理意义在于：当呼吸气道阻力增加时，可通过呼吸肌本体感受性反射，增强呼吸肌收缩力量，克服呼吸阻力，实现有效肺通气。

（四）防御性呼吸反射

防御性呼吸反射是指当呼吸道黏膜受到机械和化学刺激时，所引起的一些有保护作用的呼吸反射。它包括咳嗽反射和喷嚏反射。

1. 咳嗽反射 常见的防御性呼吸反射，它的感受器位于咽、喉、气管和支气管黏膜上，当呼吸道黏膜受到异物和有害刺激时，可引起呼吸道黏膜上的感受器兴奋，其传入冲动经迷走神经上传到延髓，从而反射性引起一系列协调有序的效应：咳嗽时先深吸气，后声门关闭，随后呼气肌强烈收缩，使肺内压迅速升高，然后声门突然打开，气体快速由肺冲出，同时将肺和呼吸道内异物或分泌物排出。此反射的生理意义在于：利用咳嗽时产生的快速的高压气流将呼吸道内的分泌物和异物清出呼吸道。

2. 喷嚏反射 因鼻黏膜受到刺激引起的，它的感受器位于鼻黏膜上。当鼻黏膜受到刺激时，可引起黏膜上的感受器兴奋，其传入冲动经三叉神经上传到延髓，从而反射性引起一系列协调有序的效应：打喷嚏时先深吸气，后声门关闭，随后呼气肌强烈收缩，使肺内压迅速升高，然后在声门突然打开的同时，悬雍垂下降，舌压向软腭，使肺内气体由鼻腔冲出。此反射的生理意义在于：利用产生的快速的高压气流清除鼻腔内异物或分泌物。

记忆重点

1. 呼吸是机体与环境之间的气体交换过程。它包括外呼吸（肺通气和肺换气）、气体在血中的运输和内呼吸（组织换气）三个基本环节。肺通气是呼吸运动产生动力（肺内压与大气压之间的压力差）克服肺通气的阻力（弹性阻力和肺弹性阻力）推动气体经呼吸道吸入或呼出肺的过程。肺通气的原动力是呼吸运动，直接动力是大气与肺泡气之间的压力差。肺通气的阻力包括肺与胸廓的弹性阻力和非弹性阻力（惯性阻力、黏滞阻力和气道阻力）。肺泡表面活性物质的主要作用是降低肺泡表面张力，其生理意义：①降低吸气阻力；②维持肺泡的稳定性；③防止液体渗入肺间质和肺泡。

2. 胸内负压主要是由肺回缩力形成的，其生理意义在于维持肺的扩张状态，促进静脉血和淋巴液的回流。肺活量反映一次呼吸的最大通气能力，在一定程度上可作为肺通气功能的指标。时间肺活量是一种动态指标，既反映肺活量的大小，又反映呼气时所遇阻力的变化，是较好的评价肺通气功能的

Note

指标。

3. 气体交换包括肺换气和组织换气。影响肺换气的主要因素有气体分压差，呼吸膜的厚度和面积，肺通气与血流比值。影响组织换气的因素主要是组织细胞代谢及血液供应情况。O_2 运输的方式有物理溶解和化学结合（形成 HbO_2）两种，形成 HbO_2 是 O_2 运输的主要方式。CO_2 的运输方式有物理溶解和化学结合两种，与 CO_2 的化学结合形式包括碳酸氢盐形式和氨基甲酸血红蛋白的形式，其中形成 $NaHCO_3$ 是 CO_2 运输的主要方式。

4. 呼吸的基本中枢位于延髓，它与脑桥的呼吸调整中枢共同形成基本正常的呼吸节律。肺牵张反射与脑桥呼吸调整中枢共同调节呼吸频率与深度。CO_2 是调节呼吸最重要的生理性化学因素，其兴奋呼吸的作用是通过刺激中枢化学感受器（主要）和外周化学感受器两条途径实现的。血液 H^+ 对呼吸的影响主要通过外周化学感受器实现。低 O_2 对呼吸的兴奋作用完全是通过外周化学感受器的途径实现的，低 O_2 对呼吸中枢的直接作用具有抑制性。

能力检测及答案

一、名词解释

呼吸　呼吸运动　潮气量　肺活量　每分肺通气量　肺泡通气量　通气与血流比值　肺换气　组织换气　血氧饱和度

二、简答题

1. 简述平静呼吸时肺通气的过程。
2. O_2 和 CO_2 在血中的运输方式有哪些？其主要方式是什么？
3. 当血液中 PO_2 降低、PCO_2 升高和 H^+ 浓度升高时，呼吸有何变化？其作用机制是什么？

三、单项选择题

在线答题

（李春艳　宋丽莉）

第六章　消化与吸收

学习目标

掌握：机械消化和化学消化的基本过程；掌握营养物质吸收的基本过程。

熟悉：神经、体液对消化腺分泌和消化道运动的调节作用。

了解：消化道平滑肌的生理特性和消化腺的分泌功能。

第一节　概　　述

生命活动需要能量，人类生命活动中所需的能量来源于食物。食物中所含的营养物质，如糖类、蛋白质和脂肪，大多以结构复杂的大分子形式存在而不能被人体直接利用，须在消化道内经消化而分解成结构简单的小分子物质，如氨基酸、甘油、脂肪酸和葡萄糖等，才能被机体吸收和利用。而维生素、无机盐和水则不需要分解就可直接被吸收利用。消化(digestion)是指食物中所含的营养物质在消化道内被加工分解为可吸收的小分子物质的过程。消化道对食物的消化有机械性消化(mechanical digestion)和化学性消化(chemical digestion)两种方式。前者是指通过消化道肌肉的舒缩活动，将食物磨碎，使之与消化液充分搅拌、混合，并将食物不断地向消化道远端推送的过程；后者则为通过消化液中含有的各种消化酶的作用，将食物中的大分子物质分解为结构简单、可被吸收的小分子物质的过程。正常情况下，两种方式的作用是紧密配合、互相促进、同时进行的，共同完成对食物的消化过程，食物经消化后形成的小分子物质，以及维生素、无机盐和水通过消化道黏膜上皮细胞进入血液和淋巴的过程，称为吸收(absorption)。未被吸收的食物残渣和消化道脱落的上皮细胞等在进入大肠后形成粪便，经肛门排出体外。消化和吸收是两个相辅相成、紧密联系的过程。

一、消化道平滑肌的生理特性

在消化道中，除口腔、咽、食管上端的肌肉和肛门外括约肌是骨骼肌外，其余部分由平滑肌组成。在平滑肌细胞之间存在缝隙连接。平滑肌的舒缩活动与食物的机械性消化、化学性消化以及吸收过程是密切相关的，细胞间的缝隙连接可使电信号在细胞间传递。消化道平滑肌具有肌肉组织的共同特征，如兴奋性、传导性和收缩性，同时具有自身的特点。

(一) 消化道平滑肌的一般生理特性

1. 兴奋性较低、收缩迟缓　与骨骼肌相比，消化道平滑肌的兴奋性较低，其收缩的潜伏期、收缩期和舒张期所占的时间均比骨骼肌长。消化道平滑肌的一次收缩过程可达 20 s 以上。

2. 富有伸展性　消化道平滑肌具有较大的伸展性。胃的伸展性尤其明显，进食后，大量食物暂时储存于胃内而不发生明显的压力改变，因而具有重要意义。

Note

3. 具有紧张性 消化道平滑肌经常保持一种微弱的持续收缩状态，称为平滑肌的紧张性。消化道各种不同形式的运动也都是在此紧张性的基础上进行的。

4. 自动节律性 消化道平滑肌在离体后置于适宜的环境中仍能进行节律性舒缩，其节律缓慢且不规则，变异性较大，通常每分钟数次至十余次，远不如心肌规则。

5. 对某些理化刺激的敏感性 用单个电刺激常不能引起平滑肌收缩；但它对温度变化、化学和牵张刺激的敏感性较高。例如，温度降低、微量的乙酰胆碱或牵拉均能引起其明显收缩；而微量的肾上腺素则使其舒张。

（二）消化道平滑肌的电生理特性

消化道平滑肌与其他可兴奋组织一样，也有生物电活动。主要有三种电变化，即静息电位、慢波电位和动作电位。

1. 静息电位 在静息状态下，消化道平滑肌正常的静息电位为－60～－50 mV，其特点是电位绝对值较低，电位不稳定，波动较大。静息电位的产生机制主要是 K^+ 由膜内向膜外扩散和钠泵的活动（见第二章）。此外，少量的 Na^+、Ca^{2+} 向膜内扩散和膜内 Cl^- 向膜外扩散也起一定的作用。

2. 慢波电位 消化道平滑肌在静息膜电位基础上，可自发地周期性地产生去极化和复极化，形成缓慢的节律性电位波动，由于其频率较慢，因而称为慢波（slow wave）电位。慢波可决定消化道平滑肌的收缩节律，故又称基本电节律（basic electrical rhythm，BER）。

3. 动作电位 在慢波电位的基础上，消化道平滑肌在受到各种理化因素刺激时，慢波电位可进一步去极化，当达到阈电位（约－40 mV）时，即可暴发动作电位；有时当慢波电位去极化达到阈电位时，动作电位也可自发产生。动作电位常叠加在慢波电位的峰顶上，幅度为 60～70 mV，可为单个，也可成簇出现（1～10 次/秒）。动作电位的升支主要由慢钙通道开放，大量 Ca^{2+} 内流和少量 Na^+ 内流而产生，而降支则主要由 K^+ 通道开放，K^+ 外流所引起。

消化道平滑肌的慢波电位、动作电位和肌肉收缩三者之间是紧密联系的。在慢波电位去极化的基础上产生动作电位，由动作电位再引起平滑肌收缩，动作电位频率较高时引起的平滑肌收缩也较强（图 6-1）。慢波电位虽然不能直接触发平滑肌的收缩，但它是决定肌肉收缩频率、传播速度和方向的控制波。

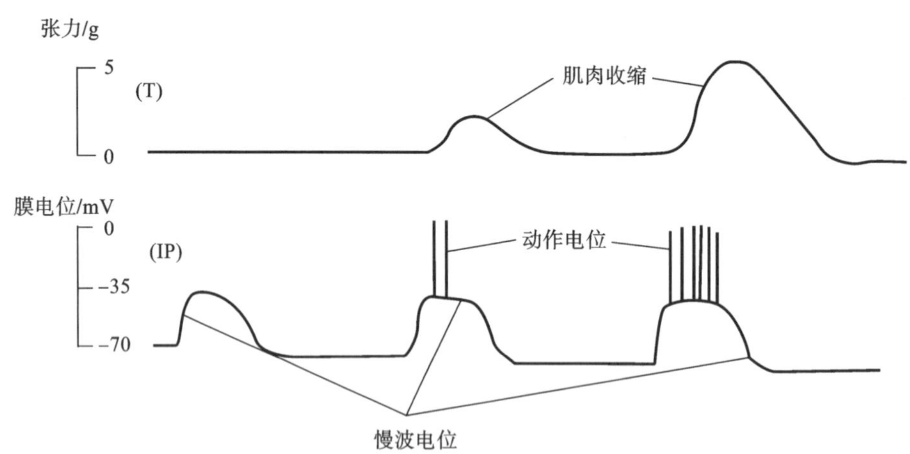

图 6-1 消化道平滑肌的电活动

T：张力；IP：细胞内电位

注：上面的曲线为肌肉收缩，收缩波只出现在动作电位时；下面的曲线为细胞内电极记录的基本电节律，在第二个和第三个波的除极化期，出现数目不同的动作电位。动作电位数目越多，收缩的幅度也越大。

二、消化腺的分泌功能

人体每日由各种消化腺分泌的消化液总量达 6～8 L。消化液主要由有机物、离子和水组成。其中最重要的是多种消化酶（表 6-1），食物的化学性消化就由它们来完成。

表 6-1 消化液的成分及其作用

消化液	分泌量/(L/d)	pH 值	主要成分	酶的底物	酶的主要水解产物
			黏液		
唾液	1.0～1.5	6.6～7.1	唾液淀粉酶	淀粉	麦芽糖、糊精
胃液	1.5～2.5	0.9～1.5	盐酸		
			胃蛋白酶(原)	蛋白质	际、胨
			内因子		
			黏液		
胰液	1.0～2.0	7.8～8.4	HCO_3^-		
			胰蛋白酶(原)	蛋白质	寡肽、氨基酸
			糜蛋白酶(原)	蛋白质	寡肽、氨基酸
			羧基肽酶(原)	肽	氨基酸
			胰脂肪酶	三酰甘油	脂肪酸、甘油、一酰甘油
			胆固醇酯酶	胆固醇酯	胆固醇
			胰淀粉酶	淀粉	麦芽糖、寡糖
			核糖核酸酶	RNA	单核苷酸
			脱氧核糖核酸酶	DNA	单核苷酸
胆汁	0.8～1.0	6.8～7.4	胆盐		
			胆固醇		
			胆色素		
小肠液	1.0～3.0	7.6	黏液		
			肠激酶	胰蛋白酶原	胰蛋白酶
大肠液	0.5	8.3～8.4	黏液		
			HCO_3^-		

消化腺的分泌过程是腺细胞主动活动的过程，包括从血液中摄取原料，在细胞内合成并浓缩，以酶原颗粒和囊泡等形式储存起来，需要时由细胞排出等复杂的过程。

消化液的主要功能：①稀释食物，使之与血浆的渗透压相等，以利于吸收；②改变消化道内的 pH 值，使之适应消化酶活性的需要；③水解复杂的食物成分，使之便于吸收；④通过分泌黏液、抗体和大量液体，保护消化道黏膜，防止物理性和化学性的损伤。

第二节　消化道各段的消化功能

一、口腔内的消化

消化过程从口腔开始。食物在口腔内经过咀嚼被磨碎，经舌的搅拌使食物和唾液混合形成食团，唾液中的消化酶对食物有较弱的化学消化作用。食物在口腔中停留时间只有 15～20 s，然后被吞咽入胃。

(一) 唾液及其作用

唾液为无色、无味、近于中性(pH 6.6～7.1)的液体，每天分泌量为 1～1.5 L。唾液的成分约 99%

是水，其余为无机物和有机物。无机物中有 Na^+、K^+、Ca^{2+}、Cl^-、HCO_3^-、硫氰酸盐等。有机物主要有黏蛋白、唾液淀粉酶、溶菌酶、免疫球蛋白 A(IgA)、乳铁蛋白、富含脯氨酸的蛋白质、激肽释放酶以及血型物质等。

唾液的作用如下：①湿润口腔和食物，便于说话和吞咽。②溶解食物，引起味觉。③清洁和保护口腔：富含脯氨酸的蛋白有保护牙釉质，与有害的鞣酸结合的作用。④抗菌作用：唾液中的溶菌酶、IgA、硫氰酸盐、乳铁蛋白具有杀菌或抑菌作用。⑤消化作用：唾液淀粉酶可将食物中的淀粉分解成麦芽糖，唾液中的淀粉酶发挥作用的最适 pH 值为 7.0，食团入胃后，其内部的酶活性还可维持一段时间。⑥其他作用：唾液中的激肽释放酶参与激肽的合成，后者可使局部血管扩张，因此唾液腺分泌活动增强时，血流量也增加。

（二）咀嚼与吞咽

咀嚼的作用主要：①磨碎、混合和润滑食物，使之易于吞咽；②使食物与唾液淀粉酶接触，开始淀粉的化学性消化；③反射性地引起胃、胰、肝、胆囊的活动，为下一步的消化过程做好准备。

吞咽是由一系列活动组成的复杂反射，使食团从口腔入胃。可分为三期：第一期，由口到咽，是随意动作；第二期，由咽到食管上段，由一系列快速反射动作协调完成，历时不到 1 s，此期呼吸被反射性抑制；第三期，食团沿食管下移入胃，由食管蠕动来完成。蠕动(peristalsis)是指消化道器官(如食管)平滑肌的顺序收缩，形成一种向前推进的波形运动。蠕动波起源于咽上缩肌，在吞咽的第二期传到食管，再沿食管向胃的方向传播，通常 7～10 s 便可推动食团入胃，如果此蠕动(称原发生性蠕动)波未能将食物推入胃中而暂时滞留于食管内，食团对食管的扩张刺激通过局部肌间神经丛及迷走-迷走反射，将再次发动蠕动(继发性蠕动)，猛推残留于食管的食物或从胃反流的食物入胃。第二、三期都是不随意反射动作。因此，当吞咽中枢受损，可导致吞咽功能障碍。

（三）食道的功能

食管下括约肌：在食管与胃的贲门连接处(1～2 cm 范围)的环行肌轻度增厚，起到类似生理括约肌的作用，通常将这一段食管称为食管下括约肌(low esophageal sphincter，LES)，在未吞咽的静息状态下，管腔内的压力约 20 mmHg，高于胃内压，当蠕动波到达时舒张。食团入胃后，LES 收缩，恢复其静息时的张力，因此可防止食物、胃液及气体反流。

知识链接

LES 功能异常

失弛缓症(achalasia)患者吞咽时 LES 不能舒张，呈持续痉挛性收缩，原发性蠕动波很弱且非推进性，因此食管呈功能性关闭，吞咽物堆积于下食管而使之扩张。

二、胃内消化

从功能上通常将胃分为头区和尾区，头区包括胃底和胃体的上端，尾区包括胃体的下端和胃窦。胃黏膜中有三种外分泌腺：①贲门腺：属黏液腺。②泌酸腺：腺体主要有壁细胞、主细胞和颈黏液细胞，它们分别分泌盐酸、胃蛋白酶原和黏液，壁细胞还分泌内因子(intrinsic factor)。③幽门腺：含有黏液细胞和 G 细胞，前者分泌黏液、HCO_3^- 及胃蛋白酶原，后者分泌促胃液素。

（一）胃液及其作用

纯净的胃液是无色的透明酸性液体，pH 值为 0.9～1.5。正常成人每日分泌量为 1.5～2.5 L。胃液中除含大量水外，主要成分包括盐酸、HCO_3^-、Na^+、K^+ 等无机物和消化酶、黏蛋白、内因子等有机物。

1. 盐酸 盐酸也称胃酸(gastric acid)，由泌酸腺中的壁细胞(parietal cell)所分泌。盐酸在胃液中有两种形式：一种呈游离状态，称为游离酸；另一种与蛋白质结合成盐酸蛋白盐，称为结合酸。两者在胃液中的总浓度称为胃液的总酸度。

Note

盐酸的生理作用主要有以下几个方面：①可将无活性的胃蛋白酶原激活为有活性的胃蛋白酶，并为其发挥分解蛋白质的作用提供合适的酸性环境；②可促使食物中的蛋白质变性，使之易于被消化；③可杀灭随食物进入胃内的细菌；④可与 Ca^{2+} 和 Fe^{2+} 结合形成可溶性盐，从而促进它们在小肠内的吸收；⑤进入十二指肠后，可促进促胰液素、缩胆囊素的释放，进而促进胰液、胆汁和小肠液的分泌。

盐酸分泌过多，对胃、十二指肠黏膜有侵蚀作用，使黏膜层受损，也可能是诱发胃和十二指肠溃疡的原因之一；盐酸分泌过少，则可产生腹胀、腹泻等消化不良的症状。

2. 胃蛋白酶原 胃蛋白酶原(pepsinogen)主要是由泌酸腺的主细胞合成和分泌的。胃蛋白酶原以无活性的酶原形式储存在细胞内。迷走神经兴奋、进餐以及其他刺激可引起其释放增多。胃蛋白酶原进入胃腔后，在盐酸的作用下或酸性环境中，分离出 1 个小分子多肽，从而形成有活性的胃蛋白酶(pepsin)。已被激活的胃蛋白酶对胃蛋白酶原也有激活作用，即自我激活。

胃蛋白酶的功能是水解蛋白质，生成际和胨及少量多肽和氨基酸。当胃酸分泌不足导致消化不良时，可服用稀盐酸和胃蛋白酶。

3. 黏液和碳酸氢盐 胃的黏液(mucus)是由胃黏膜表面的上皮细胞、黏液颈细胞、贲门腺和幽门腺的黏液细胞共同分泌的，其主要成分是糖蛋白，具有较高的黏滞性和形成凝胶的特性。它在正常人的胃黏膜表面形成厚约 0.5 mm 的黏液凝胶保护层，为胃黏膜上皮细胞厚度的 10～20 倍。胃黏液的作用如下：①具有润滑作用，有利于食糜在胃内的往返运动；②保护胃黏膜免受坚硬食物的机械性损伤；③黏液呈中性或弱碱性，可降低胃液的酸度，减弱胃蛋白酶的活性；④由于黏液具有较高的黏滞性，在胃黏膜表面形成的黏液层能减慢胃腔中的 H^+ 向胃壁扩散的速度。

4. 内因子 内因子是壁细胞分泌的一种糖蛋白。它有两个活性部位，一个部位与进入胃内的维生素 B_{12} 结合，形成内因子维生素 B_{12} 复合物，保护维生素 B_{12} 不被小肠内水解酶破坏；另一部位与远侧回肠黏膜上的受体结合，促进维生素 B_{12} 的吸收。当缺乏内因子时，可造成维生素 B_{12} 缺乏症，影响红细胞生成，出现恶性贫血。

（二）胃的运动

胃是消化道内最膨大的部分，一般成人胃容量为 1.0～2.0 L，胃具有暂时储存食物的功能。食物通过胃的机械性消化形成食糜；通过胃的化学性消化，使蛋白质初步分解；此后，食糜借助于胃的运动被逐步排入十二指肠。

1. 容受性舒张 进食时，食物刺激口腔、咽、食管等处的感受器后，可通过迷走神经反射性地引起胃底和胃体的平滑肌舒张，称为胃的容受性舒张(receptive relaxation)。正常成人空腹时胃的容量仅约 50 mL，进餐后可达 1.0～2.0 L，这一运动形式使胃的容积明显增大，能够接受吞咽入胃的大量食物，而胃内压则无显著升高。其生理意义是使胃更好地完成容受和储存食物的功能。

2. 紧张性收缩 胃平滑肌经常处于轻度的收缩状态，称为紧张性收缩。在消化过程中，这种收缩逐渐增强，其生理意义在于使胃保持一定的形状和位置，维持一定的胃内压，有利于胃液渗入食糜中。紧张性收缩是胃其他运动形式有效进行的基础，头区的紧张性收缩在进食后有所加强，可将食糜缓慢地推进至胃的尾区。

3. 蠕动 胃的蠕动是一种起始于胃的中部并向幽门方向推进的波形运动(图 6-2)。空腹时基本见不到胃的蠕动，食物进入胃后约 5 min，便引起明显的蠕动。蠕动从胃的中部开始，有节律地向幽门方向行进，约每分钟 3 次，一个蠕动波约需 1 min 到达幽门，所以通常是一波未平，另一波又起。蠕动波开始时较弱，在传播途中逐步加强，速度也明显加快，一直传播到幽门，并将 1～2 mL 食糜排入十二指肠，常把这种作用称为幽门泵。并不是每一个蠕动波都能到达幽门，有些蠕动波到胃窦后即行消失。一旦收缩波超越胃内容物，并到达胃窦终末

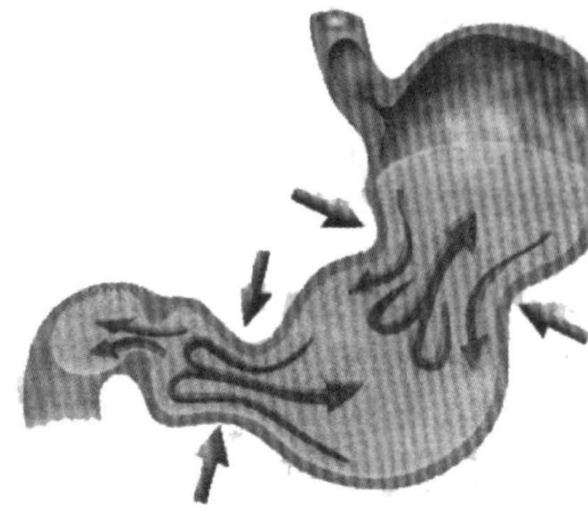

图 6-2 胃的蠕动

Note

时，由于胃窦终末部的有力收缩，部分胃内容物将被反向推回到近侧胃窦和胃体。食糜的这种后退，非常有利于食物和消化液的混合，还可机械地磨碎块状固体食物。

蠕动的生理意义主要在于：①磨碎进入胃内的食物，使其与胃液充分混合，形成食糜，有利于化学消化；②将食糜逐步地推进到幽门部，并以一定速度送入十二指肠。

知识链接

呕　吐

呕吐(vomiting)是将胃及上段小肠的内容物从口腔猛力排出的动作，是一个复杂的反射过程，呕吐中枢位于延髓网状结构的背侧。来自身体许多部位的感受器的传入冲动都可到达呕吐中枢，发动呕吐反射。

呕吐能排出摄入的有害物质，因此具有保护意义，但剧烈而频繁的呕吐会影响进食和正常的消化活动，而且大量消化液的丢失，会导致机体失水和电解质平衡紊乱。

(三) 胃的排空及其控制

食物由胃排入十二指肠的过程称为胃排空(gastric emptying)。胃排空的速度因食物的种类、性状和胃的运动情况而异。稀的流体食物较固体食物排空快；切碎的、颗粒小的食物比大块的食物快；等张盐溶液比高张或低张溶液排空快。在三种主要食物成分中，糖类排空最快，蛋白质次之，脂类最慢。普通的混合食物，每餐后由胃完全排空需4～6 h。胃排空的动力是胃收缩运动造成的胃内压与十二指肠内压之差。因此，胃的排空速度受来自胃和十二指肠两方面因素的控制。

1. 胃内容物促进排空　胃内促进排空的因素是胃内容物，胃内容物的容量与排空速度呈线性关系。胃内容物扩张胃壁的机械刺激通过迷走-迷走反射和壁内神经丛反射使胃运动增强。胃内容物中主要是蛋白质消化产物能引起促胃液释放，也可增强胃窦运动。

2. 十二指肠内容物抑制排空　食糜中的盐酸、脂肪及蛋白质消化产物、高张溶液以及机械性扩张刺激，通过肠-胃反射和局部刺激小肠上段黏膜释放促胃液素、促胰液素、缩胆囊素、抑胃肽等，从而抑制胃排空(促胃液素虽然刺激胃窦收缩，但同时增强幽门括约肌的收缩，其总的作用是延缓胃排空)。当进入十二指肠的酸性食糜被中和，渗透压降低以及食物的消化产物被吸收时，对胃运动的抑制性影响被消除，胃运动又增加，推送一部分食糜进入十二指肠。可见胃的排空是间断性的，而且与上段小肠内的消化、吸收相适应。如果控制胃排空的机制发生障碍，可导致排空过快或过慢，长期下去前者易引起十二指肠溃疡，后种情况易致胃溃疡。胃切除或胃空肠吻合患者，进食应少量多餐，如一次进食过多，由于缺少胃排空控制机制，过量胃内容物快速进入小肠超过小肠吸收速度，高渗透压的小肠内容物吸引肠壁内的水分进入肠腔而导致腹泻，严重时可导致血容量减少和低血压。

三、小肠内消化

食糜由胃进入十二指肠，开始小肠内的消化。由于胰液、小肠液及胆汁的化学消化作用，以及小肠运动的机械性消化作用，食物的消化过程在小肠基本完成，经过消化的营养物质也大部分在小肠被吸收，剩余的食物残渣进入大肠。因此，小肠是消化与吸收的最重要部位。食物通过小肠的时间为3～8 h。

(一) 胰液及其作用

胰腺具有内分泌和外分泌两种功能。胰液是由胰腺的腺泡细胞及小导管管壁细胞分泌的。胰液是一种无色、无味的碱性液体，pH值为7.8～8.4，每日分泌约为1.5 L，渗透压与血浆相等。胰液的成分包括水、无机物和有机物。水、无机物主要由胰腺小导管细胞分泌，其中最为重要的是碳酸氢盐；有机物由胰腺腺泡细胞分泌，主要是各种消化酶，包括胰淀粉酶、胰脂肪酶、胰蛋白酶原和糜蛋白酶原等。

1. 碳酸氢盐　能中和进入十二指肠的盐酸，使肠黏膜免受酸性食糜的侵蚀，并为小肠内的多种消

Note

化酶提供适宜的 pH 环境(7.0～8.0)。

2. 蛋白水解酶 主要有胰蛋白酶(trypsin)、糜蛋白酶(chymotrypsin)和羧基肽酶(carboxypeptidase)等,它们均以酶原的形式储存于腺泡细胞内和被分泌。胰蛋白酶原在肠液中肠激酶(enterokinase)的作用下,转变为有活性的胰蛋白酶。此外,胰蛋白酶也能激活胰蛋白酶原(自身催化)。胰蛋白酶还激活糜蛋白原、弹性蛋白酶原(proelastase)及羧基肽酶原,使它们分别转化为相对应的酶。胰蛋白酶和糜蛋白酶使蛋白质分解为多肽和氨基酸,前者可再被羧基肽酶、弹性蛋白酶进一步分解。此外,胰液中还含有 RNA 酶和 DNA 酶,可使相应的核酸水解为单核苷酸。

3. 胰淀粉酶(pancreatic amylase) 将淀粉、糖原及大多数碳水化合物水解成二糖及少量三糖,但不能水解纤维素。其最适 pH 值接近 7.0。

4. 胰脂肪酶(pancreatic lipase) 以活性形式分泌,它可将脂肪水解为脂肪酸、甘油一酯及甘油。最适 pH 值为 8.0,但需在辅脂肪酶(colipase)的存在下才能充分发挥作用。辅脂肪酶可将脂肪酶紧密地附着于油-水界面,因而增加脂肪酶水解效果。胰液中还含有胆固醇酯水解酶及磷脂酶 A_2,分别水解胆固醇脂及卵磷脂,生成胆固醇、溶血卵磷脂和脂肪酸。

知识链接

胰消化酶的临床应用

由于胰液中含有水解三种主要营养成分的消化酶,因而是最重要的一种消化液。正常时,有少量的胰消化酶(如胰淀粉酶和胰脂酶)进入血液循环,但在急性胰腺炎时血液中的胰酶水平显著升高,所以测定血液中的胰淀粉酶或脂肪酶浓度是诊断急性胰腺炎的一个重要指标。

(二) 胆汁及其作用

胆汁由肝细胞生成,经肝管流出后,可经胆总管至十二指肠,或由肝管转入胆囊而储存于胆囊,消化时再由胆囊排出至十二指肠。胆汁和胰液、肠液一起,对小肠内的食糜进行化学性消化。

成人每日分泌胆汁 800～1000 mL,胆汁的生成量和蛋白质的摄入量有关,蛋白质丰富的食物可生成较多的胆汁。

胆汁呈金黄色,在胆囊中储存时因浓缩而颜色变深。肝胆汁呈弱碱性(pH 值为 7.4),胆囊胆汁则因碳酸氢盐在胆囊中被吸收而呈弱酸性(pH 值为 6.8)。

胆汁的成分很复杂,除水分和钠、钾、钙、碳酸氢盐等无机成分外,所含有机成分有胆盐、胆色素、脂肪酸、胆固醇、卵磷脂和黏蛋白等。胆汁中没有消化酶。

胆汁对于脂肪的消化和吸收具有重要意义。

1. 乳化脂肪 胆汁中的胆盐、胆固醇和卵磷脂等都可作为乳化剂,减低脂肪的表面张力,使脂肪乳化成微滴,分散在肠腔内,这样便增加了胰脂肪酶的作用面积,使其分解脂肪的作用加速。

2. 促进脂肪的吸收 胆盐因其分子结构的特点,当达到一定浓度后,可聚合而形成微胶粒。肠腔中脂肪的分解产物如脂肪酸、一酰甘油等,均可掺入微胶中形成水溶性复合物(混合微胶粒)。因此,胆盐便成了不溶于水的脂肪水解产物到达肠黏膜表面所必需的运载工具,对于脂肪消化产物的吸收具有重要意义。

3. 促进脂溶性维生素的吸收 胆汁通过促进脂肪分解产物的吸收,对脂溶性维生素(维生素 A、维生素 D、维生素 E、维生素 K)的吸收也有促进作用。

4. 利胆作用 胆盐由肝细胞分泌,经过胆总管排入十二指肠后,其中大部分由回肠吸收入血,由门静脉运送到肝,称为胆盐的肠-肝循环。胆盐通过肠-肝循环到达肝细胞后,刺激肝细胞合成和分泌胆汁,这种作用称为胆盐的利胆作用。胆结石阻塞或肿瘤压迫胆管,可引起胆汁排放困难,从而影响脂肪的消化吸收及脂溶性维生素的吸收,同时由于胆管内压力升高,一部分胆汁进入血液可发生黄疸。此外,胆汁在十二指肠中还可以中和一部分胃酸;胆盐在小肠内的吸收还是促进胆汁自身分泌的一个体液因素。

Note

（三）小肠液及其作用

小肠内有两种腺体，即十二指肠腺（duodenal gland）和小肠腺（small intestinal gland），前者分布于十二指肠上段，后者分布于整个小肠。

十二指肠腺分泌富含黏液和水的碱性液，其主要作用是保护十二指肠黏膜免受消化液的侵蚀，以及与胰液、肝胆汁一起中和进入十二指肠内的胃酸。

小肠腺中及分散于小肠黏膜表面上皮细胞之间的杯状细胞，其分泌的黏液起润滑和保护小肠黏膜的作用；小肠腺中大量肠上皮细胞分泌含有大量水和电解质的等渗液，其分泌速度约为 1.8 L/d，pH 值为 7.5～8.0。这种液体被分泌后又被小肠绒毛再吸收，从腺体到绒毛的循环为小肠内营养物的吸收提供了运载工具。

从小肠腺分泌入肠腔内的消化酶可能只有肠激酶一种，它能激活胰蛋白酶原。但在小肠黏膜上皮细胞特别是绒毛的上皮细胞，含有多种消化酶，如分解肽类的肽酶、分解中性脂肪的脂肪酶和 4 种分解二糖的酶（蔗糖酶、麦芽糖酶、异麦芽糖酶和乳糖酶），这些酶可催化绒毛外表面食物的分解，其分解产物随后进入小肠上皮细胞内。因此，小肠本身对食物的消化是在小肠上皮细胞的纹状缘或上皮细胞内进行的。这些上皮细胞上的消化酶可随脱落的细胞进入肠腔内，但对小肠内的消化不起作用。

（四）小肠的运动

小肠的运动功能是靠肠壁的两层平滑肌完成的。肠壁的外层是纵行肌，内层是环行肌。

小肠的运动形式包括紧张性收缩、分节运动和蠕动三种。

（1）紧张性收缩：小肠平滑肌的紧张性收缩是小肠其他运动形式有效进行的基础。当小肠紧张性收缩减弱时，肠腔易于扩张，肠内容物的混合和转运减慢；相反，当小肠紧张性收缩增强时，食糜在小肠内的混合和运转过程加快。

（2）分节运动：这是一种以肠环行肌为主的节律性收缩和舒张运动（图 6-3）。分节运动在空腹时几乎不存在，进食后才逐渐变强。分节运动的推进作用很小，它的作用在于使食糜与消化液充分混合，便于进行化学性消化；它还使食糜和肠壁紧密接触，为吸收创造了良好的条件；分节运动还能挤压肠壁，有助于血液和淋巴的回流。

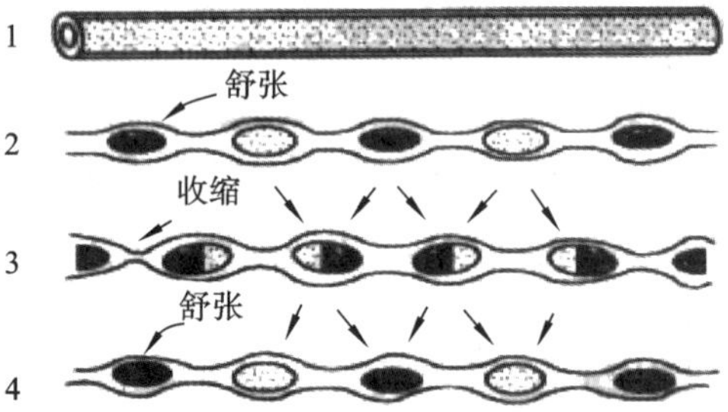

图 6-3　小肠的分节运动

1. 肠管表面模式图；2～4 肠管纵切面观，表示不同阶段的食糜节段分割和合拢组合情况

（3）蠕动：小肠的蠕动可发生在小肠的任何部位，近端小肠的蠕动速度大于远端。小肠蠕动波很弱，通常只进行一段短距离（约数厘米）后即消失。蠕动的意义在于使经过分节运动作用的食糜向前推进一步，到达一个新肠段，再开始分节运动。

食糜在小肠内通过蠕动被推进的速度为 1～2 cm/min，从幽门部到回盲瓣需要 3～5 h。此外，小肠还有一种推进速度很快、传播较远的蠕动，称为蠕动冲，它可将食糜从小肠的始端一直推送至回肠末端及结肠。蠕动冲可由吞咽动作或食糜对十二指肠的刺激而引起，有些药物（如泻药）的刺激，也可以引起蠕动冲。

四、大肠的功能

人类的大肠没有重要的消化功能。大肠的主要功能如下：①吸收肠内容物中的水分和无机盐，参与机体对水、电解质平衡的调节；②吸收由结肠内微生物合成的维生素B复合物和维生素K；③完成对食物残渣的加工，形成并暂时储存粪便，以及将粪便排出体外。

（一）大肠液及其作用

大肠液是由大肠黏膜表面的柱状上皮细胞及杯状细胞分泌的碱性液体，富含黏液和碳酸氢盐，pH值为8.3～8.4，具有保护肠黏膜和润滑粪便的作用。

（二）大肠的运动

大肠的运动少而缓慢，对刺激的反应也较迟缓，这些特点有利于粪便在大肠内暂时储存。

1. 袋状往返运动 这是人体在空腹和安静时大肠最多见的一种非推进性运动形式。这种运动形式是由环行肌的不规则收缩而引起的，它使结肠呈现一串结肠袋，结肠内的压力升高，结肠袋中的内容物向前、后两个方向做短距离位移，对内容物仅起缓慢的搓揉作用，而不能向前推进，这种运动有助于促进水的吸收。

2. 分节推进和多袋推进运动 这是人在餐后或副交感神经兴奋时大肠的运动形式。分节推进运动是指环形肌有规则地收缩，将一个结肠袋的内容物推移到邻近肠段，收缩结束后，肠内容物不返回原处；如果在一段较长的结肠壁上同时发生多个结肠袋收缩，并使其内容物向下推移，则称为多袋推进运动。

3. 蠕动 与消化道其他部位一样，大肠蠕动的意义也在于将肠内容物向远端推进。此外，大肠还有一种进行快而行程远的蠕动，称为集团蠕动（mass peristalsis）。该蠕动通常始于横结肠，可将大肠内一部分内容物推送到乙状结肠或直肠，每日发生3～4次，常见于餐后或胃内有大量食物充盈时。这种餐后结肠运动的增强称为胃-结肠反射。胃-结肠反射敏感的人往往在餐后或餐间产生便意，此属于生理现象，多见于儿童。

（三）排便与排便反射

进入大肠的食物残渣经细菌的发酵和腐败，其中部分水分、无机盐和维生素被吸收后形成的产物，加上脱落的肠黏膜上皮细胞和大量的细菌共同构成粪便。据估计，粪便中细菌占粪便固体总量的20%～30%。粪便是通过排便反射排出体外的。

人体的直肠内通常没有粪便。当肠的蠕动将粪便推送入直肠时，粪便可刺激直肠壁的感受器，冲动经盆神经和腹下神经传至脊髓腰骶段的初级排便中枢，同时上传至大脑皮层引起便意。如果环境许可，皮层发出下行冲动至脊髓初级排便中枢，初级排便中枢的传出冲动经盆神经引起降结肠、乙状结肠和直肠收缩，肛门内括约肌舒张。同时，阴部神经的传出冲动减少，肛门外括约肌舒张，使粪便排出体外。此外，腹肌和膈肌收缩，增加腹内压，促进排便。如果环境不许可，大脑皮层则发出下行抑制性冲动，抑制脊髓初级排便中枢的活动，排便反射活动就受到抑制。因此，排便活动是受主观意识控制的。

正常人的直肠对粪便的压力刺激具有一定的阈值，当达到此阈值时，就会引起便意和排便反射。如果经常抑制排便反射，直肠对粪便的压力刺激就会逐渐变得不敏感，阈值升高，从而使粪便在肠腔内停留的时间延长，水分吸收过多而变得干硬，易导致便秘。经常便秘又可引起痔疮、肛裂等疾病。

知识链接

排　便

排便反射受大脑皮层的意识控制，如果经常抑制便意，可使直肠对粪便压力刺激的敏感性逐渐降低，便意的刺激阈升高导致粪便在大肠内滞留过久，水分吸收过多而干硬，引起排便困难和排便次数减少，称为便秘。另外，直肠黏膜可由于炎症而敏感性提高，即使肠内只有少量粪便和黏液等，也可引起便意及排便反射，并在便后有排便未尽的感觉，临床上称为“里急后重”，常见于痢疾或肠炎。

Note

第三节 吸　　收

一、吸收的部位及机制

（一）吸收的部位

消化道不同部位对各种物质的吸收能力和速度是不同的。食物在口腔和食管内一般不能被吸收，只有某些脂溶性药物（如硝酸甘油）能通过口腔黏膜进入血液；在胃内，食物也很少被吸收，仅有乙醇和少量水分以及某些药物（如阿司匹林）可在胃内被吸收；大肠主要吸收水分和无机盐。

作为重要的吸收部位，小肠具备多方面的有利条件：①吸收面积大，正常成人的小肠长 4～5 m，其黏膜具有许多环状皱襞，皱襞上有大量绒毛，在绒毛的每个柱状上皮细胞顶端又有 1700 条左右微绒毛，这样的结构可使小肠黏膜的总面积增加 600 倍，达到 200～250 m^2，几乎是一个成人体表面积的 130 倍；②绒毛内富含毛细血管、毛细淋巴管、平滑肌纤维和神经纤维网等结构，淋巴管纵贯绒毛中央，称为中央乳糜管，消化期内，小肠绒毛产生节律性的伸缩和摆动，可促进绒毛内毛细血管网和中央乳糜管内的血液和淋巴向小静脉和淋巴管流动，有利于吸收；③营养物质在小肠内已被消化为结构简单的可吸收的物质；④食物在小肠内停留时间较长，一般为 3～8 h。

（二）小肠吸收的途径和机制

1. 吸收的途径　小肠内的水、电解质和食物水解产物的吸收，主要经跨细胞和细胞旁途径跨越肠上皮层进入细胞外间隙，然后再进入血液和淋巴。跨细胞途径是指肠腔内物质由肠上皮细胞顶端膜进入细胞，再由细胞基底侧膜进入细胞外间隙的过程；而细胞旁途径则为肠腔内物质通过上皮细胞之间的紧密连接进入细胞外间隙的过程。

2. 吸收的机制　小肠内的水、电解质和食物水解产物的吸收机制有多种，包括被动转运和主动转运（见第二章和第八章）。

二、小肠内主要营养物质的吸收

（一）糖的吸收

食物中的糖类包括多糖（淀粉、糖原）、双糖（蔗糖、麦芽糖）和单糖（葡萄糖、果糖、半乳糖）。小肠黏膜仅能吸收单糖，吸收的途径是血液。肠腔内的单糖主要是葡萄糖，约占单糖总量的 80%，其余的单糖是半乳糖、果糖和甘露糖。食物中的双糖，即乳糖，在肠黏膜上皮细胞刷状缘上的乳糖酶作用下，可被水解成半乳糖和葡萄糖。经过消化而产生的单糖，可被小肠黏膜上皮细胞以继发性主动转运的形式吸收。

葡萄糖的吸收是逆浓度差进行的继发性主动转运过程，其能量来自钠泵。小肠黏膜上皮细胞的侧膜上存在钠泵，而小肠上皮刷状缘上存在转运葡萄糖的转运体。由于钠泵的运转，造成细胞膜外即肠腔内 Na^+ 的高势能，当 Na^+ 通过与转运体结合顺浓度差进入细胞内时，由此释放的能量可用于葡萄糖分子逆浓度差进入细胞。随着细胞内葡萄糖浓度的升高，葡萄糖通过上皮细胞基底膜上的载体，顺着浓度差被动地扩散入细胞间液后再吸收进入血液。与此同时，进入细胞内的 Na^+ 被细胞侧膜上的 Na^+ 泵转运到细胞外（图 6-4）。可见，葡萄糖的吸收有赖于 Na^+ 的主动转运，二者同时进行，相互耦联，需要消耗能量。

（二）蛋白质的吸收

食物中的蛋白质经消化分解成氨基酸才能被吸收。小肠吸收氨基酸也是继发性主动转运过程，即与 Na^+ 的主动吸收相耦联的过程。其具体机制可能类似于葡萄糖的吸收。

Note

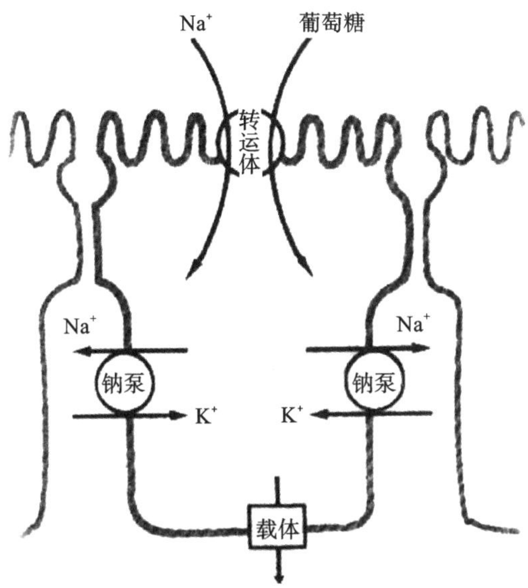

图 6-4 葡萄糖吸收示意图

知识链接

食物过敏

少量的食物蛋白质也可完整地进入血液。例如母亲初乳中含有一些蛋白质抗体，可被婴儿完整地吸收而进入血液，这可提高婴儿对病原体的免疫力。随着年龄的增加，完整蛋白质的吸收越来越少。外来蛋白质被吸收入血后，会引起淋巴细胞产生特异性的抗体，如果以后又有同样蛋白质被吸收，将会发生特异性的抗原-抗体反应而出现过敏症状。因此有些人吃了某些食物（如虾等）后常会发生过敏反应。

（三）脂肪的吸收

在肠腔内，食物中的脂肪被胰脂肪酶水解成甘油、脂肪酸和甘油一酯。肠腔中的胆固醇酯在消化液中胆固醇酯的作用下分解成游离的胆固醇。脂肪酸、甘油一酯、甘油及胆固醇均可被小肠黏膜上皮细胞吸收（图 6-5）。

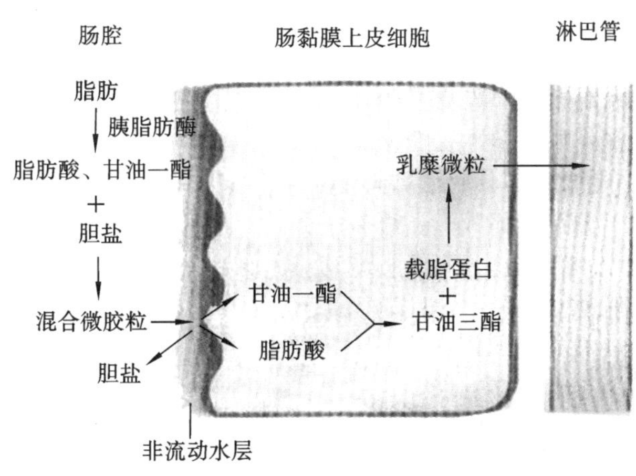

图 6-5 脂肪吸收示意图

脂肪酸、甘油一酯等不溶于水，须与胆盐形成水溶性混合微胶粒，才可通过肠黏膜上皮表面的静水层而到达细胞的微绒毛。在这里，脂肪酸、甘油一酯又被逐渐从混合微胶粒中释放出来，通过单纯扩散进入细胞内，而胆盐在此并不被吸收。

进入细胞内的脂肪酸和甘油一酯的去路取决于脂肪酸分子的大小。其中，短链脂肪酸（10～12碳原子的脂肪酸）和含短链脂肪酸的甘油一酯，可直接从细胞内扩散到组织间液中，再扩散入血液。长链脂肪酸及甘油一酯在肠上皮细胞的内质网中大部分重新合成为甘油三酯，并与细胞中生成的载脂蛋白合成乳糜微粒。乳糜微粒以出胞的方式进入细胞间隙，再扩散入淋巴液。脂肪的吸收有血液和淋巴两种途径，因膳食中的动、植物油中含有15个以上碳原子的长链脂肪酸很多，所以脂肪的吸收途径主要以淋巴为主。

（四）无机盐的吸收

一般来说，单价碱性盐如钠、钾、铵盐等吸收很快，多价碱性盐如钙、镁等则吸收很慢。凡能与钙结合而形成沉淀的盐，如硫酸钙、磷酸钙、草酸钙等，则不能被吸收。

1. 钠的吸收和负离子的吸收 钠的吸收与肠黏膜上皮细胞膜上的钠泵活动分不开。由于钠泵的活动，肠黏膜上皮细胞内 Na^+ 浓度降低，加上细胞内电位较黏膜面低 40 mV，肠腔液内的 Na^+ 可顺电-化学梯度不断向细胞内扩散。进入细胞内的钠又通过细胞膜上钠泵的活动，逆电-化学梯度进入血液。因此，钠的吸收是通过主动吸收来完成的。成人每天摄入的钠和消化腺分泌的钠有95%～99%被吸收入血。另外，由于钠泵活动产生的电位差，可促使肠腔内的负离子如 Cl^- 和 HCO_3^- 向细胞内转移而被动吸收。

2. 铁的吸收 人每日吸收的铁约为1 mg，仅占每日膳食中含铁量的10%。铁的吸收与人体对铁的需要有关。急性失血患者、孕妇、儿童对铁的需要量增加，铁的吸收也增加。食物中的铁绝大部分是 Fe^{3+}，不易被吸收，须还原为 Fe^{2+} 后才能被吸收。Fe^{2+} 的吸收速度比相同量的 Fe^{3+} 要快2～5倍。维生素C能将 Fe^{3+} 还原为 Fe^{2+} 而促进铁的吸收。铁在酸性环境中易溶解而便于被吸收，故胃液中的盐酸有促进铁吸收的作用。胃大部分切除的患者，常常会伴有缺铁性贫血。

铁主要在十二指肠和空肠被吸收。这些部位的肠上皮细胞释放转铁蛋白，与铁离子结合成复合物，通过入胞作用进入细胞内。进入细胞内的铁，一部分从细胞膜以主动转运式进入血液，其余则与胞内的铁蛋白(ferritin)结合，留在细胞内不被吸收，以防铁的过量吸收。

3. 钙的吸收 食物中的钙只有小部分被吸收，大部分随粪便排出体外。正常人每日的钙净吸收量为100 mg。钙只有呈离子状态下才能吸收。影响钙吸收的因素很多，主要有以下几种：①肠内容物的酸度对钙的吸收有重要影响，在pH值约为3时，钙呈离子化状态，最容易被吸收；②维生素D有促进小肠对钙吸收的作用，又能协助钙从细胞进入血液，因此维生素D对钙的吸收非常重要；③钙盐只有在溶解状态（如氯化钙、葡萄糖酸钙）而且在不被肠腔中其他物质影响导致沉淀的情况下，才能被吸收。肠内容物中磷酸盐过多，会形成不溶性的磷酸钙，使钙不能吸收；④脂肪食物对钙的吸收有促进作用，脂肪分解释放的脂肪酸可与钙结合形成钙皂，后者可和胆汁酸结合形成水溶性复合物而被吸收。儿童和哺乳期的妇女因对钙的需要量增加，而吸收量也增加。

钙的吸收部位在小肠上段，特别是十二指肠吸收钙的能力最强。钙的吸收是主动转运过程。进入肠黏膜细胞的钙通过位于细胞底膜和侧膜上的钙泵活动主动转运入血。

（五）水的吸收

机体每日从外界摄入1.5～2 L的水，消化腺每日分泌6～8 L的消化液，两者之和达7.5～10 L，随粪便排出的水仅为0.1～0.2 L，其余的经过消化道时几乎全部被吸收。在消化道各段内，水的吸收都是被动的，各种溶质特别是NaCl的主动吸收所产生的渗透压梯度是水吸收的主要动力。细胞膜和细胞间的紧密连接对水的通透性都很大，使水吸收的渗透压一般只有3～5 mOsm/L。严重的呕吐、腹泻、大量出汗可使人体在短时间内丢失大量水分和电解质，从而导致人体脱水和电解质平衡紊乱。

（六）维生素的吸收

维生素分为脂溶性和水溶性两大类。水溶性维生素主要以扩散的形式在小肠上段被吸收，但维生素 B_{12} 必须与胃黏膜分泌的内因子结合形成水溶性复合物才能在回肠被吸收。脂溶性维生素A、维生素D、维生素E、维生素K的吸收机制与脂肪的吸收相似，它们先与胆盐结合形成水溶性复合物，通过小肠

Note

黏膜表面的静水层进入细胞，然后与胆盐分离，再透过细胞膜进入血液或淋巴液。

综上所述，消化和吸收是密切联系、相互影响、不可分割的过程。消化是吸收的前提，食物只有消化后才能吸收。营养物质吸收后，小肠又可接受尚未消化的食糜，因此吸收又为消化创造了条件。在小肠内，消化和吸收是同时进行的。当消化不良或吸收障碍时，都会影响机体新陈代谢的正常运行，给人体带来不良后果。

第四节　消化器官活动的调节

消化系统的功能和其他系统的活动一样是在神经和体液调节下进行的，各器官之间相互密切配合，达到消化食物、吸收营养物质的目的。消化系统的功能可根据人体不同的情况发生适应性变化，例如，在非消化期，消化道运动较弱，消化液分泌减少；而在消化期，消化道运动增强，消化液分泌增加。

一、神经调节

（一）消化器官的神经支配及其作用

神经系统对消化功能的调节比较复杂，它通过自主神经和胃肠的壁内神经丛两个系统相互协调，共同调节胃肠功能。

1. 外来神经及其作用　支配胃肠的外来神经有交感神经和副交感神经。除口腔、咽、食管上段肌肉及肛门外括约肌为骨骼肌，受躯体神经支配外，其余消化器官都受交感和副交感神经的双重支配，其中副交感神经的影响较大（图 6-6）。

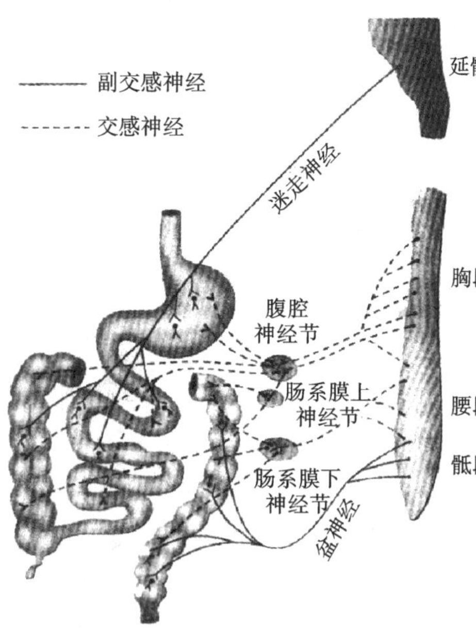

图 6-6　胃肠的神经支配

（1）交感神经：交感神经从脊髓胸腰段侧角发出，经过腹腔神经节、肠系膜上、下神经节更换神经元后，节后纤维分布到唾液腺、胃、小肠、结肠、肝、胆囊和胰腺。当交感神经兴奋时，节后神经末梢释放去甲肾上腺素，引起胃肠道运动的减弱，腺体分泌的减少；引起胃肠括约肌，如胆总管括约肌、回盲括约肌和肛门括约肌的收缩；对某些唾液腺（如舌下腺）也起到刺激分泌的作用。交感神经对壁内神经元有抑制作用。

（2）副交感神经：支配消化器官的副交感神经有第Ⅶ、Ⅸ对脑神经中的副交感神经纤维、迷走神经和盆神经。第Ⅶ、Ⅸ对脑神经中的副交感神经纤维支配唾液腺。迷走神经发自延髓的迷走神经背核，支配食管下段、胃、小肠、结肠右三分之二，还有肝、胆囊和胰腺。盆神经起自脊髓骶段，支配远段结肠和直肠。支配消化器官的副交感神经的节前纤维先与器官旁神经节或壁内神经丛中的神经节细胞发生联系，节后纤维分布至消化道壁的平滑肌和腺体。副交感神经的作用与交感神经常常相反。当副交感神经兴奋时，节后神经末梢释放乙酰胆碱，引起胃肠道运动增强，腺体分泌增加，但对胃肠括约肌则引起舒张。副交感神经对壁内神经元有兴奋作用。

2. 壁内神经丛及其作用 消化道的壁内神经丛是由存在于食管中段至肛门的管壁内的两种神经丛组成。一种是位于黏膜下的黏膜下神经丛；另一种是位于环行肌与纵行肌之间的肌间神经丛。它们由大量神经元及其纤维组成，其中包括感觉神经元、运动神经元、中间神经元。通过纤维联系将胃肠壁内的各种感受器和效应器连接在一起，形成复杂的神经网络，可独立完成局部反射活动。但在整体内，壁内神经丛的活动受交感神经和副交感神经的调节。壁内神经丛的绝大多数副交感神经纤维是兴奋性胆碱能纤维，对消化道的运动和消化腺的分泌起兴奋作用。但也有少数是抑制性纤维，其中有些末梢释放的递质可能是肽类物质，如血管活性肠肽、生长抑素、P 物质和脑啡肽等，还有一氧化氮。目前认为，胃的容受性舒张、机械刺激引起的小肠充血，是这类神经兴奋释放肽类递质或一氧化氮所致。

（二）消化器官活动的反射性调节

参与消化器官反射性调节的中枢在延髓、下丘脑、边缘叶及大脑皮层等处。有关的刺激作用于消化器官内或消化器官外的某些感受器时，兴奋通过传入神经到达上述中枢部位。传出神经主要是交感神经和副交感神经，主要调节胃肠平滑肌的运动和消化腺的分泌。消化器官的反射性调节包括条件反射和非条件反射。

1. 非条件反射性调节 非条件反射主要是由化学或机械刺激直接作用于消化道壁上的感受器而引起的。

（1）食物刺激口腔内感受器引起的反射：食物在口腔内刺激舌、口腔黏膜和咽部感受器，神经冲动沿第Ⅴ、Ⅶ、Ⅸ、Ⅹ对脑神经传入到延髓等反射中枢使之兴奋，然后神经冲动通过传出神经到达消化腺和胃肠平滑肌。这一反射的主要作用是促进唾液分泌，同时增加胃液、胰液、胆汁等消化液的分泌，使胃容受性舒张，为食物进行胃肠内的消化创造条件。

（2）食糜刺激胃内感受器引起的反射：食物进入胃后，对胃产生的机械性和化学性刺激，引起胃液分泌。食糜对胃的扩张刺激，可兴奋胃体和胃底部的感受器，通过迷走-迷走反射引起胃运动增强，胃液、胰液和胆汁等消化液分泌增加。另一方面，通过壁内神经丛反射引起胃运动增强和胃液分泌增加。

（3）食糜刺激小肠感受器引起的反射：食糜的扩张刺激和化学刺激直接作用于十二指肠和空肠上部，可引起三种神经反射：①通过迷走-迷走反射引起胃液、胰液、胆汁等消化液分泌增加，促进小肠的化学性消化；②通过壁内神经丛反射促进小肠运动以利于小肠内机械消化；③通过肠-胃反射抑制胃的运动，延缓胃的排空。

2. 条件反射性调节 在人体中条件反射对消化功能的影响十分广泛而明显。引起消化液分泌的条件刺激是食物的形象、声音、气味、进食的环境等，对于人类，与进食有关的语言、文字也可以作为条件刺激。这些条件刺激通过视、听、嗅觉器官的感受器，反射性引起消化道运动和消化腺分泌的改变。条件刺激尽管不直接作用于消化器官的相应感受器，但其反射效应却为食物的消化做好了准备，使机体的消化活动更好地适应环境变化。

二、体液调节

（一）胃肠激素

胃肠激素(gut hormone)是由胃肠黏膜的内分泌细胞分泌的激素，在化学结构上是氨基酸组成的肽类，分子量大多数在 5000 以内。已经证明，从胃到大肠的黏膜内有 40 多种内分泌细胞，它们分散地分布在胃肠黏膜细胞之间，可分泌多种胃肠激素。由于胃肠黏膜的面积大，所含的内分泌细胞种类多，而且总数较大，大大超过体内所有内分泌腺中内分泌细胞的总和。因此，消化道不仅仅是消化器官，也是体内最大最复杂的内分泌器官。其中，对消化器官功能影响较大的胃肠激素主要有促胃液素(gastrin)、

Note

促胰液素(secretin)、胆囊收缩素(cholecystokinin,CCK)等(表 6-2)。

表 6-2 三种胃肠激素的主要作用及引起释放的因素

激素的名称	主要生理作用	引起释放的因素
促胃液素	促进胃液(以胃酸和胃蛋白酶原为主)、胰液、胆汁分泌,加强胃肠运动和胆囊收缩,促进消化道黏膜生长	迷走神经兴奋、胃和小肠上部蛋白质的分解产物
促胰液素	促进胰液(以分泌 H_2O 和 HCO_3^- 为主)、胆汁、小肠液分泌,胆囊收缩,抑制胃肠运动和胃液分泌	小肠上部盐酸、蛋白质的分解产物、脂肪酸
胆囊收缩素	促进胃液、胰液(以消化酶为主)、胆汁、小肠液分泌,加强胃肠运动和胆囊收缩以及胰腺外分泌组织生长	小肠上部蛋白质的分解产物、脂酸钠、盐酸、脂肪

胃肠激素的共同作用有以下三个方面。

(1) 调节消化道运动和消化腺分泌:如促胃液素促进胃酸分泌和胃、小肠的运动;促胰液素促进胰液和胆汁的分泌并抑制胃和小肠的运动;胆囊收缩素促进胆囊的收缩和胆汁、胰液的分泌。

(2) 调节其他激素的释放:如抑胃肽有很强的刺激胰岛素分泌的作用。此外,生长抑素、胰多肽、血管活性肠肽等对生长素、胰岛素、胰高血糖素和促胃液素等的释放均有调节作用。

(3) 营养作用:一些胃肠激素具有刺激消化道组织的代谢和促进生长的作用,称为营养作用。如促胃液素能促进胃泌酸部位黏膜的生长,促进十二指肠黏膜的蛋白质、RNA 和 DNA 的合成。

(二) 其他体液因素

1. 组胺 胃黏膜泌酸腺区的黏膜内含有丰富的组胺。组胺由肠嗜铬细胞产生,具有强烈的刺激胃酸分泌的作用。组胺与壁细胞膜上的组胺Ⅱ型受体(H_2 受体)结合,促进胃酸分泌。H_2 受体阻断剂甲氰咪胍(西咪替丁)不仅抑制组胺与 H_2 受体结合,还可降低壁细胞对乙酰胆碱和促胃液素的敏感性,使胃酸分泌减少。因此,临床上甲氰咪胍常用于溃疡病的治疗。

2. 盐酸 盐酸由胃黏膜壁细胞分泌,调节胃酸分泌。当胃窦和十二指肠内 pH 值下降时,可抑制 G 细胞分泌促胃液素,从而使胃液分泌减少。盐酸对胃液分泌的这种负反馈调节在胃液分泌调节中具有重要的意义。

综上所述,人体对消化器官的调节主要包括神经调节和体液调节两种机制。在消化的各个阶段,这两种机制所起的作用有所不同,但是它们相互协调完成消化和吸收的全过程。

记忆重点

1. 概述

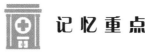

消化:
- 概念:大分子(三大食物) —消化道内→ 小分子
- 方式:
  - 机械性消化:三大食物 —消化道平滑肌运动→ 小分子(形变)
  - 化学性消化:三大食物 —消化酶化学分解→ 小分子(质变)

吸收:消化道内的食物 —透过消化道黏膜→ 血液、淋巴液

2. 消化道各段的运动形式及其生理意义

消化管	运动形式	生理意义
口腔	咀嚼	①切割、磨碎食物; ②使唾液与食物充分混合有利于化学性消化以及最后形成食团有利于吞咽
	吞咽	推送食物由口入胃

续表

消化管	运动形式	生理意义
胃	紧张性收缩	①使胃内压升高，胃液向食物中渗透，有利于化学性消化； ②使胃内压升高，有利于胃排空的进行； ③有利于维持胃的形态和位置
	容受性舒张	①接纳和暂时储存食物； ②保持胃内压基本不变，以防食糜过早排入十二指肠，有利于食物在胃内充分消化
	蠕动	①进一步磨碎固体食物，促进食物与胃液混合，有利于化学性消化； ②将食糜由胃推入十二指肠
小肠	紧张性收缩	①有利于小肠内容物的混合与推进； ②小肠其他运动形式的基础
	分节运动	①使食糜与消化液充分混合，有利于化学性消化； ②使食糜与小肠黏膜紧密接触，为吸收创造有利条件； ③挤压肠壁，促进血液和淋巴的回流，有利于吸收
	蠕动	使经过分节运动混合后的食糜缓慢向前推进，到达新的肠段，再开始新的分节运动
	蠕动冲	快速推进肠内容物
大肠	袋状往返运动	使结肠袋内容双向短距离位移
	多袋推进运动	推进肠内容物
	集团蠕动	快速推进肠内容物

说明：

消化道运动
- 共性
  - ①紧张性收缩
  - ②蠕动
- 个性
  - ①胃：容受性舒张。由咽及食管中的食物刺激迷走神经反射引起胃底、胃体平滑肌舒张。
  - ②小肠：分节运动。由环形肌节律性舒张、收缩引起。
  - ③大肠：集团蠕动。

3. 各期胃液分泌的特点

胃液分泌	头期	胃期	肠期
分泌量	较大（占进食后分泌量的30%）	大（占进食后分泌量的30%）	少（占进食后分泌量的10%）
酸度	高	高	低
含酶量	胃蛋白酶含量多	胃蛋白酶含量较头期少	胃蛋白酶含量较少

4. 几种消化液的主要成分和作用

消化液	分泌量(L/d)	pH值	主要成分	作用
唾液	1～1.5	6.6～7.5	水、无机盐	湿润、溶解食物；清洁口腔
			溶菌酶	杀菌
			唾液淀粉酶	将淀粉分解成麦芽糖

续表

消化液	分泌量（L/d）	pH 值	主要成分	作用
胃液	1.5～2.5	1～1.5	盐酸（壁细胞）	激活胃蛋白酶原；使蛋白质变性；杀菌；促进胰液、胆汁和小肠液分泌；促进铁和钙的吸收
			胃蛋白酶原（主细胞）	水解蛋白质为脲、胨及少量多肽、氨基酸
			黏液（黏液细胞）	保护胃黏膜；中和胃酸；润滑胃内壁；保护水溶性维生素 B 和维生素 C 不被盐酸破坏
			内因子（壁细胞）	促进回肠末端吸收维生素 B_{12}
胰液	1～2	7.8～8.4	碳酸氢盐（小导管上皮细胞）	中和胃酸；为小肠消化酶活动提供最适 pH 值环境
			多种消化酶（腺泡细胞）	促进营养物质的完全消化
胆汁	0.8～1	6.8～7.4	胆盐、胆固醇、卵磷脂	促进脂肪的消化；促进脂肪和脂溶性维生素的吸收；中和胃酸；促进胆汁自身分泌
小肠液	1～3	7.6	肠激酶（小肠腺分泌）	激活胰蛋白酶原为胰蛋白酶
			双糖酶、多肽酶（肠上皮细胞合成）	双糖和多肽与小肠黏膜接触时，受到酶的作用，分别被分解为单糖和氨基酸
			水	稀释消化产物，有利于营养物质的吸收

5. 胃、胰、糜蛋白酶原的激活

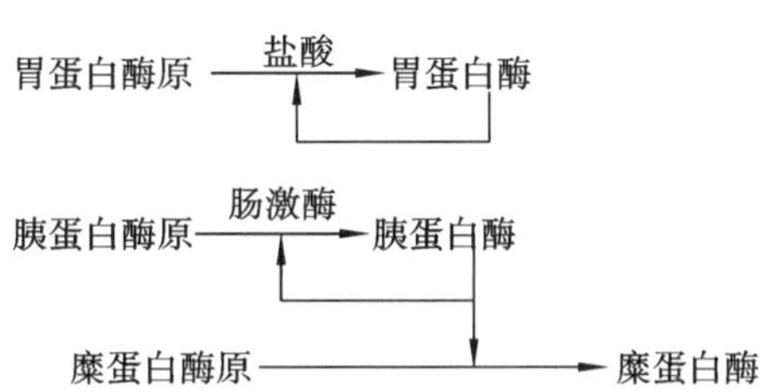

6. 糖类、蛋白质和脂肪在消化道内的分解过程

三种营养物质的分解都是由多种消化液共同参与完成的。参与淀粉分解的消化液有唾液、胰液和小肠液；参与蛋白质分解的消化液有胃液、胰液和小肠液；参与脂肪分解的消化液主要有胰液和胆汁。它们的分解过程综述如下。

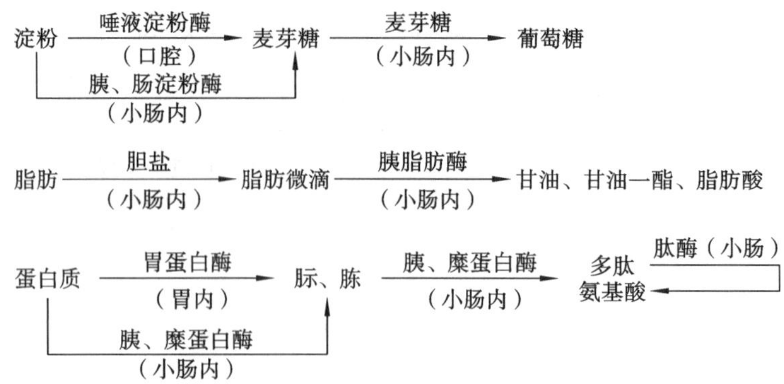

能力检测及答案

一、名词解释

化学性消化　容受性舒张　蠕动

二、简答题

1. 小肠的运动形式有哪几种？各有何意义。

2. 蛋白质、糖类和脂肪在消化道是如何被分解的？

三、单项选择题

在线答题

（刘明慧　李宏伟）

第七章　能量代谢与体温

学习目标

掌握：正常体温及其生理变异。

熟悉：影响能量代谢的因素和基础代谢；机体的产热与散热。

了解：能量的来源与去路和体温调节。

第一节　能 量 代 谢

机体在生存过程中需要不断地与环境之间进行物质交换和能量交换，以维持自我更新。机体在物质代谢过程中所伴随的能量释放、转移、储存和利用，称为能量代谢。

一、机体能量的来源与去路

（一）机体能量的来源

机体的能量主要来源于食物中的糖、脂肪和蛋白质。糖、脂肪和蛋白质在细胞内进行氧化分解时将分子结构中蕴藏的能量释放出来。

1. 糖　糖是机体主要的供能物质。一般情况下，机体所需的能量70%左右是由糖类物质氧化分解提供的，其中主要以葡萄糖为主。葡萄糖在体内可以通过有氧氧化和无氧酵解的途径为组织细胞提供能量。如脑组织所消耗的能量完全来自葡萄糖的有氧氧化，人体每天要消耗100～150 g葡萄糖为脑组织提供能量；因成熟红细胞内无线粒体，缺乏有氧氧化酶系，红细胞消耗的能量主要依赖于糖的无氧酵解。

2. 脂肪　脂肪是机体的储能和供能物质，是体内能源储存的主要形式，机体内脂肪的储存量较大，约占体重的20%。它在脂肪氧化酶的作用下分解为甘油和脂肪酸，甘油主要在肝脏被利用，脂肪酸可以为细胞内进行的氧化分解提供能量。每克脂肪释放的能量为糖的2倍，脂肪是仅次于糖的供能物质。机体在短期饥饿时，脂肪是机体主要的供能物质。

3. 蛋白质　蛋白质是构成细胞成分和合成某些生物活性物质的原料。正常情况下，机体不消耗蛋白质供能，主要利用蛋白质作为原料合成组织细胞自身的结构和某些生物活性物质。只有在长期饥饿或体力极度消耗时，机体才分解组织蛋白质产生氨基酸供能，以维持必要的生理功能活动，如血液循环和呼吸。

（二）能量的转移、储存与利用

机体内的糖、脂肪和蛋白质在细胞内氧化分解释放能量，其中50%以上的能量以热能形式释放出来，用于维持机体的体温；其余的能量则以化学能的形式储存在高能磷酸化合物三磷酸腺苷（ATP）中，

Note

当体内组织细胞需要进行耗能的生理活动时，ATP 分解为二磷酸腺苷(ADP)，其分子内的高能磷酸键断裂，同时释放出大量的能量，供给机体完成各种生理功能活动，如物质合成、肌肉收缩、腺体分泌、神经传导和主动转运等。体内的能量利用后，除了肌肉收缩表现为对外物做功外，其他用于进行各种生理功能的能量最终都转化为热能。体内储能的物质除 ATP 外，在肌肉组织中还有磷酸肌酸(CP)，但磷酸肌酸不能直接供能，需要供能时可以将储存的能量转移给 ATP，再由 ATP 供能。因此，ATP 既是体内储能物质又能直接供能的物质(图 7-1)。

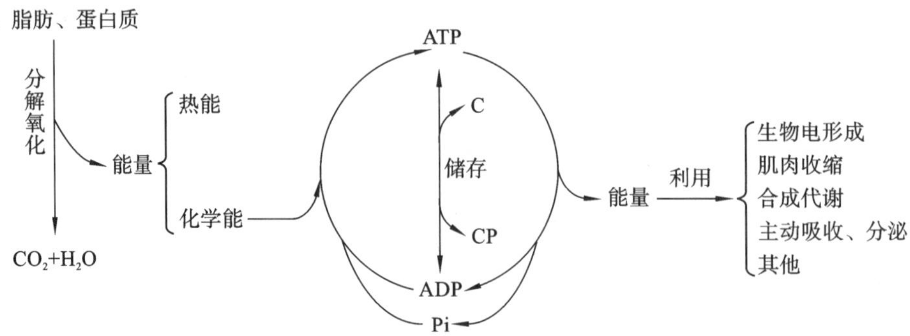

图 7-1　体内能量的来源、转移、储存和利用示意图

二、能量代谢的测定

根据“能量守恒定律”，机体在分解代谢中产生的能量，除肌肉收缩表现为对外做功的形式外，其余能量利用后最终都转化为热能。因此，要测定机体的能量代谢率(机体在单位时间内的产热量)，通常是测定机体在一定时间内所消耗的能量，即机体在一定时间内的产热量加上对外做功所折合的热量。

(一) 能量代谢的测定方法

能量代谢的测定方法有两种，即直接测热法和间接测热法。直接测热法是将受试者置于一个特殊的检测环境中，收集受试者在安静状态下一定时间内发散的总热量。因此方法需要的设备复杂，设备操作较为繁琐，一般主要用于科学研究。在实际工作中常用间接测热法测定机体的能量代谢率。间接测热法的理论依据是根据化学反应中的“定比定律”，即在化学反应中反应物的量和生成物的量之间存在定比关系。间接测热法就是利用这种定比关系来测定受试者在一定时间内的产热量的方法。营养物质在细胞内氧化分解时产生的热量和二氧化碳量与耗氧量之间有一定的定比关系，只要测定机体在一定时间内的耗氧量和产生的二氧化碳量，就可以计算出机体的产热量。机体在单位时间内的产热量，称为能量代谢率。能量代谢率是衡量机体的能量代谢水平的指标。因能量代谢率与机体的体表面积有关，能量代谢率常指机体单位时间内每平方米体表面积的产热量。其表示单位常用：千卡/[平方米·小时]($kcal/(m^2 \cdot h)$)或千焦耳/[平方米·小时]($kJ/(m^2 \cdot h)$)。

(二) 与能量代谢测定相关的概念

1. 食物的热价　1 g 某种食物氧化时所释放的热量称为该食物的热价。热价的计量单位常用焦耳(J)，临床上常用单位为千焦(kJ)。食物的热价可分为物理热价和生物热价，物理热价是指 1 g 食物在体外燃烧时所释放的热量；生物热价是指 1 g 食物在体内氧化时所释放的热量。糖和脂肪的物理热价和生物热价是相同的，因蛋白质在体内不能完全被氧化，一部分能量包含在从尿中排出的尿素、肌酸和肌酐中。因此，蛋白质的物理热价大于生物热价。糖的热价为 17.61 kJ/g，脂肪为 38.72 kJ/g，蛋白质物理热价为 23.4 kJ/g，生物热价为 18.8 kJ/g。

2. 食物的氧热价　食物氧化时，每消耗 1 L 氧产生的热量称为食物的氧热价。氧热价反映了食物在氧化时产热量与耗氧量之间的关系。由于在各种营养物质中所含碳、氢、氧等元素的比例不同，在氧化时消耗 1 L 氧产生的热能也不同。三种主要营养物质的氧热价分别是糖为 21.13 kJ、脂肪为 19.67 kJ、蛋白质为 18.8 kJ。食物的氧热价是用耗氧量推算产热量的基础，因不同食物的氧热价不同，要想通过氧热价推算产热量，必须了解机体在一定时间内氧化分解三种营养物质的比例，才能计算出产热量。

Note

呼吸商正好可以解决这一问题。

3. 呼吸商(RQ) 营养物质在细胞内氧化分解过程中，需要消耗氧气和产生二氧化碳。机体在一定时间内产生的二氧化碳量与耗氧量的比值，称为呼吸商。一般情况下，机体主要靠糖和脂肪的氧化分解供能，蛋白质并不参与供能，故把糖和脂肪氧化时产生的 CO_2 与耗 O_2 量的比值称为非蛋白呼吸商。

$$呼吸商=\frac{CO_2\ 产生量}{耗\ O_2\ 量}$$

由于各种营养物质的碳、氧含量不同，氧化时在同一时间内产生的二氧化碳量与耗氧量也不同，糖的呼吸商为1.0、脂肪的呼吸商为0.71、蛋白质的呼吸商为0.80，一般普通混合食物的呼吸商按0.82计算。通过呼吸商可推算食物的氧热价，计算出机体的能量代谢率。

正常时食物中三种主要营养物质的热价、氧热价和呼吸商见表7-1，不同比例的糖、脂肪混合后的非蛋白呼吸商和氧热价见表7-2。

表7-1 糖、脂肪和蛋白质的热价、氧热价和呼吸商

食物	产热量/(kJ/g)		耗氧量/(L/g)	CO_2 生成量/(L/g)	呼吸商	氧热价/(kJ/L)
	物理热价	生物热价				
糖	17.61	17.61	0.83	0.83	1.00	21.13
脂肪	38.72	38.72	2.03	1.43	0.71	19.67
蛋白质	23.4	18.8	0.95	0.76	0.80	18.80

表7-2 不同比例的糖、脂肪混合物的非蛋白呼吸商和氧热价

非蛋白呼吸商	氧化百分比		氧热价/(kJ/L)
	糖/(%)	脂肪/(%)	
0.71	0.00	100	19.67
0.72	4.75	95.25	19.69
0.73	8.40	91.6	19.74
0.75	15.6	84.4	19.84
0.77	22.8	77.2	19.95
0.79	29.9	70.1	20.05
0.80	33.4	66.6	20.10
0.82	40.3	59.7	20.19
0.84	47.2	52.8	20.31
0.86	54.1	45.9	20.41
0.88	60.8	39.2	20.51
0.90	67.5	23.5	20.67
0.92	74.1	25.9	20.71
0.94	80.7	19.3	20.82
0.96	87.2	12.8	20.93
0.98	93.6	6.30	21.03
1.00	100.0	0.00	21.13

(三) 能量代谢率的简易测算

在实际临床和劳动卫生工作中测定能量代谢率常采用简便的计算法。即测定受试者在一定时间内(6分钟)耗氧量和二氧化碳产生量，求出混合食物的呼吸商，再查出食物的氧热价，计算出机体的能量代谢率。一般混合膳食，呼吸商为0.82时，氧热价为20.19 kJ/L。

Note

单位时间产热量＝氧热价(20.19 kJ/L)×耗氧量/小时

三、影响能量代谢的因素

机体的能量代谢受很多因素影响，其中影响能量代谢的主要因素有肌肉活动、环境温度、精神活动和食物的特殊动力作用等。

（一）肌肉活动

机体的骨骼肌不仅数量多，而且活动强度变化大，机体的任何运动都可使机体产热量增加，能量代谢率提高。因此，肌肉活动是影响能量代谢最显著的因素。安静状态下，骨骼肌的产热量约占总产热量的19%左右；当机体进行劳动或运动时，骨骼肌的活动增强，产热量增高；在剧烈运动或强体力劳动时，骨骼肌的产热量可占总产热量的90%以上（表7-3）。

表7-3 机体在不同状态下的能量代谢率

机体的状态	平均产热量/(kJ/(m^2·min))
静卧	2.73
开会	3.40
扫地	11.4
洗衣服	9.90
打排球	17.5
打篮球	24.22
踢足球	24.98

（二）环境温度

机体安静时，环境温度在20～30 ℃时，能量代谢是最为稳定的。此时肌肉比较松弛，产热量相对比较恒定。当环境温度高于30 ℃或低于20 ℃时，机体的产热量都会增加。当环境温度降低时，骨骼肌的紧张性增强或因寒冷刺激引起寒战，使机体的产热量增加，代谢率增高。当温度升高时，细胞内的生化反应速度加快，呼吸增强、血液循环加速、汗腺分泌增加等使机体的产热量增加，代谢率增高。

（三）精神活动

人的精神活动可以影响产热，在平静思考问题时，机体的产热量并没有明显增加。但当精神活动处于紧张状态，如烦恼、愤怒、恐惧或强烈情绪激动时，机体的产热量可明显增加。这可能与肌肉紧张性增强，交感神经兴奋和一些内分泌激素（甲状腺激素、肾上腺素等）释放增加有关。

（四）食物的特殊动力作用

机体在进食以后的一段时间内其产热量会有所增加，这种进食引起机体产生额外热量的作用，称为食物的特殊动力作用。机体产热量的增加一般从进食后1 h左右开始，可延续7～8 h。不同食物的特殊动力作用不同，在三种主要的营养物质中，蛋白质的特殊动力作用是最明显的，进食蛋白质食物后，机体的产热量可比进食前增加30%，进食糖和脂肪食物的特殊动力作用分别为4%和6%，进食混合食物为10%。进食蛋白质食物使产热量明显增加的原因可能与肝脏的脱氨基反应有关。

四、基础代谢

（一）基础代谢

基础代谢是指基础状态下的能量代谢。所谓基础状态是指把影响能量代谢的主要因素控制在比较低的水平以维持基本生命活动，能量代谢比较稳定的状态。基础状态要求的条件是：①清晨、清醒、静卧，不做肌肉活动；②无精神紧张，精神保持安宁；③禁食在12 h以上；④室温维持在20～25 ℃。此时，机体的能量消耗主要用于维持血液循环和呼吸等基本生命活动，在这种状态下，机体的代谢率比较稳定。

（二）基础代谢率

基础代谢率（BMR）是指基础状态下单位时间内的能量代谢，即基础状态下每小时每平方米体表面积的产热量。因基础代谢比较稳定，基础代谢率常作为评价机体能量代谢水平的指标。基础代谢率是人体清醒时最低的能量代谢水平，但它比熟睡时机体的能量代谢水平高。

机体的基础代谢率有较大的个体差异。不同年龄、性别的人，基础代谢率不同。相同条件下，男性的基础代谢率高于女性；儿童基础代谢率高于成人；年龄越大，基础代谢率相对越低。

实验证明，人的能量代谢率高低与体重不成比例关系，但与体表面积成正比。因此，基础代谢率的简易计算式为

$$\text{BMR（基础代谢率）}=\text{氧热价}\times\text{每小时耗氧量}/\text{体表面积}$$

人体的体表面积可应用 Stevenson 公式进行计算：

$$\text{体表面积}(m^2)=0.0061\times\text{身高}(cm)+0.0128\times\text{体重}(kg)-0.1529$$

此外，体表面积还可以在体表面积测算图（图 7-2）上直接读取。具体做法是在图中分别找出受试者的身高和体重值在各自标尺上的对应点，将这两点连线与体表面积标尺上交叉的点的读数，就是受试者的体表面积。

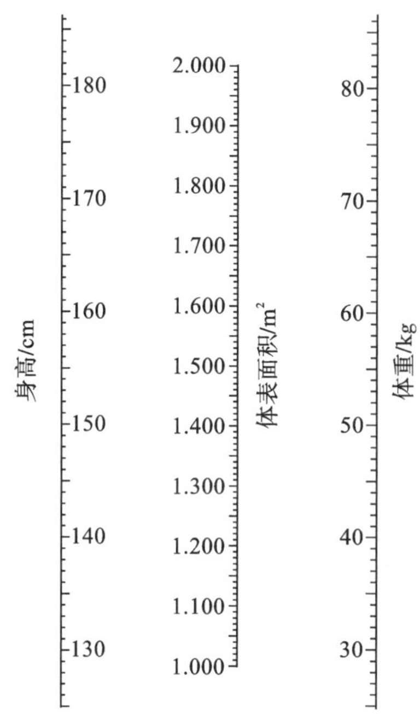

图 7-2 体表面积测算图

临床上测定的基础代谢率为基础代谢率的实测值，它需要与同年龄组的正常平均值（表 7-4）进行比较，计算出基础代谢率的相对值。如相差在±15%的范围内属于正常范围。如相差超过±20%，属于异常范围，提示机体的能量代谢异常，常见于甲状腺功能的改变，如甲状腺功能亢进或甲状腺功能低下。

基础代谢率相对值的计算公式为

$$\text{BMR 相对值}=\frac{\text{实测值}-\text{正常值}}{\text{正常值}}\times 100\%$$

表 7-4 我国正常人不同年龄组基础代谢率平均值 （单位：kJ/(m²·h)）

年龄/岁	11～15	16～17	18～19	20～30	31～40	41～50	≥51
女	172.5	181.7	154.0	146.5	146.9	142.4	138.6
男	195.5	193.4	166.2	157.8	158.7	154.0	149.0

知识链接

基础代谢率与甲状腺功能

在临床上计算基础代谢率除了用BMR(基础代谢率)=氧热价×每小时耗氧量/体表面积外，常用的有简便测算基础代谢率公式BMR(%)=0.75×(脉率+0.74×脉压差)−72。

测定基础代谢率的意义主要是反映机体能量代谢的水平和甲状腺的功能。甲状腺功能亢进时，BMR升高，BMR常在+20%～+80%之间，患者会出现怕热多汗、皮肤温暖湿润，体温可高于正常；甲状腺功能低下时，BMR下降，BMR常在−20%～−40%之间，患者会出现畏寒少汗、体温低于正常。

第二节　体　　温

生理学上所说的体温是指机体深部的平均温度。人和高等动物属于恒温动物，体温相对比较稳定，体温相对稳定可以使细胞内酶的活性维持正常，保证细胞内酶催化的生化反应正常进行，从而保证组织细胞进行正常的新陈代谢和生命活动。因此，体温相对稳定是维持机体进行正常新代谢和生命活动的必要条件。当机体的体温过高或过低时，细胞内酶的活性将发生改变，从而影响细胞的新陈代谢，导致代谢紊乱，严重时可危及人的生命。

一、正常体温及其生理变动

（一）体温的测量部位和正常值

由于机体代谢水平的差异，机体深部不同部位的体温略有不同，其中肝脏的温度最高，肾、胰腺的温度略低，直肠的温度更低。如图7-3所示是环境温度在20 ℃时，人体各部位不同的体温。但通过血液循环的调节可使机体各个部位的温度趋向于一致。因此，血液的温度能较好地反映机体的体温。但因血液的温度不易测量，在实际工作中常以口腔、腋窝和直肠温度代表体温。其中，直肠的温度最高，比较接近于机体深部的温度，而且不易受环境因素的影响，其正常值为36.9～37.9 ℃；口腔的温度略低于直肠，其正常值为36.7～37.7 ℃；腋窝的温度最低，正常值为36.0～37.4 ℃。在体温的常见测量部位中，腋窝温度的测量简单易行，不易发生交叉感染，是生活中最常用的体温测量部位。在测量腋窝温度时，要保持腋窝干燥，温度计要夹紧，时间在10 min左右，以免影响体温测量的准确性。

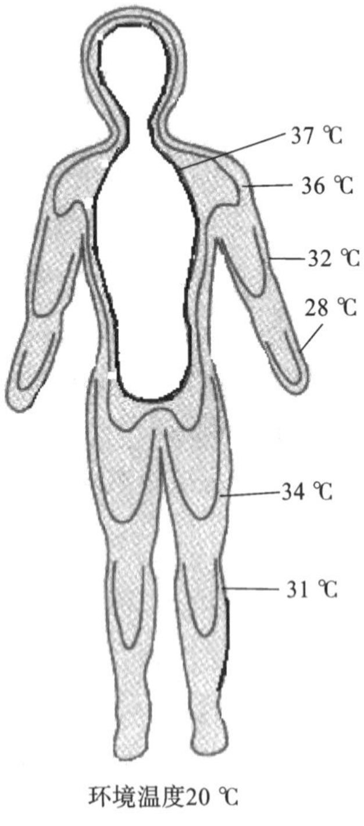

图7-3　人体各部位体温分布图

（二）体温的生理变动

人的体温虽然比较稳定，但在一定范围内可随昼夜变化、年龄、性别及肌肉的活动不同而改变。这些改变是在正常生理变化范围内引起的，称为体温的生理变动。

1. 昼夜变化　正常人的体温有明显的日节律。受下丘脑生物钟的调节，人的体温在一天内会呈现一个周期性变化，一般在凌晨2—6时体温最低，午后1—6时体温最高，昼夜波动幅度一般不超过1 ℃。

Note

2. 年龄因素 年龄可以影响人的体温。一般年龄越小，基础代谢率越高，体温也越高。因此，幼儿的基础体温略高于成人，成人基础体温高于老人。老年人体温偏低是由于基础代谢率降低所致。新生儿，尤其是早产儿，因体温调节中枢发育不成熟，体温调节能力较差，体温易受环境温度的影响。在临床工作中，对新生儿，尤其是早产儿的护理要考虑到环境温度对体温的影响。

3. 性别变化 正常情况下，男女性的体温有一定的差异，一般女性的平均体温略高于男性，平均比男性高 0.3 ℃。这可能与女性的皮下脂肪较多，散热量较少有关。此外，女性的基础体温可随月经周期呈现周期性改变(图 7-4)，月经期和排卵前期体温偏低，排卵日体温最低，排卵后体温突然升高，并维持在较高水平，直到下次月经来潮。这种周期性变化规律与体内孕激素水平的周期性变化有关，孕激素有刺激机体产热的作用。因此，测定女性的基础体温有助于确定受试者有无排卵和排卵日期，帮助其提高受孕概率。

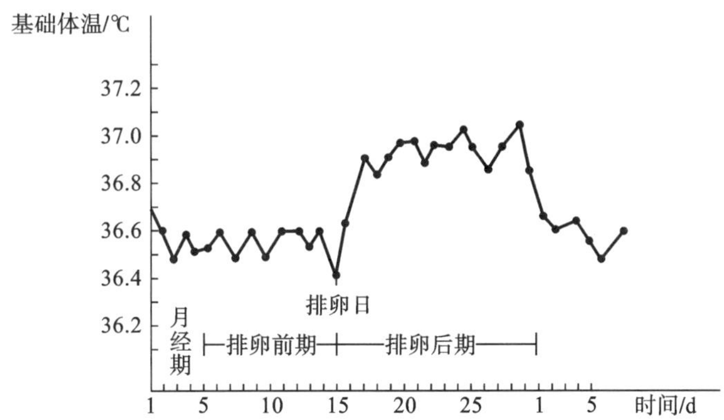

图 7-4 女性月经周期中基础体温的变化

4. 肌肉活动 机体在运动和劳动时，肌肉的活动增强，代谢率增高，产热量明显增加，引起体温升高。剧烈运动时，体温可达到 39 ℃。但在运动停止以后体温迅速恢复到正常。因此，测试体温要在安静状态下进行。

5. 其他因素 除上述因素可影响体温外，精神紧张、情绪激动和进食等活动可使机体的产热量增加，引起体温升高。

知识链接

体温升高(发热)

在安静时，当人的产热大于散热时，体温会升高。当人的体温超过正常范围的最高值(如腋窝温度大于 37.5 ℃)时称为发热，它分为感染性发热和非感染性发热。发热是人体防御疾病的一种反应。在临床上很多疾病可出现发热症状，如肺炎、甲亢、药物中毒等。许多发热疾病具有特殊的热型，如大叶肺炎可出现稽留热，败血症可出现弛张热，疾病特殊的热型有助于疾病的诊断和鉴别诊断。

二、机体的产热与散热

体温的相对恒定，取决于产热和散热活动的平衡(图 7-5)，当机体的产热与散热失衡时，体温则出现异常，引起体温升高或体温下降。

(一) 机体的产热

1. 主要产热器官 机体的热量主要是由营养物质在组织器官内进行分解代谢产生的。但从影响整体体温的角度看，主要产热的器官是肝脏和骨骼肌。劳动或运动时，产热的主要器官是骨骼肌。安静状态下，机体产热的主要器官是内脏，尤其是肝脏，因肝脏的代谢最旺盛，产热量最大。

2. 产热的形式 机体的产热形式有多种，如基础代谢产热、肌肉活动产热、寒战和非寒战产热等。

Note

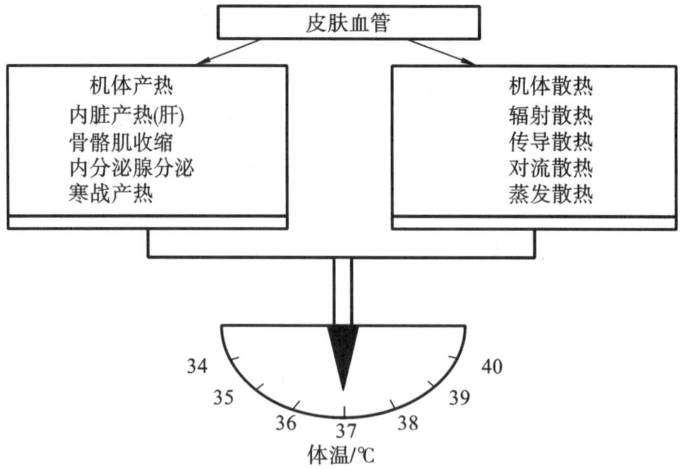

图 7-5 机体产热与散热的平衡

机体安静时在寒冷环境中增加的产热方式主要有两种：一种是寒战产热，另一种是非寒战产热。

（1）寒战产热：寒战是指在寒冷环境中骨骼肌不随意地节律性收缩。寒战的特点是伸肌和屈肌同时收缩，此时肌肉对外不做功，能量全部转化为热能。寒战时机体的能量代谢率可提高 4～5 倍，增加产热以维持机体在寒冷环境中的体热平衡。

（2）非寒战产热：非寒战产热又称为代谢产热，是一种通过提高组织代谢率来增加产热的方式。非寒战产热主要依靠机体的褐色脂肪组织分解实现。褐色脂肪主要分布在肩胛下区、颈部大血管周围和腹股沟等处，它在氧化分解时释放的能量不能被用来合成 ATP，而是转化为热能散发出来。褐色脂肪分解产生的热能约占非寒战产热总量的 70%。

3. 产热的调节 机体的产热活动主要受神经因素和体液因素的调节。

（1）神经调节：寒冷刺激可使下丘脑后部的寒战中枢兴奋，引起寒战以增加机体产热。寒冷刺激使交感神经兴奋，引起肾上腺髓质活动增强，促进肾上腺素和去甲肾上腺素的释放，促进组织细胞的分解代谢，使机体产热量增多。

（2）体液调节：甲状腺激素是调节产热活动最重要的体液因素。寒冷刺激可以促进甲状腺激素和肾上腺髓质激素分泌增多，可促进组织细胞的分解代谢而增加机体的产热量。

（二）机体的散热

皮肤是机体主要的散热部位，其散热量最大，机体产生的热量大部分是通过皮肤散发的，皮肤可以通过辐射、传导、对流和蒸发等方式将体热散发到体外。此外，也有少量的热量通过呼吸、排尿和排便散失到体外。当体温高于环境温度时，机体主要以辐射、传导、对流等方式散热；当体温等于或低于环境温度时，机体主要以蒸发方式散热。

1. 辐射散热 机体以发射红外线方式将体热传给体外低温物体的散热方式，称辐射散热。辐射散热的多少与机体有效散热面积、体温与环境之间的温度差成正比关系。皮肤暴露得越多，皮肤与环境间的温度差越大，辐射散热就越多。反之，皮肤暴露得越少，皮肤与环境间的温度差越小，辐射散热就越少。安静时，辐射散热是机体散热的主要方式，散热量约占机体总散热量的 60%。

2. 传导散热 机体将体热直接传给与其接触的低温物体的散热方式，称传导散热。传导散热多少与接触物的温度、导热性和接触面积有关。与皮肤接触物体的导热性越好，接触面积越大，传导散热越快。反之，与皮肤接触物体的导热性越差，接触面积越小，传导散热越慢。临床上常用冷水、冰袋和冰帽为高热患者降温，就是通过传导方式散热的。

3. 对流散热 机体将体热直接传给皮肤周围的空气，再通过空气的流动将体热带走的散热方式，称对流散热。对流散热量的多少取决于机体与环境之间的温度差和风速。机体与环境之间的温度差越大、风速越快，对流散热越快。反之，在温度差小、无风时，对流散热慢。日常生活中，在夏天使用电风扇和空调降温，主要是通过促进空气流动，增加对流散热实现的。

Note

4. 蒸发散热 机体通过体表水分蒸发吸收体热的散热方式，称为蒸发散热。当环境温度等于或高于体表温度时，蒸发则成为机体唯一有效的散热方式。1 g 水分从体内蒸发可使机体散发 2.43 kJ 的热能。因此，水分的蒸发可从机体带走大量的热能，是一种有效的散热方式。蒸发散热包括不感知蒸发和感知蒸发(出汗)。

(1) 不感知蒸发:不感知蒸发是指皮肤和黏膜的水分蒸发是在不知不觉中进行的，在皮肤表面无明显液滴形成的散热方式，称为不感知蒸发。它不受气温变化的影响，是持续性进行的。人体每天不感知蒸发的水分约为 1000 mL，其中由皮肤表面蒸发的水分为 600～800 mL，由呼吸道黏膜蒸发的水分为 200～400 mL。从机体带走的热量约为 2430 kJ。

(2) 出汗:出汗是指汗腺分泌的汗液在皮肤表面形成汗滴后再被蒸发的散热方式，又称为感知蒸发。人在安静时，环境温度升高至 30 ℃左右时，即可发汗。剧烈运动或劳动时，即使环境温度低于 20 ℃时亦可发汗。机体可通过汗液蒸发散发体热，防止体温升高。

汗液成分中 99%为水分，固体成分约占 1%。固体成分中，大部分是 NaCl，也有少量的 KCl 和尿素等。当机体大量出汗时，水分会大量丢失，同时也有 NaCl 的丢失。因此，在补充水分的同时注意补充食盐，以免引起水和电解质平衡的紊乱，甚至因低钠引起神经系统和骨骼肌兴奋性改变而出现的热痉挛。

(三) 散热的调节

机体的散热主要是通过调节皮肤的血流量和控制出汗实现的。

1. 皮肤血流量的调节 皮肤温度与环境之间的温度差决定辐射、传导和对流散热量的多少，而皮肤温度的高低是由流经皮肤的血流量来控制的。在寒冷环境中，交感神经紧张性加强，皮肤的小血管收缩，皮肤血流量减少，皮肤温度下降，使散热量减少。在炎热环境中，交感神经紧张性降低，皮肤的小血管舒张，皮肤血流量增大，皮肤温度升高，使散热量增加。当环境温度在 20～30 ℃，机体安静时，既不发汗也无寒战，仅靠调节皮肤血流量控制皮肤温度，即可达到体热的“收支”平衡。

2. 出汗的调节 出汗是一种反射性活动。其反射中枢位于下丘脑，它接受交感胆碱能纤维的支配。出汗可分为温热性出汗和精神性出汗。温热性出汗是指当环境温度升高或运动、劳动时引起的出汗。当环境温度升高时，可刺激皮肤的外周温度感受器，温度升高的血液流经下丘脑时，刺激中枢温度感受器，使感受器兴奋，产生的传入神经冲动可兴奋下丘脑的出汗中枢，使交感神经兴奋，引起汗腺分泌。温热性出汗发生在全身各个部位，通过汗液蒸发散发体热调节体温。精神性出汗是指精神紧张引起的出汗。当精神紧张引起交感神经兴奋时，在手掌、足跖和前额等部位出汗，它与体温调节关系不大，是精神紧张的表现。

三、体温调节

体温调节包括行为性体温调节和自主性体温调节(图 7-6)。自主性体温调节是指在体温调节中枢的控制下，通过调节机体产热和散热，使体温保持相对稳定，是体温调节的基础。行为性体温调节是指机体在不同环境中有意识地通过一定行为来调节产热和散热活动以保持体温的相对恒定，如增减衣服、使用空调等。它是体温调节的辅助手段，是对自主性体温调节的补充。

(一) 温度感受器

温度感受器是感受机体内外环境温度变化的特殊装置，可分为外周温度感受器和中枢温度感受器。

1. 外周温度感受器 外周温度感受器是指分布于皮肤、黏膜和内脏器官专门感受温度变化的游离神经末梢。它包括冷感受器和热感受器，外周温度感受器中冷感受器数量大于热感受器，因此外周温度感受器主要对寒冷刺激敏感。

2. 中枢温度感受器 中枢温度感受器是指分布于脊髓、脑干网状结构和下丘脑等处的直接感受血液温度变化的神经元。在中枢神经系统，特别是在视前区-下丘脑前部(PO/AH)存在着许多对温度敏感的神经元。它包括热敏神经元和冷敏神经元，中枢温度感受器中热敏神经元多于冷敏神经元，因此中枢温度感受器主要对温热性刺激敏感。

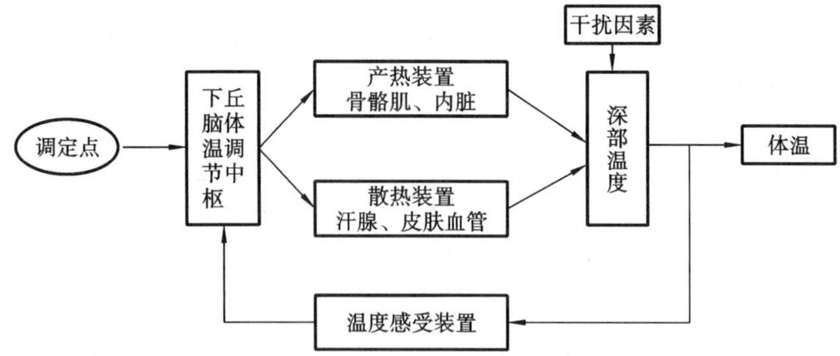

图 7-6　机体体温调节机构示意图

（二）体温调节中枢

体温调节中枢是指中枢神经系统中参与体温调节的神经元。调节体温的基本中枢位于下丘脑，特别是视前区-下丘脑前部(PO/AH)在体温调节的中枢整合中具有非常重要的地位。

视前区-下丘脑前部(PO/AH)的温度敏感神经元既能感受局部温度的变化，又能对其他部位温度感受器的传入信息进行整合。当外界环境温度改变时，可通过兴奋外周温度感受器和中枢温度感受器，将温度变化信息传给下丘脑前部，通过体温调节中枢的整合作用调节机体的产热和散热，维持体温的恒定。

（三）体温调节的调定点学说

该学说认为，体温的调节类似于恒温器的调节。调定点是指设定的温度值，PO/AH 的温度敏感神经元在体温调节中起调定点作用，决定着体温的恒定水平。正常人体调定点温度为 37 ℃左右，因此体温稳定于此调定点水平。若体温偏离此温度时，可通过反馈机制来改变温度敏感神经元的活动，对产热及散热的过程进行调节，体温便恢复到调定点温度。例如：当体温低于 37 ℃时，冷敏神经元放电增多(兴奋)，引起产热活动增强，散热活动减弱，使产热大于散热，使以降低的体温回升到 37 ℃，使产热与散热达到平衡，进而使体温稳定在 37 ℃水平。当体温高于 37 ℃时，则引起热敏神经元放电增多(兴奋)，散热活动增强，产热活动减弱，使散热大于产热，将已升高的体温降至 37 ℃，然后产热与散热达到平衡，进而使体温稳定在 37 ℃水平。

发热是由于细菌、病毒等致病物质进入机体后，引起的一系列反应刺激机体产生致热原，使下丘脑的体温调定点被重新设置，如上移到 38 ℃，这称为重调定。在发热之初因体温低于新的调定点水平，机体为达到平衡首先出现皮肤血管收缩，减少散热，随后出现寒战等产热反应，直到体温升高到 38 ℃。此时产热和散热过程在新的调定点水平。因此，发热属于调节性体温升高，是体温调节活动的结果。临床上使用的退热药主要通过消除致热原使体温调定点恢复到正常水平(37 ℃)，来达到降热效应。

记忆重点

1. 机体在物质代谢过程中所伴随的能量释放、转移、储存和利用，称为能量代谢。机体的能量主要是糖、脂肪和蛋白质在细胞内氧化分解产生的，产生的能量储存于 ATP 和 CP 中，ATP 是体内直接供能的最重要物质。

2. 能量代谢率为机体单位时间的产热量，易受肌肉活动、环境温度、进食和精神活动等因素的影响，常用 BMR 来衡量，其相对值在正常平均值的±15%范围内为正常，如超过±20%以上为异常，常提示甲状腺功能异常。

3. 体温是指机体深部的平均温度，常见的测量部位有直肠、口腔和腋窝。生理情况下，体温受昼夜节律、性别、年龄和肌肉活动等因素的影响。体温恒定是在体温调节中枢的控制下，产热活动和散热活动达到平衡的结果。机体安静时产热的主要器官是内脏(肝)，活动时主要是骨骼肌。散热的主要部位

Note

是皮肤，皮肤温度高于环境温度时，皮肤可以通过辐射、传导、对流和蒸发的方式将体热散发到体外；当环境温度高于皮肤温度时，机体只能以蒸发方式散热，蒸发散热有不感蒸发和出汗两种形式。

能力检测及答案

一、名词解释

能量代谢　食物的热价　呼吸商　氧热价　食物的特殊动力作用　体温　基础代谢率　调定点

二、简答题

1. 简述机体产热的主要器官和散热的主要部位和方式。
2. 简述体温的常见测量部位及其生理变异。
3. 影响能量代谢的因素有哪些？

三、单项选择题

在线答题

（李春艳　李　旻）

第八章　肾的排泄功能

学习目标

掌握：肾小球的滤过功能及影响滤过的因素；肾小管、集合管功能的调节；尿的输送、储存与排放。
熟悉：肾小管和集合管的重吸收功能；肾小管、集合管的分泌功能；尿液的理化特性、尿量。
了解：肾的结构与功能；尿液的浓缩和稀释。

第一节　概　　述

一、排泄的概念及途径

人体通过呼吸摄取所需的氧气，依靠消化系统的功能获得必要的营养物质。而在新陈代谢的过程中，这些气体和物质不断地被消耗，为各种生命活动提供能量，同时也会产生过剩甚至有害的代谢终产物。人体将进入体内的异物、物质代谢的终产物以及过剩的物质，经血液循环由相应的途径排出体外的过程，称为排泄(excretion)。

人体主要的排泄器官有肾、呼吸器官、消化器官、皮肤等(表 8-1)。其中由肾排出的代谢终产物种类最多、数量最大，并且可随机体状态的不同而调节尿量和尿液中的物质含量，从而维持内环境的稳态，调节水、电解质和酸碱平衡，所以肾是人体的主要排泄器官。

表 8-1　人体主要的排泄途径

排泄器官	排泄过程
肾	以泌尿的形式排出代谢终产物等(如水、无机盐、尿素、毒素等)
呼吸器官	通过呼气排出 CO_2、少量水、挥发性药物等
消化器官	唾液腺可排出少量的铅、汞；消化管可排泄胆色素、无机盐等
皮肤	利用蒸发排出水、无机盐、少量尿素等

此外，肾还具有内分泌的功能，可以合成、分泌多种生物活性物质，如促红细胞生成素、肾素等(详见相关章节)。本章重点讲述肾的排泄功能。

二、肾脏的结构与功能

(一) 肾脏的结构特点

1. 肾单位和集合管　肾单位(nephron)(图 8-1)是肾脏的基本结构和功能单位，正常人两肾有 170 万～240 万个肾单位，它们与集合管一起，共同完成尿的生成过程。每个肾单位由肾小体和肾小管两部

Note

分组成(图 8-2)。

集合管不属于肾单位,但其在结构上与远曲小管相延续。每条集合管可接受多条远曲小管输送来的液体,并可对尿液进行浓缩和稀释,最终汇入乳头管,经肾盏、肾盂、输尿管进入膀胱储存。

2. 球旁器 球旁器(juxtaglomerular apparatus)又称近球小体,主要分布在皮质肾单位,由球旁细胞、致密斑、球外系膜细胞三部分构成(图 8-3)。

(1) 球旁细胞:位于入球小动脉中膜内的肌上皮样细胞,可分泌肾素。

(2) 致密斑:在远曲小管起始部,接触入球小动脉和出球小动脉的一侧,有特殊分化的上皮细胞,呈高柱状紧密排列。其功能是感受小管液中 NaCl 含量的变化,调节肾素的释放。

- 肾单位
  - 肾小体
    - 肾小球
    - 肾小囊
  - 肾小管
    - 近端小管
      - 近曲小管
      - 髓袢降支粗段
    - 髓袢细段
      - 髓袢降支细段
      - 髓袢升支细段
    - 远端小管
      - 髓袢升支粗段
      - 远曲小管

图 8-1 肾单位的组成

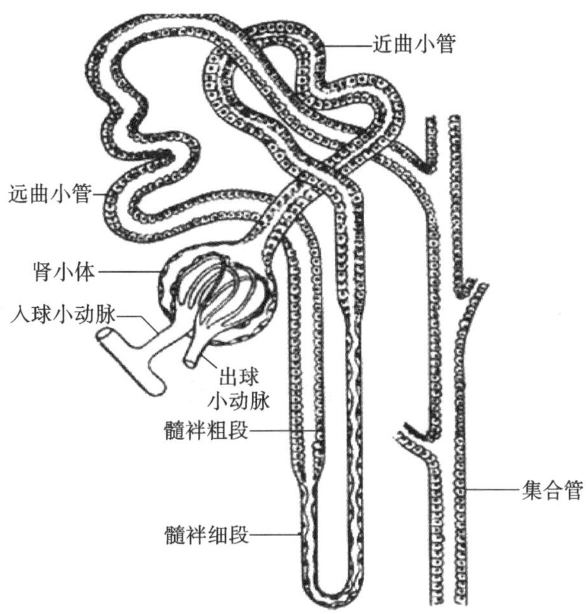

图 8-2 肾单位和集合管的结构示意图

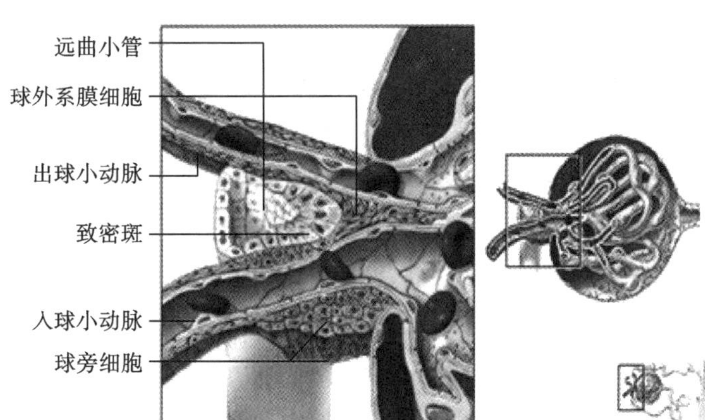

图 8-3 球旁器结构示意图

(3) 球外系膜细胞:球外系膜细胞是位于入球小动脉、出球小动脉之间的一群细胞,具有吞噬功能。

(二) 肾血液循环的特点

1. 肾血流量大，分布不均 正常成人安静时，两肾的血流量约为 1200 mL/min，相当于心输出量的 1/5～1/4，其中流经肾皮质的血液量约占 94%，故通常所说的肾血流量主要是指肾皮质的血流量。这种血流量大的特点有利于肾生成尿液、及时净化血液，对维持机体内环境的稳态有重要意义。

2. 两套毛细血管网，血压差异大 入球小动脉进入肾小体后，分支形成肾小球毛细血管网，然后汇集成出球小动脉，再离开肾小球后形成肾小管周围毛细血管网，包绕在肾小管周围。由于肾动脉直接来自腹主动脉，入球小动脉又较粗短，所以血流阻力小，血流量大；出球小动脉细而长，血流阻力大。这样的结构特点使得肾小球毛细血管网内的血压较高，有利于肾小球的滤过；而肾小管周围毛细血管网的血压较低，有利于肾小管对小管液的重吸收。

3. 肾血流量的调节 肾内足够的血流量是尿生成的前提。

(1) 自身调节：实验证明，在肾动脉血压由 20 mmHg 升到 80 mmHg 的过程中，肾血流量随血压的升高而增加；当肾动脉血压在 80～180 mmHg 范围内变化时，肾血流量保持相对恒定；进一步提高肾动脉血压，肾血流量又随之增加。这种现象是肾血管自身调节的结果，目前一般用肌源性学说来解释。

(2) 神经调节和体液调节：肾血流量的神经、体液调节使肾血流量与全身的血液循环调节相配合。交感神经活动加强时，引起肾血管收缩，肾血流量减少。影响肾交感神经活动的因素已在心血管反射中作了介绍(见第四章)。肾上腺素、去甲肾上腺素、血管升压素和血管紧张素等都能使肾血管收缩，肾血流量减少；前列腺素可使肾血管扩张。

总之，通常情况下，在一般的血压变化范围内，肾主要依靠自身调节来保持血流量的相对稳定，以维持正常的泌尿功能。在紧急情况下，全身血液将重新分配，通过交感神经及肾上腺素等的作用来减少肾血流量，使血液重新分配到心、脑、肺等重要器官，这对于维持人体生命活动的进行有非常重要的意义。

第二节 尿的生成过程

尿的生成是在肾单位和集合管中进行的，是一个连续、复杂的过程。首先要通过肾小球的滤过作用形成原尿，经肾小管、集合管的重吸收及分泌作用，再进行尿液的浓缩或稀释，最终形成终尿。

一、肾小球的滤过功能

当血液流经肾小球时，血浆中的水和小分子物质等经过滤过膜进入肾小囊形成原尿的过程，称为肾小球的滤过(glomerular filtration)。

用微穿技术从大鼠肾小囊腔抽取原尿，进行微量化学分析，结果发现原尿中除了蛋白质含量极少外，其他成分的含量及晶体渗透压、pH 值等与血浆的基本相同(表 8-2)。可见，原尿的生成过程是一种滤过作用，原尿是血浆的超滤液。

表 8-2 血浆、原尿、终尿的成分比较

成分	血浆 /(g/L)	原尿 /(g/L)	终尿 /(g/L)	终尿/血浆	重吸收率 /(%)
水	900	980	960	1.1	99
蛋白质	80	微量	0	—	100*
葡萄糖	1.0	1.0	0	—	100*
Na^+	3.3	3.3	3.5	1.1	99
K^+	0.2	0.2	1.5	7.5	94
Cl^-	3.7	3.7	6.0	1.6	99

Note

续表

成　　分	血浆/(g/L)	原尿/(g/L)	终尿/(g/L)	终尿/血浆	重吸收率/(%)
磷酸根	0.03	0.03	1.2	40.0	67
碳酸根	1.5	1.5	0.07	0.05	99
尿素	0.3	0.3	20.0	67.0	45
尿酸	0.02	0.02	0.5	25.0	79
肌酐	0.01	0.01	1.5	150.0	0
氨	0.001	0.001	0.4	400.0	0

注：* 表示接近 100%。

在有足够肾血流量的前提下，血液流经肾小球时滤过量的多少，主要与肾小球滤过膜及其通透性、有效滤过压有关。

（一）滤过膜——滤过的结构基础

1. 滤过膜的组成　滤过膜又称滤过屏障，由三层结构组成，从内向外依次是，肾小球毛细血管内皮细胞、基膜、肾小囊脏层上皮细胞(图 8-4)。每层结构上都存在不同直径的微孔。毛细血管内皮细胞间有许多直径 50～100 nm 的圆形小孔即窗孔，可阻止血细胞通过，但对于血浆中的物质几乎无限制作用。基膜主要是由水和凝胶构成的微细纤维网，厚约 300 nm，其中的网孔直径 4～8 nm，可允许水和部分溶质通过，但阻碍血浆蛋白进入肾小囊。肾小囊脏层上皮细胞有足状突起，相互交错形成裂孔，裂孔上覆盖一层薄膜，膜上有 4～14 nm 的微孔，可限制蛋白质的通过。由于基膜的网孔直径最小，故被视为滤过膜的一个主要滤过屏障。

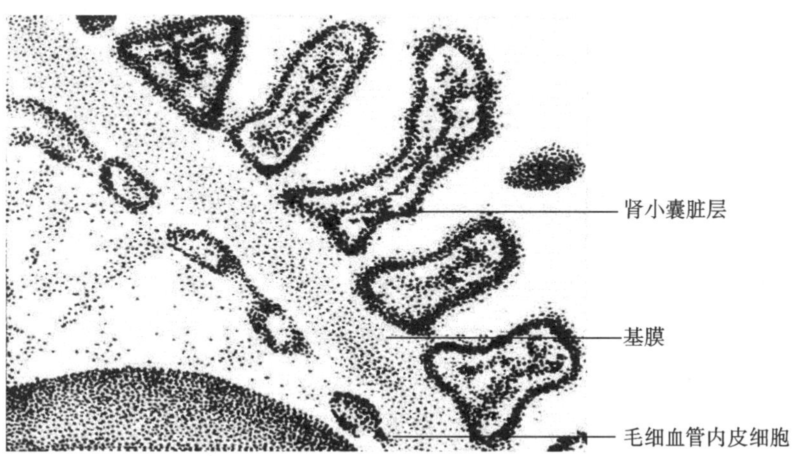

图 8-4　滤过膜的组成示意图

2. 滤过膜的通透性　滤过膜的结构特点使其具有一定通透性。血浆中的物质通过滤过膜的难易不仅取决于分子的大小，还与物质所带的电荷有关。滤过膜三层结构中的孔道构成了滤过的机械屏障，能限制血浆中不同大小分子的滤过。一般来说，血浆中分子量小于 70000 的物质，如水、电解质等容易通过滤过膜，而分子量大于 70000 的物质则不能通过。滤过膜除了具有机械屏障作用外，因其在三层结构上均覆盖有带负电荷的糖蛋白，可阻碍带负电的物质通过，起到电学屏障的作用，如白蛋白的分子量虽然只有 69000，但是由于它带负电荷，故原尿中几乎无白蛋白。可见，小分子、带正电荷的物质更容易被滤过。

3. 滤过膜的面积　正常成人两肾的肾小球全部具有滤过功能，滤过膜的总面积约 1.5 m^2，有利于原尿的生成。

（二）有效滤过压——滤过的动力

肾小球滤过的动力叫有效滤过压(effective filtration pressure)。与组织液生成的有效滤过压相似，它也是由促进滤过的动力和阻碍滤过的阻力两方面因素构成的。由于肾小囊内原尿的蛋白质含量甚微，故其产生的胶体渗透压可忽略不计(图 8-5)。因此，肾小球有效滤过压的计算公式如下：

有效滤过压＝肾小球毛细血管血压－(血浆胶体渗透压＋肾小囊内压)

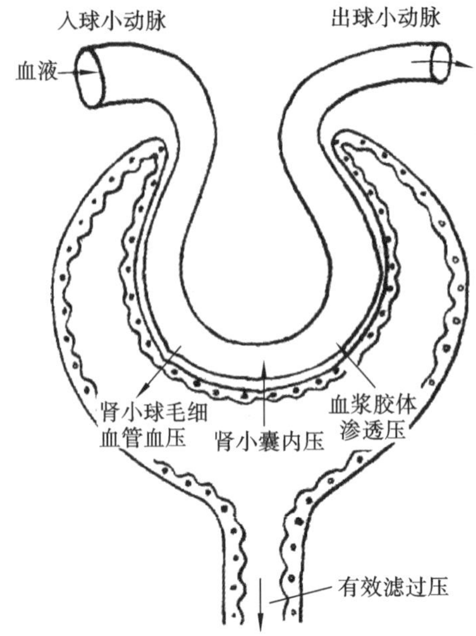

图 8-5　肾小球有效滤过压示意图

用微穿法测得大鼠肾小球毛细血管压力几乎相等，从入球小动脉到出球小动脉的平均值约为 45 mmHg，肾小囊内压约为 10 mmHg；血浆胶体渗透压在入球小动脉端约为 20 mmHg，而血液流经肾小球毛细血管时，血浆中水和小分子物质逐渐被滤过，使得血浆蛋白浓缩，到了出球小动脉，血浆胶体渗透压升高到 35 mmHg。利用以上数据，依据有效滤过压计算公式可知：

入球小动脉端有效滤过压＝45－(20＋10)＝15 mmHg

出球小动脉端有效滤过压＝45－(35＋10)＝0 mmHg

不难看出，在入球小动脉端有效滤过压为正值，有滤液生成；出球小动脉端，有效滤过压数值为 0，停止滤过。所以，血液从入球小动脉端流向出球小动脉端的过程中，由于有效滤过压的不断降低，原尿生成的量逐渐减少，直至为无滤过。

（三）肾小球滤过率与滤过分数——衡量肾功能的重要指标

1. 肾小球滤过率　单位时间内(每分钟)两肾生成的原尿量，称为肾小球滤过率(glomerular filtration rate，GFR)。正常成人安静时肾小球滤过率约为 125 mL/min。据此推算，每昼夜两肾产生的原尿量可达 180 L。

2. 滤过分数　肾小球滤过率与每分钟两肾血浆流量的比值称为滤过分数(filtration fraction，FF)。据测定，成人安静时灌注两肾的血浆流量约为 660 mL/min，故滤过分数＝125/660×100%≈19%，此数据可看出，流经肾脏的血浆约 1/5 经肾小球滤过形成原尿。

肾小球滤过率和滤过分数都是衡量肾脏功能的重要指标。

二、肾小管和集合管的重吸收功能

原尿进入肾小管后称为小管液。当小管液流经肾小管和集合管时，与原尿相比，其中的物质成分及其含量发生了明显的变化(表 8-2)。小管液中大部分的水和溶质经肾小管和集合管上皮细胞重新吸收进入血液，此过程称为肾小管和集合管的重吸收(reabsorption)。据计算正常成人每天可生成原尿约

Note

180 L,但每天排出的终尿却只有 1.5 L 左右。可见,原尿中的水约 99%被重吸收,其他溶质也有不同程度的重吸收。

（一）重吸收的特点

1. 选择性 比较原尿与终尿的成分(表 8-2)可知,小管液中的各种物质重吸收的比例是不同的。一般情况下,肾小管和集合管将对机体有用的物质,如 Na^{+}、HCO_3^{-}、葡萄糖、氨基酸等大部分甚至完全重吸收;对尿素、磷酸根等部分重吸收;而肌酐等代谢产物和进入人体的异物则不被重吸收而排出体外。这种选择性的重吸收,既保留了对人体有用的物质,又有效地清除了代谢终产物和过剩的物质等,从而实现了对血液的净化。

2. 有限性 当小管液中某种物质的浓度过高,超过肾小管和集合管的上皮细胞对其重吸收的极限时,该物质则不能被全部重吸收,未被重吸收的部分随尿液排出。这是由于在肾小管和集合管的上皮细胞上转运该物质的蛋白质数量有限。

（二）重吸收的部位

肾小管各段和集合管都具有重吸收的能力,但以近端小管的重吸收能力最强。这是由近端小管的如下特点决定的:①近端小管上皮细胞的管腔膜上有大量密集的微绒毛形成的刷状缘,使重吸收面积达 50～60 m^2;②管腔膜对 Na^{+}、K^{+}、Cl^{-} 等通透性较大;③上皮细胞内有丰富的线粒体和酶,代谢活跃;④管腔膜、管周膜、基底膜上有大量具有转运功能的蛋白质。因此,近端小管是重吸收的主要部位。

（三）重吸收的方式

重吸收的方式有主动重吸收和被动重吸收两种。

1. 主动重吸收 主动重吸收是指肾小管和集合管的上皮细胞在耗能的情况下,逆着浓度差或电位差,将小管液中的物质转运到管周组织并进入血液的过程。如 Na^{+}、葡萄糖、氨基酸等的重吸收。

2. 被动重吸收 被动重吸收是指小管液中的物质,顺浓度差、电位差或渗透压梯度,由管腔被转运至组织液到达血液的过程,该过程不需消耗能量。如水分子顺渗透压梯度的重吸收、尿素顺浓度差的重吸收等,都属于被动重吸收。

（四）几种物质的重吸收

1. Na^{+}、Cl^{-} 和水的重吸收 在正常成人体内,Na^{+} 每日滤过量约为 600 g,排出仅 5 g 左右,这说明原尿中 99%的 Na^{+} 都被重吸收入血。除髓袢降支细段外,肾小管各段和集合管对 Na^{+} 均具有重吸收能力,其中近端小管对 Na^{+} 重吸收能力最强,占总滤过量的 65%～70%。Na^{+} 主要以主动形式进行重吸收。

在近端小管,肾小管上皮细胞的管腔膜对 Na^{+} 通透性大,小管液中 Na^{+} 比细胞内高,Na^{+} 顺浓度差扩散入细胞内,再因基底膜和管周膜的 Na^{+} 泵的作用进入组织液,上皮细胞内的 Na^{+} 浓度降低,小管液中的 Na^{+} 得以顺浓度差进入上皮细胞。随着 Na^{+} 不断被泵入管周组织,管周组织液中的 Na^{+} 浓度升高,其晶体渗透压也增大,促使小管液中的水不断进入上皮细胞及管周组织。伴随着 Na^{+} 的重吸收,小管内电位降低而上皮细胞中电位升高,造成了小管液和上皮细胞之间的电位差,而小管液中的 Cl^{-} 浓度也较上皮细胞内高,Cl^{-} 顺其电位差和浓度差而被动重吸收(图 8-6)。在近端小管重吸收的 NaCl,占总滤液量的 65%～70%。水在近端小管随着 NaCl 的重吸收被动重吸收,与体内是否缺水无关,占重吸收水量的 65%～70%。

在髓袢,小管液流经髓袢的过程中,重吸收的 NaCl 占总滤液量的 20%左右,约 15%的水被重吸收。髓袢降支细段对 Na^{+} 和 Cl^{-} 的通透性极低,但对水的通透性较高。在组织液高渗作用下,小管液中的水分不断被重吸收至管周组织液,使小管液中 Na^{+} 和 Cl^{-} 浓度不断升高,小管液渗透压逐渐升高。髓袢升支细段对水不通透,但对 Na^{+} 和 Cl^{-} 易通透。因此,小管液流经此段时,小管液中 Na^{+} 和 Cl^{-} 顺浓度差扩散进入管周组织液,Na^{+} 和 Cl^{-} 的浓度随之降低。

髓袢升支粗段是 NaCl 在髓袢重吸收的主要部位,其吸收机制为主动重吸收。髓袢升支粗段的管腔膜上有 Na^{+}-K^{+}-$2Cl^{-}$ 同向转运体,该转运体可将小管液中 1 个 Na^{+}、1 个 K^{+} 和 2 个 Cl^{-} 同向转运入

Note

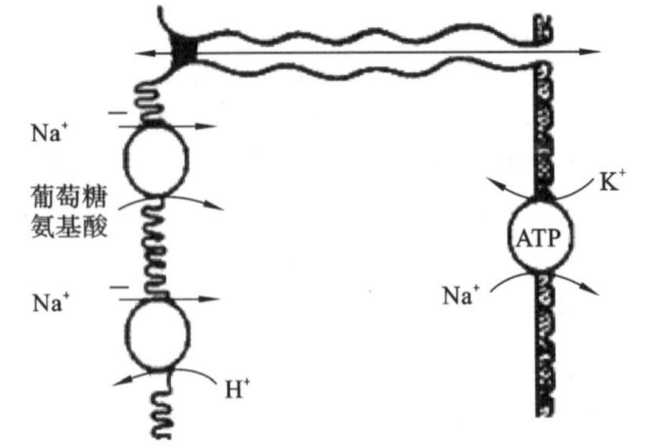

图 8-6　近端小管对 Na^+ 的重吸收示意图

上皮细胞内(图 8-7)。进入细胞内的 Na^+ 通过基底侧膜上的钠泵泵入组织间液,Cl^- 顺浓度梯度经管周膜上的 Cl^- 通道进入组织间液,而 K^+ 则经管腔膜返回小管液中。髓袢升支粗段对水几乎不通透,水不被重吸收而留在小管内。由于 Na^+ 和 Cl^- 被上皮细胞重吸收至管周组织液,因此小管液流经升支粗段时,小管液渗透压降低,而管外组织液渗透压增高。该段对水和 NaCl 重吸收的这种分离现象,有利于尿液的浓缩和稀释。呋塞米(速尿)和依他尼酸等利尿剂能特异性地与同向转运体上 Cl^- 的结合位点相结合,抑制 Na^+-K^+-$2Cl^-$ 的同向转运,使 NaCl 的重吸收受抑制而产生利尿作用。

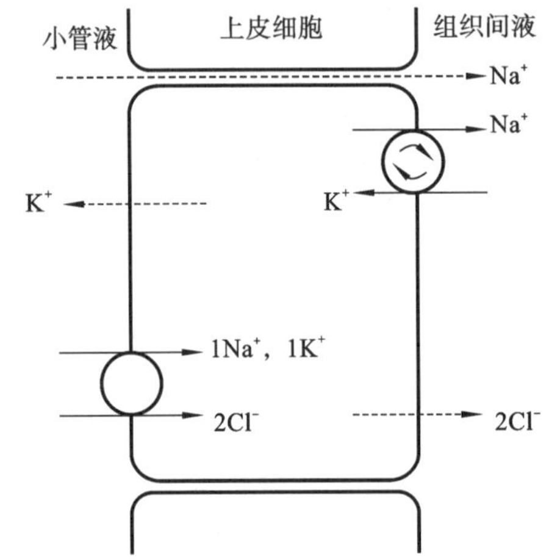

图 8-7　髓袢升支粗段的主动重吸收 Na^+、K^+、Cl^- 示意图

在远曲小管和集合管,约 12%的 Na^+ 和 Cl^- 在远曲小管和集合管被重吸收,同时有不同量的水被重吸收。远曲小管和集合管对 Na^+、Cl^- 和水的重吸收属于调节性重吸收,可根据机体的水、盐平衡状况进行调节。Na^+ 的重吸收主要受醛固酮的调节,水的重吸收则主要受抗利尿激素的调节。远曲小管和集合管对水重吸收的多少对终尿量的影响最大。

肾小管各段和集合管对 Na^+ 的重吸收,在维持细胞外液 Na^+ 平衡和渗透压中起着重要作用。而且随着 Na^+ 的主动重吸收,促进了葡萄糖和氨基酸等物质的继发性主动重吸收,也促进了 HCO_3^-、Cl^- 等物质的重吸收,同时还促进了 Na^+-H^+ 交换和 Na^+-K^+ 交换的过程。因此,Na^+ 的重吸收在肾小管和集合管对其他物质的重吸收及分泌功能中起着关键的作用。

2. 葡萄糖的重吸收　原尿中的葡萄糖浓度与血液中的葡萄糖浓度相等,但正常情况下终尿中几乎不含葡萄糖,说明葡萄糖的重吸收率为 100%。微穿刺实验表明,葡萄糖的重吸收仅限于近端小管,其他各段肾小管都不能对葡萄糖进行重吸收。因此,近端小管如果不能将小管液中的葡萄糖全部重吸收,则排出的尿液中就会出现葡萄糖。

小管液中的葡萄糖、Na^+ 与管腔膜上的转运体结合形成复合体后,Na^+ 易化扩散进入细胞内,葡萄

Note

糖也随之进入。在细胞内，Na^+、葡萄糖和转运体分离，Na^+ 被泵入组织液，葡萄糖则与管周膜上的载体结合，易化扩散至管周组织再入血。可见，葡萄糖的重吸收属于继发性主动转运（图 8-8）。

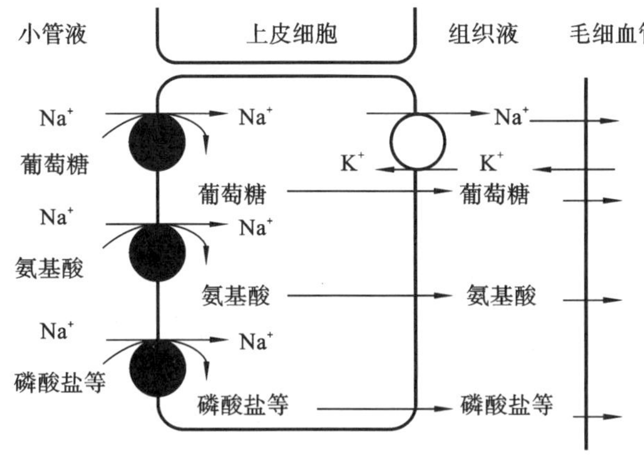

图 8-8 近端小管对葡萄糖、氨基酸和磷酸盐等的重吸收示意图

实际上，因为小管上皮细胞膜上的转运体数目有限，所以近端小管对葡萄糖的重吸收有一定的限度。当小管液中的葡萄糖超过一定浓度时，即超过了近端小管对葡萄糖重吸收的最大值，此时未被重吸收的葡萄糖会随尿液排出，出现糖尿。因小管液中的葡萄糖来自血糖，故把刚出现糖尿时的最低血糖浓度称为肾糖阈（renal glucose threshold）。肾糖阈的正常值为 1.6～1.8 g/L（8.9～10.1 mmol/L）。当血糖浓度超过肾糖阈时，会出现糖尿。各个肾单位肾糖阈并不完全一样。如果血糖浓度再继续升高，肾小管对葡萄糖重吸收达到极限的上皮细胞数量就会增加，尿中葡萄糖的含量也将随之不断地增加。当血糖浓度升至 300 mg/100 mL 时，全部肾小管对葡萄糖的吸收均已达到极限，此值即为葡萄糖吸收的极限量。正常成人两肾对葡萄糖重吸收的极限量，男性平均为 375 mg/min，女性平均为 300 mg/min。

3. HCO_3^- 的重吸收 正常情况下从肾小球滤过的 HCO_3^- 几乎都被肾小管和集合管重吸收，其中高达 80%的 HCO_3^- 由近端小管重吸收，髓袢、远曲小管和集合管也可重吸收部分 HCO_3^-。在近端小管，小管液中的 HCO_3^- 不易透过管腔膜，它与小管液中的 H^+ 结合生成 H_2CO_3，H_2CO_3 再分解为 CO_2 和水。CO_2 为脂溶性的小分子物质，可单纯扩散进入肾小管上皮细胞内，在碳酸酐酶的催化下，又与水结合生成 H_2CO_3，H_2CO_3 再解离成 H^+ 和 HCO_3^-。H^+ 通过管腔膜上的 Na^+-H^+ 交换体，逆浓度梯度转运进入小管液中，与 HCO_3^- 再次结合形成 H_2CO_3。细胞内的 HCO_3^- 则进入细胞间隙，与细胞间隙内的 Na^+ 生成 $NaHCO_3$ 而转运入血液（图 8-9）。可见，小管液中的 HCO_3^- 是以 CO_2 的形式被重吸收的。CO_2 通过管腔膜的速度明显高于 Cl^-，故 HCO_3^- 的重吸收优先于 Cl^- 的重吸收。HCO_3^- 是体内最主要的碱储备物质，其优先重吸收对于体内酸碱平衡的维持具有重要的生理意义。

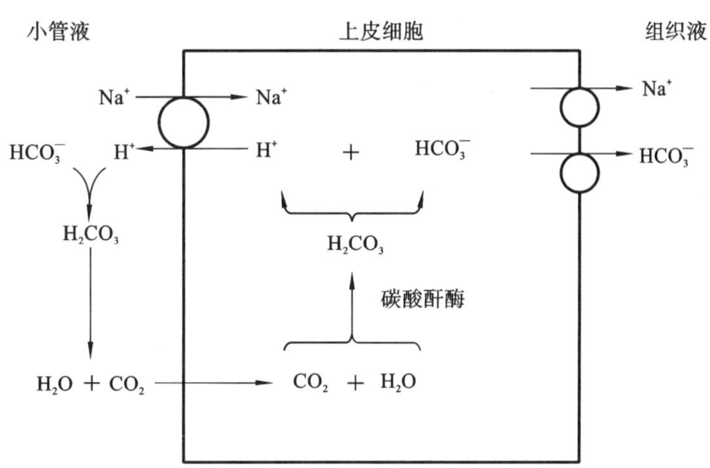

图 8-9 HCO_3^- 的重吸收示意图

4. K^+的重吸收 小管液中的K^+是逆浓度差转运入细胞，然后扩散至管周组织再入血。小管液中的K^+流经肾小管各段时，其中70%左右在近端小管被重吸收，20%左右在髓袢被重吸收，其余的K^+在远端小管和集合管继续被重吸收。终尿中的K^+主要由远端小管和集合管分泌。

5. 其他物质的重吸收 氨基酸、磷酸盐、SO_4^{2-}等的重吸收机制与葡萄糖基本相同，但转运体可能不同(图8-10)。大部分Ca^{2+}和Mg^{2+}在近端小管和髓袢升支粗段被重吸收。小管液中微量的蛋白质，在近端小管通过入胞方式而被重吸收。

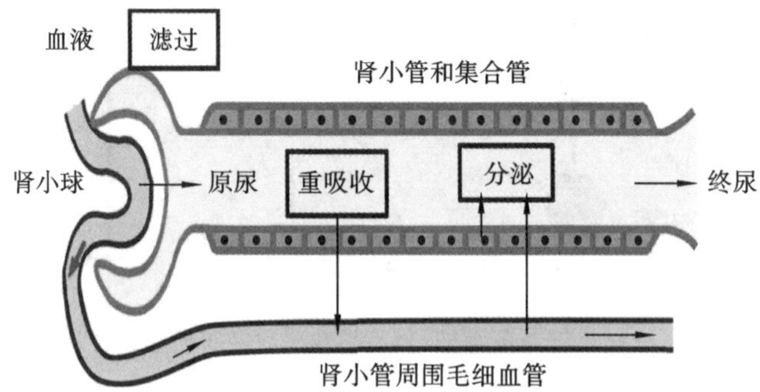

图8-10 肾小管和集合管的分泌示意图

三、肾小管和集合管的分泌功能

肾小管和集合管的分泌是指肾小管和集合管上皮细胞将自身代谢的产物或血浆中的某些物质转运至小管腔的过程。肾小管和集合管主要分泌H^+、NH_3和K^+等。通过分泌可使体内多余或有害的物质随尿液排出。

(一) H^+的分泌

肾小管各段和集合管上皮细胞均能分泌H^+，但主要在近端小管。近端小管分泌H^+是通过H^+-Na^+交换实现的。在小管上皮细胞内，由上皮细胞代谢产生或由小管液进入细胞的CO_2，在碳酸酐酶的催化下，与H_2O结合生成H_2CO_3，H_2CO_3解离成HCO_3^-和H^+。H^+和小管液中的Na^+与上皮细胞膜上的转运体结合，通过逆向转运，Na^+被重吸收进入小管上皮细胞，H^+被分泌至小管液中，此过程称为H^+-Na^+交换。进入小管上皮细胞内的Na^+很快由基底侧膜上的Na^+泵作用进入组织间隙，再转运至血液。随着H^+的不断分泌，细胞内的HCO_3^-逐渐增多，而基底侧膜对HCO_3^-通透性较大，故HCO_3^-顺着浓度差扩散入组织间隙，并随着Na^+一起被重吸收入血。可见，肾小管上皮细胞每分泌一个H^+，即有一个Na^+和一个HCO_3^-一起被重吸收入血形成$NaHCO_3$。$NaHCO_3$是体内重要的“碱贮备”，因此，H^+的分泌具有排酸保碱、维持体内的酸碱平衡的重要作用。

(二) NH_3的分泌

正常情况下，NH_3主要由远曲小管和集合管上皮细胞分泌，多来源于上皮细胞内的谷氨酰胺的脱氨反应。NH_3是一种脂溶性物质，能通过管腔膜向pH值低的方向扩散。因H^+的分泌降低了小管液的pH值，使NH_3向小管液分泌。分泌的NH_3与H^+结合生成NH_4^+，NH_4^+进一步与小管液中的Cl^-结合，生成NH_4Cl并随尿排出。

NH_4^+的生成，一方面使小管液中NH_3的浓度下降，形成浓度梯度以加速NH_3的继续分泌，另一方面降低了小管液中的H^+浓度，有利于H^+的继续分泌。可见，NH_3的分泌对维持体内的酸碱平衡也起着非常重要的作用。

(三) K^+的分泌

原尿中的K^+大部分被肾小管各段和集合管重吸收入血，而尿液中的K^+主要是由远端小管和集合管分泌的。K^+的分泌与Na^+的重吸收密切相关。一方面，远端小管和集合管对Na^+的重吸收造成管腔内为负电位，是K^+分泌动力；另一方面，由于基底侧膜上Na^+泵的活动，将Na^+泵出细胞到组织间

Note

液，同时将组织间液中的 K^+ 泵入细胞内，提高了 K^+ 的浓度，增加了细胞内和小管腔之间 K^+ 的浓度差，进一步促进了 K^+ 的分泌。可见，K^+ 的分泌是顺电-化学梯度的被动过程。这种 K^+ 的分泌与 Na^+ 的重吸收相关联的过程，称为 Na^+-K^+ 交换。

Na^+-K^+ 交换和 Na^+-H^+ 交换都要依赖 Na^+，故两者之间有竞争性抑制作用，即当 Na^+-H^+ 交换增多时，Na^+-K^+ 交换就减少；当 Na^+-K^+ 交换增多时，Na^+-H^+ 交换就减少。例如在人体酸中毒的情况下，因小管上皮细胞内的碳酸酐酶活性增强、H^+ 的生成增多导致 Na^+-H^+ 交换增多时，Na^+-K^+ 交换因竞争性抑制减少，K^+ 随尿排出减少，血浆中 K^+ 的浓度升高，可导致高钾血症；人体碱中毒时，情况相反，会引起低钾血症。

四、尿液浓缩与稀释原理

尿的浓缩和稀释是以尿液与血浆的渗透压比较而言的。正常血浆的渗透压约为 300 mOsm/L，原尿的渗透压与血浆渗透压基本相同，终尿的渗透压可在 30～1400 mOsm/L 之间波动。若排出的尿的渗透压明显高于血浆渗透压，则称为高渗尿，表示尿液被浓缩；反之，则称为低渗尿，表示尿液被稀释。人体缺水时，尿液被浓缩，以便尽可能将水保存在体内；大量饮清水后，尿液被稀释，可将多余的水排出体外。可见，肾对尿的浓缩和稀释能力很强，这对于维持体液平衡和渗透压稳定具有重要意义。机体无论在缺水或水过剩时，排出的尿的渗透压都与血浆渗透压相等或相近，则称为等渗尿，表明尿的浓缩和稀释功能严重减退。

（一）尿液浓缩的结构基础——肾髓质组织液渗透压梯度

由冰点降低法测定鼠肾的渗透压得知，肾皮质组织的渗透压与血浆渗透压相等；而肾髓质的渗透压比血浆渗透压高，从外髓到乳头部渗透压逐渐升高，说明肾髓质的组织液是高渗的，且有明显的渗透压梯度。

1. 肾髓质渗透压梯度的形成 一般认为肾髓质渗透压梯度的形成，有赖于髓袢的结构和特性及肾小管各段对水和溶质（主要是 NaCl、尿素）的不同通透性（表 8-3）。

（1）外髓部渗透压梯度的形成：外髓部渗透压梯度是由髓袢升支粗段对 NaCl 的主动重吸收形成的。由表 8-3 可知，髓袢升支粗段对 NaCl 可高度重吸收，但对水不易通透，故随着 NaCl 的重吸收，升支粗段小管液中的 NaCl 浓度和渗透压逐渐降低，而升支粗段外围的组织液则变成高渗。因髓袢升支粗段处于外髓部，所以从皮质到近内髓部的组织液形成了一个逐渐增高的渗透压梯度（图 8-11）。

表 8-3 肾小管主要节段和集合管对不同物质的通透性

肾小管节段	水	NaCl	尿　素
髓袢降支细段	高度通透	不易通透	不易通透
髓袢升支细段	不易通透	高度通透	中等通透
髓袢升支粗段	不易通透	不易通透，高度主动重吸收	不易通透
远曲小管、集合管	有 ADH 时易通透	不易通透，但可主动重吸收	皮质、外髓不易通透，内髓部易通透

（2）内髓部渗透压梯度的形成：在内髓部，渗透压梯度的形成与尿素的再循环和 NaCl 的重吸收有密切关系。

由表 8-3 可知，远曲小管、皮质部和外髓部的集合管对尿素都不易通透。当小管液流经这些结构时，在抗利尿激素的作用下，水被重吸收，小管液中尿素的浓度逐渐升高；而内髓部的集合管对尿素易通透，尿素在此顺浓度差扩散到内髓部的组织液，造成内髓部组织液的渗透压升高；由于髓袢升支细段对尿素的通透性较高，内髓组织液中的尿素顺浓度差扩散入髓袢升支细段，经远端小管、皮质部和外髓部的集合管，流至内髓集合管时再次扩散到组织液，形成尿素的再循环（urea recirculation）。该过程有利于尿素滞留在髓质内，形成和加强内髓部的高渗透压梯度。

另一方面，由于髓袢降支细段对水易通透而对 NaCl 不易通透，所以在内髓部渗透压的作用下，小

Note

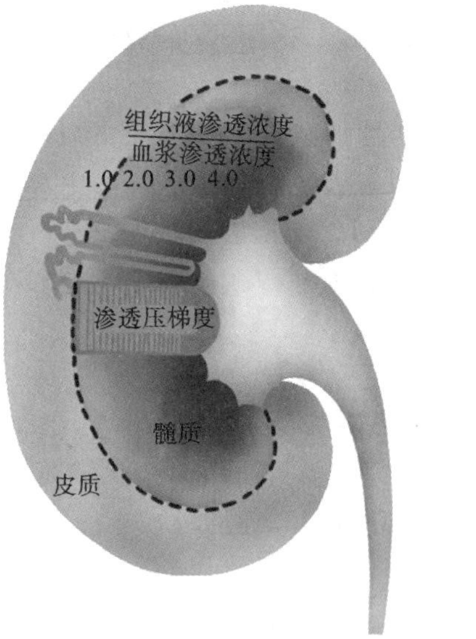

图 8-11　肾髓质组织液渗透压梯度示意图

管液中的水进入内髓部组织液，使小管液中的 NaCl 浓度和渗透压逐渐增高，在髓袢折返处达到最高。当含有高浓度 NaCl 的小管液流经升支细段时，管壁对水不易通透而对 NaCl 易通透，NaCl 顺浓度差扩散入组织液，使内髓部组织液的渗透压进一步升高。这样，在髓袢降支细段和升支细段就构成了一个逆流倍增系统，使内髓部组织液的渗透压由外髓至乳头部逐渐增高，形成渗透压梯度。

2. 肾髓质组织液渗透压梯度的保持　肾髓质组织液高渗梯度的维持，主要依靠直小血管的逆流交换作用。直小血管为“U”形结构，与髓袢平行，血液经直小血管的升支和降支是逆向流动，构成逆流系统。正常生理状态下，直小血管对水和溶质（NaCl、尿素等）具有通透性。当血液沿其降支下行时，因周围组织液中的 NaCl、尿素浓度逐渐增加，这些物质便顺浓度梯度进入直小血管，而直小血管中的水因渗透压差进入组织液。越深入内髓部，直小血管血液中的 NaCl 和尿素的浓度越高，至折返处时达到最高，此处渗透压达 1200 mOsm/L。当血液由折返处流入升支时，血管内的 NaCl 和尿素的浓度较管外同一水平组织液高，NaCl 和尿素又不断进入组织液中，水重新渗透回直小血管。这样，NaCl 和尿素就在直小血管的降支和升支间循环，形成逆流交换作用。一方面，将重吸收的水送回血液循环；另一方面，使肾髓质中的 NaCl、尿素等不被血流大量带走，从而维持了肾髓质的渗透压梯度（图 8-12）。

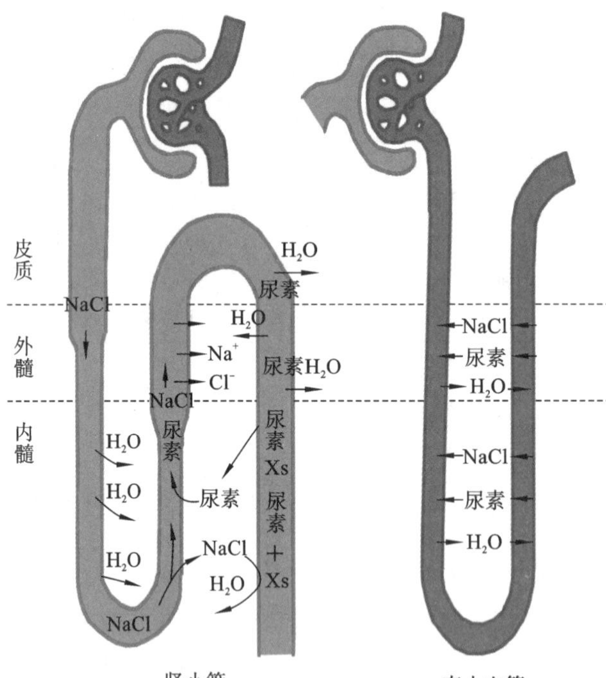

图 8-12　尿液的浓缩机制示意图

注：箭头表示髓袢对 Na^+ 和 Cl^- 的重吸收；

Xs 表示未被重吸收的溶质

（二）尿液浓缩和稀释的基本过程

实验证明，尿液的浓缩和稀释过程主要在远曲小管和集合管中进行，并受抗利尿激素的调节。小管液流经集合管时，其中的水因管外的高渗透压逐渐被“吸出”重吸收入血，此处水的重吸收量取决于管壁对水的通透性，后者又受到抗利尿激素的调节。当机体缺水、抗利尿激素释放增多时，集合管对水的通透性增加，水的重吸收增多，以致尿液被浓缩，尿量减少；反之，体内水过多时，抗利尿激素释放减少，集合管对水的通透性降低，水的重吸收减少，引起尿液被稀释，排尿量增多。

由此可见，肾髓质组织液渗透压梯度的存在是尿液浓缩和稀释的前提条件，而抗利尿激素的释放是尿液浓缩和稀释的决定因素。

第三节　影响尿生成的因素

一、影响肾小球滤过的因素

（一）有效滤过压的改变

有效滤过压是肾小球滤过的动力，组成有效滤过压的因素有三个，其中任何一个因素发生变化，都会影响到肾小球的滤过。

1. 肾小球毛细血管压　正常成人的动脉血压在 80～180 mmHg 范围变动时，机体可以通过自身调节，使肾小球血浆流量保持相对稳定，肾小球毛细血管压和有效滤过压基本不变，肾小球滤过率也相对稳定。当动脉血压降到 80 mmHg 以下时，将引起肾小球血浆流量减少，肾小球毛细血管压和有效滤过压也会降低，肾小球滤过减少，原尿量减少。当人体大失血时，循环血量急剧减少，血压下降，当降到 40 mmHg 以下时，肾小球滤过率减小到几乎为 0，因而无原尿形成。

2. 血浆胶体渗透压　血浆胶体渗透压主要取决于血浆蛋白浓度。若因某些疾病或静脉注射大量生理盐水可引起血浆蛋白浓度下降，使血浆胶体渗透压降低，有效滤过压升高，肾小球滤过增多，原尿量增加；反之，大量出汗、严重呕吐和腹泻等，则会引起原尿量减少。

3. 囊内压　正常情况下较稳定，但在病理状态下，如肾盂或输尿管结石、肿瘤压迫等原因，可使尿路发生梗阻导致囊内压增高，有效滤过压降低，原尿的生成减少。

（二）滤过膜的改变

1. 滤过膜的面积　正常情况下，成人两肾的肾小球总滤过面积约 1.5 m^2，这样大的面积有利于血浆的滤过。某些疾病时，如急性肾小球肾炎时，因肾小球毛细血管管腔狭窄甚至阻塞，有效滤过面积减小，肾小球滤过率降低，出现少尿甚至无尿。

2. 滤过膜的通透性　生理情况下，滤过膜的通透性较稳定。病理状态下，滤过膜的机械屏障或电学屏障被破坏，导致本来不能被滤过的大分子物质，如红细胞、血浆蛋白等，也被滤过，造成血尿和蛋白尿。

（三）肾血浆流量的改变

肾血浆流量是肾小球滤过的前提，其他因素不变时，肾血浆流量与肾小球滤过率成正比关系。正常状态下，并非肾小球毛细血管全长都有滤过功能。当血浆流量增加时（如大量静注生理盐水），肾小球滤过率也相应增大，因为肾小球血浆流量增加时，毛细血管胶体渗透压上升速率减慢，有滤过作用的毛细血管延长，滤过增多，原尿增加；当肾血浆流量减少时（如剧烈运动），肾交感神经兴奋，肾血管收缩，血浆胶体渗透压上升加快，肾小球滤过率减少。

二、影响肾小管和集合管的重吸收和分泌功能的因素

（一）小管液溶质浓度的影响

小管液溶质浓度决定小管液的渗透压，而小管液的渗透压升高是肾小管和集合管重吸收水的阻力。若小管液溶质浓度升高，渗透压随之升高，肾小管和集合管对水的重吸收减少，尿量增加。这种利尿方式称为渗透性利尿（osmotic diuresis）。糖尿病患者的多尿，就是由于血糖浓度超过了肾糖阈，引起小管

Note

液中的葡萄糖增多，小管液渗透压升高，水的重吸收减少，从而尿量增加。临床上常采用可在肾小球自由滤过，但不能被肾小管重吸收的药物，如甘露醇等，以提高小管液中的溶质浓度，产生渗透性利尿效应，从而达到利尿消肿的目的。

知识链接

渗透性利尿与临床的联系

糖尿病患者，因血糖过高超过肾糖阈，小管液中的葡萄糖不能全部被近端小管重吸收，导致小管液中的葡萄糖浓度增加，渗透压升高，小管液中水的重吸收减少，使尿量增多并出现糖尿。临床上使用某些不能被肾小管重吸收的物质（如甘露醇等），以提高小管液中的该物质的渗透压，阻碍水的重吸收，达到利尿目的，也是利用渗透性利尿。

（二）球-管平衡

近端小管的重吸收率和肾小球滤过率之间关系密切。当肾小球滤过率增加或减少时，近端小管的重吸收量也随之相应地增加或减少，两者之间存在着比较恒定的比例关系，即近端小管的重吸收率始终占肾小球滤过率的65%～70%，这种现象称为球-管平衡（glomerulotubular balance）。球-管平衡的生理作用在于使终尿量不因肾小球滤过率的增加或减少而发生大幅度的波动，从而保持尿量的相对稳定。其机制可能与近端小管对 Na^{+} 的定比重吸收有关。球-管平衡在某些情况下可被打破，如渗透性利尿时，肾小球滤过率不变，然而近端小管重吸收减少，尿量增加。

（三）神经调节

肾交感神经兴奋时可通过如下三个方面影响尿的生成：①引起入球小动脉、出球小动脉收缩（前者为主），使肾小球毛细血管血流量减少，血压下降，肾小球滤过率降低；②刺激球旁细胞释放肾素，从而刺激血管紧张素Ⅱ和醛固酮的分泌，促进 Na^{+} 和水的重吸收；③增加近端小管和髓袢上皮细胞对 Na^{+}、水等的重吸收。

（四）体液因素的调节

1. 抗利尿激素的作用 抗利尿激素（antidiuretic hormone，ADH）主要由下丘脑视上核和室旁核的神经元合成，由神经垂体储存并释放入血。其主要生理作用是增加远曲小管和集合管对水的通透性，促进水的重吸收，故发挥抗利尿作用。调节ADH释放的主要因素是血浆晶体渗透压、循环血量等。

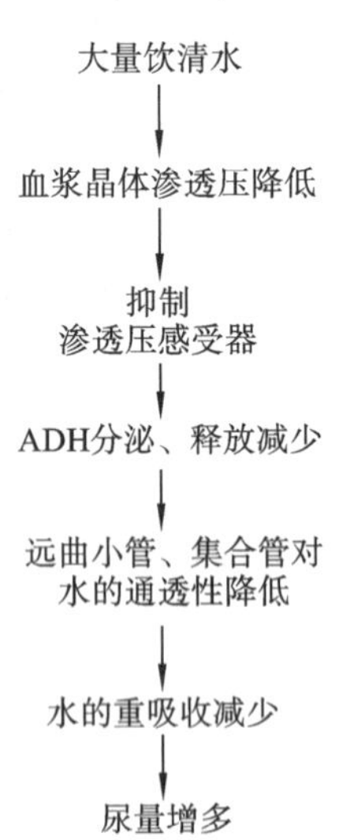

图 8-13 水利尿示意图

（1）血浆晶体渗透压：目前认为，在下丘脑视上核和室旁核附近存在着渗透压感受器，对血浆晶体渗透压的改变非常敏感，可调节ADH的释放。短时间内，大量饮清水后，血浆被稀释，血浆晶体渗透压降低，会引起尿量增多，这种现象称为水利尿（图8-13）；反之，大量出汗、严重腹泻等情况使机体失水过多，血浆晶体渗透压升高，ADH释放增多，引起尿量减少。这些现象都是因血浆晶体渗透压的变化影响ADH的释放所造成的。

（2）循环血量：在左心房和胸腔大静脉壁上存在容量感受器，反射性地调节ADH的释放，从而调节血容量，改变尿量。当血容量过多时（如静脉大量输入生理盐水），对容量感受器的刺激增强，经迷走神经将兴奋传入下丘脑，抑制ADH的合成、释放，引起利尿排出体内多余的水，使血容量恢复。反之，如大失血时，容量感受器的传入冲动减少，ADH反射性的释放增加，尿量减少，保存血容量。

此外，动脉血压升高、应激性刺激、剧烈的疼痛、血管紧张素Ⅱ变化等，均可促进ADH释放；而乙醇、心房钠尿肽等则抑制其释放。

知识链接

尿崩症

在临床上，下丘脑、下丘脑-垂体束、神经垂体发生病变时，可引起抗利尿激素合成、释放障碍，水的重吸收减少，患者尿量会增多，每日可达 10 L 以上时，称为尿崩症。

2. 醛固酮作用 醛固酮(aldosterone)是肾上腺皮质球状带释放的一种激素。其主要生理作用是促进远曲小管、集合管对 Na^+ 的重吸收和促进 K^+ 的分泌。由于 Na^+ 的重吸收会促进 Cl^-、水的重吸收。故醛固酮具有保钠排钾和保水的作用。其分泌主要受肾素-血管紧张素-醛固酮系统(renin-angiotensin-aldosterone system)及血 K^+、血 Na^+ 浓度的调节。

(1) 肾素-血管紧张素-醛固酮系统：肾素主要由肾球旁细胞分泌，能催化血浆中的血管紧张素原，生成血管紧张素Ⅰ。血管紧张素Ⅰ可在血管紧张素转换酶的作用下水解生成血管紧张素Ⅱ。血管紧张素Ⅱ除了具有较强缩血管作用外，还可以刺激肾上腺皮质球状带合成、释放醛固酮。血管紧张素Ⅱ在血管紧张素酶 A 的作用下，进一步水解为血管紧张素Ⅲ，而血管紧张素Ⅲ也能刺激醛固酮的分泌。可见，肾素、血管紧张素、醛固酮之间有密切的功能联系，因此称为肾素-血管紧张素-醛固酮系统。

肾素的释放又受到多方面的调节，主要与肾内的两种感受器相关，即入球小动脉处的牵张感受器和近球小体的致密斑感受器。当循环血量减少，动脉血压下降时，肾血流量减少，可引起如下变化：①入球小动脉处的牵张感受器受到的刺激减弱，引起牵张感受器兴奋，使肾素释放增加；②流经致密斑处的小管液中的 Na^+ 浓度降低，激活致密斑感受器，肾素释放量增加；③球旁细胞受到肾交感神经支配，肾交感神经兴奋时，肾素释放也会增加(图 8-14)。

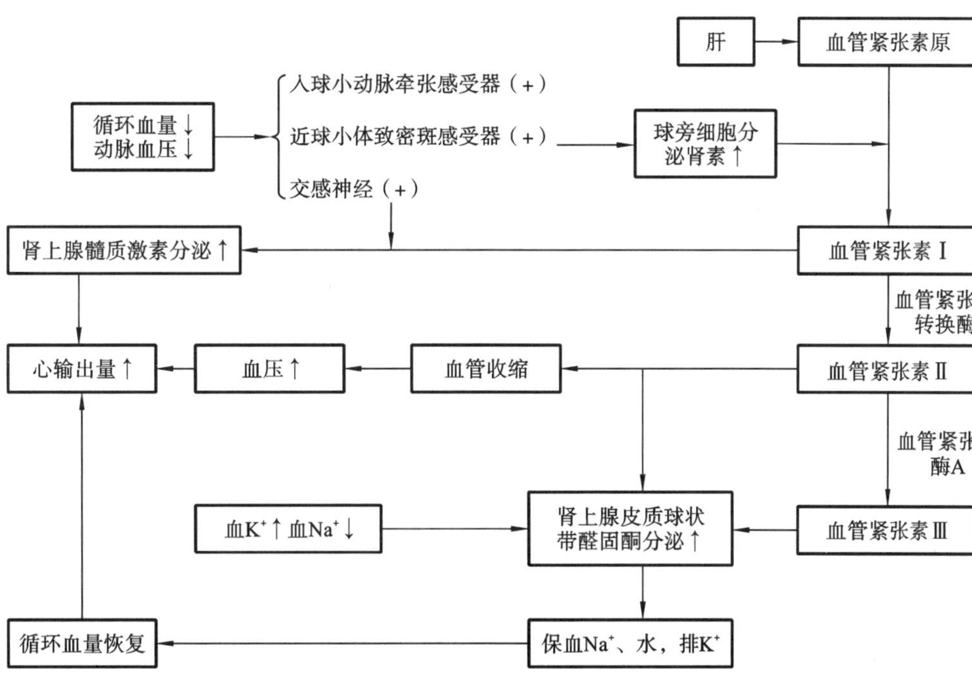

图 8-14 醛固酮分泌的调节示意图

(2) 血 K^+、血 Na^+ 的浓度：当血 K^+ 浓度升高或血 Na^+ 浓度降低时，可直接刺激肾上腺皮质球状带，增加醛固酮的分泌；反之，醛固酮的分泌减少。血 K^+ 浓度仅提高 0.05 mmol/L，就能引起醛固酮的分泌，而血 Na^+ 浓度要明显降低，才能引起同样变化。故一般认为，肾上腺皮质球状带对血 K^+ 浓度升高较敏感。

Note

第四节　尿液及其排放

一、尿液

尿液来源于血浆，而血浆又是内环境的重要组成部分，因此，尿量的测定和其理化性质的检验可反映机体内环境的变化，是发现机体某些病理变化的途径之一。

（一）尿量

正常成人的尿量为 1.0～2.0 L/d，平均约为 1.5 L/d。摄入的水量和（或）通过其他途径排出的水量会影响尿量的多少。若尿量长期保持在 2.5 L/d 以上，称为多尿；尿量在 0.1～0.5 L/d，称为少尿；每昼夜尿量少于 0.1 L，称为无尿。多尿、少尿、无尿均属不正常现象。正常成人每天产生约 35 g 固体代谢产物，至少需要 0.5 L 的尿液才能将其溶解并排出。少尿或无尿会使代谢产物在体内堆积，严重时可致尿毒症。多尿会使体内丢失大量水分，引起脱水。

（二）尿的理化性质

1. 尿液的化学组成　尿液中 95%～97%是水，其余是溶解于其中的溶质。溶质主要是电解质和非蛋白含氮化合物。正常尿液中糖、蛋白质的含量极微，临床常规方法不能将其测出。若用常规方法检出尿中的糖或蛋白质，则为异常。如慢性肾炎患者会出现蛋白尿、糖尿病患者会检出尿中有葡萄糖等。但正常成人一次性食入大量的糖或精神高度紧张时，也会出现一过性糖尿。因此，测定尿的化学成分有助于某些疾病的诊断。

2. 尿液的理化性质

（1）颜色：正常新鲜尿液为淡黄色透明液体。尿液的颜色主要来自胆色素的代谢产物，并受某些食物和药物的影响。如食用大量胡萝卜或维生素 B_2，尿液呈亮黄色；大量饮水后，尿液被稀释，颜色变淡。此外，某些病理情况下可能出现血尿、乳糜尿。

（2）密度：尿液的密度为 1.015～1.025 g/cm^3，最大变动范围为 1.002～1.035 g/cm^3。当尿液的密度长期在 1.010 g/cm^3 以下时，表示尿浓缩功能障碍，为肾功能不全的表现。

（3）渗透压：尿液的渗透压一般高于血浆渗透压，最大变动范围在 30～1400 mmol/L 之间，尿液的渗透压低于血浆渗透压时称为低渗尿，表明尿液被稀释。尿液渗透压高于血浆渗透压时称为高渗尿，表明尿液被浓缩。一般情况下，机体排出的都是不同程度的高渗尿。尿液渗透压的高低可反映肾的浓缩和稀释功能。

（4）酸碱度：尿液通常为酸性，pH 值介于 5.0 和 7.0 之间，最大变动范围是 4.5～8.0。尿液的酸碱度主要取决于食物的成分，荤素杂食者由于蛋白质分解后产生的硫酸盐和磷酸盐等排出较多，尿液呈酸性，pH 值约为 6.0；素食者因植物酸（酒石酸、苹果酸等）可在体内氧化，酸性产物较少，碱基排出较多，故尿液呈碱性。

二、尿的输送、储存与排放

尿的生成是一个连续的过程，原尿经肾小管和集合管的重吸收和分泌以后形成终尿，汇入乳头管，再经肾盏汇入肾盂，最后通过输尿管输送到膀胱储存。膀胱的排尿是间歇的。当膀胱内尿量达 400～500 mL 时，膀胱内压会明显上升，引起排尿活动。当膀胱内尿量达到 700 mL 时，排尿欲增强，这时可通过意识控制排尿。但当膀胱内尿液继续增加，出现胀痛感时，则不能通过意识控制排尿。

（一）膀胱和尿道的神经支配及其作用

尿道外括约肌属于骨骼肌，受躯体神经支配；膀胱的逼尿肌和尿道内括约肌属于平滑肌，受到交感神经和副交感神经的双重支配，主要有 3 对主要神经（图 8-15）。

Note

1. 盆神经　起自骶髓第 2～4 节段侧角，属于副交感神经。盆神经兴奋时使膀胱逼尿肌收缩，尿道

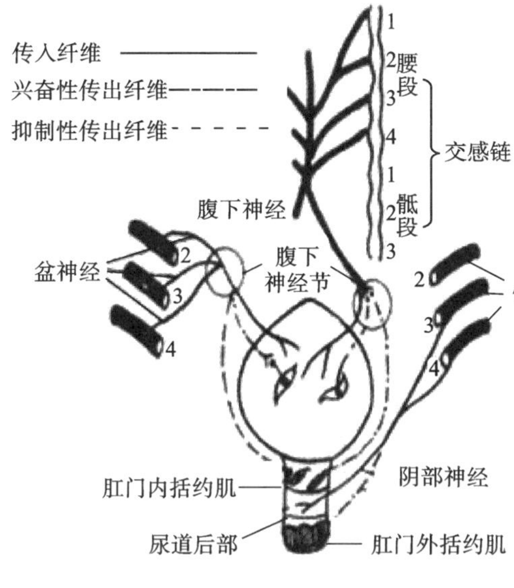

图 8-15　膀胱和尿道的神经支配示意图

内括约肌松弛，促进排尿。

2. 腹下神经　起自胸髓第 11 节段至腰髓第 2 节段侧角，属于交感神经。腹下神经兴奋时可使膀胱逼尿肌松弛，尿道内括约肌收缩，抑制排尿。

3. 阴部神经　起自骶髓第 2～4 节段前角，属于躯体运动神经。其兴奋时使尿道外括约肌收缩，抑制排尿。

（二）排尿反射

排尿反射是自主神经和躯体神经共同参与的反射活动，其初级中枢在骶髓。正常成人该反射活动受大脑皮层等高级中枢的控制。当膀胱内尿量达到 400～500 mL 时，由于膀胱内的压力明显升高，膀胱壁的牵张感受器兴奋，冲动沿盆神经传入，到达骶髓的初级排尿中枢；同时，冲动上行到大脑皮层的排尿反射高级中枢，引起尿意。若条件允许，大脑皮层则发出兴奋性冲动到达脊髓，加强排尿初级中枢的活动，兴奋冲动沿盆神经传出，引起膀胱逼尿肌收缩，尿道内括约肌松弛，尿液进入尿道，刺激后尿道壁上的感受器，进一步反射性地加强脊髓初级排尿中枢的活动，并抑制阴部神经使尿道外括约肌松弛，尿液排出。这是正反馈调控过程，它使排尿反射进一步加强，直至尿液排完（图 8-16）。

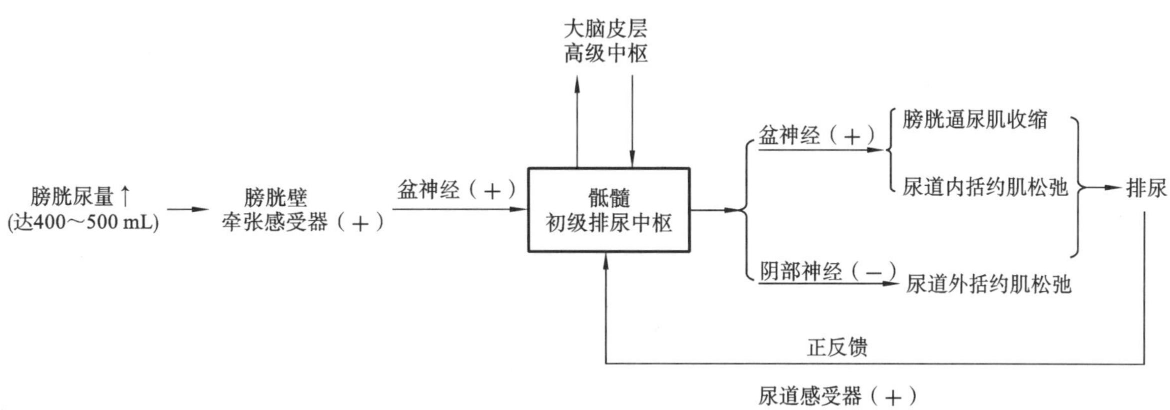

图 8-16　排尿反射示意图

＋表示兴奋；－表示抑制

三、排尿异常

临床上，常见的排尿异常有尿频、尿急、尿失禁等。正常成人白天排尿 3～5 次，夜间 0～1 次，每次尿量为 200～400 mL。若排尿次数过多，而每次尿量不多称为尿频，由于膀胱炎症或机械刺激（如前列腺肥大)可引起尿频;当膀胱充满尿液而排不出时,称为尿潴留,例如支配膀胱的盆神经或脊髓骶段低位中枢受损时可致尿潴留。当脊髓受损使初级排尿中枢和大脑皮层失去联系时,可出现排尿不受意识控制的现象,称为尿失禁。小儿因大脑皮层尚未发育完善,对脊髓低位排尿中枢的控制能力较弱,所以小儿排尿次数多,且易发生遗尿。

记忆重点

1. 泌尿系统对于人体有重要的排泄功能,人体最主要的排泄器官是肾脏,肾单位是肾的基本结构和功能单位。肾的排泄功能是通过尿的生成而实现的。

2. 尿的生成包括肾小球的滤过、肾小管和集合管的重吸收和分泌三个环节。

当血液流经肾小球毛细血管时,血浆中除了大分子蛋白质外,水和小分子溶质在有效滤过压的动力作用下经滤过膜进入肾小囊腔形成原尿,称为肾小球的滤过作用。影响肾小球滤过的因素包括滤过膜的面积及通透性、有效滤过压和肾血浆流量等三个方面。

原尿流经肾小管和集合管时,通过肾小管和集合管的重吸收和分泌作用形成终尿。重吸收的主要部位在近端小管,近端小管对物质的重吸收具有选择性。同时肾小管和集合管上皮细胞通过分泌 H^+、NH_3 和 K^+ 来维持体内的酸碱平衡和 Na^+、K^+ 平衡。

3. 尿生成的调节包括肾内自身调节、神经调节和体液调节。肾内自身调节主要是指小管液中溶质的浓度和球-管平衡可以影响肾小管的重吸收功能。肾主要接受交感神经的调节,当交感神经兴奋时,可使尿的生成减少。体液调节主要是受抗利尿激素和醛固酮的调节。抗利尿激素可通过提高远曲小管和集合管对水的通透性,使水的重吸收增多,导致尿量减少,其分泌主要受血浆晶体渗透压和循环血量的调节。醛固酮主要促进远曲小管和集合管对 Na^+ 的主动重吸收,同时促进 K^+ 的分泌和水的重吸收,有保钠、保水、排钾的作用,其分泌主要受肾素-血管紧张素-醛固酮系统以及血 K^+、血 Na^+ 浓度的调节。

4. 正常成人的尿量为 1.0~2.0 L/d,平均约为 1.5 L/d。多尿、少尿、无尿均属不正常的现象。

5. 小管液最终由集合管汇入肾盂、经输尿管进膀胱储存,通过排尿反射排出体外。通过排尿,保留了对机体有用的物质,排出对机体无用的或有害的物质,实现了对内环境的净化。

6. 排尿反射是自主神经和躯体神经共同参与的反射活动,其初级中枢在骶髓,正常成人体内该反射活动受大脑皮层等高级中枢的控制。

能力检测及答案

一、名词解释

排泄　GFR　肾小管的重吸收　肾小管的分泌　肾糖阈　球-管平衡　渗透性利尿　多尿　少尿　无尿　尿失禁　尿潴留

二、简答题

1. 简述尿的生成过程。
2. 糖尿病患者为何出现尿糖和尿量增多?
3. 机体发生酸中毒时,血 K^+ 的浓度怎样变化?为什么?
4. 大量饮清水后尿量增多,大量出汗后尿量减少,为什么?

三、单项选择题

在线答题

(钱　燕　王光亮)

第九章　感觉器官

学习目标

掌握：眼折光系统的功能。

熟悉：眼的感光功能、与视觉有关的几种生理现象及耳的听觉功能。

了解：感受器与感觉器官的概念和分类；感受器的一般生理特性；内耳的位置觉和运动觉功能；前庭反应。

感觉是客观物质世界在人脑中的主观反映。内、外环境的变化，刺激相应的感受器或感觉器官，通过一定的传入神经路径传至相应的神经中枢，产生感觉。本章主要讨论感受器或感觉器官的功能。

第一节　概　　述

一、感受器、感觉器官的概念和分类

感受器(receptor)是机体专门感受内、外环境变化的结构或装置。感受器的结构形式多种多样，简单的感受器为感觉神经末梢，如痛觉感受器；有些感受器是在裸露的神经末梢周围包绕一些结构，如与触压觉有关的环层小体、触觉小体等；另外一些是高度分化了的感受细胞，如视网膜上的视锥、视杆感光细胞，耳蜗上感受声音的毛细胞等，这些感受细胞连同它们的附属结构，构成了复杂的感觉器官。人和高等动物最主要的感觉器官有视觉器官、听觉器官、味觉器官等。

感受器种类很多，其分类方法也各不相同。如根据接受刺激的性质可分为化学感受器、光感受器、声波感受器、温度感受器、机械感受器等。根据感受器位于机体的部位，又可分为外感受器和内感受器等。内感受器又可分为本体感受器和内脏感受器。外感受器感觉外界的环境变化，内感受器感受机体内环境的变化。内感受器的冲动传到中枢后，往往不引起主观意识上的感觉，如颈动脉窦压力感受器传到中枢的冲动等，可引起各种调节性反射，维持机体功能协调统一和内环境的稳态。

二、感受器的一般生理特征

(一) 感受器的适宜刺激

一种感受器通常只对某种特定形式的刺激最敏感，这种形式的刺激称为该感受器的适宜刺激(adequate stimulus)。如一定波长的电磁波是视网膜感光细胞的适宜刺激，一定频率的声波是耳蜗毛细胞的适宜刺激。感受器对适宜刺激非常敏感，较小的刺激强度就能引起兴奋，一般来说感受器只对适宜刺激发生反应，也有些感受器对某些很强的非适宜刺激也能发生反应，如打击眼部能引起视网膜感光细胞产生光感。

Note

(二) 感受器的换能作用

各种感受器对能够感受的各种形式的刺激能量，最终均能转换为传入神经的动作电位，这种能量转换称为感受器的换能作用。在换能过程中，一般感受器不是把刺激能量直接转换为神经冲动，而是感受器细胞或神经末梢先产生过渡性电位，这种过渡性电位前者称感受器电位(receptor potential)，后者称发生器电位(generator potential)。二者在性质上均属于局部电位。当这种过渡性电位达到一定水平时，经一定的信息处理，触发传入神经产生动作电位。

(三) 感受器的编码作用

感受器在把刺激转换为神经动作电位时，不仅发生了能量转换，而且还能把刺激包含的环境变化的信息转移到神经纤维动作电位的序列中传向中枢。这就是感受器的编码作用。

不同性质的感受器感受刺激后，神经冲动沿特定传入路径，传至大脑皮层的特定部位，引起特定的感觉，而刺激的强度不仅可通过单一神经纤维上动作电位的频率高低来编码，也可通过传入冲动的神经纤维数目的多少来编码。

(四) 感受器的适应现象

当一定强度的刺激持续作用于一个感受器时，其感觉传入纤维上的动作电位的频率随时间延长而逐渐减少的现象，称感受器的适应现象。根据适应现象产生的快慢，分为快适应感受器和慢适应感受器。快适应感受器如皮肤触觉感受器等，适用于传递快速变化的信息，有利于感受器和中枢再接受新的刺激。慢适应感受器，如颈动脉窦主动脉弓压力感受器等，有利于持续监测刺激的强度及变化，以对某些生理功能连续的调节。

感受器适应现象的机制尚不太清楚，感受器的适应现象不是感受器的疲劳，当感受器对某一刺激发生适应后，如果再增强刺激强度，又可引起传入冲动的增加。

第二节　视觉器官

人的大脑接收的95%以上的外界信息来源于视觉，视觉对人是极其重要的感觉。人的视觉器官是眼，与视觉直接相关的是眼的折光系统和感光系统两部分。外界可见光谱范围的光线，即 380～760 nm 的电磁波，经眼的折光系统成像于视网膜上，视网膜上的感光细胞对光线进行信息处理、换能、转化等，产生神经冲动沿视神经传至视中枢，产生视觉。

一、眼的折光功能

(一) 眼的折光系统的组成和成像原理

眼的折光系统由角膜、房水、晶状体和玻璃体组成(图 9-1)。角膜、房水、晶状体和玻璃体这四种介质折光系数不同，曲率半径也不相同，构成的光学复合透镜十分复杂。因此，人们根据眼的实际光学特性，设计了与正常眼在折光效果上相同，但更简单的等效光学系统，称简化眼(reduced eye)。简化眼由一个前后径为 20 mm 的单球面折光体构成，折光率为 1.33，外界光线入眼时只在角膜前球形界面折射一次，节点在角膜后方 5 mm 处，后主焦点在节点后 15 mm 处，相当于视网膜的位置(图 9-2)。这个模型和正常人眼安静时的一样，正好使平行光线入射时聚焦在视网膜上，形成一个清晰的倒立的缩小的实像(图 9-2)。

(二) 眼的调节

正常眼看 6 m 以外的物体时，入射的光线可以认为是平行的，眼不经任何调节，即可在视网膜上形

Note

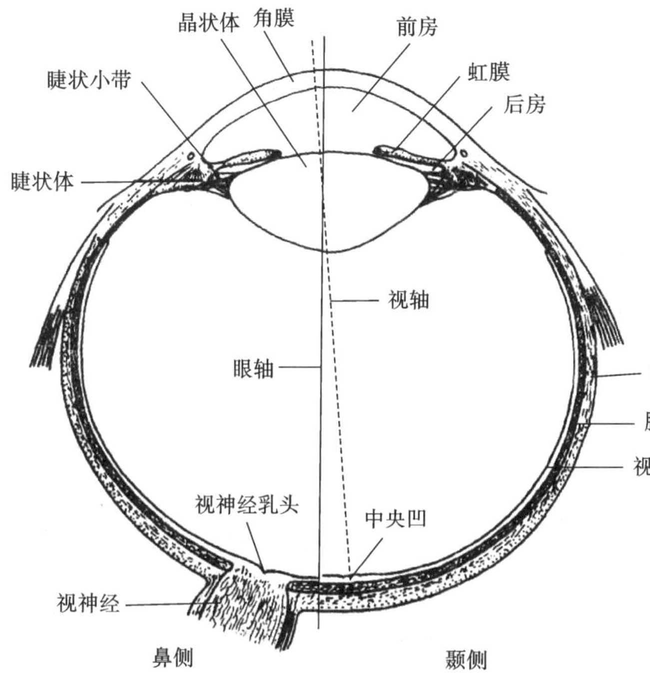

图 9-1 眼球的水平切面(右眼)

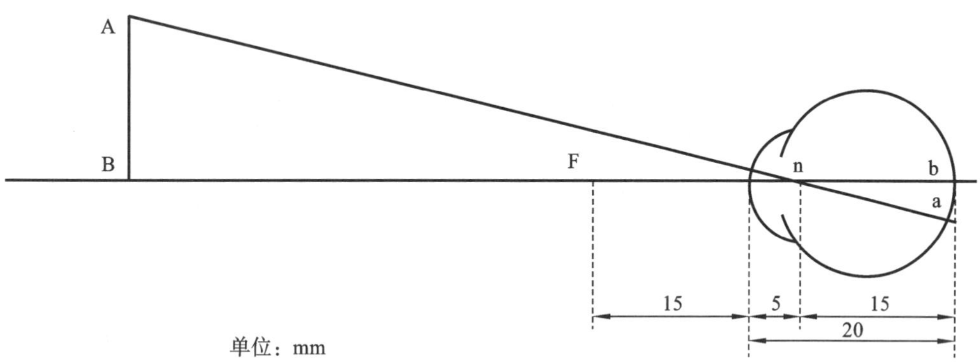

图 9-2 简化眼及其成像情况

成清晰的像。通常将人眼不经调节时看清物体的最远距离称为远点。正常眼的远点通常在 6 m 处。当视 6 m 内的近物时不经眼的调节成像于视网膜时,视物通常不清晰。正常眼视 6 m 以内的近物时,视物清晰是经眼的调节实现的。眼的调节包括晶状体的调节、瞳孔的调节和眼球会聚调节。

1. 晶状体的调节 晶状体是一个富有弹性双凸透镜的透明体,其周边由悬韧带与睫状体相连。眼视远物时,睫状肌舒张,悬韧带保持一定的紧张度,晶状体扁平使其表面曲率变小,折光力小,成像于视网膜上。当眼视近物时,不经眼调节前,成像于视网膜后,视物不清,反射性引起动眼神经中副交感纤维兴奋使睫状肌收缩,悬韧带松弛,睫状体靠自身的弹性而向前方和后方凸起,尤其是向前凸起更大(图 9-3),晶状体凸度加大使其表面曲率变大,折光力增强,使原成像于视网膜后的物像向前移至视网膜上,视物保持清晰。晶状体变凸是有限度的,通常把经过眼的最大调节看清物体的最近距离称为近点。晶状体的弹性、增加的凸度随年龄逐渐减小,即眼的调节力减小。如 8 岁时近点平均为 8.3 cm,20 岁时平均为 11.8 cm,60 岁时可延伸至 80 cm 或更远。人在 45 岁左右以后,眼的调节力明显变差,近点移远,视近物不清晰,这种现象称为老视,可佩带凸透镜以纠正视近物时不清晰。

2. 瞳孔的调节 瞳孔的调节是指通过改变瞳孔的大小而进行的一种调节。分为瞳孔近反射和瞳孔对光反射。

当视近物时,可反射性地引起双侧瞳孔缩小,称为瞳孔近反射(near reflex of the pupil)或瞳孔调节

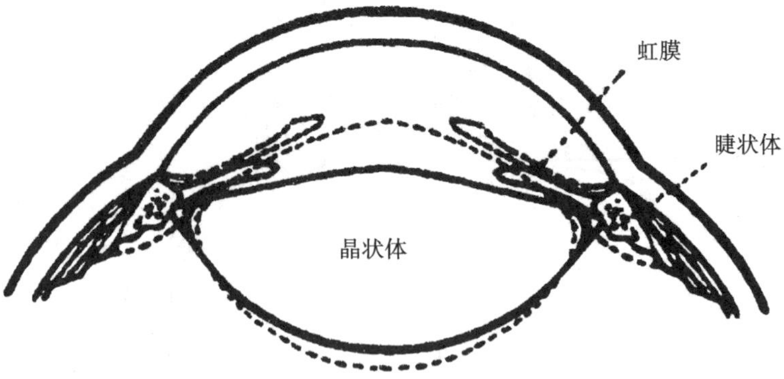

图 9-3 视近物时晶状体和瞳孔的调节示意图

反射。瞳孔缩小可减少入眼的光量并减少折光系统的球面像差和色像差,使视网膜成像更为清晰。

瞳孔的大小主要由环境中光线的亮度所决定,当环境较亮时瞳孔缩小,环境变暗时瞳孔散大。瞳孔的大小随着光线照射的强弱而改变称为瞳孔对光反射(pupillary light reflex)。其反射过程如下:强光照射视网膜时产生的冲动经视神经传到中脑的顶盖前区更换神经元,然后到达双侧的动眼神经缩瞳核,再沿动眼神经中的副交感纤维传出,使瞳孔括约肌收缩,瞳孔缩小。瞳孔对光反射的效应是双侧性的,光照一侧眼时,两眼瞳孔同时缩小,称为互感性对光反射(consensual light reflex)。这一反射的生理意义在于调节进入眼内的光量,使视网膜不致因光量过强而受到损害,也不会因光线过弱而影响视觉。瞳孔对光反射的中枢位于中脑,其临床意义在于检查瞳孔的直径和瞳孔对光反射可反映视网膜、视神经和脑干的功能状况,还常把它作为一个判断麻醉的深度和病情危重程度的指标。

3. 双眼球会聚 当双眼注视一个由远移近的物体时,两眼视轴向鼻侧会聚的现象,称为双眼球会聚。其意义在于两眼同时看一近物时,物像仍可落在两眼视网膜的对称点上,因此不会发生复视。

(三)眼的折光能力异常

正常人的眼在安静状态下无需做任何调节就可使平行光线聚焦于视网膜上,因而可以看清远处的物体;经过调节的眼,只要物体离眼的距离不小于近点,也能看清 6 m 以内的物体。若眼的折光能力异常,或眼球的形态异常,安静状态下平行光线不能聚焦在未调节眼的视网膜上,称为屈光不正。包括近视眼、远视眼和散光眼。

1. 近视(myopia) 近视的发生是由于眼球前后径过长(轴性近视)或折光系统的折光能力过强(屈光性近视),故远处物体发出的平行光线被聚焦在视网膜的前方,在视网膜上形成模糊的图像(图 9-4)。近视眼看近物时,由于近物发出的是辐散光线,故不需调节或只做较小程度的调节,就能使光线聚焦在视网膜上。因此,近视眼的近点远点都移近。近视眼可用凹透镜加以矫正。

2. 远视(hyperopia) 远视的发生是由于眼球的前后径过短(轴性远视)或折光系统的折光能力太弱(屈光性远视),使来自远物的平行光线聚焦在视网膜的后方,因而不能清晰地成像在视网膜上(图 9-4)。远视眼的特点是在看远物时就需进行调节,看近物时需做更大程度的调节才能看清物体,因此远视眼的近点移远。由于远视眼不论看近物还是远物都需要进行调节,故易发生调节疲劳。远视眼可用凸透镜矫正。

3. 散光(astigmatism) 散光是由于眼球在不同方位上折光能力不同所引起的。多数散光眼的角膜表面在不同方向的曲率半径并不相等,部分经曲率半径较小的角膜表面折射的光线,将聚焦于视网膜的前方;部分经曲率半径正常的角膜表面折射的光线,将聚焦于视网膜上;而部分经曲率半径较大的角膜表面折射的光线,则聚焦于视网膜的后方。因此,平行光线经角膜表面各个方向入眼后不能在视网膜上形成焦点,而是形成焦线,因而造成视物不清或物像变形(图 9-5)。除角膜外,晶状体表面曲率异常也可引起散光。纠正散光通常用柱面镜。

Note

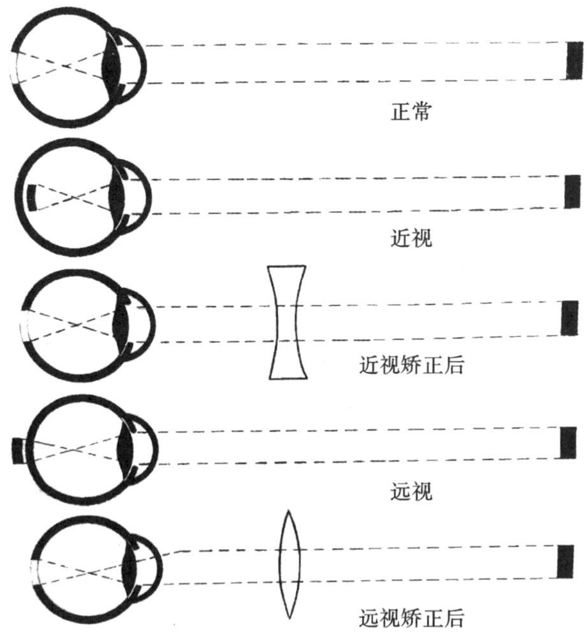

图 9-4 近视和远视及其矫正方法

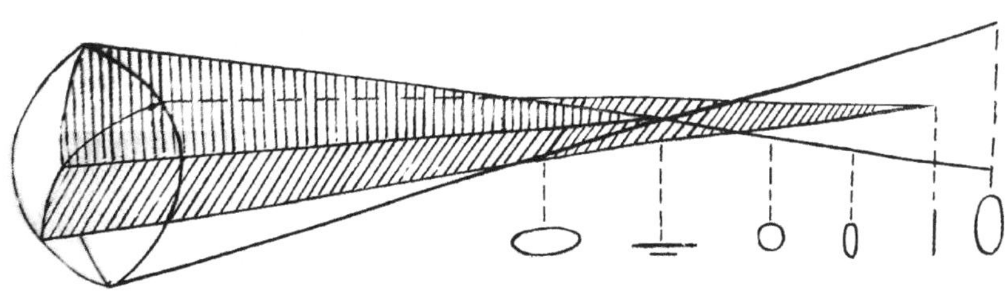

图 9-5 散光眼的成像特点

知识链接

近视年老时会发生老视吗?

近视会发生老视。随着年龄增长,晶状体的弹性老化,调节力变差,使近点移远。近视到了老年虽然近点移远,因原来近点比常人近,即使近点移远,不佩戴凸透镜也能看清近物;若近视已佩戴凹透镜矫正视力,只需摘掉凹透镜即可看清近物。在别人看来,近视年老时不需佩戴凸透镜即可看清近物,认为不会发生老视,其实这只是表象。

二、眼的感光功能

来自外界物体的光线,通过眼的折光系统在视网膜上所形成的物像属于一种物理范畴的现象。物象被视网膜上的感光细胞感受并将其转换为神经纤维上的电活动传至视中枢,经视中枢信息处理,最终在主观意识上形成了“像”。这里主要讨论视网膜的感光和换能作用。

(一) 视网膜的两种感光换能系统

视网膜的结构十分复杂。主要由四层细胞组成,从外向内为色素上皮层、感光细胞层、双极细胞层和神经节细胞层。感光细胞层有视杆细胞(rods cell)和视锥细胞(cone cell)两种。

在人的视网膜中存在着两种感光换能系统,即视杆系统和视锥系统。

视杆系统又称晚光觉或暗视觉(scotopic vision)系统,由视杆细胞和与之相联系的双极细胞及神经节细胞等组成。它们对光的敏感度较高，能在昏暗环境中感受弱光刺激而引起暗视觉，但无色觉，对被视物体细节的分辨能力较差。由于视杆细胞主要分布在视网膜的周边部，所以在看暗处的物体时，余光视物反而比直视更为清楚。在自然界，以夜间活动的动物如猫头鹰等，其视网膜中只有视杆细胞。

视锥系统又称昼光觉或明视觉(photopic vision)系统，由视锥细胞和与之相联系的双极细胞及神经节细胞等组成。它们对光的敏感度较差，只有受到强光刺激才能发生反应，主要功能是在强光照射下视物，对被视物体的细节具有较高的分辨能力，并视物时可以辨别颜色。因视锥细胞主要集中在视网膜的中央凹处，所以在看明亮处的物体时，一般都是直视物体。某些只在白昼活动的动物如鸡、鸽、松鼠等，其感受器以视锥细胞为主。

(二) 两种感光细胞的感光换能机制

1. 视杆细胞的感光换能 视杆细胞含有的感光色素为视紫红质(rhodopsin)，视紫红质是一种结合蛋白质。视紫红质在光照时迅速分解为视蛋白和视黄醛，上述视紫红质的光化学反应是可逆的，在暗处视蛋白和视黄醛又可重新合成视紫红质(图 9-6)。在这个多阶段反应中，最终使节细胞产生动作电位。

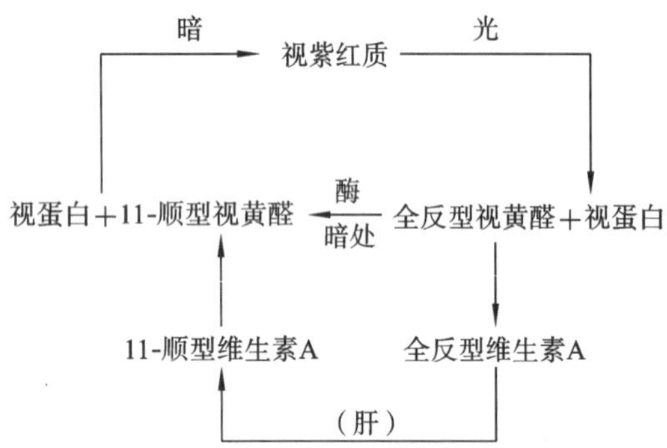

图 9-6 视紫红质的光化学反应

人在暗处视物时，实际上是既有视紫红质的分解，又有它的合成。光线越暗，合成过程越超过分解过程，视网膜中处于合成状态的视紫红质数量也越多，从而人对弱光越敏感；相反，人在亮光处时，视紫红质的分解大于合成，使视杆细胞几乎失去感受刺激的能力。此时人的视觉是依靠视锥系统来完成的。在视紫红质分解和再合成的过程中，有一部分视黄醛被消耗，将由食物中吸收的维生素 A 来补充。因此，如果长期维生素 A 摄入不足，会影响人的暗视觉，引起夜盲症。而补充维生素 A 可治疗夜盲症。

2. 视锥细胞的感光功能和颜色视觉 视锥细胞也含有特殊的感光色素，与视杆细胞不同的是，视锥细胞功能的重要特点是它具有辨别颜色的能力。颜色视觉是指对不同颜色的识别，即不同波长的光线作用于视网膜后在人脑引起不同的主观映象。这是一种复杂的物理心理现象。正常视网膜可分辨波长 380～760 nm 之间的约 150 种不同的颜色，对此现象解释的学说很多，早在 19 世纪初期，Young 和 Helmholtz 就提出了视觉的三原色学说。该学说认为在视网膜上分布有三种不同的视锥细胞，分别含有对红、绿、蓝三种光敏感的视色素。当某一波长的光线作用于视网膜时，可以以一定的比例使三种视锥细胞分别产生不同程度的兴奋，这样的信息传至中枢，就产生某一种颜色的感觉。例如，红、绿、蓝三种视锥细胞兴奋的比例为 4∶1∶0 时，产生红色的感觉；三者的比例为 2∶8∶1 时，产生绿色的感觉；当三种视锥细胞同等的比例兴奋时，则产生白色的感觉等。

三原色学说能较合理地解释色盲和色弱的发生机制。色盲是一种对全部颜色或某些颜色缺乏分辨能力的色觉障碍。色盲又可分为全色盲和部分色盲。全色盲极为少见，表现为只能分辨光线的明暗，呈单色视觉。部分色盲又可分为红色盲、绿色盲及蓝色盲。色盲绝大多数是由遗传因素引起的，只有极少数是由视网膜病变引起的。而有些色素异常的产生并不是缺乏某种视锥细胞，而是某种视锥细胞的反应能力较弱造成的，这种色觉异常称为色弱，色弱常由后天因素引起。

三、与视觉有关的几种生理现象

(一) 视力

视力又称视敏度(visual acuity)，是指眼对物体细小结构的分辨能力，即能分辨两点间最小距离的能力。视力的好坏通常以能分辨视角的大小为衡量标准。视角是物体两点的光线射入眼球，通过节点交叉的角(图 9-7)。同等距离时，物体两点距离越大(图 9-7 中的 AB)，视角就越大；物体两点距离越小(图 9-7 中的 A′B′)视角就越小。眼能分辨的视角越小，则视力越好。正常眼能分辨的最小视角为 1 分

Note

角。1分角的视角在视网膜上的成像的距离为5 μm，稍大于一个视锥细胞的直径，此时两点间刚好隔着一个未被兴奋的视锥细胞，当冲动传至视中枢后就会产生两点分开的感觉。视力表就是根据这个原理设计的，安放在5 m远处的视力表，其中文字或图形的缺口为1.5 mm时，所形成的视角为1分角，此时能看清楚者为正常视力，按国际标准视力表为1.0，按对数视力表为5.0。不少人的视力可大于此值。

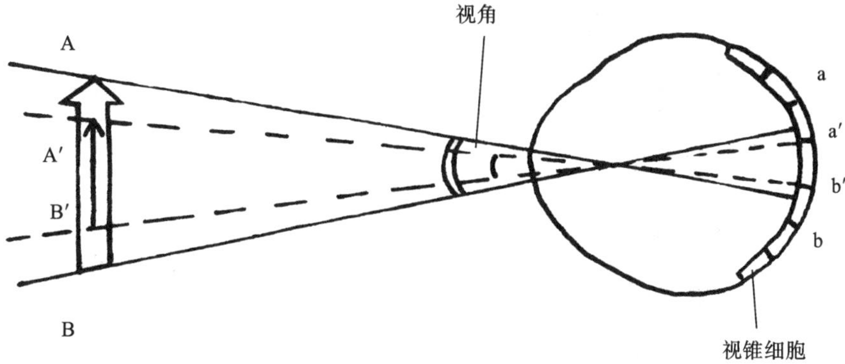

图 9-7　视力与视角的关系

（二）暗适应和明适应

当人长时间在明亮环境中而突然进入暗处时，最初看不见任何东西，经过一定时间后，视觉敏感度才逐渐增高，能逐渐看见在暗处的物体。这种现象称为暗适应(dark adaptation)。整个暗适应过程约需30 min。暗适应过程与视紫红质的合成有关。相反，当人长时间在暗处而突然进入明亮处时，最初感到一片耀眼的光亮，也不能看清物体，稍待片刻才能恢复视觉，这种现象称为明适应(light adaptation)。明适应的进程很快，通常在几秒钟内即可完成。其机制是视杆细胞在暗处蓄积了大量的视紫红质，进入亮处遇到强光时迅速分解，因而产生耀眼的光感。只有在较多的视杆色素迅速分解之后，对光较不敏感的视锥色素才能在亮处感光而恢复视觉。

（三）视野

用单眼固定注视前方一点时，该眼所能看到的空间范围，称为视野(visual field)。一般人颞侧和下方的视野较大，而鼻侧与上方的视野较小。在同一光照条件下，用不同颜色的目标物测得的视野大小不一，白色视野最大，其次为黄蓝色，再次为红色，绿色视野最小(图9-8)。视野的大小可能与各类感光细胞在视网膜中的分布范围有关。此外，大约在中央凹鼻侧3 mm处无光的感受作用，在视野中形成了生理盲点(physiological blind spot)，因此处是视神经穿过视网膜形成视神经乳头的地方，无感光细胞，但正常时由于用两眼视物，一侧眼视野中的盲点可被对侧眼的视野所补偿，所以人们并不会感觉到自己的视野中有盲点存在。临床上检查视野可帮助诊断眼部和脑的一些病变。

（四）双眼视觉和立体视觉

人和灵长类动物的双眼都在头部的前方，两眼的视野很大一部分是相互重叠的，两眼同时看某一物体时产生的视觉称为双眼视觉。双眼视物时，两眼视网膜上各形成一个完整的物像，由于眼外肌的精细协调运动，可使来自物体同一部分的光线成像于两眼视网膜的对称点上，两侧视网膜的物像各沿着自己的传导通路传至中枢，正常时在主观上产生单一物体的视觉。

双眼视物时，扩大了视野，弥补了单眼视野中的生理盲点，并产生了立体视觉。立体视觉的产生，主要是由两眼视觉差异产生的，左眼从左方看到物体的左侧面较多，而右眼则从右方看到物体的右侧面较多，来自两眼的图像信息经过视觉高级中枢处理后，产生一个有立体感的物体的形象。然而，在单眼视物时，有时也能产生一定程度的立体感觉，这主要是通过调节和单眼运动而获得的。另外，这种立体感觉的产生与生活经验、物体表面的阴影等也有关。但是，良好的立体视觉只有在双眼观察时才有可能。

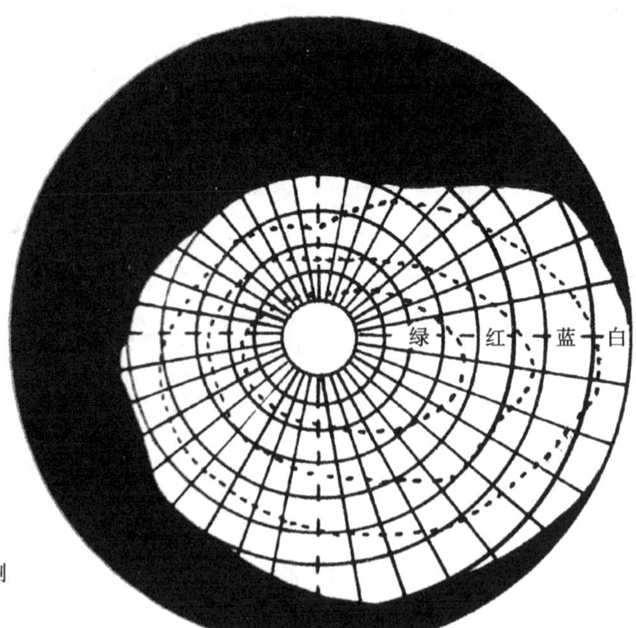

图 9-8 正常右眼的颜色视野

第三节 听觉器官

听觉的外周感觉器官是耳，由耳的外耳、中耳和内耳的耳蜗组成。耳的适宜刺激是指一定频率范围的声波振动。环境中的可感声波，经外耳道传递给中耳，中耳再传至内耳的耳蜗，经耳蜗声波感受器换能，使听神经产生动作电位，传向听中枢，经大脑皮层分析、处理而产生听觉。听觉在人类认识自然适应环境及人们之间的交往沟通中具有重要的意义。在这里仅讨论声波是如何传向内耳以及内耳耳蜗又是如何感音换能的。

一、外耳与中耳的传音功能

（一）外耳的功能

外耳由耳廓和外耳道组成(图 9-9)。耳廓有收集声波和参与探究声源的功能，有些动物如家兔，可通过耳廓的活动探究声源方向，人的耳廓不能随意活动，仍可通过结构的外形，参与探究声源。外耳道有把耳廓收集的声波传向鼓膜的功能，同时对某些频段的声波有放大作用。根据物理学原理，充气的管道可与波长 4 倍于管道长的声波产生最大的共振作用，据此计算，外耳道的共振频率在 3800 Hz 附近，这样的声波经外耳道传到鼓膜时可增强 10 dB。

（二）中耳的功能

中耳主要由鼓膜、听小骨、咽鼓管等组成(图 9-10)。中耳的主要功能是将空气中声波震动能量高效地传递到内耳。其中鼓膜和听小骨组成的听骨链起主要作用。

1. 鼓膜 鼓膜为椭圆形半透明的薄膜，面积为 50～90 mm^2，其形状似漏斗，其顶点朝向鼓室，内侧与锤骨柄相连。鼓膜有较好的频率响应和较小的失真度，其振动可与声波振动同始同终，能把声波振动如实地传递给听骨链。

2. 听骨链 听骨链由锤骨、砧骨和镫骨依次连接组成。锤骨附着在鼓膜脐部，镫骨的脚板与卵圆窗膜(即前庭窗膜)相连，砧骨居中。三块听小骨组成一个固定角度的杠杆系统。锤骨柄为长臂，砧骨长

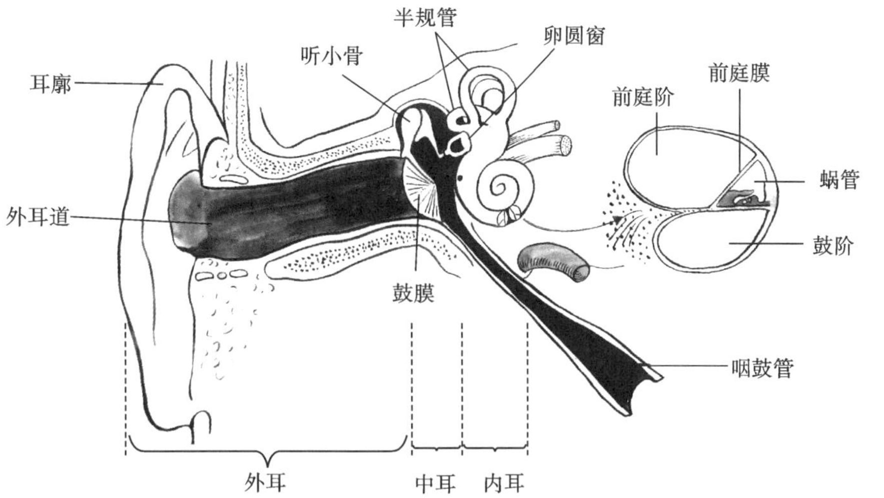

图 9-9 耳的结构示意图

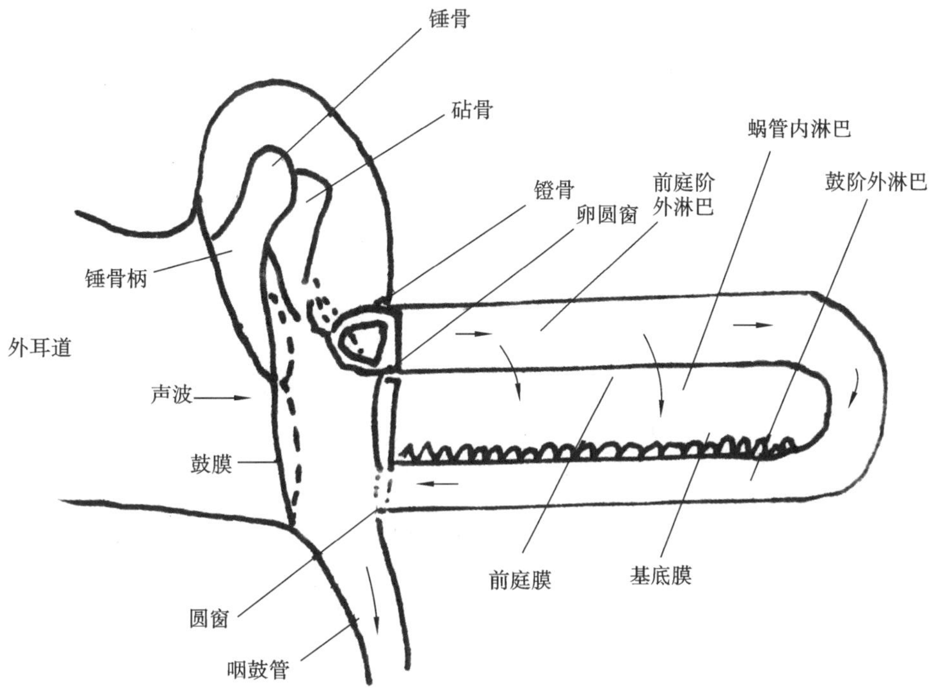

图 9-10 中耳的结构和听小骨气导示意图

突为短臂，支点的位置恰好在听骨链的重心上。因此在能量传递过程中惰性最小，效率最高。

声波在由鼓膜传递到卵圆窗膜时，可使振动的振幅减小而使压强增大，这就是中耳的增压作用。其原因主要有两方面：一是鼓膜振动时，实际发生振动的面积约为 55 mm^2，而卵圆窗的面积只有 3.2 mm^2，如果听骨链传递的总压力不变，则卵圆窗膜的压强将增大 17.2 倍(55∶3.2)；二是听骨链中，长臂与短臂之比约为 1.3∶1，在短臂一侧的压力将增大为原来的 1.3 倍。这样算来，在整个中耳传递过程中卵圆窗膜上总的增压效应可达 22.4 倍(17.2×1.3)。

3. 咽鼓管的作用 咽鼓管是连接鼓室和鼻咽部的通道，通常呈闭合状态，在吞咽或打哈欠时开放。其功能是平衡外耳道侧与鼓室侧的气体压力，这对于维持鼓膜的正常位置、形状和振动性能具有重要意义。如果发生咽鼓管阻塞(如炎症)，鼓室内的气体被组织吸收，鼓室的气压低，鼓膜内陷，患者可出现耳鸣和重听症状。又如人在乘坐飞机时，随着飞机的升降，外耳道侧气压降低，相对鼓室的气压高，会使鼓膜突出引起鼓膜疼痛，影响听力。此时，若咽鼓管通畅，反复做吞咽动作，使咽鼓管开放以平衡鼓膜内外两侧的气压，常可避免上述症状的发生。

Note

(三) 声波传入内耳的途径

声波经气传导和骨传导两种途径传入内耳的耳蜗，刺激听觉感受器，进而引起听觉。

1. 气传导 声波经外耳道引起鼓膜振动，再经听骨链和卵圆窗膜进入耳蜗，这一途径称气传导(air conduction)，又称气导，这是引起正常听觉的主要途径。此外，鼓室的气体振动也可经圆窗(即蜗窗)传入耳蜗，这一途径正常情况下并不重要，只是在听骨链传导障碍时，如中耳炎引起听骨链损坏时或鼓膜穿孔时才发挥一定的传音作用，但这时的听力较正常时大为降低。

2. 骨传导 声波引起颅骨振动，再引起位于颞骨骨质内的耳蜗内淋巴振动，这个传导途径称为骨传导(bone conduction)，又称骨导。在正常情况下，骨传导的效率比气传导的效率低得多，因此正常时其作用甚微。一个人听自己讲话时的声音与听用高保真录音机重放自己讲话时的声音，感觉有较大的区别，而别人听来区别较小，这主要是因为骨传导在两者中所起的作用不同。

临床上常通过音叉检查患者气传导和骨传导以判断听觉障碍产生的原因和部位。在鼓膜或中耳病变时(传音性耳聋)，气传导明显受损，而骨传导却不受影响，甚至相对增强；当在耳蜗病变时(感音性耳聋)，气传导和骨传导将同样受损。

二、内耳耳蜗的感音功能

内耳，又称迷路，由耳蜗和前庭器官组成。耳蜗的主要作用是把传入耳蜗的机械振动转变为听神经的冲动并进行编码传向中枢。

(一) 耳蜗的结构

耳蜗是一个形似蜗牛壳的骨管，沿蜗轴旋转 2.5～2.75 周构成，其内被前庭膜和基底膜分隔为三个管道，分别称为前庭阶、鼓阶和蜗管(图 9-11)。前庭阶在蜗底部与卵圆窗膜相连接，鼓阶在蜗底与圆窗膜相连接，二者腔内充满外淋巴液，在蜗顶部有蜗孔相通。蜗管是一个充满内淋巴液的盲管。

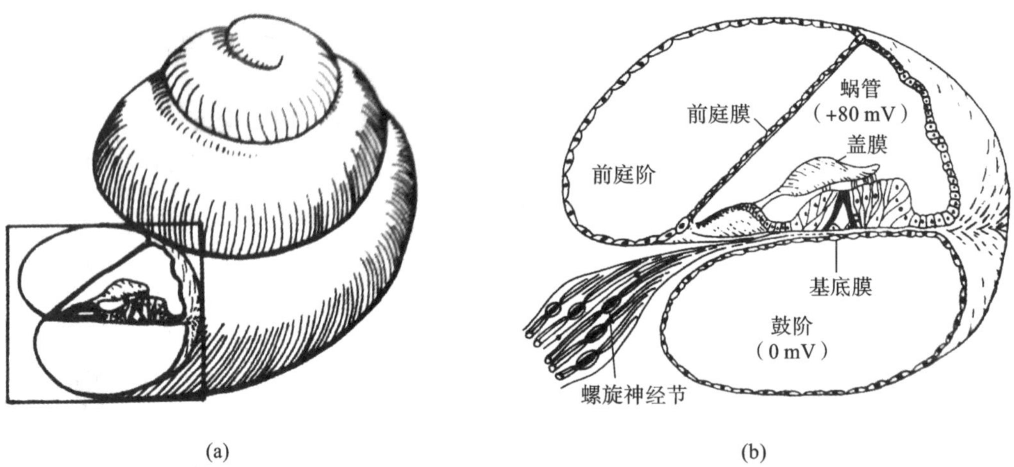

图 9-11 耳蜗示意图

(a)外形；(b)横切面

声音的感受器，即螺旋器，又称柯蒂器(organ of Corti)，位于蜗管的基底膜上。螺旋器由内、外毛细胞和支持细胞构成，构造很复杂。在近蜗轴侧有一纵行排列的内毛细胞，靠外侧有 3～5 行纵行排列的外毛细胞，毛细胞顶部有上百条排列整齐的听毛，较长的听毛埋植于盖膜的胶冻样物质中。盖膜在内侧连于耳蜗轴，外侧游离在蜗管内淋巴液中。毛细胞的底部有丰富的听神经末梢分布。

(二) 耳蜗的感音换能作用

内耳耳蜗的感音功能是把传入耳蜗的机械振动转变成听神经的动作电位。在这一换能的过程中，基底膜的振动是个关键因素。

声波经外耳道、鼓膜、听骨链到达卵圆窗时，压力立即传递给耳蜗的液体和膜性结构。镫骨的运动

Note

方向是压向卵圆窗膜的，卵圆窗膜内陷，并将压力传递给前庭阶的外淋巴，然后依次传递给前庭膜和蜗管的内淋巴液，进而使基底膜下移，最后使鼓阶的外淋巴液压迫圆窗膜向外凸起；相反，当卵圆窗膜外移时，整个耳蜗的液体和膜性结构又做反方向移动，如此反复引起基底膜振动，使基底膜上螺旋器的毛细胞受到刺激，毛细胞上听毛的弯曲或摆动使毛细胞产生电位的改变，最后引起毛细胞底部的听神经纤维产生动作电位，完成耳蜗的感音换能作用。

这种机械变化引起耳蜗与之相连的听神经产生一系列的电变化，可分三个相关的电变化过程：一是未刺激时的耳蜗内电位；二是受到声波刺激时耳蜗产生的微音器电位；三是微音器电位引起听神经的动作电位。

1. 耳蜗内电位 在耳蜗未受刺激时，从内耳不同的结构中可引导出不同的电位。如果以鼓阶内外淋巴的电位为参考(0 mV)，则可测出内淋巴电位为＋80 mV 左右，即为耳蜗内电位，又称内淋巴电位，与蜗管外侧壁的血管纹细胞活动有关。如果将电极插入毛细胞内，可测得－70～－80 mV 的电位，则毛细胞(顶部)内外的静息电位的差值为 150～160 mV。这些电位是产生其他电变化的基础。

2. 耳蜗微音器电位 当耳蜗受到声音刺激时，在耳蜗及其附近结构所记录到的一种与声波的频率和幅度一样的电变化，称为耳蜗微音器电位(cochlear microphonic potential，CMP)。微音器电位属于局部电位，没有潜伏期和不应期，不易疲劳，不发生适应现象。在听域范围内，耳蜗微音器电位能重复声波的频率，若把微音器电位放大连接扬声器，则可听到相应的声音。微音器电位不是听神经的动作电位。实验证明，微音器电位是多个毛细胞在接受声音刺激时所产生的感受器电位的复合型电位变化，它可诱发听神经纤维产生动作电位。

3. 听神经的动作电位 听神经的动作电位是由微音器电位诱发的，是耳蜗对声音刺激所产生的一系列反应中最后出现的电变化，是耳蜗对声音刺激进行换能和编码的结果，作用是向听中枢传递声音信息。

(三) 耳蜗对声音音调和响度的初步分析

通常人耳能感受的振动频率在 16～20000 Hz 之间，而且每一种频率都有一个刚能引起听觉的振动强度，称为听阈。当振动强度在听阈以上增强时，听觉的感受也相应增强。当强度增加到某一强度时，它引起的不单是听觉，还同时会引起鼓膜的疼痛感觉，该强度为最大听阈。人耳最敏感的听域在1000～3000 Hz 之间，在此频率范围内听阈最低。

1. 耳蜗对声音音调的初步分析 目前人们用行波学说来解释人是如何对声音的音调进行分析的。当声波传入耳蜗时可引起基底膜的振动，使位于基底膜上的毛细胞兴奋以完成换能作用。行波学说认为，振动从基底膜的底部开始向耳蜗顶部方向传播，但声波频率不同，行波传播的远近和最大振幅出现的部位也不同。声波频率越高，行波距离越近，最大振幅出现的部位越靠近蜗底的卵圆窗；相反，声音频率越低，行波传播距离越远，最大振幅出现的部位越靠近蜗顶。这样，一定的振动频率引起相应部位的基底膜振幅最大，该处的毛细胞兴奋使该处基底膜的听神经纤维的冲动传向听中枢相应的部位，就可产生相应的高音或低音音调的感觉。另外，听神经复合电位的频率，也参与对音调的初步分析。

2. 耳蜗对声音的强度(响度)的分析 关于声音强度的分析研究，还不能完全清楚耳蜗对声音强度的分析。一般认为与听神经纤维传入冲动的频率和被兴奋的听神经纤维的数目有关。声音越强，听神经传入冲动的频率就越高，被兴奋的听神经纤维的数目就越多。反之，声音越弱，频率就越低，数目就越少。

三、内耳前庭器官的位觉功能

前庭器官由内耳中的椭圆囊、球囊和三个半规管组成(图 9-12)。椭圆囊、球囊中的囊斑和三个半规管中的壶腹嵴均有感受性毛细胞，可以感受人体在空间的位置以及人体自身运动状态，以维持身体的平衡。

(一) 椭圆囊、球囊的功能

椭圆囊和球囊内壁局部黏膜增厚向腔中隆起，形成囊斑，囊斑上有感受毛细胞。其毛细胞顶部的纤

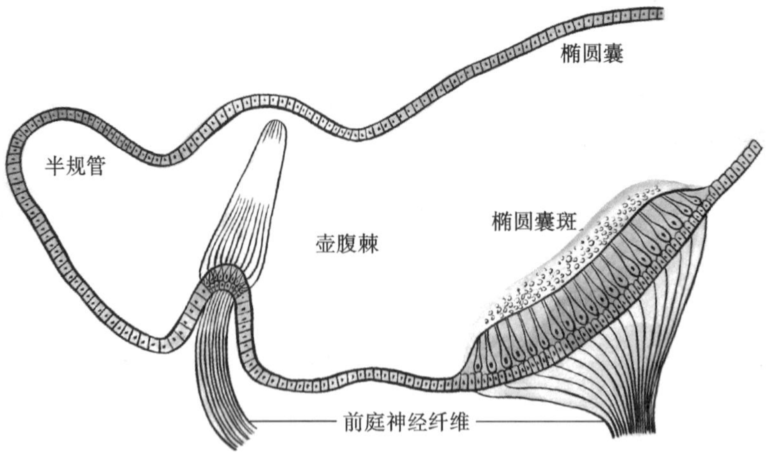

图 9-12　椭圆囊和半规管横切面示意图

毛埋植在一种称为耳石膜的结构内。耳石膜含有许多微小的耳石，主要由碳酸钙组成，其比重大于内淋巴，因而具有较大的惯性。囊斑可以感受人体的直线变速运动和头部位置的改变。当头部的空间位置改变或躯体变速运动时，因重力作用或惯性作用，使毛细胞的纤毛与耳石膜相对位置发生改变，纤毛弯曲，倒向某一方，使毛细胞底部相连的传入神经纤维的冲动频率发生改变，当传入中枢时，即产生了头部空间位置的感觉和直线变速运动觉，同时改变颈部、躯干和四肢有关肌肉的张力，以维持身体平衡。

（二）半规管的功能

内耳有上、外和后三个半规管，它们各自所处的平面互相垂直，每一个半规管与椭圆囊连结处有一膨大部分叫壶腹，壶腹中有一隆起的结构称为壶腹嵴。壶腹嵴内含有感受性毛细胞，毛细胞顶部的纤毛埋植在一种胶质性的圆形终帽中。

半规管的适宜刺激是指身体旋转变速运动，即角加速度运动。当身体沿着不同方向的轴做旋转运动时，相应半规管中的内淋巴因惯性作用，使该侧壶腹嵴受到冲击，毛细胞顶部的纤毛向某一方向弯曲；当旋转停止时，又因半规管中内淋巴的惯性，使毛细胞顶部的纤毛向相反方向一侧弯曲。这些信息经前庭神经传向中枢引起眼震颤和躯体、四肢的肌紧张改变，以维持姿势平衡，冲动经丘脑传至大脑皮层产生旋转的感觉。

（三）前庭反应

来自前庭器官的冲动除了引起位置觉和运动觉外，还引起姿势调节反射和自主神经功能的改变，这种现象称为前庭反应。

1. 前庭姿势调节反射　当椭圆囊和球囊受到机体直线变速运动的刺激时，会反射性地改变颈部和四肢肌紧张。例如，当汽车突然加速时会引起颈背肌紧张性增强而出现后仰的姿势反射；而汽车突然减速时，则产生相反的情况。又如，人乘坐电梯时，突然上升时会引起双下肢伸肌紧张性减弱而双腿屈曲；突然下降时双下肢伸肌紧张性又增强，使双腿伸直以调节姿势，维持身体平衡。

2. 自主神经功能的改变　当前庭器官受到过强刺激时或前庭器官感受过敏时，会引起自主神经反应，表现出眩晕、恶心呕吐、面色苍白、心率加快、呼吸急促等一系列症状，如晕车、晕船等。

3. 眼震颤　当躯体做旋转变速运动时，反射性引起眼球不随意的往返运动，称为眼震颤。眼震颤主要是半规管受到刺激引起的。在生理情况下，两侧水平半规管受刺激产生水平方向的眼震颤，上、后半规管受刺激引起垂直方向的眼震颤。眼震颤的过程中：出现两侧眼球先缓慢向某一侧移动的现象称为眼震颤的慢动相；出现眼球向侧偏离达最大限度，立刻又回到原来位置的现象称为眼震颤的快动相。临床上常通过检查眼震的方法来判定前庭功能是否正常。

Note

第四节 嗅觉和味觉

一、嗅觉感受器和嗅觉的一般特性

人的嗅觉器官是鼻，嗅觉感受器是嗅觉细胞。嗅觉细胞位于上鼻道及鼻中隔后上部的黏膜中，此处是个隐窝，且位置较高，平时吸入鼻腔的空气很少到达这里，用力吸气或气体为回旋式的气流易到达此处，可增强对嗅细胞的刺激。

有气味的物质刺激了嗅细胞，嗅细胞兴奋并有冲动传向嗅球，进而传向更高级的嗅觉中枢，引起嗅觉。

嗅觉器官的适宜刺激是指空气中的化学物质。人类能够明确辨别的气味有 2000～4000 种。嗅觉的敏感程度常以嗅阈来评定，嗅阈是指能引起嗅觉的某种物质在空气中的最小浓度。不同动物的嗅觉敏感程度差异很大，例如狗对醋酸的敏感程度比人类高 1000 万倍。同一种动物对不同气味物质的敏感程度也不相同。人类的嗅觉感受器是一种很容易产生适应现象的感受器。

二、味觉感受器和味觉的一般特性

人的味觉器官是舌，味觉感受器是味蕾。味蕾主要分布在舌背部的表面和边缘，口腔和咽部黏膜的表面也有散在的味蕾存在，它是一种化学感受器，适宜刺激是指一些溶于水的物质。

味觉可分为基本的酸、甜、苦、咸四种，其他复杂的味觉是这四种味觉不同比例的组合。人舌表面的不同部位对不同味觉刺激的敏感程度不同，舌尖部对甜味敏感，舌两侧对酸味敏感，而舌两侧的前部对咸味敏感，舌根部和软腭对苦味敏感。味觉的敏感度往往受食物或刺激温度的影响，在 20～30 ℃之间，味觉的敏感度最高。而味觉的强度与物质的浓度有关，浓度越高，产生的味觉越强。除此之外，味觉的敏感程度随年龄的增长而下降。

记忆重点

1. 感受器或感觉器官接受人体内、外环境的各种刺激，并转变为生物电信号，沿着一定的传入途径传至大脑皮层相应的部位，产生相应的感觉。感受器需要适宜刺激，具有换能和编码作用，存在适应现象。

2. 视觉器官可把外界的可见光线经眼的角膜、房水、晶状体、玻璃体，即眼的折光系统，成像于视网膜上。眼睛观看远处(6 m 以外)的物体时，不需要进行调节便可看清物体。当看近物时，眼的调节为晶状体凸度增加、瞳孔缩小、眼球会聚。眼的折光异常包括近视、远视和散光。成像于视网膜上的像被视网膜上的视杆细胞和视锥细胞所感受，并转变为生物电的信息传至视中枢，产生视觉。视杆细胞主要分布在视网膜的周边部，它们对光的敏感度较高，能在昏暗环境中感受弱光刺激而引起暗视觉，但无色觉。视锥细胞主要集中在视网膜的中央区，它们对光的敏感度较差，只有受到强光刺激才能发生反应，主要功能是在强光照射下视物，产生明视觉，视锥细胞对被视物体的细节具有较高的分辨能力，视物时可以辨别颜色。与视觉有关的还有视力、视野及明适应、暗适应等。

3. 耳为听觉器官。声波传入内耳的途径有气传导和骨传导。感受外界的声波以气传导为主，主要的气传导经外耳道、鼓膜、听骨链、卵圆窗膜传至内耳耳蜗。耳蜗基底膜上的声波感受器感受声波，转变为生物电的信息传至颞叶的听觉中枢，产生听觉。

4. 当头部的空间位置改变或躯体变速运动时，刺激椭圆囊和球囊，产生了头部空间位置的感觉和直线变速运动觉，同时改变颈部、躯干和四肢有关肌肉的张力，以维持身体平衡。身体的旋转变速运动，

Note

刺激了半规管，产生旋转的感觉，并引起眼震颤和躯体、四肢肌紧张改变，以维持姿势平衡。

能力检测及答案

一、名词解释

感觉器官　瞳孔对光反射　瞳孔近反射　近点　暗适应　色盲　视力　视野　听阈

二、简答题

1. 感受器的一般特性有哪些？
2. 正常眼视近物时是如何调节的？
3. 眼的折光系统常见的有哪些异常？如何矫正？
4. 视杆细胞与视锥细胞的分布和功能有何不同？视杆细胞的光化学反应过程如何？
5. 声波是如何传入内耳的？耳蜗对音调是如何进行初步分析的？

三、单项选择题

在线答题

（李宏伟　刘明慧）

Note

第十章　神经系统

学习目标

掌握：神经元间的信息传递；丘脑及其感觉投射系统、痛觉；脊髓对躯体运动的调节、大脑皮层对躯体运动的调节；自主神经的递质及其受体类型、分布与递质结合所产生的效应，自主神经的主要功能；第一信号系统和第二信号系统的基本概念。

熟悉：神经纤维传导的特征；脑干、小脑对躯体运动的调节功能；条件反射的基本概念、形成和意义。

了解：反射活动的一般规律；脊髓的感觉传导功能；基底神经核对躯体运动的调节；内脏功能的中枢调节；脑电图、觉醒与睡眠。

神经系统是人体内最主要的调节系统。神经系统包括中枢神经系统和外周神经系统两部分。中枢神经系统包括脑和脊髓，外周神经系统包括脑神经、脊神经和内脏神经。神经系统在维持机体内环境稳态，保持机体完整统一性，与外环境的协调平衡中起主导作用。体内各个系统和器官的活动都直接或间接地接受神经系统的调控。神经系统的调节功能主要由中枢神经系统来完成，因此本章主要讲解中枢神经系统的生理功能。

第一节　神经元及反射活动的一般规律

一、神经元和神经纤维

（一）神经元的结构和功能

1. 神经元的结构　神经元即神经细胞，是神经系统的基本结构和功能单位。神经元分胞体和突起两部分(图 10-1)。突起有树突和轴突。一个神经元可有一个或多个树突，树突短、分支多，能接受传入信息。轴突一般较长，一个神经元一般只有一个轴突，轴突和感觉神经元的长树突统称为轴索，轴索外包髓鞘或神经膜形成神经纤维。

2. 神经元的功能　人体内起主导作用的功能调节系统是神经系统，其基本的结构和功能单位是神经元即神经细胞。神经元的基本功能是感受刺激和传导兴奋。胞体是神经元功能活动中心，其主要功能是合成物质、接受刺激和整合信息。树突功能是接受其他神经元传来的信息，并传向胞体。神经纤维的主要功能是传导兴奋，在神经纤维上传导的动作电位称为神经冲动。

（二）神经纤维

1. 神经纤维的功能　神经纤维的主要功能是传导兴奋。在神经纤维上传导着的兴奋称为神经冲动(nerve impulse)。神经纤维能使其支配的组织器官在功能上发生变化如引起肌肉收缩、腺体分泌等，这种作用称为神经的功能性作用。此外，神经末梢还经常释放一些营养性因子，持续调整其支配组织的

Note

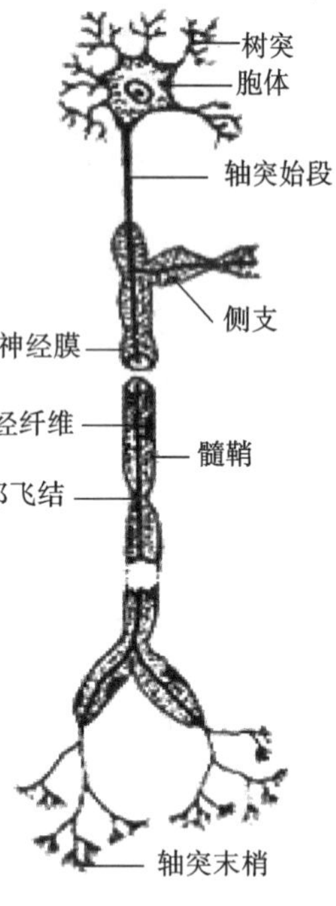

图 10-1 神经元结构示意图

代谢活动，从而持久地影响该组织的形态结构和生理功能等，这一作用称为神经的营养性作用。神经的营养性作用与神经冲动关系不大，正常情况下不易被觉察，但在神经损伤时就容易表现出来，这时被支配的肌肉内糖原合成减慢，蛋白质分解加速，肌肉逐渐萎缩。例如，临床上脊髓灰质炎患者一旦前角运动神经元变性死亡，则它所支配的肌肉在发生瘫痪的同时将逐渐萎缩。

2. 神经纤维传导兴奋的特征

(1) 生理完整性：神经纤维传导兴奋必须具备结构和功能的完整性，如神经纤维受损伤或局部应用麻醉药，均使兴奋传导受阻。

(2) 绝缘性：一条神经干有多根神经纤维组成，但每根神经纤维传导兴奋时基本上互不干扰，说明神经传导的绝缘性。

(3) 双向传导：神经纤维上任何一点受到刺激产生兴奋时，产生的动作电位可同时向两端传导，称为双向传导。

(4) 相对不疲劳性：因为神经纤维传导兴奋时耗能极少，因此神经纤维可较持久保持传导兴奋的能力，表现为相对不疲劳性。

3. 神经纤维传导兴奋的速度 不同神经纤维传导兴奋的速度差别较大，这与神经纤维的直径、有无髓鞘以及温度等密切相关。一般来说，神经纤维直径越粗，传导速度就越快；有髓神经纤维比无髓神经纤维传导速度快；温度在一定范围内升高也可加快传导速度，当温度降至 0 ℃以下时，传导就会发生阻滞，局部可暂时失去感觉，这就是临床上局部低温麻醉的依据。当周围神经发生病变时，传导速度减慢。因此，测定神经纤维的传导速度有助于诊断神经纤维的疾病和神经损伤的预后评估。

4. 神经纤维的分类 根据神经纤维的性质，神经纤维的分类方法(表10-1)如下。

(1) 根据有无髓鞘：神经纤维可分为有髓神经纤维和无髓神经纤维。

(2) 根据兴奋传导速度：可将神经纤维分为 A、B、C 三类，其中 A 类纤维又分为 α、β、γ、δ 四类，这种分类方法多用于传出纤维。

(3) 根据来源与直径：可将神经纤维分为Ⅰ、Ⅱ、Ⅲ、Ⅳ四类，其中Ⅰ类纤维又分为Ⅰa 和Ⅰb 两类，这种分类方法常用于传入纤维。

表 10-1 神经纤维的分类方法

根据传导速度	传导速度/(m/s)	纤维直径/μm	功 能	根据来源与直径
A 类(有髓鞘)				
α	70～120	13～22	本体感觉、躯体运动	Ⅰa 和Ⅰb
β	30～70	8～13	触-压觉	Ⅱ
γ	15～30	4～8	支配梭内肌(使其收缩)	
δ	12～30	1～4	痛觉、温度觉、触-压觉	
B 类(有髓鞘)	3～15	1～3	自主神经节前纤维	Ⅲ
C 类(无髓鞘)				
交感神经	0.7～2.3	0.3～1.3	交感节后纤维	
后根	0.6～2.0	0.4～1.2	痛觉、温度觉、触-压觉	Ⅳ

5. 轴浆运输 神经元轴突内的胞浆称为轴浆，轴浆在胞体与轴突末梢之间不断地流动。借助轴浆流动可在胞体与轴突末梢之间实现物质运输的功能，称为轴浆运输(axoplasmic transport)。轴浆运输对维持神经元的正常结构和功能有着重要意义。

轴浆运输具有双向性。自胞体向轴突末梢的轴浆运输称为顺向轴浆运输，顺向轴浆运输又可分为

Note

快速轴浆运输和慢速轴浆运输两种，前者是指具有膜结构的细胞器，如线粒体、含有递质的囊泡和分泌颗粒等囊泡结构的运输，在猴、猫等动物坐骨神经内的运输速度约为410 mm/d；后者是指由胞体合成的蛋白质构成的微管和微丝等结构不断向末梢方向的延伸，速度为1～12 mm/d。自轴突末梢向胞体的轴浆运输称为逆向轴浆运输，其速度约为205 mm/d。很多物质如神经生长因子、辣根过氧化酶、某些病毒（如狂犬病毒）和毒素（如破伤风毒素）等，均可通过入胞作用被摄入神经末梢，然后以这种方式运输到胞体。

（三）神经胶质细胞

神经胶质细胞（neuroglial cell）广泛分布于中枢和周围神经系统中，是神经组织的重要组成部分。在人类的中枢神经系统中，胶质细胞主要有星形胶质细胞、少突胶质细胞和小胶质细胞三类，约为神经元数量的10～50倍。在周围神经系统中，胶质细胞主要有施万细胞和卫星细胞。神经胶质细胞的主要功能：①支持神经元；②参与神经系统的修复和再生；③进行免疫应答；④参与物质代谢和营养；⑤形成髓鞘和屏障；⑥稳定细胞外液 K^+ 的浓度；⑦参与某些递质及生物活性物质的代谢。目前已发现某些神经系统的疾病与神经胶质细胞的功能改变有关。因此，进一步认识神经胶质细胞，有助于提高人类防治神经系统疾病的能力。

知识链接

神经纤维的再生修复

在以前很长一段时间内，医学界都认为神经纤维损伤断裂后是不能再生修复的。但后来的研究表明，神经纤维损伤断裂后也是可以再生修复的。神经纤维的再生修复必须具备三个基本条件：①相应的神经元依然存活，可以合成神经纤维再生所需要的各种物质；②损伤纤维断端的距离不能太远，应小于2.5 cm；③断裂处不能有增生的纤维瘢痕阻隔。如果距离过远、纤维组织增生或远端截肢，近端新生的轴突不能生长到远端的神经细胞索内，而与增生的纤维组织绞缠在一起，形成瘤样肿块，称为创伤性神经瘤，常引起顽固性疼痛。2009年10月，美国波士顿儿童医院的研究人员发现一种叫作Mst3b的蛋白激酶，即神经纤维再生精确调控因子，Mst3b在神经纤维损伤的再生修复过程中，可能起到了精密调节器的作用。Mst3b在神经纤维再生修复的细胞信号转导通路中能依次激活下游信号，使控制神经纤维再生的基因得以表达，继而在受损的神经纤维再生修复过程中发挥重要作用。

二、神经元间的信息传递方式

神经系统在发挥调节功能时，由两个或两个以上的神经元相互联系、共同协调来完成。突触是神经元之间相互传递信息的部位。

（一）突触的基本结构与分类

1. 突触的基本结构 神经元之间相互接触并传递信息的部位称为突触。突触由突触前膜、突触间隙和突触后膜三部分组成（图10-2）。在电镜下，突触前膜和后膜较一般的神经元膜稍增厚，约7.5 nm。突触间隙为20～40 nm。在突触前膜的轴浆内，含有较多的线粒体和大量囊泡，称为突触囊泡或突触小泡，其直径为20～80 nm，内含高浓度的递质。不同突触内含的囊泡大小和形态不完全相同，其内所含的递质也不同。

2. 突触的分类 根据神经元接触部位的不同，通常将突触分为三类：①轴突-树突突触，这类突触最常见；②轴突-胞体突触，这类突触较常见；③轴突-轴突突触（图10-3）。此外，还有树突-树突突触、树突-胞体突触、树突-轴突突触、胞体-树突突触、胞体-胞体突触、胞体-轴突突触。

（二）突触传递的过程与突触后电位

1. 突触传递的过程 当突触前神经元的兴奋传导到轴突末梢时，突触前膜发生去极化，引起突触

Note

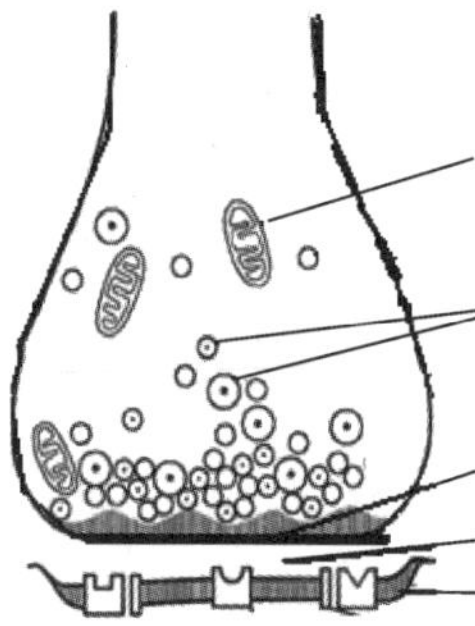

图 10-2　突触结构模式图

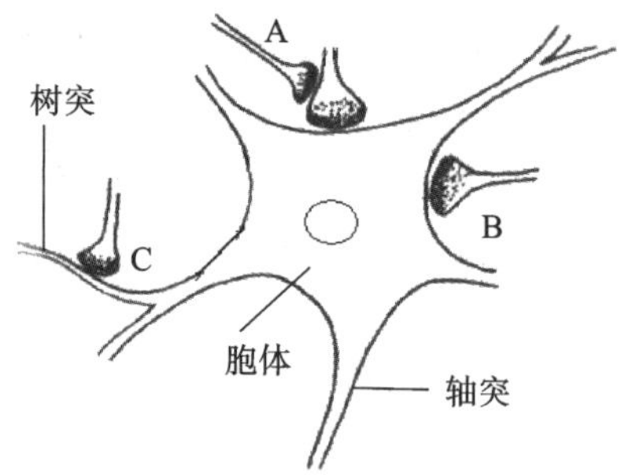

图 10-3　突触类型示意图

A：轴突-轴突突触；B：轴突-胞体突触；C：轴突-树突突触

前膜上电压门控 Ca^{2+} 通道开放，细胞外液的 Ca^{2+} 便进入突触小体，使突触小体内 Ca^{2+} 浓度升高，有利于囊泡向突触前膜移动并与突触前膜接触、融合，随后囊泡膜破裂，其中的神经递质全部释放到突触间隙，并扩散抵达突触后膜，作用于突触后膜上的特异性受体或化学门控通道，引起突触后膜对某些离子的通透性发生改变，使某些离子进出突触后膜，导致突触后膜发生一定程度的去极化或超极化，形成突触后电位（postsynaptic potential），从而将突触前神经元的信息传递到突触后神经元，引起突触后神经元的功能变化。突触传递过程为：动作电位传至突触前神经元轴突末梢→突触前膜去极化→Ca^{2+} 内流入突触小体→突触囊泡与前膜融合并释放递质→递质经突触间隙与突触后膜受体结合→突触后膜对离子通透性改变→突触后神经元活动改变。

2. 突触后电位　突触后电位包括兴奋性突触后电位和抑制性突触后电位两种。

（1）兴奋性突触后电位：当神经冲动抵达突触前膜时，可引起突触前膜释放兴奋性递质，作用于突触后膜上的相应受体，使突触后膜对 Na^+ 和 K^+ 的通透性增大，引起 Na^+ 和 K^+ 的跨膜流动，由于 Na^+ 的内流大于 K^+ 的外流，从而使突触后膜发生局部去极化。这种突触后膜在神经递质作用下产生的局部去极化电位变化，称为兴奋性突触后电位（excitatory postsynaptic potential，EPSP）。EPSP 是一种局部电位（图 10-4），可以总和。当突触前神经元活动增强或参与活动的突触数量增多时，EPSP 总和幅度增加，当达到阈电位水平时，则可在突触后神经元的轴丘处诱发动作电位，并沿着轴突传播。

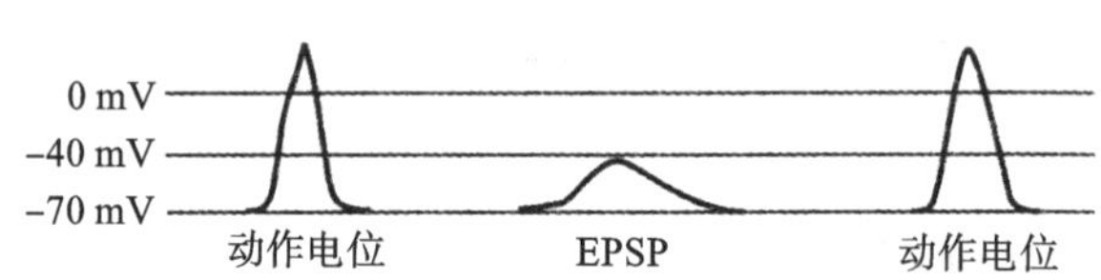

(a)

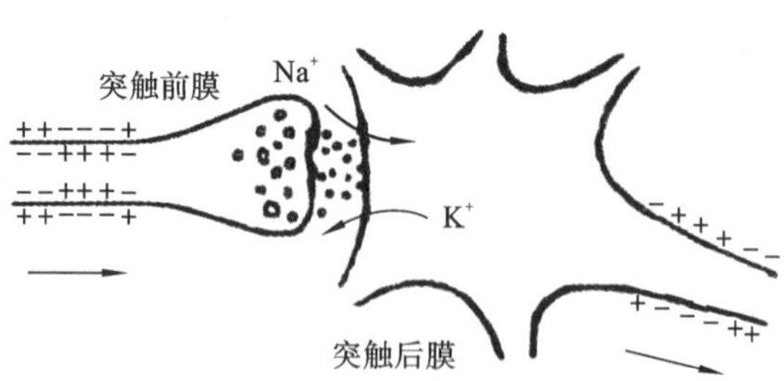

(b)

图 10-4　兴奋性突触后电位产生示意图

（a）电位变化；（b）突触传递

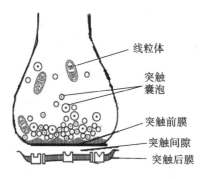

（2）抑制性突触后电位：当神经冲动抵达突触前膜时，引起突触前膜释放抑制性递质，作用于突触后膜上的相应受体，使突触后膜对 Cl^- 和 K^+ 的通透性增大，主要是 Cl^- 的通透性增大，引起 Cl^- 内流和 K^+ 外流，结果使突触后膜发生超极化。这种突触后膜在神经递质作用下产生的局部超极化电位，称为

抑制性突触后电位(inhibitory postsynaptic potential,IPSP)(图 10-5)。IPSP 也是一种局部电位,也可以进行总和。IPSP 使突触后神经元的膜电位与阈电位的距离增大,使突触后神经元不易产生动作电位。

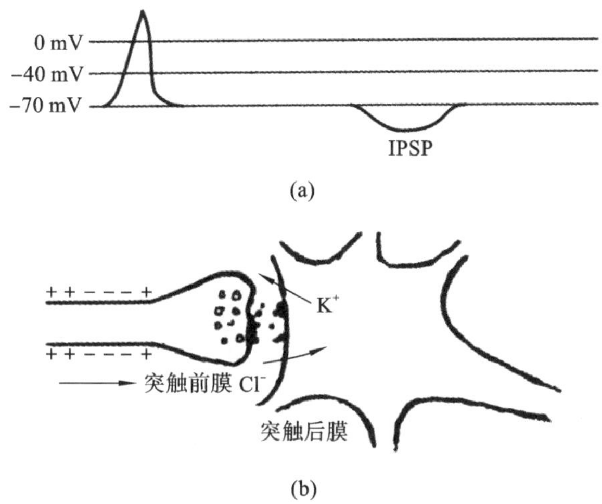

图 10-5　抑制性突触后电位产生示意图

(a)电位变化;(b)突触传递

由于一个突触后神经元常与多个突触前神经元的轴突末梢构成突触,产生的突触后电位既有 EPSP,也有 IPSP。前者使突触后神经元的兴奋性提高,后者使突触后神经元的兴奋性降低。因此,是否能引起突触后神经元发生兴奋取决于这些 EPSP 和 IPSP 的总和。

综上所述,突触传递是一个电-化学-电的传递过程,即突触前神经元的兴奋引起轴突末梢释放神经递质,神经递质与突触后膜上的特异性受体结合,进而引起突触后神经元发生生物电的变化。这与神经-肌肉接头处兴奋的传递过程有许多相似之处。

三、神经递质与受体

(一) 神经递质

由突触前神经元释放,能特异性作用于突触后神经元或效应器细胞受体,并传递信息产生一定效应的化学物质称为神经递质。根据其存在的部位不同,分为外周神经递质与中枢神经递质。

1. 外周神经递质　主要有乙酰胆碱和去甲肾上腺素。

(1) 乙酰胆碱:凡末梢释放乙酰胆碱的神经纤维称为胆碱能纤维,包括交感神经和副交感神经的节前纤维、副交感神经的节后纤维和小部分交感神经的节后纤维(如支配汗腺、骨骼肌血管的舒血管纤维)以及躯体运动神经纤维。

(2) 去甲肾上腺素:凡末梢释放去甲肾上腺素的神经纤维,称为肾上腺素能纤维,包括大部分的交感神经的节后纤维。

2. 中枢神经递质　主要包括乙酰胆碱、单胺类(如多巴胺、去甲肾上腺素、5-羟色胺)、氨基酸类(如谷氨酸、甘氨酸、γ-氨基丁酸)和肽类(如脑啡肽、P 物质、内啡肽等)。中枢递质中有传递兴奋性信息的兴奋性递质,如乙酰胆碱、谷氨酸;有传递抑制性信息的抑制性递质,如甘氨酸、γ-氨基丁酸;也有两种功能兼有如去甲肾上腺素。

(二) 受体

1. 胆碱能受体　能与乙酰胆碱神经递质结合发挥生理效应的受体称为胆碱能受体。按其分布和效应的不同可分为两类。

(1) 毒蕈碱受体(M 受体):能与毒蕈碱结合的胆碱受体称为毒蕈碱受体。分布于副交感神经的节后纤维和交感胆碱能节后纤维支配的效应器细胞膜上。乙酰胆碱与 M 受体结合所产生的效应称为毒蕈碱样作用(M 样作用),即副交感神经兴奋的效应,如心脏活动抑制,支气管、消化道平滑肌和膀胱逼尿肌收缩,消化腺分泌增加,瞳孔缩小,汗腺分泌增多,骨骼肌血管舒张等。阿托品是 M 受体的阻断剂。

(2) 烟碱受体(N 受体):能与烟碱结合发挥生理效应的胆碱受体称为烟碱受体。N 受体分为 N_1 及 N_2 两个亚型。N_1 受体分布于神经节细胞膜上,与乙酰胆碱结合后引起神经节细胞兴奋;N_2 受体位于骨骼肌的终板膜上,与乙酰胆碱结合可引起骨骼肌兴奋。乙酰胆碱与 N 受体结合所产生的效应称为烟碱样作用(N 样作用)。六烃季胺主要阻断 N_1 受体;十烃季胺主要阻断 N_2 受体;筒箭毒碱既可阻断 N_1 受体,也可阻断 N_2 受体。临床上常用筒箭毒碱和十烃季胺作为肌肉松弛剂。

2. 肾上腺素能受体 能与去甲肾上腺素神经递质结合的受体称为肾上腺素能受体,分布于肾上腺素能纤维所支配的效应器细胞膜上,可分为两类。

(1) α 肾上腺素能受体:简称 α 受体,又可分为 α_1 和 α_2 两种亚型,肾上腺素能纤维支配的效应器细胞膜上的 α 受体为 α_1 受体,突触前膜上的 α 受体为 α_2 受体。在外周,α 受体(主要是 α_1 受体)激动后,主要引起平滑肌的兴奋效应,如血管和子宫平滑肌收缩、瞳孔开大肌收缩等,但对小肠平滑肌为抑制性效应,使小肠平滑肌舒张。酚妥拉明可以阻断 α_1 和 α_2 两种受体,拮抗去甲肾上腺素引起的血管收缩、血压升高的作用。哌唑嗪可以选择性阻断 α_1 受体,育亨宾可以选择性阻断 α_2 受体。

(2) β 肾上腺素能受体:简称 β 受体,主要有 β_1 和 β_2 两种亚型。β_2 受体兴奋时所产生的平滑肌效应是抑制性的,如冠状血管舒张、支气管扩张,但 β_1 受体兴奋时对心肌的效应却是兴奋性的。普萘洛尔是重要的 β 受体阻断剂,它对 β_1 和 β_2 两种受体都有阻断作用。阿替洛尔主要阻断 β_1 受体,使心率减慢,而对支气管平滑肌作用很小,故对于心绞痛并伴有支气管痉挛的患者比较适用。丁氧胺则主要阻断 β_2 受体。

研究发现,受体不仅存在于突触后膜,也存在于突触前膜。突触前膜上的受体称为突触前受体。突触前受体的作用主要是抑制神经末梢递质的释放,起负反馈抑制作用。胆碱能受体和肾上腺素能受体的分布及其主要效应见表 10-2。

表 10-2 胆碱能受体和肾上腺素能受体的分布及其主要效应

效应器	胆碱能受体	效应	肾上腺素能受体	效应
自主神经节	N_1	节后神经元兴奋		
骨骼肌终板膜	N_2	骨骼肌兴奋		
循环器官				
窦房结	M	心率减慢	β_1	心率加快
房室传导系统	M	传导减慢	β_1	传导加快
心肌	M	收缩减弱	β_1	收缩加强
脑血管	M	舒张	α_1	轻度收缩
冠状动脉	M	舒张	α_1	收缩
			β_2	舒张(为主)
皮肤黏膜血管	M	舒张	α_1	收缩
胃肠道血管			α_1	收缩(为主)
			β_2	舒张
骨骼肌血管			α_1	收缩
	M	舒张	β_2	舒张(为主)
呼吸器官				
支气管平滑肌	M	收缩	β_2	舒张
支气管腺体	M	分泌增多		
消化器官				

续表

效应器	胆碱能受体	效应	肾上腺素能受体	效应
胃平滑肌	M	收缩	β_2	舒张
小肠平滑肌	M	收缩	α_2	舒张
括约肌	M	舒张	α_1	收缩
唾液腺	M	促进分泌	α_1	促进分泌
胃腺	M	促进分泌	α_2	抑制分泌
泌尿器官				
膀胱逼尿肌	M	收缩	β_2	舒张
内括约肌	M	舒张	α_1	收缩
生殖器官				
妊娠子宫			α_1	收缩
未孕子宫			β_2	舒张
眼				
瞳孔开大肌			α_1	收缩,瞳孔开大
瞳孔括约肌	M	收缩,瞳孔缩小		
皮肤				
竖毛肌			α_1	收缩(竖毛)
汗腺	M	分泌		
代谢				
糖酵解			β_2	加强
脂肪分解			β_1	加强

3. 其他受体 在中枢神经系统内的递质种类较多,相应受体的种类也较多,除有胆碱能受体、肾上腺素能受体外,还有多巴胺受体、5-羟色胺受体、γ-氨基丁酸受体、甘氨酸受体、阿片受体等。这些受体还可分为多种亚型,分别与相应的递质结合。

知识链接

受体生理知识临床应用

受体生理知识临床应用:①药物阿托品是M受体阻断剂,临床上使用阿托品,可解除胃肠平滑肌痉挛,引起心跳加快、唾液和汗腺分泌减少等反应;②药物筒箭毒碱可阻断 N_2 受体,使肌肉松弛,在临床手术中应用于肌肉松弛;③酚妥拉明为 α 受体阻断剂,使外周血管扩张,在临床上应用于慢性心功能不全;④普萘洛尔是 β 受体阻断剂,目前在临床上广泛应用于治疗高血压病、心动过缓、心绞痛等。

四、反射中枢的活动方式

反射是神经系统活动的基本方式,是在中枢神经系统的参与下,机体对内外环境刺激的规律性反应。反射活动的结构基础为反射弧,它包括感受器、传入神经、反射中枢、传出神经和效应器五个部分。反射中枢是中枢神经系统内调节某一特定生理功能的神经元群,如瞳孔对光反射中枢在中脑。在此介绍中枢神经系统反射活动的一般规律。

(一)中枢神经元的联系方式与意义

神经元按其在反射弧中所处位置的不同可分为传入神经元、中间神经元和传出神经元,其中以中间

Note

神经元的数量最多，仅大脑皮层的中间神经元就约有140亿个。中枢神经元之间的联系方式主要有以下几种（图10-6）。

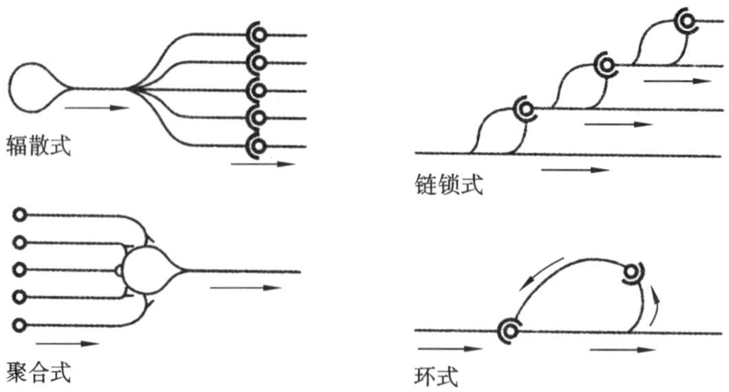

图 10-6　中枢神经元的联系方式

1. 辐散式　一个神经元通过其轴突分支与许多神经元同时建立突触联系的方式，从而使与之相联系的许多神经元同时兴奋或抑制。这种联系有利于扩大神经元活动影响的范围。辐散式联系在感觉传导途径上多见。

2. 聚合式　许多神经元的轴突末梢同时与同一个神经元建立突触联系的方式，它能使许多神经元的作用集中到同一神经元，从而发生总和或整合作用。聚合式联系在运动传出途径上多见。

3. 链锁式和环式　在中枢神经系统内，辐散式和聚合式常共同存在，并通过中间神经元的联系构成许多复杂的环状回路或链锁状回路联系。若环状回路内各神经元都是兴奋性神经元，则通过环式联系使兴奋效应得到增强和时间上的延续，即产生正反馈效应。若环状回路内某些中间神经元是抑制性神经元，释放抑制性递质，则通过环式联系返回抑制原先兴奋的神经元，使其活动及时终止，即产生负反馈效应。神经冲动通过链锁式联系，可以在空间上扩大其作用的范围。

（二）突触传递的特征

中枢神经系统活动包括兴奋与抑制两个基本过程。由于反射中枢之间存在兴奋和抑制的对立统一，反射活动才得以协调进行。

反射弧中枢的兴奋传递比兴奋在神经纤维上的传导要复杂，必须经过一次以上的突触接替。兴奋通过突触传递有以下特征。

1. 单向传递　兴奋在神经纤维上的传导是双向性，但通过突触时只能由突触前膜向突触后膜传递。故反射活动通过突触时，兴奋传递总是按一定方向进行，即由传入神经元传向反射中枢，再经传出神经元传至效应器。

2. 中枢延搁　兴奋通过突触传递时，需要经过递质的释放、扩散、与突触后膜受体的结合，以及突触后膜离子通道的开放和产生突触后电位等一系列过程，所需时间较长，这一现象称为突触延搁或中枢延搁。兴奋通过一个突触所需的时间通常为0.3～0.5 ms，这比兴奋在神经纤维上的传导要慢得多。因此，在反射活动中，兴奋通过的突触数量越多，反射所需时间就越长。

3. 总和　在反射过程中，单根神经纤维的传入冲动所引起的EPSP，通常不能引起突触后神经元产生动作电位。如果许多突触前末梢同时传入冲动到达同一神经元，或在单个突触前末梢上连续快速传入一连串动作电位，则突触后神经元产生的多个局部电位可以进行时间性或空间性的总和，突触后神经元如何活动则取决于这些突触后电位总和的结果。

4. 兴奋节律的改变　在反射活动中，传出神经与传入神经的冲动频率并不一致，说明兴奋通过中枢后节律发生了改变。这说明传出神经的兴奋节律，不仅受传入神经冲动频率的影响，还与反射中枢神经元的联系方式和功能状态有关。

5. 后发放　在反射活动中，当传入神经的刺激停止时，传出神经仍可发放冲动，使反射活动持续一段时间，这种现象称为后发放。神经元之间的环式联系是后发放的结构基础。

Note

6. 对内环境变化敏感和易疲劳性 在反射活动中，突触易受内环境变化的影响，如缺 O_2、CO_2 过多、酸性代谢产物增多等均可使突触传递发生障碍。此外，突触是反射弧中最易发生疲劳的环节，可能与其长时间传递兴奋使突触前神经元递质耗竭有关。

（三）中枢抑制

在任何反射活动中，中枢内既有兴奋又有抑制，两者对立统一，相互协调，使神经调节得以正常精确地进行。中枢抑制产生的机制非常复杂，中枢抑制可分为突触后抑制（postsynaptic inhibition）和突触前抑制（presynaptic inhibition）两类。

1. 突触后抑制 突触后抑制是指突触前神经元兴奋后，使抑制性中间神经元兴奋并释放抑制性递质，引起突触后神经元产生抑制性突触后电位。根据抑制性中间神经元的联系方式，突触后抑制又分为以下两种类型。

（1）传入侧支性抑制：传入纤维进入中枢后，在兴奋某一中枢神经元的同时，通过其侧支兴奋一个抑制性中间神经元，进而抑制另一个中枢神经元的活动，这种突触后抑制称为传入侧支性抑制（afferent collateral inhibition）。例如，伸肌肌梭的传入纤维进入脊髓后，在直接兴奋伸肌运动神经元的同时，发出侧支兴奋一个抑制性中间神经元，使支配屈肌的运动神经元抑制，从而导致伸肌收缩而屈肌舒张（图10-7）。传入侧支性抑制能使不同中枢之间的活动协调起来。

（2）回返性抑制：中枢神经元兴奋时，在其传出冲动沿轴突外传的同时，又经轴突的侧支兴奋一个抑制性中间神经元，该抑制性中间神经元释放抑制性递质，反过来抑制原先发生兴奋的神经元及同一中枢的其他神经元，这种抑制称为回返性抑制（recurrent inhibition）。例如，脊髓前角运动神经元兴奋时，其传出冲动沿轴突外传引起骨骼肌收缩，同时又经轴突的侧支兴奋与之形成突触的闰绍细胞。闰绍细胞是抑制性中间神经元，释放抑制性递质甘氨酸，反过来抑制原先发放冲动的运动神经元和其他同类神经元（图10-8）。回返性抑制是一种典型的负反馈控制形式，其意义在于，它能及时终止神经元的活动，或使同一中枢内许多神经元的活动同步化。

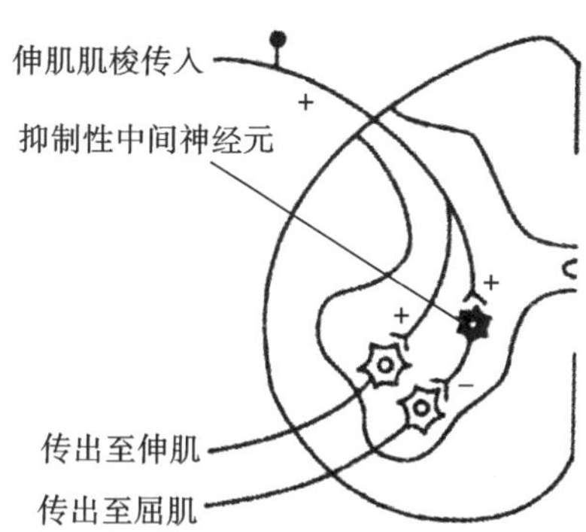

图 10-7 传入侧支性抑制示意图

"+"表示兴奋；"-"表示抑制

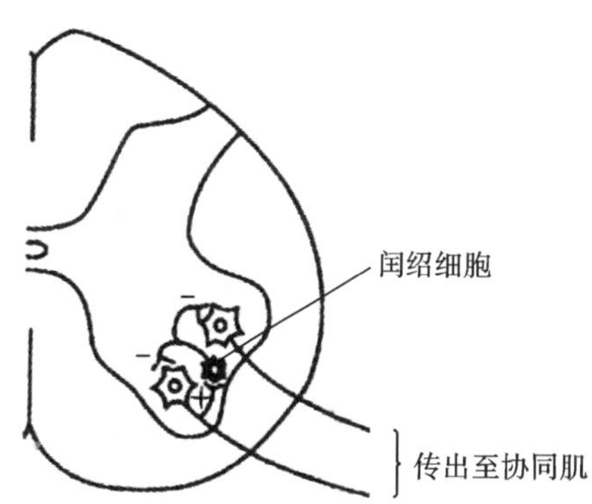

图 10-8 回返性抑制示意图

"+"表示兴奋；"-"表示抑制

2. 突触前抑制 突触前抑制指通过改变突触前膜的活动而使突触后神经元产生抑制。突触前抑制在中枢内广泛存在，尤其多见于感觉传入途径中，对感觉传入活动的调节具有重要意义。突触前抑制的结构基础是轴突-轴突突触，如图10-9所示，轴突1与运动神经元3构成轴突-胞体突触，轴突2与轴突1构成轴突-轴突突触，但与运动神经元3不直接形成突触。当刺激轴突1时，可使运动神经元3产生约10 mV的兴奋性突触后电位。当单独刺激轴突2时，运动神经元3不产生反应。如果先刺激轴突2，随后再刺激轴突1，则运动神经元3产生的兴奋性突触后电位将明显减小，仅有约5 mV。这说明轴突2的活动能降低轴突1的兴奋作用，即产生突触前抑制。目前认为可能是轴突2兴奋时，其末梢释放抑制性递质 γ-氨基丁酸，使轴突1发生了去极化，膜电位减小。这样，当轴突1兴奋传来时，形成的动作电位幅度变小，Ca^{2+} 内流也减少，于是轴突1释放的兴奋性递质减少，最终导致运动神经3产生的兴奋性突触后电位幅度降低。

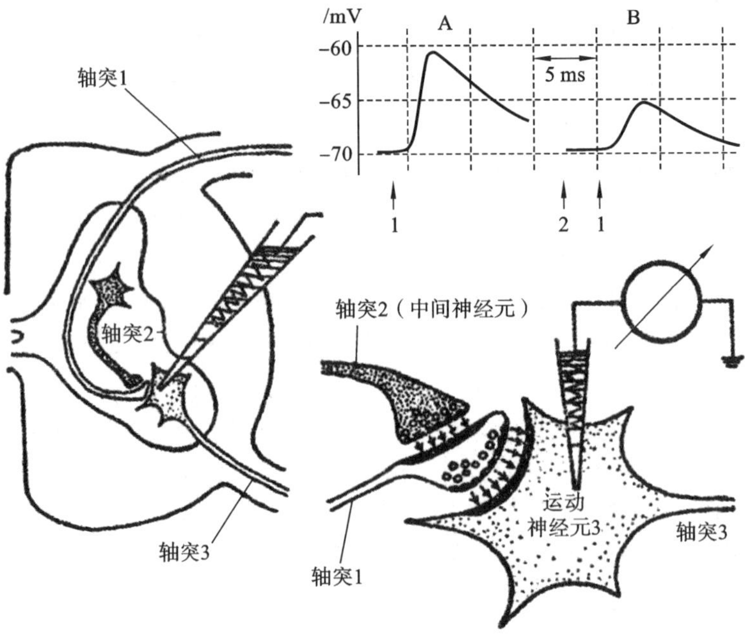

图 10-9　突触前抑制示意图

第二节　神经系统的感觉功能

人体内各种感受器接受内外环境的各种刺激，经换能作用，把各种刺激转换为传入神经的动作电位，通过感觉传导通路逐级上传，最后到达大脑皮层的特定部位，经分析和综合引起各种不同的感觉。如人体能感受到冬季的寒冷、夏日的炎热；也能观赏到大自然的美妙景色、品尝到各种美味佳肴，都因此而产生。

一、脊髓的感觉传导功能

由脊髓上传到大脑皮层的感觉传导路径可分为两大类，一类为浅感觉传导通路，另一类为深感觉传导通路。浅感觉传导通路传导痛觉、温度觉和粗略触-压觉；深感觉传导通路主要传导肌肉本体感觉和深压觉等深感觉以及精细触觉（辨别两点间距离和物体表面的性状及纹理等的触觉）。

1. 浅感觉传导通路　浅感觉的传入纤维进入脊髓后在后角换元，第二级神经元发出纤维经白质前联合交叉至对侧，分别经脊髓丘脑侧束和脊髓丘脑前束上行抵达对侧丘脑。其中，脊髓丘脑侧束主要传导痛觉、温度觉，脊髓丘脑前束主要传导轻触觉。浅感觉传导特点是先交叉再上行。

2. 深感觉传导通路　深感觉的传入纤维进入脊髓后沿同侧后索上行，在延髓下部的薄束核和楔束核更换神经元，第二级神经元发出纤维交叉上行至对侧丘脑，组成后索-内侧丘系。深感觉传导特点是先上行再交叉。

可见，脊髓是重要的感觉传导通路。当脊髓半离断时，离断的对侧断面以下的肢体发生浅感觉障碍，离断的同侧断面以下的肢体发生深感觉障碍。

二、丘脑及其感觉投射系统

各种感觉（嗅觉除外）信息都要经丘脑换元后再向大脑皮层投射。因此丘脑是各种感觉信息上传的总中转站，并对感觉进行粗略的分析和综合。

Note

（一）丘脑的核团

丘脑内有许多核团或细胞群，是除嗅觉外的各种感觉传入通路的换元接替站，并能对感觉传入信息进行初步的分析和综合。丘脑的核团或细胞群大致可分为以下三类。

1. 特异感觉接替核 它们接受第二级感觉投射纤维，换元后发出纤维投射到大脑皮层的特定感觉区，主要有后腹核（包括后内侧腹核与后外侧腹核）、内侧膝状体和外侧膝状体等（图 10-10）。其中，后内侧腹核接受来自头面部的传入纤维；后外侧腹核接受来自躯干、四肢的传入纤维；内侧膝状体是听觉传导通路的换元站，外侧膝状体是视觉传导通路的换元站，发出的纤维分别向听皮层和视皮层投射。

2. 联络核 主要有丘脑前核、外侧腹核、丘脑枕等（图 10-10）。它们接受来自特异感觉接替核和其他皮层下中枢传来的纤维（而不直接接受感觉的投射纤维），换元后发出纤维投射到大脑皮层的特定区域，其功能与各种感觉在丘脑和大脑皮层的联系协调有关。

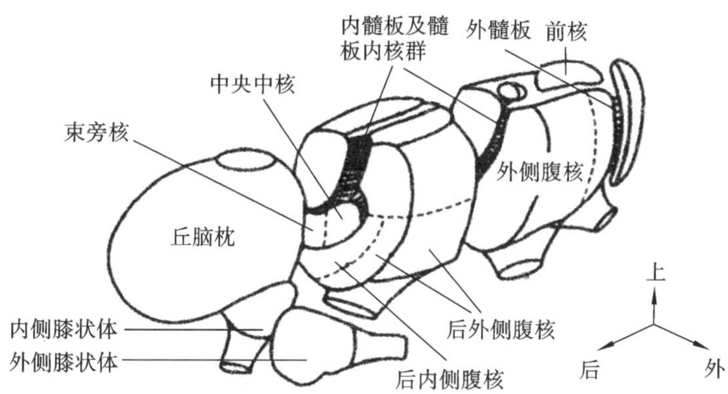

图 10-10 右侧丘脑主要核团示意图

3. 非特异投射核 非特异投射核是指靠近中线的内髓板内的各种结构，主要是髓板内核群，包括中央中核、束旁核、中央外侧核等（图 10-10）。这类细胞群的投射纤维通过多突触换元接替后弥散地投射到整个大脑皮层各区，与大脑皮层有着广泛的联系，具有维持和改变大脑皮层兴奋状态的作用。

（二）丘脑的感觉投射系统

根据丘脑各部分向大脑皮层投射特征的不同，可把丘脑感觉投射分成两大系统，一是特异投射系统，二是非特异投射系统（或称弥散性投射系统）（图 10-11）。

1. 特异投射系统（specific projection system） 特异投射系统由丘脑的感觉接替核和联络核构成。除嗅觉外的各种特异感觉冲动上行到达丘脑，经感觉接替核和联络核换元后，发出的纤维投射到大脑皮层的特定区域，每一种感觉的传导投射路径都是专一的，具有点对点的投射关系。其功能是引起特定感觉，并激发大脑皮层发出传出神经冲动。

2. 非特异投射系统（non-specific projection system） 非特异投射系统由丘脑的髓板内核群构成。当上述经典传导路的第二级神经元纤维通过脑干时，发出其侧支与脑干网状结构内神经元发生突触联系，然后在网状结构内反复换元上行，抵达丘脑的髓板内核群，进一步弥散性投射到大脑皮层的广泛区域。其特点是外周感受区域与大脑皮层感觉区之间不具有点对点的投射关系，失去了原有的专一传导功能，是各种感觉的共同上传途径。其主要功能是维持和改变大脑皮层的兴奋状态，使机体保持觉醒。

非特异投射系统的功能，还可在另一些实验中观察。例如，刺激动物中脑网状结构能唤醒动物，脑电波呈去同步化快波；而在中脑头端中断网状结构时，出现类似睡眠的现象，脑电波呈现同步化慢波。由此说明，在脑干网状结构内具有上行唤醒作用的功能系统，这一系统称为脑干网状结构上行激动系统。目前知道，上行激动系统主要就是通过丘脑非特异投射系统而发挥作用的，其作用就是维持与改变大脑皮层的兴奋状态。由于这一系统是一个多突触接替的上行系统，因此易于受药物的影响而发生传导阻滞。例如，巴比妥类催眠药作用可能就是由于阻断了上行激动系统的传导；一些全身麻醉药（如乙醚）也可能是首先抑制了上行激动系统和大脑皮层的活动而发挥麻醉作用的。

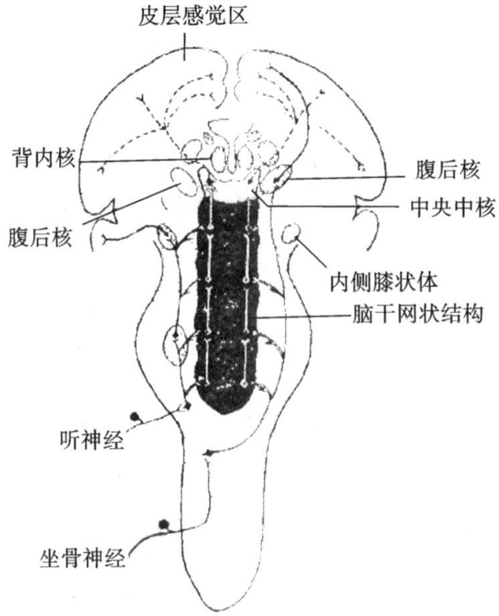

图 10-11　感觉投射系统示意图

实线代表特异投射系统，虚线代表非特异投射系统

特异投射系统与非特异投射系统的区别见表 10-3。

表 10-3　特异投射系统与非特异投射系统比较

项　　目	特异投射系统	非特异投射系统
丘脑接替核群	感觉接替核及联络核	髓板内核群
接受的传入冲动	各种特定感觉传入冲动	脑干网状结构上行激动系统冲动
传入神经元接替	少	多
传导途径	专一	不专一
皮质投射特点	投射到大脑皮层特定感觉区，有点对点的关系	弥散性投射到大脑皮层的广泛区域，无点对点的关系
功能	引起特定感觉，并激发大脑皮层发出传出神经冲动	维持和改变大脑皮层的兴奋状态，使机体处于觉醒状态
相互关系	是非特异性投射系统传入冲动的部分来源	是特异性投射系统的功能基础
投射系统损伤表现	保持清醒，但丧失某一特定功能	昏睡

三、大脑皮层的感觉分析功能

大脑皮层是产生感觉的最高级中枢，不同性质的感觉投射到大脑皮层的不同区域，经过精细的分析综合而产生相应的意识感觉。

（一）体表感觉区

全身体表感觉在大脑皮层的投射区，主要位于中央后回，定位明确清晰，称为第一体表感觉区。其投射规律：①投射纤维左右交叉，但头面部的感觉投射是双侧性；②倒置安排，投射区域在中央后回的空间安排是倒置的，即下肢代表区在顶部（膝以下的代表区在皮质内侧面），上肢代表区在中间，头面部代表区在底部，但在头面部代表区局部安排是正立的；③投射区的大小与体表感觉的灵敏度有关，感觉灵敏度高的拇指、食指、口唇的代表区大，而躯干部位的感觉灵敏度低，其皮质的代表区也小。这是因为感觉灵敏部位有大量的感受器，皮质与其联系的神经元数量也必然较多，这种结构特点有利于精细的感觉分析（图 10-12）。

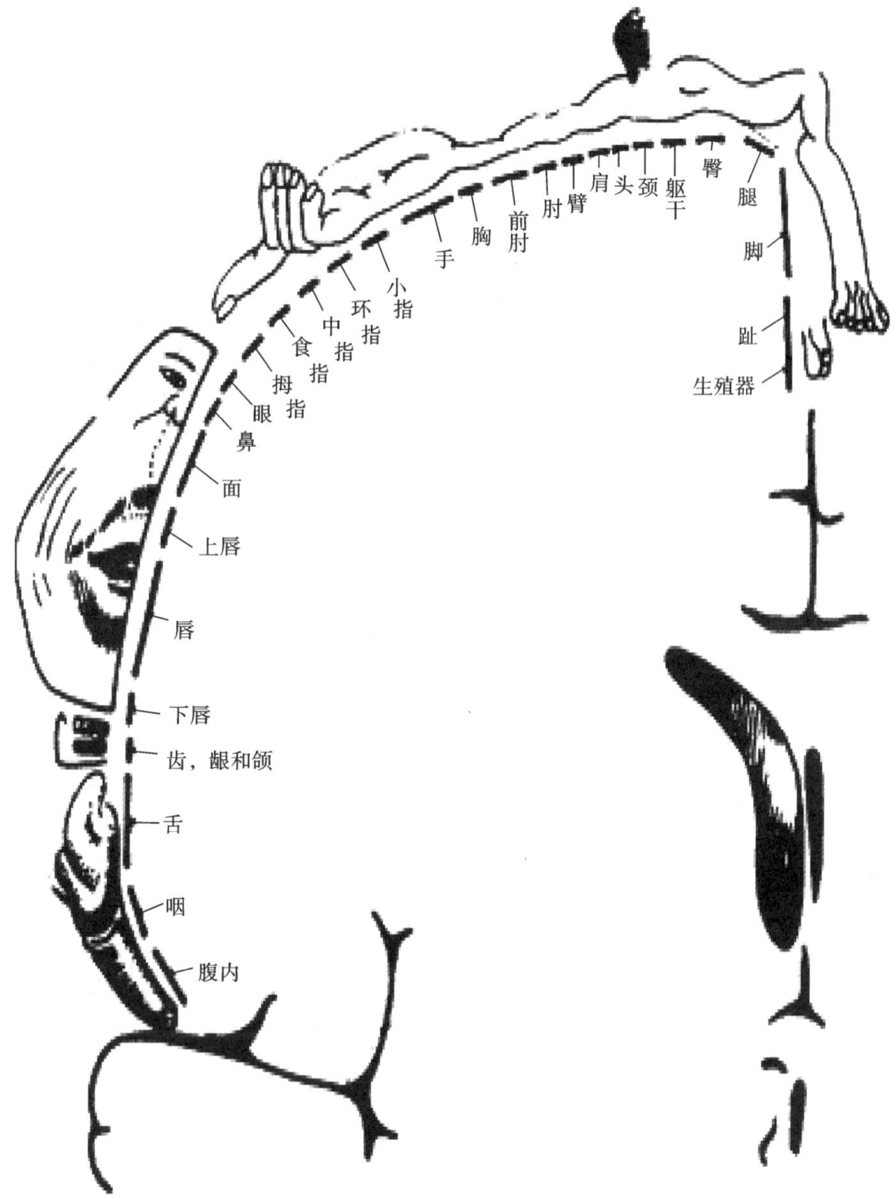

图 10-12 大脑皮层体表感觉代表区示意图

(二) 内脏感觉区和本体感觉区

内脏感觉与痛觉的投射区主要在中央前回和岛叶之间的第二体感区，其感觉投射为双侧性，而且是正立的，定位较差；本体感觉（指位置觉和肌肉、关节的运动觉）的投射区主要在中央前回。

(三) 视觉代表区和听觉代表区

视觉代表区在大脑半球内侧面枕叶距状沟的上下缘。左侧枕叶皮层接受左眼颞侧和右眼鼻侧视网膜传入纤维的投射，右侧枕叶皮层接受右眼颞侧和左眼鼻侧视网膜传入纤维的投射。另外，视网膜的上半部传入纤维投射到距状沟的上缘，下半部传入纤维投射到它的下缘，视网膜中央的黄斑区投射到距状沟的后部。

听觉代表区位于颞叶的颞横回和颞上回。听觉的投射是双侧性的，即一侧皮层听觉代表区接受来自双侧耳蜗的传入投射。在人类，不同音频的感觉信号在听觉皮层的投射有一定的分野。

(四) 嗅觉区和味觉区

嗅觉投射区位边缘叶的前底部；味觉投射区位中央后回头面部感觉区的下侧。

四、痛觉

痛觉是机体受到伤害性刺激时产生的一种复杂感觉，常伴有情绪变化和防御反应，具有保护性意义。疼痛常是许多疾病的一种症状，剧烈的疼痛还可引起休克，故认识痛觉的产生规律具有重要意义。

（一）痛觉感受器及其刺激

痛觉感受器广泛存在于各个组织器官的游离神经末梢。当各种刺激达到一定强度造成组织细胞损伤时，就会释放 K^+、H^+、5-羟色胺、缓激肽等致痛性化学物质，这些物质可使游离神经末梢去极化，产生痛觉冲动传入中枢而引起痛觉。痛觉感受器是人体受到损害性刺激时的报警器，可唤起人们的警觉，以采取相应防卫措施。

（二）皮肤痛觉

当伤害性刺激作用于人体皮肤时，首先出现快速、感觉清楚、定位明确的“刺痛”称为快痛；随后产生持续时间较长、定位不明确的“烧灼痛”，称为慢痛。慢痛常伴有情绪反应、心血管和呼吸等方面的变化。

皮肤痛觉的传入通路十分复杂。快痛的传入纤维为 A_δ类纤维，主要经特异投射系统到达大脑皮层的第一和第二体表感觉代表区。慢痛的传入纤维为 C 类纤维，主要投射到扣带回。此外，许多痛觉纤维经非特异投射系统投射到大脑皮层的广泛区域。

（三）内脏痛觉与牵涉痛

1. 内脏痛　内脏器官受到伤害性刺激产生的疼痛感觉。内脏痛是临床常见症状之一，具有重要的诊断价值。与皮肤痛相比，内脏痛有以下三个特点：①缓慢、持续、定位不精确，对刺激分辨能力差；②对切割、烧灼等刺激不敏感，而对机械性牵拉、缺血、炎症、痉挛等刺激敏感；③常伴有牵涉痛。

知识链接

疼痛时的身心反应

疼痛时的身心反应：疼痛是临床上最常见的症状之一，患者会因感觉到身体有明显的疼痛而就医。疼痛时常伴有心率增快、血压升高、呼吸急促等生理变化，剧烈疼痛可使心脏的活动减弱、血压下降，甚至引起休克；疼痛常伴随焦虑、烦躁、惊恐等情绪反应。疼痛常因机体当时的功能状态、心理情境和所处环境的不同，在主观体验及所表现的各种反应也有不同，如在战场上战士负伤当时往往不觉明显疼痛，而同样程度的创伤在平时就会疼痛难忍。临床证明，给某些疼痛患者使用安慰剂（如用生理盐水代替止痛剂），可使疼痛缓解，说明心理活动对疼痛有很大影响。护士可通过心理护理缓解患者疼痛。

2. 牵涉痛　某些内脏疾病引起体表一定部位发生疼痛或感觉过敏的现象。如阑尾炎早期出现脐周或上腹疼痛；心肌缺血时可引起心前区左肩和左上臂尺侧疼痛；胆囊炎、胆石症时涉及右肩部疼痛等（表 10-4）。

表 10-4　常见内脏疾病牵涉痛的部位

患病器官	心	胃、胰	肝、胆	肾脏、输尿管	肠阑尾
体表疼痛部位	心前区、左臂、左臂尺侧	左上腹、左肩胛间	右上腹、右肩胛	腰部、腹股沟区	上腹部、脐区

在临床上，正确认识牵涉痛对某些内脏疾病的诊断具有一定价值。其原因是患病内脏与某部位体表的感觉传入纤维会聚于同一个脊髓后角神经元产生痛觉错觉。

关于牵涉痛的产生机制，目前有两种学说，即会聚学说和易化学说。会聚学说认为，发生牵涉痛的体表部位的传入纤维与患病内脏的传入纤维会聚到同一后根，再进入脊髓后角，并由同一上行纤维传入脑。由于生活中的疼痛多来自体表部位，大脑皮层习惯于识别体表的刺激信息，因而将来自内脏的痛觉

Note

冲动误认为来自体表而出现牵涉痛。易化学说认为，患病内脏的脊髓中枢和牵涉痛皮肤的脊髓中枢甚为接近，患病内脏的传入冲动可提高邻近的体表感觉神经元的兴奋性，即产生易化作用，这样就使平常并不引起体表疼痛的刺激变成了致痛刺激。这可能是牵涉痛现象中痛觉过敏的原因(图 10-13)。

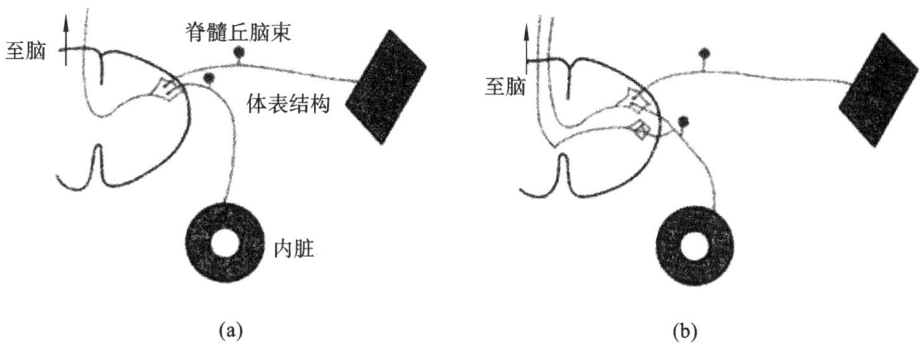

图 10-13 牵涉痛产生机制示意图

(a)会聚学说；(b)易化学说

第三节 神经系统对躯体运动的调节

躯体运动是人和动物最基本功能之一。各种复杂的躯体运动均在神经系统的控制下，经过骨骼肌的收缩和舒张活动完成，骨骼肌失去神经的支配就会瘫痪。躯体运动的最基本中枢在脊髓，最高中枢在大脑皮层。

一、脊髓对躯体运动的调节

(一) 脊髓的运动神经元和运动单位

脊髓前角存在的运动神经元主要是 α 运动神经元和 γ 运动神经元，它们的轴突经前根离开脊髓后直达所支配的骨骼肌，释放的递质都是乙酰胆碱。

α 运动神经元的胞体较大、纤维较粗，其轴突分出许多小支，每一小支支配一根骨骼肌纤维(梭外肌纤维)。由一个 α 运动神经元及其支配的全部肌纤维所组成的功能单位，称为运动单位(motor unit)。运动单位的大小取决于神经元轴突末梢分支数目的多少，一般是肌肉愈大，运动单位也愈大。例如，一个眼外肌运动神经元只支配 6～12 根肌纤维，而一个四肢肌(如三角肌)运动神经元所支配的肌纤维数目可达 2000 根。前者有利于肌肉进行精细的运动，后者有利于产生巨大的肌张力。α 运动神经元接受来自皮肤、肌肉和关节等外周传入的信息，也接受从脑干到大脑皮层等高位中枢的下传信息，产生一定的反射传出冲动。因此，α 运动神经元是躯干骨骼肌运动反射的最后通路。

γ 运动神经元的胞体分散在 α 运动神经元之间，胞体较小，传出纤维也较细。γ 传出纤维支配骨骼肌肌梭内的梭内肌，γ 神经元兴奋时引起梭内肌纤维收缩。在一般情况下，当 α 运动神经元活动增强时，γ 运动神经元的活动也相应增强，从而调节肌梭对牵拉刺激的敏感性(图 10-14)。

(二) 牵张反射

由神经支配的骨骼肌受到外力牵拉而伸长时，能反射性引起该肌肉收缩，这一反射称为牵张反射。

1. 牵张反射类型 牵张反射有两种类型，即腱反射和肌紧张。

(1) 腱反射：快速牵拉肌腱时发生的牵张反射，表现为被牵拉肌肉快速而明显缩短，如膝反射和跟腱反射。当叩击膝部髌骨下方的股四头肌肌腱，股四头肌因受牵拉而发生快速反射性收缩，称为膝反射；当叩击跟腱时，引起腓肠肌快速反射性收缩，称为跟腱反射。腱反射引起明显的肢体运动，又称为位相性牵张反射。由于腱反射的潜伏期很短，只够一次突触接替的时间延搁，因此腱反射是单突触反射。

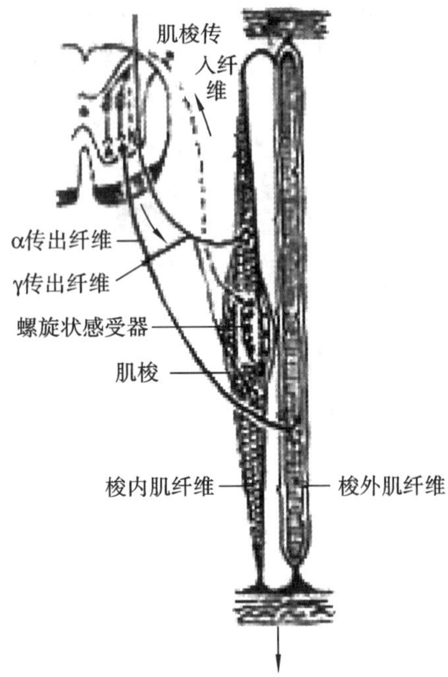

图 10-14 牵张反射示意图

临床上通过检查腱反射可了解神经系统的某些功能状态，如腱反射减弱或消失，常提示该反射弧的神经或脊髓中枢有损伤；当腱反射亢进时，说明病变可能在脊髓以上高位中枢的某个部位。

(2) 肌紧张：缓慢持续地牵拉肌腱时发生的牵张反射，表现为被牵拉肌肉轻度而持续收缩。肌紧张是维持躯体姿势最基本的反射活动。其反射弧中任何部分被破坏，都可出现肌张力的减弱或消失，表现为肌肉松弛，使躯体正常姿势无法维持。例如，人处于站立姿势时，由于重力作用头部将向前倾，胸和腰将不能挺直，会使颈与躯干背部的伸肌受到持续牵拉，从而反射性地引起这些肌肉轻度持续地收缩，以对抗关节的屈曲，维持直立姿势。因此，人类伸肌也被称为抗重力肌。肌紧张产生的收缩力量并不大，只是抵抗肌肉被牵拉，是由肌肉中的肌纤维轮流收缩产生的，所以不易发生疲劳，不会引起躯体明显的位移。肌紧张多属突触反射。

2. 牵张反射的反射弧 牵张反射的感受器位于肌肉中的肌梭(图 10-14)，传入神经是肌梭传入纤维，初级中枢是脊髓，传出神经是 α 传出纤维，效应器是梭外肌。因此，牵张反射反射弧的显著特点是感受器和效应器在同一块肌肉中。

(三) 屈肌反射与对侧伸肌反射

屈肌反射是刺激作用于皮肤的感受器时，受刺激肢体屈曲，即关节的屈肌收缩，伸肌舒张，称为屈肌反射。屈肌反射使受刺激肢体避开有害刺激，对机体有保护意义。对侧伸肌反射是在一侧肢体发生屈肌反射的基础上，当刺激进一步加大时，可引起对侧伸肌收缩，屈肌舒张，从而关节伸直，这个反射称为对侧伸肌反射。其意义在于当一侧肢体屈曲时，另一侧肢体伸直，支撑体重，以维持直立姿势而不至于跌倒。

(四) 脊休克

人体脊髓活动受高位脑中枢调控。当脊髓与高位脑中枢突然断离后，断面以下的脊髓将暂时丧失反射活动的能力，而呈现无反应的休克状态，此现象称为脊休克。其主要表现为以脊髓为基本反射中枢的牵张反射、屈肌反射和对侧伸肌反射均丧失，外周血管扩张，血压下降、发汗、排便和排尿反射均不能发生。脊休克是一过现象，一般而言，低等动物恢复较快，动物越高等恢复越慢。如蛙的脊休克只持续数分钟，犬持续几天，人的脊休克期持续数周甚至数月。比较原始、简单的反射，如腱反射、屈肌反射先恢复，而较复杂的反射，如对侧伸肌反射恢复较晚；在脊髓躯体反射恢复后，部分内脏反射活动也随之恢复，如血压逐渐回升到正常，发汗、排尿、排便反射亦有不同程度的恢复。

二、脑干对肌紧张的调节

脑干对肌紧张的调节，主要通过脑干网状结构的易化区和抑制区活动来实现。

(一) 脑干网状结构易化区

脑干网状结构中能加强肌紧张和肌肉运动的区域称为易化区。易化区范围较广，包括延髓网状结构的背外侧部分、脑桥被盖、中脑的中央灰质与被盖等脑干中央区域(图 10-15)，作用是加强肌紧张和肌运动。

(二) 脑干网状结构抑制区

脑干网状结构中能抑制肌紧张和肌肉运动的区域称为抑制区。该区较小，位于延髓网状结构的腹

Note

内侧部分(图 10-15)。抑制区通过抑制 γ 运动神经元,从而降低肌紧张,作用是抑制肌紧张及肌运动。

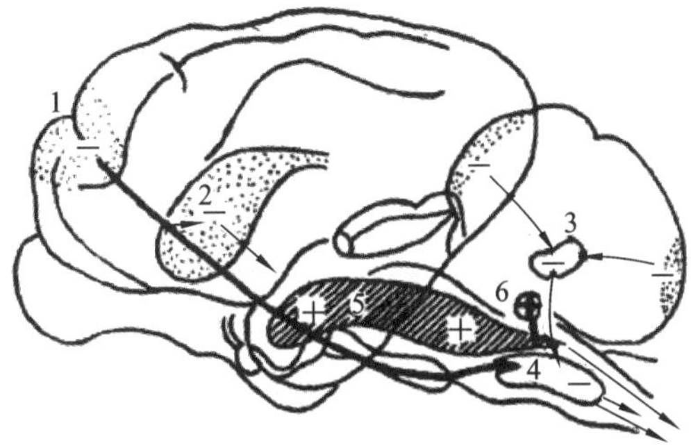

图 10-15 猫脑干网状结构下行抑制和易化系统示意图

"+"表示易化区;"-"表示抑制区

1. 大脑皮层;2. 尾状核;3. 小脑;4. 网状结构抑制区;5. 网状结构易化区;6. 延髓前庭核

(三) 去大脑僵直

正常情况下,脑干网状结构下行易化作用与下行抑制作用保持协调平衡,如失调就会出现肌紧张亢进或减弱。在肌紧张平衡调节中,就脑干局部区域来说,易化区维持正常肌紧张活动略占优势。在动物实验中,如果在中脑上、下丘之间切断脑干,动物会出现四肢伸直、头尾昂起、脊柱挺硬等伸肌过度紧张的现象,称为去大脑僵直(图 10-16)。它的发生是因为切断了大脑皮层、纹状体等部位与脑干网状结构抑制区的功能联系,造成抑制区和易化区之间活动失衡,易化区活动占优势,使伸肌紧张性亢进,导致僵直现象。临床上中脑受压(血肿、肿瘤)、病毒性脑炎等就可出现类似去大脑僵直现象。

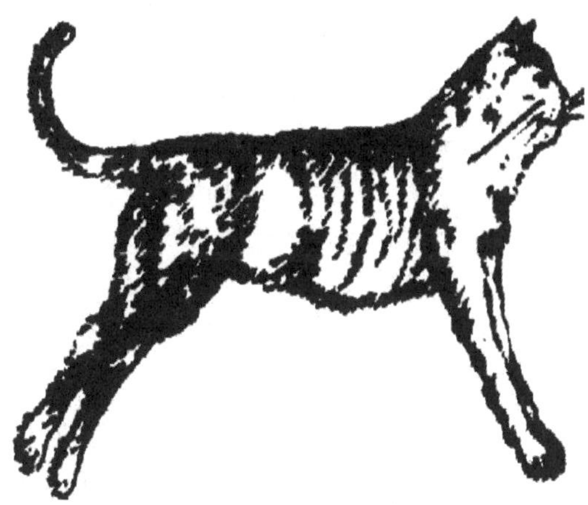

图 10-16 猫去大脑僵直示意图

三、小脑对躯体运动的调节

小脑对躯体运动的调节与动物运动方式的进化有关。当动物只有躯干时,小脑只有绒球小结叶部分,称为古小脑;当动物依靠鳍或肢体运动时,则出现了小脑蚓部,称为旧小脑;当动物以肢体将躯干支撑离开地面进行复杂运动时,则出现了小脑半球,称为新小脑(图 10-17)。

根据生理学上与小脑联系的传入、传出纤维情况,将小脑划分成三个主要功能部分,即前庭小脑、脊髓小脑和皮质小脑,它们在躯体运动调节中起着不同的作用。

1. 前庭小脑 又称古小脑,主要由绒球小结叶构成。主要功能是维持身体平衡。其功能与脑干前庭核有密切联系。如此区受损害就会出现平衡失调症状(身体倾斜、站立不稳、醉步易跌倒)。

2. 脊髓小脑 又称旧小脑,由小脑前叶(包括单小叶)和后叶的中间带区构成,其主要功能是调节肌紧张。小脑前叶对肌紧张的易化作用大于抑制作用,通过脑干网状结构易化区与抑制实现。故小脑前叶损伤后,主要表现为肌张力降低、肌无力症状。

Note

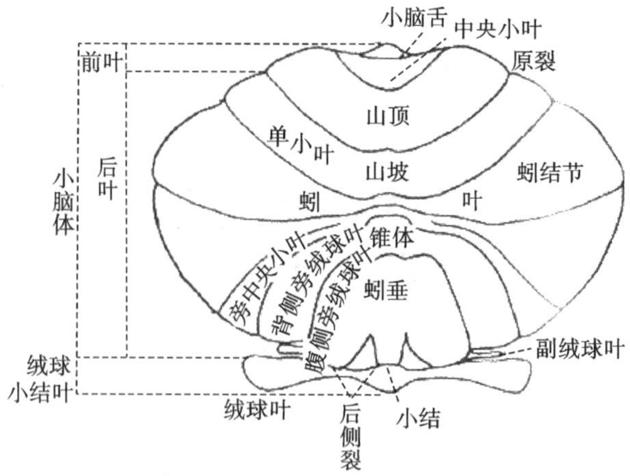

图 10-17　小脑分区模式图

3. 皮质小脑　又称新小脑，主要是指皮质小脑及小脑后叶的中间带区，其主要功能是协调随意运动。与大脑、丘脑、脑干处的神经有密切纤维联系。临床上小脑损伤的患者，各种协调性精巧运动发生障碍，表现为随意运动的力量、方向及准确度发生变化，不能完成精巧动作，出现行走摇晃，动作笨拙，指物不准等现象称为小脑性共济失调。

四、基底神经核对躯体运动的调节

基底神经节(basal ganglia)是指大脑皮层下一些核团的总称，主要包括尾核、壳核、苍白球、丘脑底核以及中脑黑质。尾核、壳核和苍白球统称为纹状体，其中苍白球是较古老的部分，称为旧纹状体；尾核和壳核进化较晚，称为新纹状体。

基底神经节接受大脑皮层的纤维投射，其传出纤维经丘脑前腹核和外侧腹核接替后又回到大脑皮层，构成基底神经节与大脑皮层之间的回路。

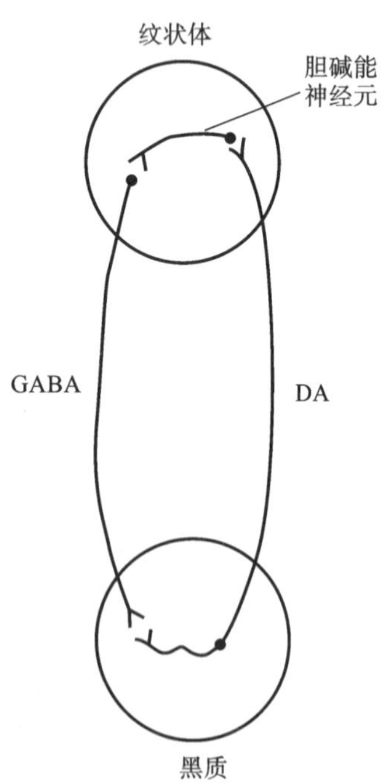

图 10-18　黑质-纹状体环路联系示意图

基底神经节内部存在纹状体-黑质-纹状体环路联系，即由黑质向纹状体投射，其递质为多巴胺(dopamine，DA)，能抑制纹状体内胆碱能神经元的活动；由纹状体向黑质投射，其递质为 γ-氨基丁酸(γ-aminobutyric acid，GABA)，可抑制黑质内多巴胺能神经元的活动(图 10-18)。当纹状体内的胆碱能神经元兴奋释放乙酰胆碱(Ac)会引起肌张力升高；当黑质内的多巴胺能神经元兴奋释放多巴胺会抑制纹状体内胆碱能神经元兴奋性，因此当黑质内的多巴胺能神经元功能降低或纹状体内的胆碱能神经元功能加强会导致运动调节功能障碍。基底神经核有重要的运动调节功能，它与随意运动的稳定、肌紧张的控制、本体感觉传入冲动信息的处理都有关系，说明基底神经核的功能与躯体运动有密切关系，但目前仍不能说清楚基底神经核是如何调节身体运动的。

基底神经核损伤的临床表现有两种类型：一类表现为运动过少而肌紧张程度增强，如帕金森病(parkinson disease，PD)即震颤麻痹；另一类表现为运动过多而肌紧张程度降低，如舞蹈病(chorea)与手足徐动症(athetosis)。

1. 震颤麻痹　病变部位在双侧黑质，主要症状是全身肌紧张程度增强、肌肉强直、随意运动减少、动作缓慢、面部表情呆板、常伴有静止性震颤，静止性震颤表现为静止时出现手部的搓丸样动作，这种震颤多见于手部，震颤频率为 4～6 次/秒，情绪激动时增加，入睡后停止。研究表明，帕金森病的发生机制与中脑黑质病变有关。由于黑质病变，黑质多巴胺能神经元变

Note

性受损引起多巴胺含量明显减少所致，所以给予多巴胺的前体左旋多巴以增加多巴胺的合成，能明显改善动作缓慢和肌肉强直的症状。但上述药物对静止性震颤没有明显疗效。目前，临床上已采用深部脑刺激方法来治疗震颤麻痹，取得了较好的疗效。

2. 舞蹈病 病变部位在双侧新纹状体，主要表现为不自主头部和上肢的舞蹈样动作，伴有肌张力降低等症状。舞蹈病的主要病因是新纹状体内 γ-氨基丁酸能中间神经元变性或遗传性缺陷。临床上利用利血平消耗多巴胺，可以缓解舞蹈病患者的症状。

五、大脑皮层对躯体运动的调节

大脑皮层是调节躯体运动的最高级中枢。在人类，随意运动神经核指令起源于大脑皮层，如果大脑皮层运动区损伤，随意运动将出现严重障碍，并出现肢体肌肉麻痹。

（一）大脑皮层运动区

主要位于中央前回，主要功能是执行随意运动指令。其对躯体运动的调控具有以下特征：①交叉性支配（除上面部肌受双侧皮层支配外），即一侧皮质运动区支配对侧躯体的骨骼肌。②倒置支配：从运动区的定位可看出，皮质的一定区域支配一定部位的肌肉，定位安排是倒置的，与感觉区类似。下肢代表区在顶部，上肢、躯干部在中间，头面部肌肉代表区在底部，但头部代表区内部的安排仍为正立。③运动区的大小与运动的精细、复杂程度有关，即运动越精细、复杂，皮质运动区就越大，例如：手和五指所占的皮质区域与整个下肢所占面积相当（图 10-19）。

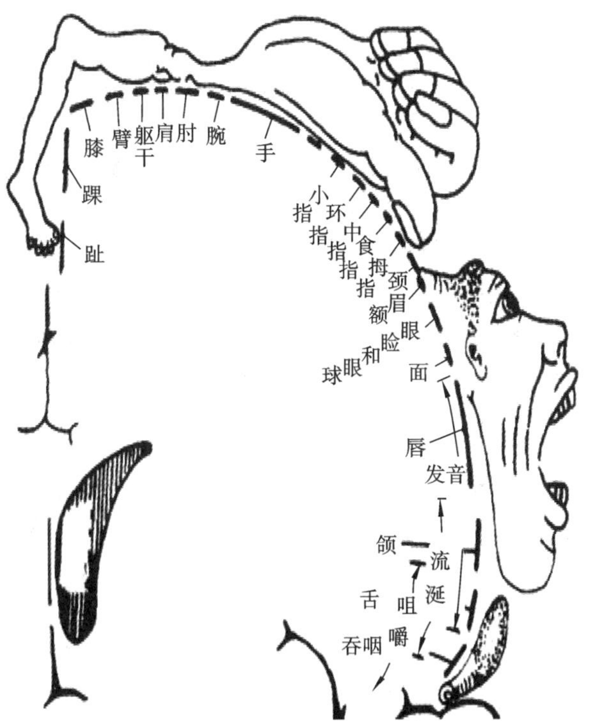

图 10-19 大脑皮层运动区示意图

（二）运动传导通路

大脑皮层对躯体运动的调节功能，是通过下行通路最后抵达位于脊髓前角和脑干的运动神经核来控制躯体运动完成的。抵达脊髓前角的下行传导通路称为皮质脊髓束，而抵达脑干运动神经核的下行传导通路则称为皮质核束。

1. 皮质脊髓束 皮质脊髓束是由大脑皮层发出的下行纤维，在锥体的下端，大部分纤维左右交叉后沿脊髓外侧索下行，形成皮质脊髓侧束，沿途逐节止于脊髓各节段的前角运动神经元，功能是控制四肢远端的肌肉，与精细的技巧性的运动有关。而小部分纤维未交叉在同侧脊髓前索内下行，形成皮质脊

Note

髓前束，分别止于同侧和对侧（少部分下降后又交叉）的脊髓前角运动神经元（只到达胸节），功能是控制躯干和四肢近端的肌肉，尤其是屈肌，与姿势的维持和粗大的运动动作有关。

2. 皮质核束 皮质核束是由大脑皮层发出的下行纤维，大部分止于双侧的躯体运动核，但面神经核（支配面肌）的下部和舌下神经核（支配舌肌）只接收对侧皮质核束的纤维。其主要功能是控制头面部骨骼肌的随意运动。

此外，起源于大脑皮层、纹状体、背侧丘脑、红核、黑质、小脑、脑干网状结构等处的纤维在上述组成部位多次换元，最后终于脊髓前角运动神经元或脑神经运动核，通过脊神经或脑神经支配相应的骨骼肌。其主要功能是调节肌张力，协调肌群活动。

大脑皮层运动神经元的下行通路在传统的生理学上被分为锥体系和锥体外系两大部分。锥体系包括皮质脊髓束和皮质核束，锥体外系是指锥体系以外的控制躯体运动的下传系统。由于锥体系和锥体外系在皮质的起源是互相重叠的，因此皮质运动区的损伤效应就难于分清是属于锥体系还是锥体外系功能缺损。同时，锥体系下行经过脑干时，还发现许多侧支进入皮质下核团调节锥体外系的活动。锥体系主要功能是执行随意运动指令、调节肌紧张、完成精细动作，锥体外系主要功能是协调随意运动、调节肌紧张。所以，从皮质到脑干之间，由于种种病理过程产生的运动障碍往往是由于锥体系和锥体外系合并损伤的结果。但是到达延髓尾端水平，锥体系出现相对独立性，延髓锥体的损伤效应可以认为主要是锥体系功能缺损。

人类皮层脊髓侧束受损时将出现巴宾斯基征（Babinski sign）阳性体征，即以钝物划足跖外侧时，出现趾背屈、其他四趾外展呈扇形散开的体征。由于脊髓受高位中枢的控制，平时这一反射被抑制而不表现出来，为巴宾斯基征阴性，表现为所有足趾均发生跖屈。婴儿由于皮层脊髓束未发育完全以及成人在深睡或麻醉状态下，也可出现巴宾斯基征阳性。临床上可根据此体征来判断皮层脊髓侧束有无受损。

通常认为锥体系由上、下两级运动神经元组成，上运动神经元位于大脑皮层内的锥体细胞，下运动神经元位于脑干躯体运动核和脊髓前角内。临床上把涉及锥体系损害的一系列表现称为锥体系综合征（上运动神经元麻痹）。它包括随意运动的丧失、肌紧张加强、腱反射亢进、巴宾斯基征阳性等，表现为“硬瘫”。但是锥体系综合征实际上是锥体系和锥体外系合并损伤的结果，而不是严格的单纯锥体系传导中断的表现。至于下运动神经元损害引起的临床症状与上运动神经元是不同的，引起的肌肉麻痹范围较为局限，骨骼肌张力下降，表现为“软瘫”，腱反射减弱或消失，肌肉因营养障碍而明显萎缩。大脑皮层对躯体运动的调节，主要通过锥体系（包括皮质脊髓束、皮质脑干束）和锥体外系下传而实现上、下运动神经元麻痹的区别见表 10-5。

表 10-5 上、下运动神经元麻痹的区别

类　型	上运动神经元麻痹	下运动神经元麻痹
麻痹特点	硬瘫（痉挛性瘫、中枢性瘫）	软瘫（萎缩性瘫、周围性瘫）
损害部位	皮层运动区或锥体束	脊髓前角运动神经元或运动神经
麻痹范围	较广泛	常较局限
肌紧张	张力过强、痉挛	张力减退、松弛
牵张反射	增强（亢进）	减弱或消失
病理反射	巴宾斯基征阳性	巴宾斯基征阴性
肌萎缩	不明显	明显

第四节 神经系统对内脏活动的调节

Note

人体内脏器官的活动，主要受植物性神经系统的调节，植物性神经系统又称自主神经系统，按结构和功能的不同，分为交感神经和副交感神经两部分。人体大部分器官受交感和副交感神经系统的双重支配（图 10-20）。在双重支配的器官中，交感和副交感的作用往往相互拮抗，如迷走神经对心脏有抑制作用，而交感神经对心脏有兴奋作用。一般情况下，当交感神经活动相对增强时，副交感神经活动则相对减弱。

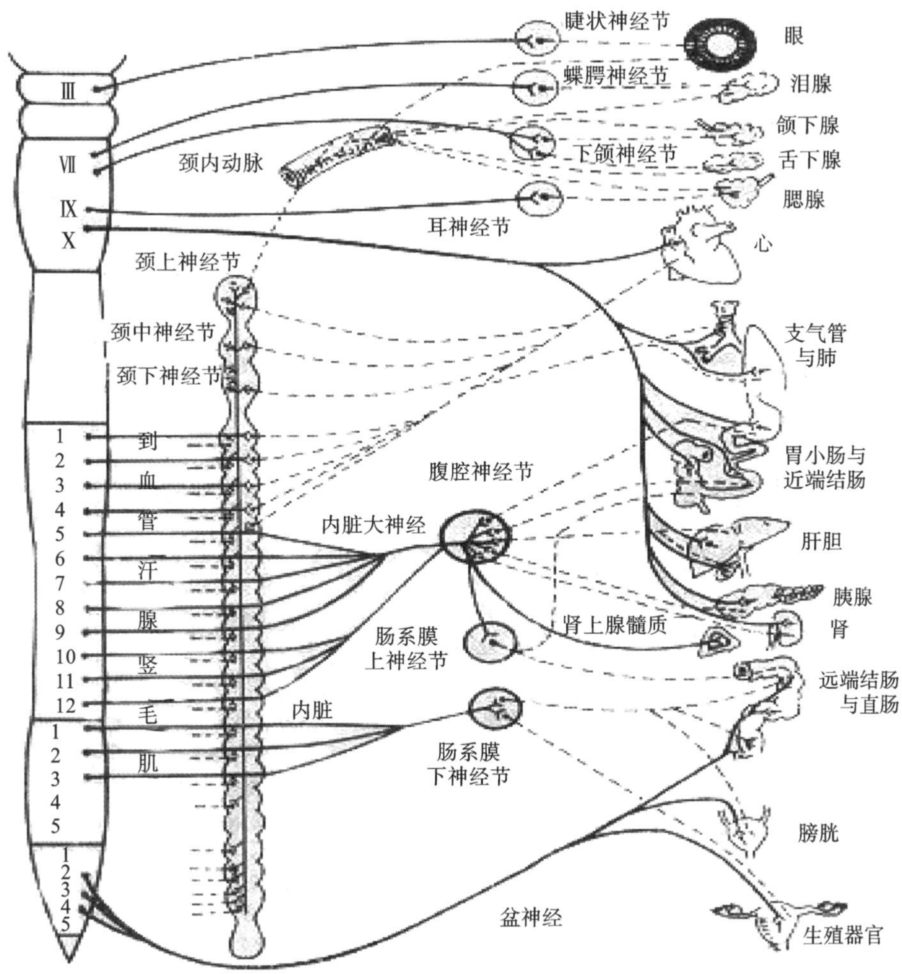

图 10-20　自主神经系统分布示意图

"——"代表节前纤维；"……"代表节后纤维

一、自主神经系统的结构特征

（一）起源部位

交感神经起源于脊髓胸 1 至腰 3 节段灰质侧角，而副交感神经起源于脑干的脑神经核和脊髓骶段第 2～4 节灰质相当于侧角的部位。

（二）节前纤维和节后纤维

自主神经由节前和节后两个神经元组成。节前神经元胞体位于中枢，其轴突组成节前纤维到达外周神经节内与节后神经元换元，节后神经元的轴突组成节后纤维支配效应器。交感神经节位于椎旁节和椎前节中，离效应器较远，因此节前纤维短而节后纤维长；副交感神经节通常位于效应器壁内，因此节前纤维长而节后纤维短（图 10-20）。

（三）分布

交感神经分布广泛，几乎支配全身所有的内脏器官。副交感神经分布相对较局限，某些内脏器官无副交感神经支配，如汗腺、竖毛肌、皮肤和肌肉内的血管、肾上腺髓质和肾等，只接受交感神经支配（图10-20）。

（四）效应

交感神经节前纤维与节后纤维数量之比为1：(11～17)，故刺激交感神经节前纤维，引起的效应比较弥散；而副交感神经节前纤维与节后纤维数量之比为1：(1～2)，因此引起的效应比较局限。

二、自主神经系统的主要功能及生理意义

自主神经所支配的器官很广泛，包括循环、呼吸、消化、泌尿、内分泌等器官，对代谢也有作用，其主要功能见表10-6。

表10-6　自主神经系统的主要功能

器　官	交感神经	副交感神经
循环	心跳加强加快，大部(腹腔内脏、皮肤、外生殖器等)血管收缩	心跳减弱减慢、部分血管(软脑膜、外生殖器血管等)舒张
	骨骼肌肉血管可收缩(肾上腺素能)或舒张(胆碱能)	
呼吸	支气管平滑肌舒张	支气管平滑肌收缩，黏液分泌
消化	分泌黏稠唾液，抑制胃肠运动	分泌稀薄唾液，促进胃肠运动
	抑制胆囊收缩，促进括约肌收缩	促进胆囊收缩，使括约肌舒张
		促进胃液及胰液分泌
泌尿	逼尿肌舒张，括约肌收缩，	逼尿肌收缩，括约肌舒张
生殖	妊娠子宫收缩，未妊娠子宫舒张	
眼	瞳孔扩大，睫状肌松弛	瞳孔缩小，睫状肌收缩，促进泪腺分泌
皮肤	竖毛肌收缩，汗腺分泌	—
代谢	促进糖原分解，促进肾上腺髓质分泌	促进胰岛素分泌

全身内脏器官几乎均受交感神经支配，分布较广泛，故交感神经常以整个系统参与反应。当机体内外环境急剧变化如剧烈肌肉运动、剧痛、失血或寒冷等情况时，交感神经系统活动明显增强，常伴有肾上腺髓质激素分泌增多，即交感-肾上腺髓质系统作为一个整体参与反应，此反应称为应急反应。机体会出现心跳增快，血压升高；内脏血管收缩，骨骼肌血管舒张，血流量重新分配；呼吸加深加快、肺通气增多；代谢活动加强等应急反应现象。其生理意义主要是利用储备能量，以适应环境的急剧变化。

副交感神经分布较局限，故副交感神经系统活动也比较局限，在安静时活动较强，同时伴有胰岛素的分泌，故称为迷走-胰岛素系统。其主要生理意义在于促进消化、积蓄能量、加强排泄等方面。

三、内脏功能的中枢调节

（一）脊髓

脊髓是排便、排尿、发汗、血管运动等某些内脏活动的初级中枢。临床上，脊髓高位断离的患者，在脊休克后，上述内脏反射活动逐渐恢复。由于失去了高位脑中枢的控制，这些反射活动并不能适应正常生理功能的需要，如虽然能引起应急性发汗反射，但温热性发汗反射却消失；排便、排尿反射不受意识控制；易引起体位性低血压等。

（二）脑干

延髓是心血管、呼吸、消化系统等内脏活动的基本反射调节中枢。如果损伤延髓，呼吸、心跳等生命活动立即停止导致死亡，因而延髓称为生命中枢。此外，在中脑有瞳孔对光反射中枢；脑桥有呼吸调整和角膜反射中枢等。

Note

（三）下丘脑

下丘脑是内脏活动中较高级的调节中枢，下丘脑大致可分为前区、内侧区、外侧区和后区，它与边缘系统、脑干网状结构及脑垂体之间都有密切的联系，并把内脏活动和其他生理活动联系起来，下丘脑是食物摄取、水平衡、体温调节、内分泌、情绪反应和生物节律等生理反射中枢，其主要功能如下。

1. 调节摄食行为 摄食行为是人和动物维持个体生存的基本活动。研究表明，在下丘脑存在着与摄食活动有关的两个中枢，一个是外侧区的摄食中枢，另一个是腹内侧核的饱中枢。如果毁坏动物的摄食中枢，动物拒绝摄食，而用电流刺激该区时，动物食量大增；如果刺激饱中枢，动物将停止摄食活动，而毁坏该区，则动物饮食量增大，逐渐肥胖。一般情况下，摄食中枢与饱中枢之间具有交互抑制的关系。

2. 调节水平衡 人体对水平衡的调节包括摄水与排水两个方面。实验证明，在下丘脑视前区的外侧部，与摄食中枢靠近，存在饮水中枢，也称为渴中枢。破坏该区域，动物除拒绝饮水外，饮水量也明显减少，而刺激该部位，动物出现渴感和饮水。下丘脑控制水的排出是通过调节视上核和室旁核合成和释放抗利尿激素而实现的。下丘脑内存在渗透压感受器，可根据体内渗透压的变化来调节抗利尿激素的分泌（见第八章）。一般认为，下丘脑控制饮水的区域和控制抗利尿激素分泌的核团有功能上的联系，相互协同调节水平衡。

3. 调节体温 下丘脑不仅存在大量对温度变化敏感的神经元，而且体温调节的基本中枢也位于下丘脑。它们既能感受体温的变化，也能对温度信息进行整合处理，并通过调节散热和产热活动，使体温保持相对稳定（见第七章）。

4. 调节腺垂体和神经垂体激素的分泌 下丘脑内的小神经细胞能合成多种肽类物质以促进或抑制腺垂体激素的分泌。此外，下丘脑视上核和室旁核的大神经细胞能合成抗利尿激素和催产素，经下丘脑-垂体束运输到神经垂体储存，下丘脑也可控制其分泌（见第十一章）。

5. 参与情绪反应 下丘脑存在着与情绪反应密切相关的神经结构。切除间脑水平以上大脑的猫，可出现毛发竖起、张牙舞爪、怒吼、心跳加速、呼吸加快、出汗、瞳孔扩大、血压升高等一系列交感神经活动亢进的现象，好似发怒一样，故称为“假怒”。在平时，下丘脑的这种活动，由于受到大脑皮层的抑制，不易表现出来。切除与大脑的联系后，这种抑制被解除，轻微的刺激也可引发动物“发怒”。临床上，人类的下丘脑疾病也常常导致不正常的情绪反应。

6. 控制生物节律 机体许多活动按一定的时间顺序发生周期性变化，这一现象称为生物节律。根据周期的长短可分为日节律、月节律、年节律等。其中日周期是最重要的生物节律，如动脉血压、体温、血细胞数和很多激素的分泌等都存在日周期变化。研究表明，下丘脑视交叉上核可能是控制日周期的关键部位。

（四）大脑皮层

大脑边缘叶及与其有密切关系的皮层和皮层下结构总称为边缘系统。它是调节内脏活动的高级中枢，主要调节呼吸、胃肠、瞳孔、膀胱等活动，故可称为内脏脑。此外，边缘系统还与情绪、记忆、食欲、生殖、防御等活动有关系。刺激大脑皮层运动区及周围区域，在引起躯体运动的同时还可引起血管舒缩、汗腺分泌、呼吸运动、直肠和膀胱等活动的改变。

知识链接

社会心理因素与人体健康

人们在日常生活中会受到各方面的社会因素刺激，产生心理情绪反应。情绪对人体内脏活动的影响主要通过自主神经及内分泌活动的改变而引起。不同的情绪状态可起人体循环、呼吸、消化、物质代谢等活动的变化。积极愉快的情绪可发挥人的各种潜力，提高工作效率，有益健康；过度紧张消极的情绪可使自主神经功能紊乱而导致疾病。如果人持续处于高度紧张状态，可使交感神经过度兴奋，迷走神经兴奋性降低，导致心动过速、心绞痛、心肌梗死、高血压等。患者更易受消极情绪的影响，因此医护人员在临床工作中要重视对患者的心理护理与治疗。

Note

第五节　脑的高级功能

人的大脑不仅能产生感觉、协调躯体运动和调节内脏活动，还有语言、思维、学习与记忆、睡眠觉醒等更为复杂的高级功能。条件反射是大脑皮层活动的基本方式。大脑活动时伴有生物电变化，可用于研究大脑皮层功能活动和临床病理检查。

一、条件反射

（一）条件反射的形成

条件反射是个体在生活过程中，在非条件反射基础上形成的。现以狗的唾液分泌为例做实验，说明条件反射的形成过程。给狗进食会引起唾液分泌，这是非条件反射，食物是非条件刺激。给狗以铃声刺激，则不引起唾液分泌，因为铃声与进食无关，故称为无关刺激。如果在给狗进食前先给铃声刺激，然后再给食物，如此反复多次后，即使不给食物，每当铃声响，狗也会分泌唾液。这是由于铃声与食物多次结合后，铃声已由无关刺激变成了条件刺激。这种由条件刺激引起的反射称为条件反射。条件反射形成的基本条件是无关刺激与非条件刺激在时间上的结合，此过程称为强化。任何刺激经过强化后，均可成为条件刺激而建立条件反射，因此条件反射数量无限。初建立的条件反射较不巩固，容易消退，经过多次强化后就可以巩固下来。

（二）条件反射的生物学意义

由于条件反射的数量是无限的，可以消退重建或新建，具有极大的易变性，因此条件反射的形成提高了机体活动的预见性、灵活性、精准性，提高了机体适应环境变化的能力。

二、学习与记忆

学习与记忆是两个有联系的神经活动过程。学习是指通过神经系统接受外界环境信息而影响自身行为的过程。记忆是指将学习获得的信息储存和提取再现的神经活动过程。人们的学习过程就是条件反射建立的过程，要想获得巩固知识，就要不断地复习强化，因此条件反射的形成与巩固就是一种最基本的学习与记忆过程。

（一）学习形式

学习按其形式通常分为非联合型学习和联合型学习两大类。非联合型学习不需要在刺激与机体反应之间建立某种明确联系。习惯化和敏感化即属于这种类型的学习。习惯化使个体忽略无意义的刺激，例如人们对有规律出现的强噪音会逐渐减弱反应，即为习惯化。敏感化则是指对刺激的反应增强。如在强伤害性刺激之后，机体对弱刺激的反应会加强；联合型学习是对时间上非常接近且重复发生的两个事件建立联系的过程。经典的条件反射和操作式条件反射都属于联合型学习，从这个意义上说，学习的过程实际上就是建立条件反射的过程。

（二）记忆

1. 记忆的分类　进入人脑的信息量是很大的，估计约有1%的信息能被较长期地储存，其余的都被遗忘。根据记忆保留时间的长短可将记忆分为短时程记忆、中时程记忆和长时程记忆。短时程记忆的保留时间只有几秒到几分钟，如打电话时拨号，拨完后记忆随即消失。中时程记忆保留时间为几分钟到几天，并能向长时程记忆转变。长时程记忆的信息量非常大，保留时间为几天到数年，有些内容可终生不忘，如和自己最亲密的人有关的信息。

2. 记忆过程　可分为四个阶段：感觉性记忆、第一级记忆、第二级记忆和第三级记忆。

感觉性记忆是指人体通过感觉系统获得的信息储存在脑内感觉区的阶段，一般不超过1秒钟，如果

Note

信息未被处理则很快消失。如果能在此阶段将获得的信息整合形成新的连续的印象，则可转入第一级记忆。第一级记忆的时间为数秒至数分钟。第一级记忆中储存的信息经反复学习和运用，即在第一级记忆中多次循环，停留时间延长，从而使信息容易转入第二级记忆。第二级记忆是一个大而持久的储存系统，持续时间可为数分钟至数年。有些记忆，如自己的名字或每天都在进行的操作手艺等，通过长年累月的反复运用，几乎是不会被遗忘的，这一类记忆储存在第三级记忆中。前两个阶段相当于短时性记忆，后两个阶段相当于长时性记忆。

三、人类大脑皮层的活动特征

人类通过生产劳动和社会活动使大脑皮层高度发达，产生了语言和思维。人类大脑皮层的活动特征是具有两个信号系统活动和语言功能。

（一）第一信号系统和第二信号系统

条件反射是一种信号活动，引起条件反射的刺激是信号刺激。信号刺激有两种：第一信号是指具体的刺激，如光、声、气味等，对第一号信号发生反应的大脑皮层功能系统称为第一信号系统；第二信号是指具体刺激的抽象概括，如语言、文字等，对第二信号发生反应的大脑皮层功能系统称为第二信号系统，是人类所特有的，区别于动物的主要特征。

（二）大脑皮层的语言功能

语言是人类独有的认知功能之一，有其特殊的大脑皮层定位结构和联系（表 10-7）。若损伤相应的语言中枢，将引起相应的语言活动功能障碍（图 10-21）。

表 10-7　大脑皮层语言代表区及功能障碍

病　名	语言代表区损伤部位	症　状
失读症	顶叶角回 （阅读中枢）	视觉、语言功能正常，却看不懂文字含义
失写症	额中回后部 （书写中枢）	能听懂语言、看懂文字、会讲话，却不会书写
感觉失语症	颞上回后部 （听话中枢）	会讲话、会书写、能看懂文字，却听不懂谈话
运动失语症	中央前回下部 （说话中枢）	能看懂文字、听懂语言，却不会讲话

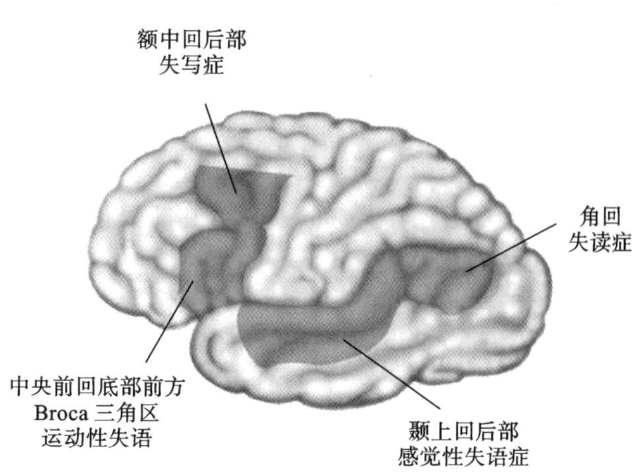

图 10-21　大脑皮层与语言功能有关的主要区域

（三）大脑皮层功能的一侧优势

语言活动中枢常集中在一侧大脑半球，称为语言中枢优势半球。一般用右手劳动的人，其左侧大脑皮层在语言功能上占优势（语言功能），如文字的识别、书写、精确计算、理性思考等。而右侧大脑皮层在非语词性的认识功能上占优势（非语词性认识），如空间辨认、深度知觉、触觉、音乐欣赏等。人类左侧优势的现象与遗传因素有一定关系，但主要是在后天实践中逐渐形成的，并且一侧优势现象也是相对的。

四、大脑皮层的电活动

大脑皮层的神经元具有电活动。临床上使用脑电图机在头皮表面用导联电极记录并描记到的脑电活动波形，称为脑电图（图 10-22）。通常根据频率的不同分为四种基本波形见表 10-8。

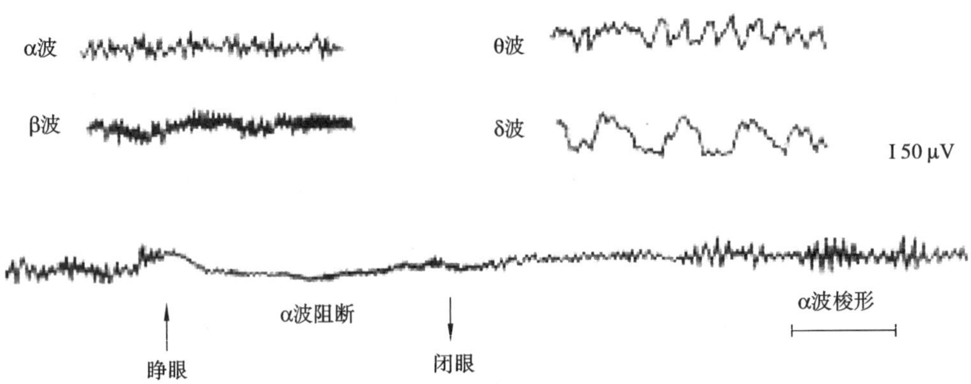

图 10-22　正常脑电图各种波形

表 10-8　正常脑电图的几种基本波形

脑　电　波	频率/Hz	波幅/μV	出现时状态
α 波	8～13	20～100	成人安静、闭目、清醒时，在枕叶明显
β 波	14～30	5～20	成人活动时，在额、顶叶明显
θ 波	4～7	100～150	成人困倦时，常见于颞叶、顶叶
δ 波	0.5～3	20～200	成人熟睡眠时，常见于颞叶、枕叶

1. α 波　频率为 8～13 次/秒，波幅为 20～100 μV，枕叶最显著。在清醒、安静、闭眼时出现，再次安静闭眼时，则 α 波又重现。10 岁后才出现 α 波。

2. β 波　频率为 14～30 次/秒，波幅为 5～20 μV，额叶与顶叶较显著。睁开眼睛或接受其他刺激时，α 波立即消失而出现 β 波，这一现象称为 α 波阻断。β 波出现代表大脑皮层兴奋，是新皮质在紧张活动状态下出现的主要脑电活动。

3. θ 波　频率为 4～7 次/秒，波幅为 100～150 μV。成人一般在困倦时出现，如缺氧、深度麻醉。θ 波出现代表大脑皮层抑制。幼儿常可见 θ 波。

4. δ 波　频率为 0.5～3 次/秒，波幅为 20～200 μV。常在睡眠状态下出现，如缺氧、深度麻醉，大脑有器质性病变时也可出现。婴儿常可见 δ 波。

临床上，记录分析脑电图波形可帮助诊断某些脑疾病。12 岁以上的儿童，如在清醒时出现 δ 波为智力发育欠佳的现象。

五、觉醒与睡眠

觉醒和睡眠的昼夜周期性交替是人类的一种生物节律，属于正常的生理活动。人在觉醒状态下才能以适当的行动应答环境的各种变化，从事各种活动，而睡眠可使精神和体力得到恢复，对脑细胞有保护功能。如果睡眠障碍，可导致大脑皮层活动失常，发生幻觉、记忆力和工作能力下降等。根据年龄、个体不同，正常人每天睡眠所需的时间不一样。一般成人每天需 7～9 h，新生儿 18～20 h，儿童所需睡眠

Note

时间要比成人长，老年人睡眠时间较短。

睡眠时，神经系统主要处于抑制状态，机体的各种生理活动降低，表现为各种感觉减退，肌紧张减退，自主神经系统功能的改变（如心率减慢、血压下降、呼吸变慢、代谢率降低等）。这种变化能随着觉醒而迅速恢复，即具有可唤醒性，这是睡眠不同于麻醉或昏迷之处。

根据睡眠时脑电图表现和其他生理变化特点，睡眠分为慢波睡眠和快波睡眠两种时相。

1. 正相睡眠（慢波睡眠） 夜间睡眠大多处于这种状态，其脑电波特征为同步化快波。其表现如前所述，此时生长激素分泌增多，因此慢波睡眠有利于促进机体生长和体力恢复。

2. 异相睡眠（快波睡眠） 其脑电波特征为去同步化快波。其表现是：各种感觉进一步减退，腱反射和肌紧张进一步减弱，常伴有间断阵发性表现（如部分躯体抽动、血压升高、心率加快、眼球快速运动等），故又称快速眼球运动睡眠。在此期间，脑内蛋白质合成加快，有利于加强记忆和促进精力恢复，对婴幼儿神经系统发育有一定意义。

慢波睡眠与快波睡眠是两个相互转化的时期。成人睡眠时，先进入慢波睡眠，持续 1～2 h 转入快波睡眠，0.5 h 后又转入慢波睡眠。在整个睡眠期间，如此反复转化 4～5 次。睡眠后期，快波睡眠持续时间长。正常情况下，慢波睡眠和快波睡眠均可直接转为觉醒状态，但在觉醒状态下只能进入慢波睡眠，不能直接进入快波睡眠。在快波睡眠期间，如果将其唤醒，80%左右的人诉说他正在做梦，故做梦是快波睡眠的特征之一。某些疾病在夜间发作（如心绞痛、哮喘、阻塞性肺气肿等），可能与快波睡眠期间出现间断的阵发性表现有关。

记忆重点

1. 神经元是构成神经系统的结构和功能的基本单位。神经纤维在传导兴奋时具有四个特征：完整性、绝缘性、双向性和相对不疲劳性。突触传递的过程是：突触前神经元兴奋传至突触前末梢→钙离子内流→递质释放→递质与后膜受体结合引起兴奋性突触后电位或抑制性突触后电位；若产生的是兴奋性突触后电位，达到阈值时就产生动作电位，可使突触后神经元兴奋；若产生的是抑制性突触后电位，总和后可使突触后神经元抑制。神经递质是化学性突触传递的物质基础，递质须作用于相应受体才能产生效应。对于递质和受体重点讲解了递质的概念、种类、胆碱能受体和肾上腺素能受体，胆碱能受体分为 M 受体和 N 受体，肾上腺素能受体分为 α 受体和 β 受体；兴奋在中枢部分传递的特征为单向传递、中枢延搁、总和、兴奋节律改变、后发放、对内环境变化敏感和易疲劳。中枢既有兴奋过程，也有抑制过程，中枢抑制分突触后抑制和突触前抑制。

2. 特异投射系统具有点对点的投射关系，能产生特定感觉，并激发大脑皮层发出传出冲动。而非特异投射系统不具有点对点的投射关系，不能产生特定感觉，但可维持和改变大脑皮层的兴奋状态。内脏痛的主要特点是定位不准确，常伴有牵涉痛。

3. 脊髓运动神经元是运动传出的最后通路。牵张反射有腱反射和肌紧张两种类型，肌紧张是维持姿势的最基本反射。脑干网状结构通过抑制区和易化区的活动调节肌紧张。小脑分为前庭小脑、脊髓小脑和皮层小脑三个部分，前庭小脑的主要功能是维持身体平衡。脊髓小脑的主要功能是调节正在进行中的运动，协助大脑皮层对随意运动进行适时的控制及调节肌紧张。皮层小脑主要功能是参与随意运动的设计和运动程序的编制。大脑皮层是调节运动的最高级中枢，躯体运动的发动主要受大脑皮层运动区及其传出通路控制，皮层主要运动区的功能特征为左右交叉、上下倒置、区域大小与运动精细程度有关等。运动的产生与协调也与基底神经节的功能有关。

4. 自主神经系统的功能是调节内脏活动，其特征为：紧张性作用、双重支配、受效应器官功能状态影响等。内脏活动受中枢调控，其中脊髓是初级中枢，延髓存在着生命中枢，下丘脑是较高级的内脏调节中枢，它对体温、摄食行为、水平衡、垂体激素分泌、情绪活动和生物节律等都有调节作用。

5. 脑电活动有自发脑电活动和皮层诱发电位两种，脑电图有 α、β、θ、δ 四种基本波形。慢波睡眠和快波睡眠的特点和生理意义。大脑皮层两半球的功能呈不对称性，左侧皮层为优势半球，语言功能占优

Note

势，右侧皮层非语言功能占优势。

能力检测及答案

一、名词解释

痛觉　胆碱能纤维　肾上腺素能纤维　胆碱受体　肾上腺素能受体　M 样作用　牵涉痛　牵张反射　腱反射　肌紧张　脊休克　去大脑僵直　条件反射　第一信号系统　第二信号系统　脑电图

二、简答题

1. 何谓突触？试述兴奋性突触传递过程。
2. 简述中枢兴奋突触传递特征。
3. 简述兴奋性突触和抑制性突触传递的过程。
4. 试比较特异和非特异投射系统的功能特点。
5. 内脏痛的特点有哪些？
6. 牵张反射有几种类型？各有何生理意义？
7. 简述交感神经和副交感神经主要生理功能。
8. 大脑皮层语言代表区有哪些？
9. 简述大脑皮层运动区的特征。
10. 简述睡眠时相及其生理意义。

三、单项选择题

在线答题

（谢晓丽　吕淑红）

第十一章　内　分　泌

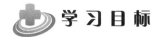

学习目标

掌握:垂体激素、甲状腺激素、肾上腺皮质激素、肾上腺髓质激素、胰岛素的生理作用及分泌的调节。
熟悉:激素的概念、分类、作用的一般特征及作用原理。
了解:激素的信息传递方式、甲状旁腺素、降钙素和维生素 D_3 的生理作用及分泌的调节。

内分泌是相对于外分泌而言,是指内分泌细胞产生的激素不经导管排出而直接进入血液或其他体液,并以体液为媒介对靶细胞产生效应的一种分泌形式。内分泌系统是由机体的内分泌腺和散在于组织器官中的内分泌细胞共同组成的信息传递系统。它是体内的重要调节系统,与神经系统相互配合,共同调节机体的功能活动和维持机体的内环境稳态。人体内主要的内分泌腺有垂体、甲状腺、甲状旁腺、肾上腺、性腺、胰岛和松果体等。

第一节　概　　述

激素是指由内分泌腺或内分泌细胞分泌的,能传递信息的高效能生物活性物质。激素分泌后需经血液或组织液运输到各器官、组织、细胞发挥其调节作用,把接受激素作用的器官、组织和细胞分别称为靶器官、靶组织和靶细胞。激素分泌后可通过以下几种方式运送至靶细胞:①远距分泌:大多数激素分泌后经血液运输到远距离的靶组织或靶细胞发挥作用。②旁分泌:某些激素分泌后通过组织液扩散到邻近组织细胞而发挥作用。③自分泌:有些激素分泌后又返回作用于分泌该激素的细胞。④神经分泌:某些神经细胞分泌的激素可借助轴浆运输到神经末梢而释放入血(图 11-1)。

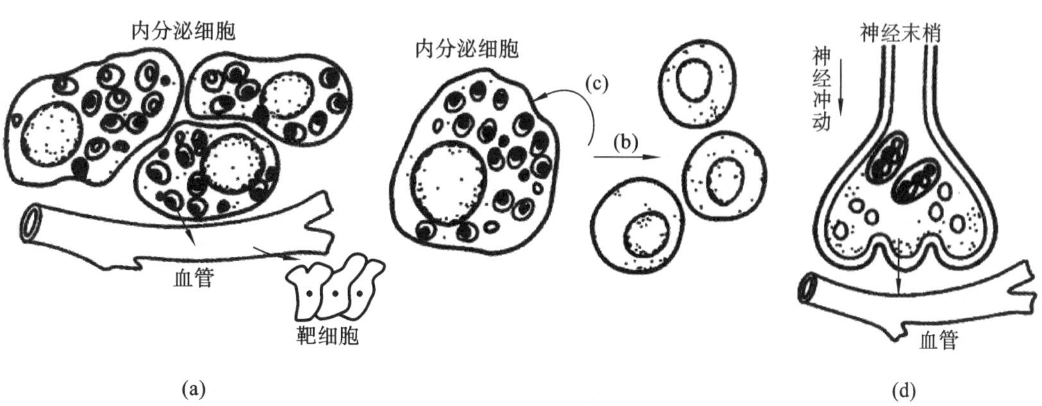

图 11-1　激素的传递方式示意图
(a)远距分泌;(b)旁分泌;(c)自分泌;(d)神经分泌

Note

一、激素的分类

激素按其分子结构和化学性质不同分为含氮类激素和类固醇类激素。

（一）含氮类激素

包括蛋白质激素（如胰岛素、甲状旁腺素、腺垂体激素等）、肽类激素（如下丘脑调节肽、神经垂体激素、降钙素、胃肠激素等）、胺类激素（如肾上腺素、去甲肾上腺素、甲状腺激素等）。

（二）类固醇类激素

主要包括肾上腺皮质激素和性激素（如糖皮质激素、醛固酮、雌激素、孕激素、雄激素等）。

体内多数激素属于含氮类激素，容易被胃肠道消化酶破坏（甲状腺激素例外），故不宜口服，一般需以注射方式给药。而类固醇类激素不易被消化酶破坏，可口服给药。

二、激素作用的一般特征

各种激素对靶细胞所产生的调节效应不尽相同，但可表现出一些共同的作用特征。

（一）激素作用的特异性

尽管多数激素通过血液循环被运送到全身各部位，并与各种组织细胞广泛接触，但激素只选择性地作用于某些特定的器官、组织和细胞，以调节其功能活动，称为激素作用的特异性。激素作用的特异性与靶细胞膜或胞质内存在能与该激素发生特异性结合的受体有关。

（二）激素的信息传递作用

激素所起的作用是传递信息，犹如“信使”的角色。内分泌细胞发布的调节信息以分泌激素的形式传递给靶细胞，其作用在于启动靶细胞固有的、内在的一系列生物效应，而不是作为某种反应物直接参与细胞代谢的具体环节。在发挥作用的过程中，激素对其所作用的细胞，既不添加新功能，也不提供额外能量。完成信息传递后，激素即被分解灭活。

（三）激素的高效能生物放大作用

生理状态下，激素在血液中的浓度很低，一般为纳摩尔（nmol/L），甚至只有皮摩尔（pmol/L）水平，但其作用显著。其原因是激素与受体结合后，在细胞内发生一系列酶促放大作用，逐级放大形成一个效能极高的生物放大系统。例如，在下丘脑-腺垂体-肾上腺皮质功能轴的活动中，0.1 μg 促肾上腺皮质激素释放激素可使腺垂体释放 1 μg 的促肾上腺皮质激素，后者能使肾上腺皮质产生 40 μg 糖皮质激素，最终可刺激肝脏合成 5.6 mg 糖原，即放大了 56 000 倍。如果某种激素分泌稍有过量或不足，机体将会出现某种功能亢进或减弱现象。

（四）激素间的相互作用

各种激素产生的效应彼此关联、相互影响，激素间的相互作用主要表现在 3 个方面：①协同作用：如生长激素、肾上腺素、胰高血糖素、糖皮质激素等，通过作用于代谢的不同环节，均可升高血糖，在升糖效应上有协同作用。②拮抗作用：如胰岛素能降低血糖，这就与上述激素的升糖作用相拮抗。③允许作用：指某激素对特定器官、组织或细胞没有直接作用，但它的存在却是另一种激素产生生物效应的必要条件，这种现象称为激素的允许作用。如糖皮质激素本身对血管平滑肌并无直接收缩的作用，但只有当它存在时，去甲肾上腺素才能充分发挥对血管的收缩作用。

三、激素的作用原理

激素的化学性质不同，其作用原理也不相同。

（一）含氮类激素的作用原理——第二信使学说

第二信使学说是美国生物学家 Sutherland 于 1965 年提出来的，从那时起在生理学领域有了一个新的术语——第二信使。第二信使的发现是在第一信使——激素发现后生理学内分泌领域又一个伟大的

Note

创新。为此，Sutherland 获得 1971 年诺贝尔生理学及医学奖。

该学说认为含氮类激素是第一信使，与靶细胞膜上的特异性受体结合后，可激活膜上的鸟苷酸调节蛋白（简称 G 蛋白），继而激活位于细胞膜内侧面的腺苷酸环化酶（AC），在 Mg^{2+} 的参与下，促使胞浆内三磷酸腺苷（ATP）转变为环磷酸腺苷（cAMP）。cAMP 作为第二信使，再激活细胞内的蛋白激酶系统，活化的蛋白激酶（PK）进而催化细胞内各种底物的磷酸化反应，从而调节细胞的各种功能，实现细胞内的信号转导。cAMP 发挥作用后，即被细胞内磷酸二酯酶降解为 5′-AMP 而失活（图 11-2）。

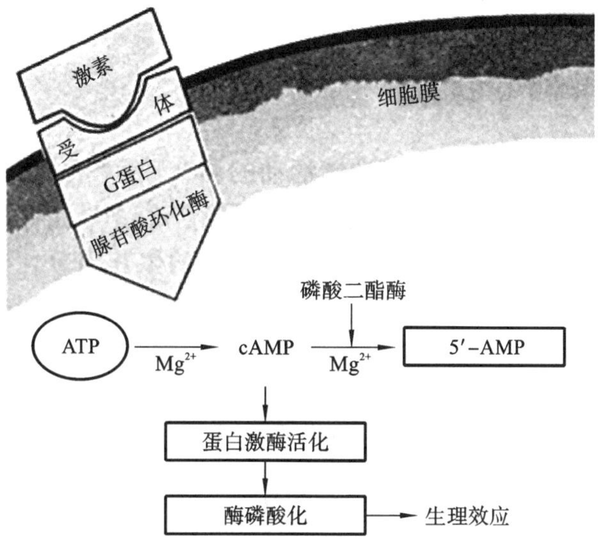

图 11-2　含氮激素的作用机制——第二信使学说

目前认为，除 cAMP 外，环磷酸鸟苷（cGMP）、三磷酸肌醇（IP_3）、二酰甘油（DG）及 Ca^{2+} 等也可作为含氮类激素的第二信使。

（二）类固醇类激素的作用原理——基因表达学说

类固醇类激素是脂溶性的小分子物质，可透过靶细胞膜进入细胞内与胞质受体结合，形成激素-胞浆受体复合物，同时获得穿过核膜的能力，从而进入核内与核受体结合，形成激素-核受体复合物，此复合物再与染色质的非组蛋白的特异位点结合，进而启动或抑制 DNA 的转录过程，促进或抑制 mRNA 的形成，诱导或减少某种蛋白质的合成，引起相应的生理效应（图 11-3）。

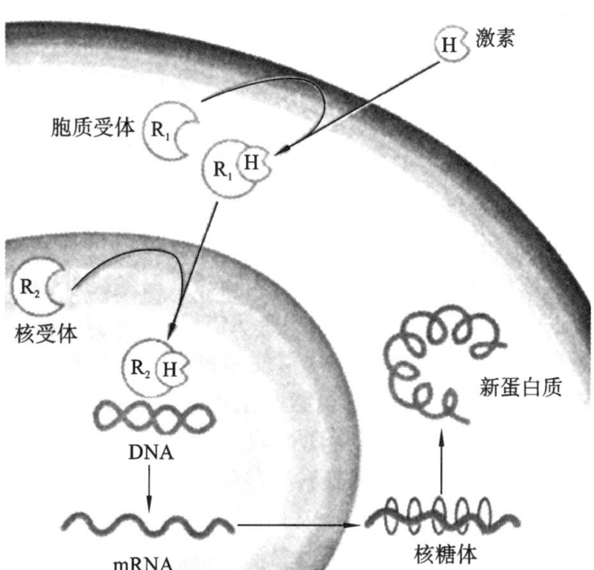

图 11-3　类固醇激素的作用机制——基因表达学说

含氮类激素和类固醇类激素的作用原理并不是绝对的。如甲状腺激素虽属含氮类激素，却可改变膜的通透性而进入细胞内，通过细胞核内调节基因表达发挥作用。某些类固醇类激素也可作用于细胞膜结构，调节细胞的生理功能，表现出激素作用方式的多样性和复杂性。

第二节　下丘脑与垂体

下丘脑与垂体在结构与功能上密切联系，可看作下丘脑-垂体功能单位。垂体按其结构与功能可分为腺垂体和神经垂体。下丘脑与腺垂体之间通过垂体门脉系统发生功能联系，形成下丘脑-腺垂体系统；而下丘脑视上核、室旁核的神经元轴突延伸终止于神经垂体，形成下丘脑-神经垂体系统（图 11-4）。

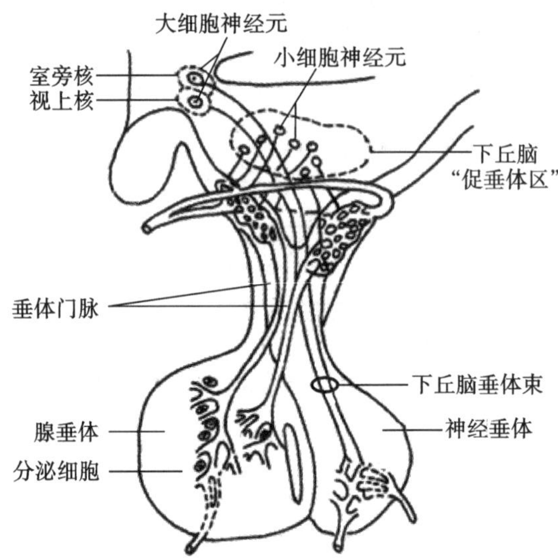

图 11-4　下丘脑-垂体功能单位示意图

一、下丘脑的内分泌功能

下丘脑基底部“促垂体区”的神经元可合成和分泌调节腺垂体功能的肽类激素，称为下丘脑调节肽。这类激素释放后，经垂体门脉系统运送至腺垂体，调节腺垂体的内分泌活动。迄今已发现的下丘脑调节肽主要有 9 种，其化学性质及主要作用见表 11-1。

表 11-1　下丘脑调节肽的化学性质及主要作用

名　称	英文缩写	化学结构	主要作用
促甲状腺激素释放激素	TRH	3 肽	促进促甲状腺激素的分泌
促性腺激素释放激素	GnRH	10 肽	促进黄体生成素、促卵泡激素的分泌
生长激素释放激素	GHRH	44 肽	促进生长激素的分泌
生长抑素	GHRIH	14 肽	抑制生长激素的分泌
促肾上腺皮质激素释放激素	CRH	41 肽	促进促肾上腺皮质激素的分泌
促黑素细胞激素释放因子	MRF	未定	促进促黑素细胞激素的分泌
促黑素细胞激素释放抑制因子	MIF	未定	抑制促黑素细胞激素的分泌
催乳素释放因子	PRF	未定	促进催乳素的分泌
催乳素释放抑制因子	PIF	未定	抑制催乳素的分泌

下丘脑视上核、室旁核神经元主要产生血管升压素(即抗利尿激素)和催产素,随下丘脑-神经垂体束纤维的轴浆运输到神经垂体储存并释放入血。

二、腺垂体

腺垂体是体内最重要的内分泌腺,主要分泌 7 种激素。其中,生长激素、催乳素和促黑素细胞激素是直接作用于靶组织或靶细胞,起到各自的调节作用;而促甲状腺激素、促肾上腺皮质激素、促卵泡激素和黄体生成素是通过促进靶腺分泌激素而发挥作用(图 11-5),故统称为促激素。

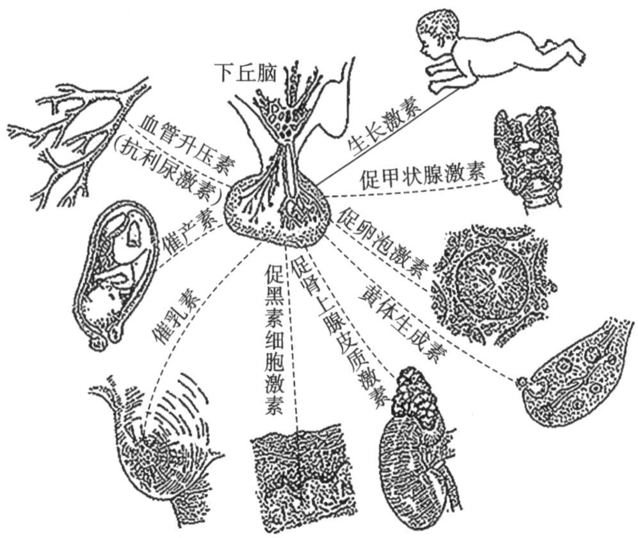

图 11-5　腺垂体激素与靶器官示意图

(一) 生长激素

生长激素(GH)是腺垂体中含量最多的激素。人体生长激素是由 191 个氨基酸组成的蛋白质激素,其半衰期为 6～20 min。近年来,人们利用 DNA 重组技术可以人工合成生长激素,并应用于临床。

1. 生长激素的生理作用

生长激素可促进生长发育和物质代谢,对机体各器官组织产生广泛影响,尤其对骨骼、肌肉和内脏器官的作用更为显著,故生长激素也称为躯体刺激素。

(1) 促进生长作用:生长激素是调节机体生长发育的关键因素,其主要作用是促进人体生长,特别是促进骨骼、肌肉和内脏器官的生长。人在幼年时期生长激素分泌不足,将出现生长迟缓,身材矮小,但智力正常,称为侏儒症;若幼年时期生长激素分泌过多,可因生长过度而引起巨人症;成人如生长激素分泌过多,因骨骺已钙化闭合,长骨不再增长,但可刺激肢端短骨和面骨及软组织增生,表现为手足粗大、鼻大唇厚、下颌突出和内脏器官增大等现象,称为肢端肥大症。

生长激素对机体的生长发育过程并无直接的作用,而是在营养充足的条件下,刺激肝、肾产生一种具有促进生长作用的生长素介质实现的。生长素介质可促进氨基酸进入软骨细胞内,加速蛋白质的合成,从而促进软骨增殖与骨化,使长骨加长,肌肉及内脏增大,但对脑组织的作用不明显。

(2) 促进代谢作用:①蛋白质代谢:促进蛋白质代谢,总效应是合成代谢大于分解代谢,特别是促进肝外组织的蛋白质合成;可通过生长素介质促进氨基酸进入细胞,增强 DNA 和 RNA 的合成,促进蛋白质的合成。②脂肪代谢:可激活对激素敏感的脂肪酶,促进脂肪分解,增强脂肪酸的氧化分解以提供能量,并使组织特别是肢体的脂肪量减少。③糖代谢:可抑制外周组织摄取和利用葡萄糖,减少葡萄糖的消耗,升高血糖水平。故生长激素分泌过多时,可因血糖升高而引起糖尿,称为垂体性糖尿。

2. 生长激素分泌的调节

(1) 下丘脑对生长激素分泌的调节:生长激素的分泌主要受下丘脑所分泌的生长激素释放激素(GHRH)和生长激素释放抑制激素(GHRIH)的双重调节,前者促进其分泌,后者则抑制其分泌。在整体条件下,GHRH 的作用占优势。一般认为,GHRH 是生长激素分泌的经常性调节物,而 GHRIH 则在应激情况下生长激素过多时,才显著抑制生长激素的分泌。

(2) 反馈调节:摘除大鼠垂体后,血液中生长激素(GH)浓度降低,而下丘脑内 GHRH 的含量却有所增加;在大鼠侧脑室内注射 GHRH,可引起下丘脑内 GHRH 的含量减少、生长激素分泌减少和 GH 脉冲性释放的抑制。这些结果说明,不仅 GH 能反馈抑制下丘脑 GHRH 的释放,而且 GHRH 对其自身释放也有负反馈调节作用。

(3) 其他调节因素:①睡眠:生长激素在人觉醒状态下分泌较少,但在熟睡状态时分泌增加,并与睡眠时相有关,进入慢波睡眠后,生长激素分泌增加,约 60 min 达高峰,转入快波睡眠后,生长激素分泌减少。②代谢因素:在能量供应缺乏,如饥饿、低血糖、运动、应激性刺激时,均可引起生长激素分泌增多。其中,急性低血糖刺激生长激素分泌的效应最显著,相反,血糖升高则可抑制生长激素的分泌。血液中氨基酸和脂肪酸增多时,也可引起生长激素的分泌,而游离脂肪酸增多时则生长激素分泌减少。③其他激素:甲状腺激素、雌激素、睾酮和应激刺激均能促进生长激素分泌。在青春期,血液中雌激素或睾酮浓度增高,可使生长激素分泌明显增加而引起快速发育。

(二) 催乳素

催乳素(PRL)是含 199 个氨基酸的蛋白质激素,半衰期约为 20 min。其化学结构与人生长激素相似,故两者的生理作用有交叉。

1. 催乳素的生理作用

(1) 对乳腺与泌乳的作用:催乳素的主要生理作用是促进乳腺生长发育,引起并维持乳腺泌乳。但在女性一生的不同时期,其作用有所不同。女性在青春期,乳腺的发育主要与雌激素、孕激素、生长激素、糖皮质激素、甲状腺激素及催乳素的作用有关,多种激素相互协同;在妊娠期,随着 PRL、雌激素和孕激素分泌增多,乳腺组织进一步发育,但此时血液中雌激素和孕激素水平很高,可抑制 PRL 的泌乳作用,故乳腺已具备泌乳能力但不泌乳;分娩后,血液中雌激素和孕激素水平明显降低,PRL 才发挥其始动和维持泌乳的作用。

(2) 对性腺的作用:PRL 与黄体生成素相互配合,促进黄体的形成并维持孕激素分泌。小剂量 PRL 能促进排卵和黄体生长,并刺激雌激素、孕激素分泌。在男性,PRL 可促进前列腺和精囊腺的生长,促进睾酮合成。

(3) 在应激反应中的作用:应激状态下,血液中 PRL、ACTH 和 GH 的浓度增加同时出现,是机体应激反应中腺垂体分泌的重要激素之一。

2. 催乳素分泌的调节 催乳素的分泌受下丘脑释放的催乳素释放因子(PRF)和催乳素释放抑制因子(PIF)的双重调节,前者促进其分泌,后者抑制其分泌,平时以 PIF 的抑制作用为主。哺乳时,婴儿吸吮乳头的刺激经传入神经传至下丘脑,使 PRF 释放增加,可反射性地促进催乳素的大量分泌。

(三) 促黑(素细胞)激素

促黑激素(MSH)是由 22 个氨基酸组成的多肽激素,其半衰期为 10 min 左右。

1. 促黑激素的生理作用 促黑激素的主要生理作用是刺激黑色素细胞,使细胞内的酪氨酸转变为黑色素。同时黑色素颗粒在细胞内散开,导致皮肤和毛发颜色加深。人体的黑色素细胞主要分布在皮肤、毛发、眼虹膜、视网膜的色素层和软脑膜。

2. 促黑激素分泌的调节 促黑激素的分泌主要受下丘脑释放的促黑激素释放因子(MRF)和促黑激素释放抑制因子(MIF)的双重调节,前者促进其分泌,后者抑制其分泌,平时以 MIF 的抑制作用占优势。MSH 在血液中浓度升高时,也可通过负反馈抑制腺垂体 MSH 的分泌。

(四) 促激素

促激素有四种,即促甲状腺激素(TSH)、促肾上腺皮质激素(ACTH)、促卵泡激素(FSH)和黄体生成素(LH),它们分别作用于各自的靶腺(图 11-5),再经靶腺激素调节组织细胞的活动。主要功能是刺激靶腺组织增生、发育,并促进其激素的合成分泌,其主要作用见表 11-2。

Note

表 11-2 各种促激素对靶腺的主要作用

促激素名称	主要作用
促甲状腺激素(TSH)	促进甲状腺增生、激素合成和分泌
促肾上腺皮质激素(ACTH)	促进肾上腺皮质的组织增生,刺激糖皮质激素的分泌
促卵泡激素(FSH) (精子生成素)	促进女性卵泡生长发育成熟,使卵泡分泌雌激素 促进男性睾丸的生精过程
黄体生成素(LH) (间质细胞刺激素)	促进排卵、黄体生成、分泌雌激素和孕激素 刺激睾丸间质细胞分泌雄激素

上述促激素的分泌受下丘脑调节肽的调控和靶腺激素的反馈调节(图 11-6)。

1. 下丘脑对腺垂体分泌功能的调节 下丘脑调节性多肽通过垂体门脉系统到腺垂体,调节其分泌活动。

2. 靶腺激素对下丘脑和腺垂体的反馈调节 腺垂体分泌的促激素作用于靶腺(甲状腺、肾上腺皮质、性腺),促进靶腺分泌靶腺激素,而靶腺激素在血中的浓度会影响下丘脑、腺垂体的活动,当靶腺激素在血中的浓度升高时,通过负反馈(雌激素具有正反馈)作用于下丘脑和腺垂体,使相应的释放激素和促激素分泌减少,从而维持靶腺激素在血中的正常浓度,以适应机体新陈代谢的需要。

因此,下丘脑-腺垂体-靶腺形成功能轴,主要有三个:下丘脑-腺垂体-甲状腺轴、下丘脑-腺垂体-肾上腺皮质轴、下丘脑-腺垂体-性腺轴。下丘脑"促垂体区"受中枢神经系统的控制,当内外环境变化时,可反射性地影响下丘脑调节性多肽的分泌,从而影响腺垂体和靶腺的分泌。

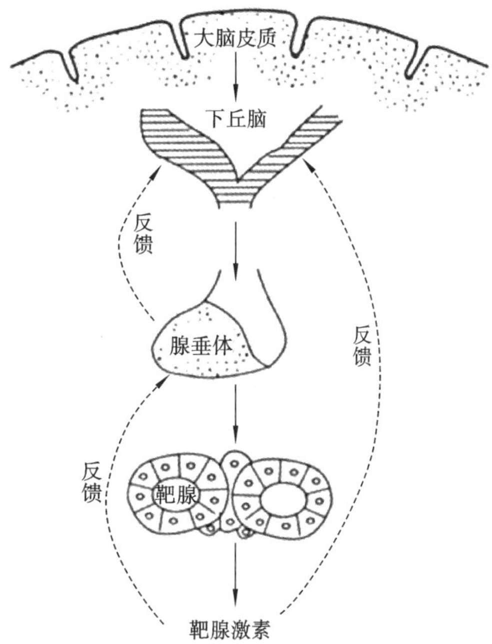

图 11-6 腺垂体的功能调节示意图

—►表示促进;---►表示抑制

三、神经垂体

神经垂体不含腺细胞,其本身不能合成激素。下丘脑视上核和室旁核合成的血管升压素和催产素经轴浆运输到神经垂体储存,在适宜刺激下,神经垂体以出胞方式将其释放入血,发挥生理作用。

(一) 血管升压素

血管升压素(VP)是含 9 个氨基酸的多肽激素。生理剂量的血管升压素并没有升压作用,但可促进肾脏远曲小管和集合管对水的重吸收,产生抗利尿作用(详见第八章),因此又称为抗利尿激素(ADH)。在机体脱水和大失血的情况下,血液中血管升压素浓度明显升高时,才表现出收缩血管,升高血压作用。

(二) 催产素

催产素(OT)的化学结构与血管升压素相似,也是一种含 9 个氨基酸的多肽激素,生理作用也有一定的重叠。其主要作用是在哺乳期促进乳汁排出和在分娩时刺激子宫收缩。

1. 促进乳腺排乳 OT 是促进乳汁排出的关键激素。哺乳期乳腺不断分泌乳汁,储存于腺泡中。OT 促进乳腺腺泡周围的肌上皮细胞收缩,腺泡内压力升高,乳汁经输乳管从乳头射出。哺乳时,婴儿吸吮乳头使母体产生的感觉信息经传入神经传至下丘脑,神经冲动沿下丘脑-垂体束传至神经垂体,可反射性地引起神经垂体储存的 OT 释放入血,促进排乳,称为射乳反射。射乳反射是典型的神经内分泌反射,在此基础上极易建立条件反射,如母亲看见婴儿或听见婴儿的哭声,可引起射乳反射。

2. 刺激子宫收缩 OT可促进子宫平滑肌收缩，但其作用与子宫的功能状态有关。OT对非孕子宫的作用较弱，对妊娠晚期的子宫作用较强，因此又称为催产素。雌激素可增加子宫对OT的敏感性，而孕激素的作用则相反。在分娩过程中，胎儿对子宫、宫颈和阴道的扩张性刺激可反射性地引起OT释放增加，形成正反馈调节，促使子宫收缩进一步加强，起到“催产”的作用。临床上常利用此作用来诱导分娩（催产）及预防产后出血。

第三节 甲 状 腺

甲状腺是人体内最大的内分泌腺，主要由甲状腺腺泡组成，腺泡上皮细胞是甲状腺激素合成和释放的部位。腺泡腔是激素的储存库。甲状腺是唯一将激素储存在细胞外的内分泌腺。甲状腺激素主要有两种，一种是甲状腺素，也称四碘甲腺原氨酸（T_4），另一种是三碘甲腺原氨酸（T_3）。甲状腺分泌的激素主要是T_4，约占总量的90%，T_3分泌量少，但T_3的生物学活性较T_4强约5倍，是甲状腺激素发挥生理作用的主要形式。临床上可通过测定血液中T_3、T_4的含量了解甲状腺的功能。正常人血清T_4浓度为51～142 nmol/L，半衰期约为7 d，T_3浓度为1.3～3.4 nmol/L，半衰期约为1.5 d。

一、甲状腺激素的合成和运输

（一）甲状腺激素的合成

甲状腺激素合成的主要原料是碘和甲状腺球蛋白，碘主要来源于食物。人每天从食物中摄取碘为100～200 μg，其中约1/3被甲状腺摄取。甲状腺激素的合成包括以下三个基本过程（图11-7）。

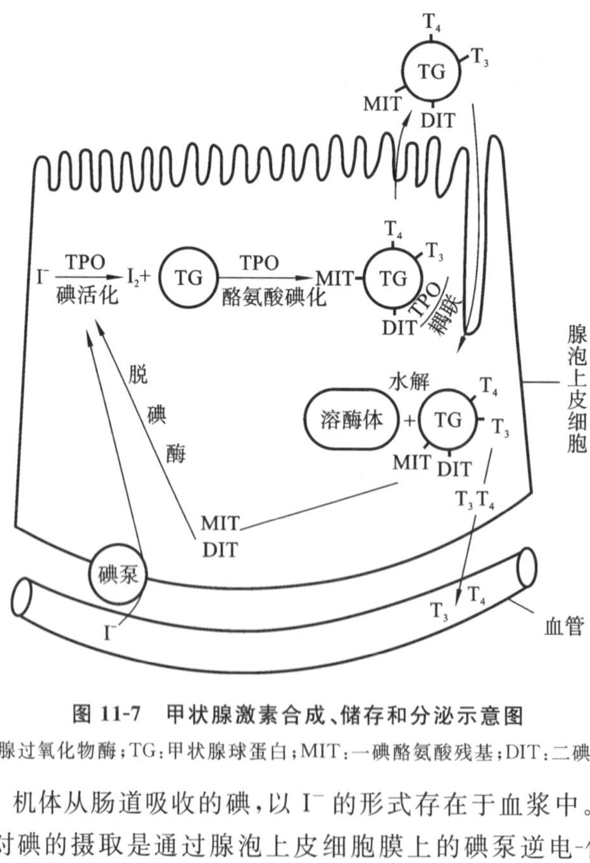

图11-7 甲状腺激素合成、储存和分泌示意图

TPO：甲状腺过氧化物酶；TG：甲状腺球蛋白；MIT：一碘酪氨酸残基；DIT：二碘酪氨酸残基

1. 甲状腺腺泡聚碘 机体从肠道吸收的碘，以I^-的形式存在于血浆中。甲状腺内的I^-浓度比血浆高20～25倍。甲状腺对碘的摄取是通过腺泡上皮细胞膜上的碘泵逆电-化学梯度的主动转运完成的。促甲状腺激素可调节甲状腺的聚碘能力。在临床上，常采用注入碘同位素示踪法检查与判断甲状腺的聚碘能力及其功能状态。

2. I^-的活化 摄入滤泡上皮细胞内的I^-在甲状腺过氧化物酶(TPO)的催化下被活化成为有活性的碘。I^-的活化是碘取代酪氨酸残基上氢原子的先决条件。

3. 酪氨酸碘化与甲状腺激素的合成 由腺泡上皮细胞合成的甲状腺球蛋白(TG)含有酪氨酸残基。活化后的I^-取代酪氨酸残基上氢原子的过程称为酪氨酸碘化。碘化后的酪氨酸先生成一碘酪氨酸残基(MIT)和二碘酪氨酸残基(DIT),然后2个分子的DIT耦联生成T_4,1个分子的DIT和1个分子的MIT耦联生成T_3。

合成的T_3、T_4以甲状腺球蛋白的形式储存于滤泡腔内。在促甲状腺激素(TSH)的作用下,滤泡上皮细胞通过入胞作用将甲状腺球蛋白吞入细胞内,在溶酶体蛋白水解酶的作用下,将T_3、T_4从甲状腺球蛋白分子中水解下来,并迅速入血。

知识链接

硫脲类药物与甲状腺过氧化物酶的关系

甲状腺过氧化物酶(TPO)是由甲状腺滤泡上皮细胞生成的一种含铁卟啉的蛋白质,碘的活化和酪氨酸的碘化都在同一过氧化物酶的催化下完成。硫脲类药物可抑制甲状腺过氧化物酶的活性,从而抑制甲状腺激素的合成,是临床上用于治疗甲状腺功能亢进(甲亢)的常用药物。

(二)甲状腺激素的运输

体内1/2~2/3的甲状腺激素存在于甲状腺外,并主要以蛋白质结合形式存在于循环血液中。呈游离形式运输的T_3约占0.3%、T_4占0.03%。结合形式的T_3、T_4为储运形式,而只有游离的T_3、T_4才能进入组织,发挥其生理作用。二者之间可以相互转换,使游离的T_3、T_4在血中维持一定的浓度。

二、甲状腺激素的生理作用

(一)对代谢的影响

1. 增强能量代谢 T_3、T_4可提高全身绝大多数组织的耗氧量和产热量,尤以心、肝、肾和骨骼肌最为显著,使基础代谢率升高。故测定基础代谢率,有助于了解甲状腺的功能。临床上甲状腺功能亢进(简称甲亢)时,患者基础代谢率将升高,可因产热过多而表现为怕热多汗;甲状腺功能减退(甲减)时则相反,患者基础代谢率会降低,因产热不足而怕冷。

2. 调节物质代谢

(1)蛋白质代谢:生理剂量的T_3、T_4可加速蛋白质合成,有利于机体的生长发育和各种功能活动。大剂量的T_3、T_4可抑制蛋白质合成。因此,当T_3、T_4分泌过多(甲亢)时,以骨骼肌为主的外周组织蛋白质分解加速,可出现消瘦和肌肉收缩无力;骨骼蛋白质分解,血钙升高,骨质疏松。当T_3、T_4分泌不足(甲减)时,蛋白质合成减少,但组织间隙的黏蛋白增多,可结合大量正离子和水分子,在皮下形成一种特殊的指压不凹陷的水肿,称为黏液性水肿。应用甲状腺激素,可消除黏液性水肿。

(2)糖代谢:T_3、T_4可促进小肠黏膜对葡萄糖的吸收,增强糖原的分解和糖异生作用,并能增强肾上腺素、胰高血糖素、皮质醇和生长激素的升糖作用,使血糖升高;同时又增强外周组织对糖的利用,使血糖降低。因此,在正常情况下,T_3、T_4对血糖浓度影响不大。甲亢时,升糖作用强于降糖作用,使患者血糖升高,甚至出现糖尿。

(3)脂肪代谢:T_3、T_4可促进脂肪和胆固醇的合成,又能增强胆固醇的降解,但总的效应是分解大于合成。因此,甲亢患者血胆固醇含量常低于正常,而甲减患者血胆固醇含量常高于正常。

(二)对生长发育的影响

T_3、T_4是维持机体生长发育不可缺少的激素,是胎儿和新生儿脑发育的关键激素。T_3、T_4促进神经细胞的树突和轴突的形成,促进神经胶质细胞生长和髓鞘形成,对神经系统结构和功能的发生与发展

Note

极为重要。T_3、T_4 刺激骨化中心的发育成熟，使软骨骨化，促进长骨和牙齿生长。胚胎期若缺碘而导致 T_3、T_4 合成不足或出生后甲低的婴幼儿，脑的发育有明显障碍，一般在出生后数周至3～4个月出现生长发育停滞，表现为智力低下，身材矮小，称为呆小症（即克汀病）。所以，在缺碘的地区，孕妇尤其需要适时补充碘，保证足够的 T_3、T_4 的合成，以减少呆小症的发病率；治疗呆小症应抓住时机，应在出生后3个月内补充甲状腺激素，过迟则难以奏效。

（三）对其他方面的影响

1. 对神经系统的影响 T_3、T_4 不仅能促进神经系统的发育、成熟，而且对已分化成熟的中枢神经系统也有作用，主要是提高中枢神经系统的兴奋性。因此，甲亢患者常出现烦躁不安、多言多动、喜怒无常、失眠多梦、注意力不易集中等症状；甲减患者则出现言行迟钝，记忆减退、表情淡漠、少动嗜睡等症状。

2. 对心血管系统的影响 T_3、T_4 可使心率加快，心肌收缩力增强，增加心输出量及心脏做功。同时由于组织耗氧增多而相对缺氧，致使小血管扩张，外周阻力降低，脉压增大。故甲亢患者常出现心动过速、心肌肥大，甚至因心肌过度劳累而导致心力衰竭。

3. 对胃肠活动的影响 T_3、T_4 可使胃肠蠕动增强、消化腺分泌增加。甲亢患者可出现食欲增强，胃肠蠕动加速，胃排空加快，肠道吸收减少，甚至出现顽固性吸收不良性腹泻；甲减时，可出现腹胀和便秘。

三、甲状腺功能的调节

甲状腺功能直接受下丘脑-腺垂体-甲状腺功能轴调节（图11-8）。此外，还可进行一定程度的自身调节和神经调节。

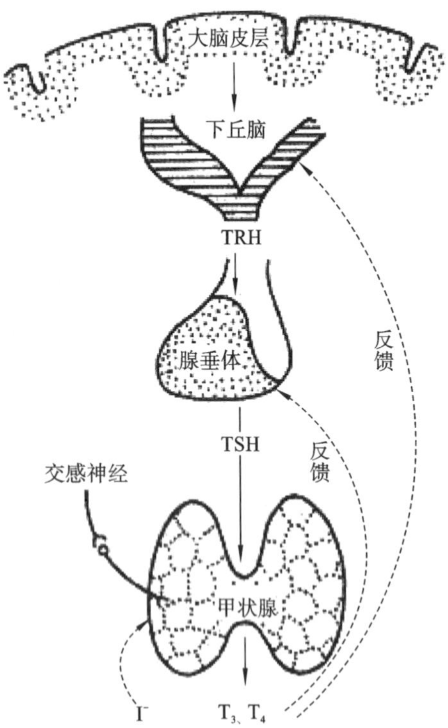

图11-8 甲状腺激素分泌调节示意图

TRH：促甲状腺激素释放激素；TSH：促甲状腺激素

→表示促进；--→表示抑制

（一）下丘脑-腺垂体-甲状腺功能轴调节

1. 下丘脑-腺垂体对甲状腺功能的调节 下丘脑神经元分泌的促甲状腺激素释放激素（TRH），经垂体门脉系统作用于腺垂体，促进促甲状腺激素（TSH）的合成和释放。TSH促进 T_3、T_4 的合成和分泌。

TRH的分泌受环境因素的影响，如寒冷刺激的信息到达中枢后，通过一定的神经联系使TRH分泌增多，继而通过TSH的作用促进 T_3、T_4 的分泌。

2. 甲状腺激素的反馈调节 血中 T_3、T_4 浓度的高低，对TSH的分泌具有经常性的反馈调节作用。当血中 T_3、T_4 水平增高时，可反馈性抑制腺垂体TSH的分泌，使 T_3、T_4 的合成与分泌减少；血中 T_3、T_4 水平降低时，对腺垂体TSH分泌的抑制作用减弱，TSH分泌增多，使 T_3、T_4 的合成与分泌增多，从而维持血中 T_3、T_4 含量的相对稳定。这种负反馈作用是体内 T_3、T_4 浓度维持动态平衡的重要机制。

（二）甲状腺功能的自身调节

在没有神经和体液因素影响的情况下，甲状腺可根据碘供应的变化而调节自身对碘的摄取及合成 T_3、T_4 的能力，称为甲状腺的自身调节。这是一种有一定限度的缓慢的调节机制。当碘供应不足时，甲状腺的聚碘作用增强，使 T_3、T_4 的合成与分泌不因碘供应不足而减少。反之，碘供应过多时，T_3、T_4 的合成与分泌明显下降，这种过量的碘所产生的抗甲状腺效应称为Wolff-Chaikoff效应。临床上可用大剂量碘产生的抗甲状腺效应处理甲状腺危象，以缓解病情。

（三）甲状腺功能的神经调节

甲状腺受交感神经和副交感神经的双重支配。交感神经兴奋可促进 T_3、T_4 的合成与分泌，副交感神经兴奋则抑制其合成与分泌。

知识链接

地方性甲状腺肿——“大脖子病”

碘是合成甲状腺激素的主要原料。虽然甲状腺有一定的自身调节能力，但因其调节有限，居民长期处于缺碘环境使甲状腺中碘含量减少，造成甲状腺激素合成及分泌减少，血中甲状腺激素浓度降低，对腺垂体的负反馈作用减弱，使促甲状腺激素分泌增多，从而刺激甲状腺细胞的增生，导致甲状腺肿大，临床上称为地方性甲状腺肿或单纯性甲状腺肿，俗称“大脖子病”。

经常食用含碘丰富的海产品如海带、紫菜等，都可有效地预防地方性甲状腺肿的发生。

第四节　肾　上　腺

人体的肾上腺位于两侧肾的内上方，总重量为 8～10 g，分为皮质和髓质两部分。皮质和髓质在形态发生、细胞构筑以及激素的生物效应等方面属于两个全然不同的内分泌腺体。

一、肾上腺皮质激素

肾上腺皮质由外向内可分 3 层，即球状带、束状带和网状带。球状带细胞分泌盐皮质激素（以醛固酮为代表）；束状带细胞分泌糖皮质激素（以皮质醇为代表）；网状带细胞分泌少量性激素，如脱氢表雄酮。切除动物的双侧肾上腺后，如不适当处理，动物 1～2 周内即可死去。如仅切除肾上腺髓质，则动物可以存活较长时间，说明肾上腺皮质分泌的激素是维持生命所必需的。

醛固酮的生理作用及分泌的调节详见第八章，有关性激素的内容详见第十二章，本节主要介绍糖皮质激素。

（一）糖皮质激素的生理作用

此类激素最早发现有升糖效应，故称为糖皮质激素。实际上它具有多方面的生理功能，是维持正常生命活动所必需的激素。

1. 对物质代谢的影响　糖皮质激素对于糖、蛋白质、脂肪以及水盐代谢均有重要作用（图 11-9）。

（1）糖代谢：糖皮质激素是体内调节糖代谢的重要激素之一，它可促进糖异生，增加肝糖原的储存，同时有抗胰岛素的作用，可以抑制肝外组织对糖的摄取和利用，因而能升高血糖，这对维持血糖浓度具有重要意义。如果糖皮质激素分泌过多（或服用此类激素药物过多），可使血糖升高，甚至出现糖尿；相反，糖皮质激素分泌不足时，则可出现低血糖。

（2）蛋白质代谢：糖皮质激素促进肝外组织，特别是肌肉组织的蛋白质分解，以提供氨基酸给肝脏作为糖异生的原料。糖皮质激素分泌过多时，蛋白质分解增强，可出现肌肉消瘦、骨质疏松、皮肤变薄（以致可见皮下血管分布而呈现紫纹），创口愈合延迟等现象。

（3）脂肪代谢：糖皮质激素能促进脂肪分解，增强脂肪酸在肝内的氧化过程，有利于糖异生作用。但全身不同部位的脂肪组织对糖皮质激素的敏感性不同。四肢敏感性较高，而面部、肩、颈和躯干部位敏感性较低，却对胰岛素（促进合成脂肪）的敏感性较高。因此，长期大剂量使用糖皮质激素或肾上腺皮质功能亢进的患者，体内脂肪重新分配，产生以面圆、背厚、四肢消瘦、躯干发胖的向心性肥胖（图

Note

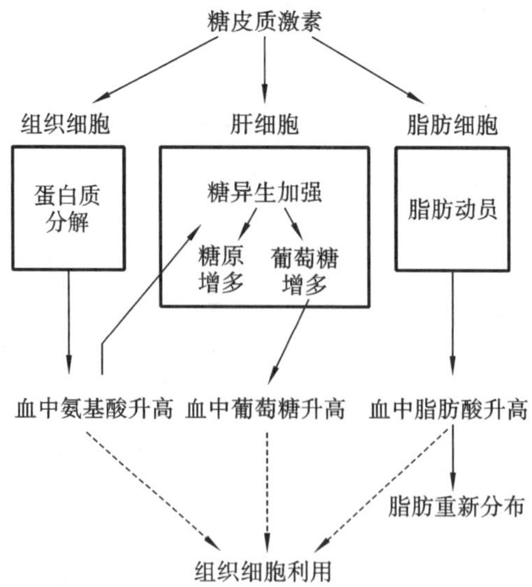

图 11-9　糖皮质激素对三大营养物质代谢的作用示意图

—►表示促进；┈►表示抑制

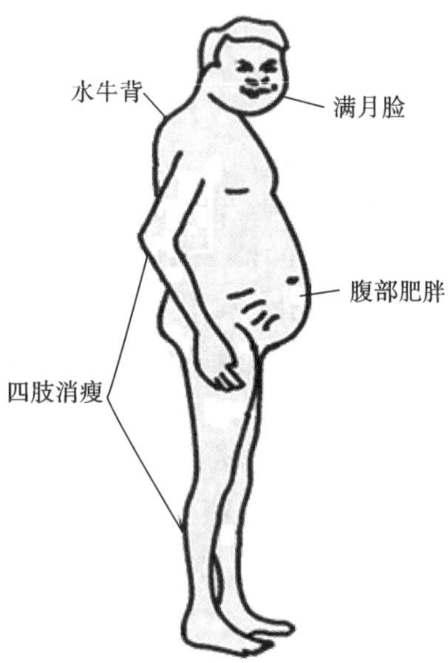

图 11-10　库兴综合征患者的典型体征

11-10）。其形象表现为“满月脸”“水牛背”，临床上称为库欣综合征（Cushing 综合征）。

（4）水盐代谢：糖皮质激素具有保钠排钾作用，但作用较弱，只在长期大剂量使用时方可出现。此外，糖皮质激素还可通过降低肾小球入球小动脉的阻力，增加肾小球血浆流量，使肾小球滤过率增加，促进水的排出。因此，肾上腺皮质功能严重减退时，患者排水能力明显下降，可出现“水中毒”。

2. 在应激反应中的作用　当机体受到创伤、寒冷、饥饿、疼痛、感染、紧张、惊恐等伤害刺激时，腺垂体释放促肾上腺皮质激素（ACTH）增加，导致糖皮质激素的分泌明显增加，并产生一系列反应。一般将能引起 ACTH 与糖皮质激素分泌增加的各种刺激称为应激刺激，而产生的反应称为应激反应。通过应激反应，可增强人体对各种有害刺激的耐受力，对保护机体、维持生命极为重要。

在这一反应中，除了下丘脑-腺垂体-肾上腺皮质功能轴的活动增强，还伴有交感-肾上腺髓质系统的活动增强，使血中儿茶酚胺含量也相应增加，共同提高机体对有害刺激的耐受度和抵御力。同时还伴有生长激素、催乳素、胰高血糖素、血管升压素等分泌的增加，说明应激反应是一种以 ACTH 和糖皮质激素分泌增加为主，多种激素共同参与的使机体抵抗力增强的非特异性全身反应。实验表明，切除肾上腺皮质的动物，给予维持量的糖皮质激素，在安静环境中动物可以生存，但遇到应激刺激时则易死亡。由此可见，糖皮质激素对机体抵抗有害刺激、维持生存是必需的。

3. 对其他器官组织的影响

（1）对血细胞的影响：糖皮质激素可刺激骨髓造血，使红细胞和血小板增多；同时动员附着在小血管壁的中性粒细胞进入血液，使中性粒细胞增多；可抑制淋巴细胞的 DNA 合成过程，使淋巴细胞减少；促进单核-巨噬细胞系统吞噬和分解嗜酸性粒细胞，使嗜酸性粒细胞减少。

（2）对心血管系统的影响：糖皮质激素能增强血管平滑肌对儿茶酚胺的敏感性（允许作用），有利于提高血管的张力和维持血压。此外，糖皮质激素可降低毛细血管壁的通透性，减少血浆的滤出，有利于维持血容量。实验表明，糖皮质激素可增强离体心肌的收缩力，但在在体条件下对心脏的作用并不明显。

(3) 对消化系统的影响：糖皮质激素能增加胃酸和胃蛋白酶原的分泌，可诱发或加剧溃疡病，故消化性溃疡病患者不宜服用此类激素。

(4) 神经系统：糖皮质激素有提高中枢神经系统兴奋性的作用。小剂量可引起欣快感，大剂量（如肾上腺皮质功能亢进时）则引起思维不能集中、烦躁不安和失眠等现象。

大剂量糖皮质激素还有抗炎、抗毒、抗过敏和抗休克等药理作用，是临床上使用大剂量糖皮质激素治疗多种疾病的依据。

（二）糖皮质激素分泌的调节

糖皮质激素的分泌包括基础分泌和应激分泌两种形式，但其分泌主要受下丘脑-腺垂体-肾上腺皮质功能轴的调节及糖皮质激素的反馈调节（图 11-11），维持血中糖皮质激素的相对稳定和在不同状态下的生理需求。

1. 下丘脑-腺垂体-肾上腺皮质功能轴的调节 下丘脑“促垂体区”神经细胞合成和释放的促肾上腺皮质激素释放激素（CRH），通过垂体门脉系统被运送至腺垂体，促使腺垂体合成和分泌促肾上腺皮质激素（ACTH），ACTH 可促进肾上腺皮质合成和分泌糖皮质激素。

腺垂体分泌 ACTH 具有昼夜周期性波动，一般在清晨 6～8 时分泌达高峰，以后逐渐下降，午夜分泌最少。由于 ACTH 分泌的日节律波动，糖皮质激素的分泌出现相应的波动。糖皮质激素在早晨分泌充足，对增强机体的反应能力以适应活动增加的需要具有重要意义。

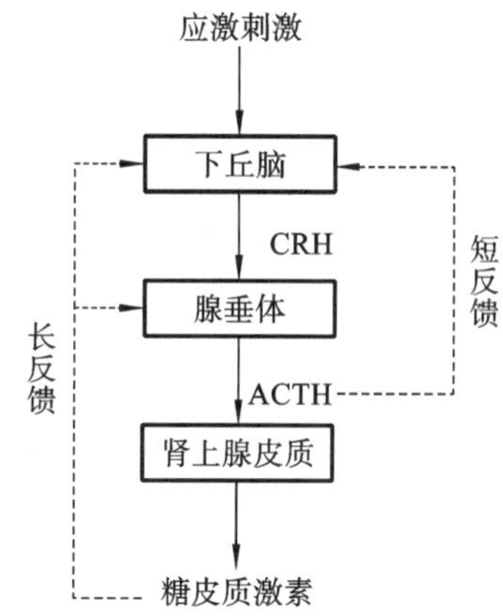

图 11-11 糖皮质激素分泌调节示意图

→表示促进；┄→表示抑制

2. 糖皮质激素的反馈调节 糖皮质激素浓度升高时可通过长反馈作用于下丘脑和腺垂体，抑制 CRH 和 ACTH 的分泌，以维持糖皮质激素分泌的平衡。腺垂体分泌的 ACTH 在血中的浓度达到一定水平时，通过短反馈作用于下丘脑，抑制 CRH 的释放。但在应激状态下，可能因为下丘脑和腺垂体对反馈刺激的敏感性降低，使这些负反馈作用暂时失效，糖皮质激素的分泌大大增加。

长期大量应用糖皮质激素的患者，外源性糖皮质激素可通过长反馈抑制 ACTH 的合成和分泌，引起肾上腺皮质功能不足，甚至萎缩。此时若突然停药，则可由于患者本身肾上腺皮质功能不足导致体内糖皮质激素突然减少而引起严重后果，甚至危及生命。故停药应逐渐减量，使肾上腺皮质功能逐渐恢复，或用药期间间断给予 ACTH，以防止肾上腺皮质萎缩。

二、肾上腺髓质激素

肾上腺髓质合成和分泌肾上腺素（E）和去甲肾上腺素（NE 或 NA），两者都属于儿茶酚胺的单胺类化合物，统称为儿茶酚胺。髓质中 E 约占 80%，NE 约占 20%。血中的 E 主要来自肾上腺髓质，而 NE 除了由肾上腺髓质分泌外，主要来自肾上腺素能神经纤维末梢。

（一）肾上腺髓质激素的生理作用

肾上腺素与去甲肾上腺素的生理作用广泛而多样，其主要生理作用已在有关章节中分别介绍，现列简表予以总结（表 11-3）。这里主要介绍其在应急反应中的作用。

表 11-3 肾上腺素与去甲肾上腺素的主要生理作用比较

	肾上腺素	去甲肾上腺素
心脏	心率增快，心肌收缩力增强，心输出量增加	心率减慢（减压反射的效应）
血管	皮肤、胃肠、肾等血管收缩；冠状血管、骨骼肌血管舒张	冠状血管舒张（局部体液因素），其他血管均收缩

续表

	肾上腺素	去甲肾上腺素
血压	升高(主要因心输出量增加)	显著升高(主要因外周阻力增大)
支气管平滑肌	舒张	稍舒张
内脏平滑肌	舒张(作用强)	舒张(作用弱)
瞳孔	扩大(作用强)	扩大(作用弱)
血糖	升高(糖原分解,作用强)	升高(作用弱)
脂肪酸	升高(促进脂肪分解)	升高(作用强大)

肾上腺髓质直接受交感神经节前纤维的支配,交感神经兴奋时髓质激素分泌增多。因此,把交感神经与肾上腺髓质在结构和功能上的这种联系,称为交感-肾上腺髓质系统。当机体遇到紧急情况,如运动、恐惧、焦虑、创伤、失血等时,这一系统的活动明显增强,肾上腺髓质激素大量分泌(可达基础分泌量的 1 000 倍),此时,中枢神经系统的兴奋性增高,使机体处于警觉状态,反应灵敏。同时,心率加快,心肌收缩力增强,心输出量增加;呼吸加深加快,肺通气量增大;代谢增强,血糖升高等变化都有利于调整机体各种功能,以应付环境急变,使机体渡过紧急时刻而"脱险"。这种在紧急情况下,通过交感-肾上腺髓质系统活动增强所发生的适应性变化称为应急反应。

"应急反应"与"应激反应"的概念不同,两者既有区别又有联系。引起"应急反应"的各种刺激实际上也是引起"应激反应"的刺激,前者是指交感-肾上腺髓质系统活动增强的过程,后者是指下丘脑-腺垂体-肾上腺皮质系统活动增强的过程。"应急反应"侧重于机体能量的动员,从而提高机体快速反应的能力;而"应激反应"侧重于增加机体对有害刺激的耐受能力。两者相辅相成,共同提高机体在环境变化时的适应能力和抵抗能力。

(二) 肾上腺髓质激素分泌的调节

1. 交感神经的作用 肾上腺髓质受交感神经节前纤维的支配,交感神经兴奋时,肾上腺髓质激素分泌增加。

2. ACTH 的作用 实验表明,ACTH 可通过糖皮质激素间接刺激肾上腺髓质,也可直接刺激肾上腺髓质使髓质激素合成增加。

3. 负反馈作用 当血中儿茶酚胺的浓度增加到一定量时,又可反馈性抑制儿茶酚胺的某些合成酶的活性,使儿茶酚胺合成减少,浓度下降。

第五节 胰 岛

胰岛是位于胰腺中的内分泌组织,是散在于胰腺腺泡之间大小不等的分泌细胞团,像海洋中的一个个小岛,故称胰岛。人胰岛细胞主要有 A 细胞、B 细胞、D 细胞和 PP 细胞。A 细胞约占 20%,分泌胰高血糖素;B 细胞占 60%~70%,分泌胰岛素;D 细胞约占 10%,分泌生长抑素;PP 细胞数量很少,分泌胰多肽(图 11-12)。本节主要讨论胰岛素和胰高血糖素。

一、胰岛素

胰岛素是含 51 个氨基酸的小分子蛋白质。1965 年,我国中国科学院生物化学研究所以王应睐为首的科学家首先成功地用人工方法合成了具有全生物活性的结晶牛胰岛素,为糖尿病患者带来了福音。至今还没有任何药物可以替代胰岛素的作用。正常人空腹血清胰岛素浓度为 35~145 pmol/L,半衰期为 5 min,主要在肝内灭活。

(一) 胰岛素的生理作用

胰岛素是调节糖、脂肪、蛋白质代谢的重要激素之一,对机体能源物质的储存和生长发育具有重要

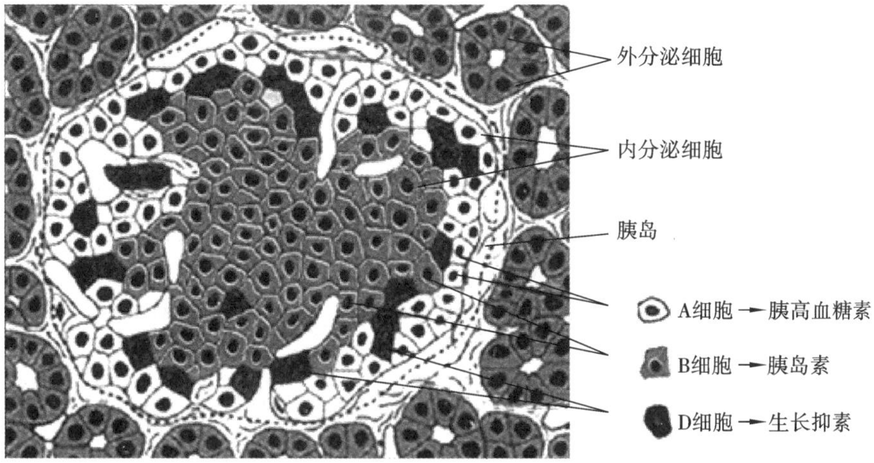

图 11-12 胰岛内的内分泌细胞示意图

意义。

1. 对糖代谢 胰岛素一方面促进全身组织对葡萄糖的摄取和利用，加速肝糖原和肌糖原的合成；另一方面还抑制糖原分解和糖异生，从而降低血糖。胰岛素分泌不足时，血糖升高，当血糖超过肾糖阈时，糖即随尿排出，发生糖尿病。糖尿病患者使用适量胰岛素，可使血糖维持正常浓度，但如使用过量，则可引起低血糖，甚至发生低血糖性休克。

2. 对脂肪代谢 胰岛素能促进脂肪的合成与储存，同时抑制脂肪的分解，使血中游离脂肪酸减少。胰岛素分泌不足时，可出现脂肪代谢紊乱，使脂肪的储存减少，分解增强，产生大量脂肪酸。大量脂肪酸在肝内氧化生成大量酮体，引起酮血症和酸中毒，甚至出现昏迷。同时，血脂升高易引起动脉硬化，造成心脑血管系统的严重疾病。

3. 对蛋白质代谢 胰岛素一方面能促进细胞对氨基酸的摄取和蛋白质合成，另一方面抑制蛋白质分解，故对机体的生长发育有促进作用，但需与生长激素共同作用时才能发挥明显的协同效应。此外，胰岛素还能促进 K^+ 进入细胞，使血 K^+ 降低。

总之，胰岛素是促进合成代谢的重要激素，其最明显的效应是降低血糖，它是体内唯一能降低血糖的激素。当胰岛素分泌不足时，不仅血糖升高，而且可发生一系列代谢方面的障碍。

（二）胰岛素分泌的调节

1. 血糖的作用 血糖浓度是反馈调节胰岛素分泌的最重要因素，可直接影响胰岛 B 细胞的分泌活动。当血糖浓度升高时胰岛素分泌增加，从而使血糖下降；反之，血糖浓度降低时则抑制胰岛素的分泌，使血糖回升，从而维持血糖水平的相对稳定。

2. 激素的作用 胰高血糖素可直接作用于相邻的胰岛 B 细胞，刺激其分泌胰岛素，也可以通过升高血糖而间接刺激胰岛素分泌。胃肠激素如促胃液素、促胰液素、缩胆囊素和抑胃肽等对胰岛素的分泌也有一定的促进作用。生长激素、糖皮质激素、甲状腺激素可通过升高血糖而间接促进胰岛素的分泌，肾上腺素则抑制其分泌。

3. 神经调节 胰岛受迷走神经和交感神经的双重支配。迷走神经兴奋时，既可直接促进胰岛素分泌，又可通过刺激胃肠激素的分泌而间接促进胰岛素分泌；交感神经兴奋则抑制其分泌。

4. 氨基酸和脂肪酸的作用 血液中多种氨基酸如精氨酸、赖氨酸等都有刺激胰岛素分泌的作用。此外，血液中脂肪酸、酮体浓度升高也可促进胰岛素分泌。

二、胰高血糖素

胰高血糖素是含有 29 个氨基酸的多肽激素，半衰期为 5～10 min，主要在肝内灭活。

（一）胰高血糖素的生理作用

与胰岛素的作用相反，胰高血糖素是一种促进分解代谢、能量动员的激素。其主要的靶器官是肝脏。胰高血糖素具有很强的促进糖原分解和糖异生作用，使血糖明显升高，这是胰高血糖素最显著的作用;胰高血糖素能激活脂肪酶,促进脂肪分解,同时又能加强脂肪酸氧化,使血中酮体生成增多;胰高血糖素还能促进蛋白质分解并抑制其合成,使氨基酸迅速进入肝细胞,经糖异生转变为肝糖原。

(二) 胰高血糖素分泌的调节

血糖浓度是调节胰高血糖素分泌的最重要因素。血糖浓度降低时,胰高血糖素分泌增加,反之则分泌减少。饥饿可促进胰高血糖素的分泌,这对于维持血糖水平,保证脑的代谢和能量供应具有重要意义。氨基酸可促进胰高血糖素的分泌,这对防止由氨基酸引起的胰岛素分泌所致的低血糖有一定的生理意义。

胰岛素可直接作用于胰岛 A 细胞,抑制胰高血糖素的分泌,也可通过降低血糖间接刺激胰高血糖素的分泌。

此外,胰高血糖素的分泌还受交感神经和迷走神经的调节,前者促进其分泌,后者则抑制其分泌。

第六节　甲状旁腺素、降钙素和维生素 D_3

甲状旁腺激素、降钙素和维生素 D_3 是体内调节钙、磷代谢的三种主要激素,它们通过对骨、肾和肠三种靶组织的作用,维持血中钙和磷水平的相对稳定。

一、甲状旁腺素

甲状旁腺素(PTH)是由甲状旁腺主细胞合成和分泌的含有 84 个氨基酸的直链肽。

(一) 甲状旁腺素的生理作用

甲状旁腺素是体内调节血钙浓度的最重要激素,具有升高血钙和降低血磷含量的作用。人体神经、肌肉正常兴奋性的维持与血钙浓度密切相关。如外科手术时不慎将甲状旁腺切除,可引起严重的低血钙性抽搐,应用 PTH 和钙盐可暂时缓解症状。

1. 对骨的作用　体内钙总量的 99%以钙盐形式储存在骨组织中。PTH 可促进骨钙入血,使血钙浓度升高。此作用分为快速效应和延缓效应两个时相:①快速效应:在 PTH 作用数分钟后发生的,通过提高骨细胞膜对 Ca^{2+} 的通透性,使骨液中的 Ca^{2+} 进入细胞内,Ca^{2+} 泵的活动增强,Ca^{2+} 经主动转运至细胞外液中引起血钙升高。②延缓效应:在 PTH 作用后 12～14 h 出现的效应,通常需要几天或数周才能使血钙浓度达到高峰。此效应主要是通过刺激破骨细胞的活动,加速骨组织的溶解,使钙、磷释放入血。机体通过这两个效应相互配合,使血钙的调节既灵敏又能持续较长时间。

2. 对肾的作用　PTH 促进肾远端小管和集合管对钙的重吸收,减少尿钙排出,使血钙升高;同时,PTH 可抑制近端小管对磷酸盐的重吸收,促进尿磷排出,使血磷降低。

3. 对小肠的作用　PTH 可激活 1,25-羟化酶的活性,使维生素 D_3 转变成有活性的 1,25-二羟维生素 D_3,后者促进小肠对钙的吸收,使血钙升高。

(二) 甲状旁腺素分泌的调节

PTH 的分泌主要受血钙浓度的负反馈调节。血钙浓度降低时,PTH 的分泌增多;反之,血钙浓度升高时,则 PTH 分泌减少。这种负反馈调节是人体甲状旁腺素分泌和血钙浓度维持相对稳定的重要机制。

二、降钙素

降钙素(CT)主要是甲状腺滤泡旁细胞(C 细胞)合成和分泌的,是由 32 个氨基酸组成的肽类激素。

(一) 降钙素的生理作用

CT 的生理作用主要是降低血钙和血磷。

1. 对骨的作用　CT 的主要作用是抑制破骨细胞的活动及骨盐的溶解,增强成骨细胞的活动,使钙

Note

盐沉积于骨组织，从而降低血钙和血磷。

2. 对肾的作用 CT 能抑制肾小管对钙、磷、钠、氯等的重吸收，增加它们在尿中的排出量。

3. 对小肠的作用 CT 可抑制小肠吸收钙和磷。

（二）降钙素分泌的调节

CT 的分泌主要受血钙浓度的调节。血钙升高，CT 分泌增多，反之则分泌减少。

三、维生素 D_3

维生素 D_3（VD_3）是胆固醇的衍生物，也称胆钙化醇，在肝、乳、鱼肝油等食物中含量丰富。体内的 VD_3 主要由皮肤中的 7-脱氢胆固醇经日光中的紫外线照射转化而来，VD_3 无生物活性，它需在肝内经 25-羟化酶羟化为 25-OH-D_3，再在肾内进一步羟化成具有活性的 1,25-$(OH)_2$-D_3，其可促进小肠上皮细胞对钙的吸收，使血钙升高，动员骨钙入血和促使钙在骨中的沉积，是骨更新重建的重要因素。若机体缺乏 VD_3 或长期缺乏阳光照射，可因骨质钙化不足而骨骼生长不良，在儿童可引起佝偻病，在成人则导致骨质疏松症。

记忆重点

1. 内分泌系统由内分泌腺和散在的内分泌细胞所组成，是人体功能重要的调节系统。由于其分泌物直接进入血液或其他体液中，故称之为内分泌。内分泌细胞分泌的传递信息的生物活性物质称为激素。激素将调节信息传递给靶细胞，引起靶细胞功能的改变。激素按化学性质分为含氮类激素和类固醇类激素。激素作用的一般特征有特异性、高效能、信息传递及激素间的相互作用。

2. 下丘脑与垂体通过下丘脑-腺垂体系统和下丘脑-神经垂体系统之间的关系起作用。腺垂体分泌生长激素等 7 种激素，神经垂体储存和释放血管升压素和催产素。

3. 甲状腺激素在血中有 T_3 和 T_4 两种存在形式，其主要作用是促进代谢和生长发育。

4. 甲状旁腺素和降钙素的主要作用是调节机体的钙、磷代谢，控制血中钙和磷的水平。

5. 肾上腺包括皮质和髓质两部分。肾上腺皮质分泌盐皮质激素（主要是醛固酮）、糖皮质激素（主要是皮质醇）和少量性激素。糖皮质激素的主要作用是促进糖异生，抑制组织对糖的利用，使血糖升高；促进肝外组织尤其是肌肉组织蛋白质分解；促进脂肪分解和脂肪重新分布；参与应激反应。肾上腺髓质分泌肾上腺素和去甲肾上腺素，其作用与交感神经兴奋时的效应相似。

6. 胰岛素对维持血糖浓度的相对稳定起重要作用。

能力检测及答案

一、名称解释

激素　激素的允许作用　呆小症　侏儒症

二、简答题

1. 饮食中长期缺碘为什么会引起甲状腺肿大？
2. 简述糖皮质激素分泌的调节，并说明长期大量使用糖皮质激素的患者不能骤然停药的原因。
3. 简述机体应激反应与应急反应的区别与联系。

三、单项选择题

在线答题

（孙玉锦　吕淑红）

Note

第十二章　生　殖

学习目标

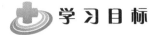

掌握：睾丸的生精功能及睾丸的内分泌功能；卵巢的生卵功能及内分泌功能；月经周期及作用机制。
熟悉：生殖过程的调控；生殖、排卵、月经、月经周期、妊娠的概念。
了解：生殖过程；精子的生成；卵子的生成；避孕。

第一节　概　述

一、生殖的概念与意义

生物体生长发育到一定阶段后，能够产生与自己相似的子代个体，这种功能称为生殖。生殖是生物延续和种系繁殖的重要生命活动。人类和其他高等动物的生殖要通过两性生殖系统共同参与来实现。

二、生殖的调控

生殖过程包括两性生殖细胞的形成、交配、受精、着床、胚胎发育以及分娩等重要环节。生殖的全过程是以下丘脑-腺垂体-性腺轴为主的神经内分泌的调节下完成的。

第二节　男性生殖

男性生殖功能包括雄性生殖细胞生成精子、内分泌功能和进行性活动三方面。

一、睾丸的功能

睾丸的功能包括生精功能与内分泌功能。睾丸由生精小管和睾丸间质构成。生精小管是生成精子的部位，由生精细胞和支持细胞构成。睾丸间质细胞具有合成和分泌雄激素的功能。

（一）睾丸的生精功能

睾丸的生精作用是指精原细胞发育为成熟精子的过程。精子进入生精小管管腔，储存于附睾。新生的精子在经过附睾及运送精子的管道后，逐渐成熟并获得运动能力。支持细胞为生精细胞提供营养并起保护和支持作用。

Note

男性自青春期开始，在下丘脑-腺垂体分泌的 FSH（主要作用于精曲小管）和 LH（主要作用于睾丸的间质细胞)的作用下,睾丸内精曲小管内的精原细胞便分阶段发育成精子,从精原细胞发育成为精子平均需 74 天。精子在精液中的浓度为(0.2～4)×10^8/mL。精子的生成受许多因素影响。

(1) 年龄:从青春期到老年,睾丸都有生精能力。45 岁以后,生精能力逐渐减弱。

(2) 温度:精子生成需要适宜的温度,阴囊内温度较腹腔内温度低 2 ℃左右,适于精子的生成。在胚胎发育期间,若由于各种原因睾丸没有下降进入阴囊而停留在腹腔或腹股沟内,称为隐睾,将影响精子生成。

(3) 其他:如疾病、接触放射性物质、吸烟、酗酒等可导致精子活力降低,畸形率增加,精子生成减少或不生成。

(二) 睾丸的内分泌功能

睾丸间质细胞分泌的雄激素主要为睾酮,支持细胞分泌抑制素。

1. 雄激素 主要为睾酮,包括雄烯二酮、脱氢表雄酮、双氢睾酮、雄酮等。正常青壮年男性,每日分泌约 24 mg 睾酮,血浆睾酮浓度为(22.7±4.3)nmol/L,50 岁以后随年龄增长分泌量逐渐减少。成年男性血浆睾酮水平呈现三种规律性变化:①年节律:春季较低,秋季较高。②日节律:早晨最高,傍晚最低。③脉冲式节律:每隔 1～3 h 出现一次微小的波动。

睾酮的主要作用包括:①促进精子的生成。②刺激生殖器官的生长发育,促进男性第二性征的出现并维持其正常状态。③维持正常的性欲。④促进合成代谢作用:促进蛋白质合成,特别是肌肉和生殖器官的蛋白质合成;促进钙磷在骨骼中沉积;促进红细胞生成;类似肾上腺皮质激素作用有利于体内水钠电解质的适度潴留。⑤胚胎时期,诱导胚胎性分化发育。

2. 抑制素 为一种糖蛋白激素。FSH 可促进抑制素的生成。生理剂量的抑制素对腺垂体 FSH 的分泌起负反馈抑制作用,对 LH 的分泌则无明显影响;大剂量时,FSH 和 LH 的分泌均受到抑制。

二、睾丸功能的调节

睾丸的功能主要受下丘脑-腺垂体-睾丸轴的调节(图 12-1)。

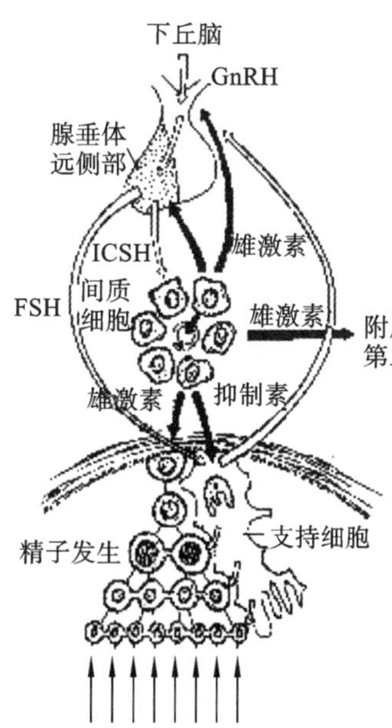

图 12-1 下丘脑-腺垂体-睾丸轴的调节示意图

1. 下丘脑-腺垂体对睾丸活动的调节 下丘脑分泌的促性腺释放激素(GnRH)经垂体门脉系统到达腺垂体,促进腺垂体合成、分泌 FSH 和 LH。FSH 主要作用于生精细胞和支持细胞,LH 主要作用于间质细胞。①睾丸的生精功能接受 FSH 与 LH 的双重调节,只是 LH 的作用是通过睾酮实现的。实验表明,FSH 在生精过程中发挥始动作用,睾酮有维持生精作用。②睾丸的内分泌功能直接受 LH 的调节,LH 与间质细胞膜上受体结合,促进间质细胞合成,分泌睾酮。另外,在 FSH 的作用下,睾丸支持细胞还可产生抑制素。

2. 睾丸激素对下丘脑-腺垂体的负反馈调节 血液中的睾酮对下丘脑和腺垂体具有负反馈作用。当血中睾酮达到一定浓度，将分别抑制 GnRH 和 LH 的分泌。支持细胞产生的抑制素对腺垂体 FSH 分泌具有负反馈调节作用。

知识链接

下丘脑-垂体功能单位与睾丸功能

早在 1921 年就有人发现，损伤狗的下丘脑可引起其睾丸的萎缩。此后又发现，下丘脑患病者会出现睾丸萎缩和功能丧失等现象，说明下丘脑对睾丸的发育和正常功能起调节作用。实验条件下切除成年雄性动物的垂体后，睾丸萎缩、变小、变软，某些动物的睾丸还退回到腹腔，附性器官完全萎缩；同时睾丸的生精过程停止，生精细胞和间质细胞的数目均明显减少，并出现退行性变，睾酮的分泌也受到抑制。这些实验说明垂体对睾丸功能的维持至关重要。可见，睾丸的精子生成和内分泌功能有赖于下丘脑-腺垂体-睾丸轴系统。

第三节 女性生殖

女性生殖系统功能包括卵巢的生卵功能和内分泌功能，以及妊娠和分娩等。

一、卵巢的功能

卵巢的功能是产生卵子和分泌性激素。卵巢由卵泡和结缔组织组成。卵泡由卵细胞和包围卵细胞的卵泡细胞组成。卵细胞是女性生殖细胞；卵泡细胞具有内分泌作用。

(一) 卵巢的生卵功能

卵巢的生卵功能是成熟女性最基本的生殖功能。女性刚出生时，卵巢内约有 200 万个原始卵泡。成年女性的卵巢中有数万个初级卵泡。卵泡发育次序为初级卵泡、生长卵泡和成熟卵泡。在生育年龄的妇女，除妊娠外，每个月都有几个甚至十几个初级卵泡同时生长发育，通常只有一个卵泡发育成熟并排卵，该卵泡称为优势卵泡。正常女性一生仅有 400～500 个卵泡发育成熟排卵，其余卵泡在发育的不同阶段先后退化形成闭锁卵泡。成熟卵泡破裂，卵细胞和卵泡液排至腹膜腔的过程，称为排卵。

卵巢的生卵功能呈月周期性变化，一般分为卵泡期、排卵期和黄体期三个阶段(图 12-2)。

1. 卵泡期 卵泡在生成发育过程中，形态结构变化较大，其发育的次序为原始卵泡→初级卵泡→次级卵泡→成熟卵泡。原始卵泡由一个卵母细胞和周围的单层卵泡细胞组成。随着卵泡的发育，卵母细胞逐渐增大，卵泡细胞不断增殖由单层变为多层的颗粒细胞，并分泌糖蛋白形成透明带包绕卵母细胞。同时卵泡周围的间质细胞环绕在颗粒细胞外，分化增殖为内膜细胞和外膜细胞，形成初级卵泡。初级卵泡继续发育，出现卵泡腔、卵泡液和卵丘，发育成次级卵泡，最后发育为成熟卵泡。

2. 排卵期 卵泡成熟以后，在多种激素的刺激下，卵泡膜破裂，卵细胞与透明带、放射冠等随卵泡液一起排至腹腔的过程，称为排卵。排出的卵细胞被输卵管伞捕捉，送入输卵管中，其受精能力一般维持 1～2 天。

3. 黄体期 排卵后残存的卵泡壁内陷，卵泡腔由卵泡破裂时流出的血液填充。残存卵泡内的颗粒细胞增生变大，因胞质中含有黄色颗粒，称为黄体细胞。黄体细胞聚集成团，形成月经黄体。黄体在排卵后的第 9～10 天开始退化萎缩，最后被吸收并纤维化，变成白体。若排出的卵子受精，在人绒毛膜促性腺激素的作用下，黄体继续生长并维持一定时间，以适应妊娠的需要，此时称为妊娠黄体。

Note

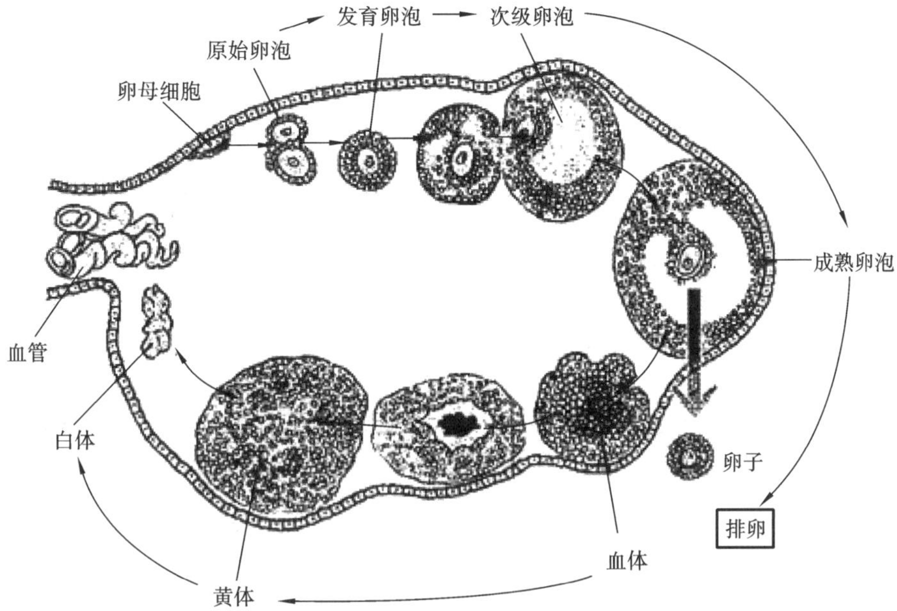

图 12-2 卵泡的生卵过程示意图

(二) 卵巢的内分泌功能

卵巢主要合成和分泌雌激素和孕激素。

1. 雌激素 雌激素是由卵泡细胞在 FSH 和 LH 的共同作用下合成的，有雌二醇、雌三醇、雌酮三种，雌二醇分泌量最大，活性最强。

(1) 促进女性生殖器官的生长发育：①卵巢：促进卵泡发育，间接促进排卵。②子宫：促进子宫发育，使子宫内膜呈现增生期变化；促进子宫平滑肌增生，提高子宫平滑肌兴奋性及对催产素敏感性，参与分娩过程；刺激子宫颈分泌稀薄黏液，有利于精子穿透。③输卵管：促进输卵管运动，有利于卵子和精子的运行。④阴道：刺激阴道上皮增生、角化，使阴道分泌物呈酸性，有利于增强阴道的抵抗力。

(2) 促进女性第二性征的出现，并维持其正常状态：雌激素刺激乳腺导管和结缔组织增生，促进乳腺发育。青春期后，雌激素可激发与维持女性第二性征，使脂肪沉积于乳房、臀等部位，毛发分布呈女性特征，音调较高，骨盆宽大。

(3) 对代谢有广泛影响：①促进血浆胰岛素分泌，增加糖分解代谢；②使体液向组织间隙转移，引起水钠潴留；③促进蛋白质与脂肪的分解代谢；④加速骨生长，促进钙盐沉积。

2. 孕激素 由黄体细胞分泌，主要成分是黄体酮。由于黄体酮受体含量受雌激素调节，因而黄体酮的大部分作用需在雌激素作用的基础上才能发挥。

(1) 保证妊娠安全、顺利进行：①促使子宫内膜由增生期转变为分泌期；②降低子宫平滑肌兴奋性；③宫颈黏液增多并黏稠，阻止精子通过；④抑制 LH 的分泌高峰，抑制排卵保证孕妇妊娠期间不致第二次妊娠等；⑤有利于受精卵着床前的生存和着床，以及妊娠的维持。

(2) 为分娩后泌乳准备条件：在雌激素作用基础上，进一步促进乳腺腺泡与导管的发育和成熟。

(3) 产热作用：孕激素作用于下丘脑体温调节中枢，使基础体温在排卵后升高 0.3～0.5 ℃，并在黄体期一直保持此水平。由于体温在排卵前先表现为短暂降低，排卵后升高，临床上将这一基础体温改变作为判断排卵日期的标志之一。

(4) 血管作用：使血管平滑肌松弛，张力降低。

二、月经周期及其形成机制

女性进入青春期后，下丘脑 GnRH 神经元发育成熟，对卵巢激素负反馈抑制作用的敏感性降低，GnRH 分泌增加，FSH 和 LH 分泌也随之增加，卵巢功能开始呈现周期性变化，表现为卵泡的生长发育

Note

成熟,排卵与黄体形成,并周而复始进行。在卵巢激素周期性分泌的影响下,子宫内膜发生周期性剥脱,产生出血现象,称为月经。子宫内膜的规律性变化周期,称为月经周期。健康成年女性月经周期一般为20～40天,平均28天。每次月经持续3～5天,每次经血量为50～100 mL。一般将子宫内膜的周期性变化分为三期。

1. 月经期 月经周期的第1～4天,此期卵巢中的月经黄体退化,雌、孕激素分泌量骤减,螺旋动脉持续收缩,导致子宫内膜功能性缺血、坏死。经过一段时间后,组织坏死代谢产物的刺激使螺旋动脉突然扩张,毛细血管充血、破裂,子宫内膜脱落。脱落的子宫内膜随血液一起经阴道排出,形成月经。月经期内,子宫内膜有创面形成,容易导致感染,应保持经期卫生。

2. 增生期 又称卵泡期,为月经周期的第5～14天。由于血中雌、孕激素水平低下,对下丘脑和腺垂体的负反馈抑制作用较弱,下丘脑和腺垂体分泌的GnRH、FSH、LH增加。FSH促使卵泡发育并成熟,并与LH配合,使卵泡分泌雌激素。随着卵泡分泌激素的进一步增多。在雌激素作用下,子宫内膜基底层增生修复,子宫腺和螺旋动脉弯曲,子宫内膜逐渐增厚并形成新的上皮层和功能层。至该期末(排卵前一天),雌激素分泌达到高峰。在其作用下,下丘脑GnRH分泌活动加强,刺激FSH、LH的分泌,其中以LH的分泌增加最为明显,从而形成血中LH的高峰。LH在孕酮的配合下,使卵泡壁破裂,发生排卵。雌激素这种促进LH大量分泌的作用,称为雌激素的正反馈效应。排卵一般发生在LH峰后24 h,LH峰是控制排卵发生的关键因素,LH峰的出现标志着排卵的发生。

3. 分泌期 又称黄体期,为月经周期的第15～28天,即从排卵到下一次月经前。卵巢排卵后形成黄体,并分泌雌激素和大量孕激素,使子宫内膜进一步增厚,子宫腺迂曲,管壁变薄,管腔变大;腺细胞分泌活动旺盛,腺腔含有糖原。腺细胞分泌活动在第21天达到高峰,螺旋动脉迂曲扩张。此时,子宫内膜最适宜胚泡的着床和发育。如未受精,则孕酮和雌激素继续增加,形成又一高峰,通过负反馈作用使下丘脑和腺垂体受到抑制,激素分泌减少,黄体退化,血中孕酮和雌激素浓度明显下降,子宫内膜开始脱落,进入下一个月经周期。如卵已受精并植入,黄体继续存在,形成妊娠黄体,继续分泌孕激素,子宫内膜在孕酮作用下继续增厚。

月经周期的形成主要是下丘脑-腺垂体-卵巢轴作用的结果,其形成机制见图12-3。

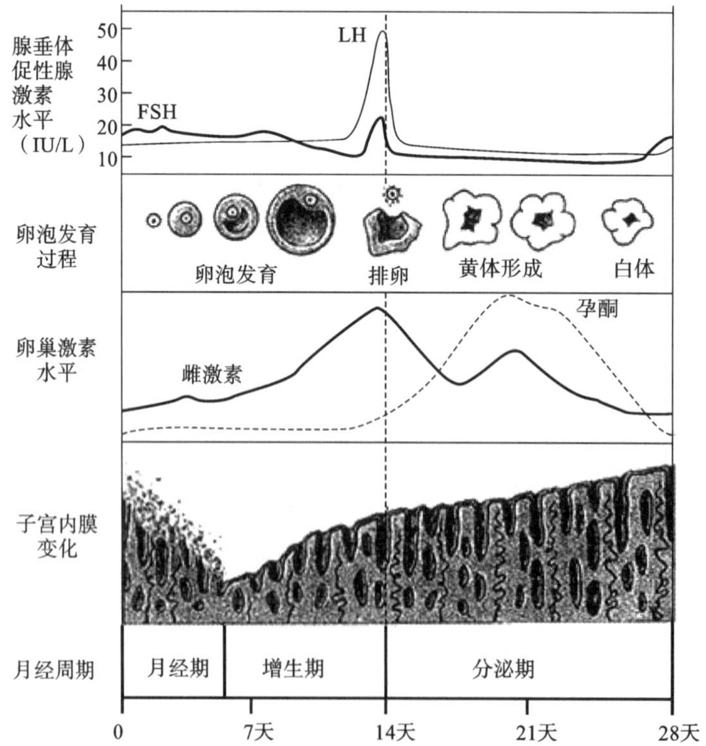

图12-3 月经周期形成机制示意图

三、妊娠、分娩与避孕

妊娠(pregnancy)是指母体内胚胎的形成及胎儿的生长发育过程。妊娠预示着新个体的产生,包括受精、着床、妊娠的维持、胎儿的生长发育等过程。人类妊娠全过程约 280 天,是一个非常复杂的生理过程。分娩(parturition)是指成熟的胎儿及其附属物从子宫经阴道排出体外的过程。

(一) 妊娠

1. 受精与着床 受精(fertilization)是指精子与卵子结合形成受精卵的过程。正常情况下,受精的部位在输卵管壶腹部,其基本过程为精子运行、精子获能及受精过程。

(1) 精子运行:当精液进入阴道后,精子依靠其尾部鞭毛摆动和女性生殖道平滑肌的收缩以及输卵管上皮细胞纤毛的摆动,穿过子宫颈管和子宫腔,并沿输卵管运行一段距离才能到达受精的部位。一次射精虽能排出数以亿计的精子,但最后能到达受精部位的只有 15～50 个。这是因为精子在运行过程中,会受到宫颈黏液的黏度、阴道内的酸性液体等因素的影响。一般情况下,精子从阴道运行到受精部位需要 30～90 min。

(2) 精子获能:精子在女性生殖道内停留一段时间后,才能获得使卵子受精的能力,这一过程称为精子获能。精子在附睾中移行的过程中,已具备了使卵子受精的能力,但由于在附睾和精液中存在一种抑制性物质,使精子失去使卵子受精的能力。精子获能的本质是暴露精子表面与卵子的识别装置,解除对顶体反应的抑制,使精子得以穿入卵子内完成受精过程。精子获能的主要部位是子宫和输卵管。

(3) 受精过程:精子在女性体内保持受精能力的时间为 1～2 天,卵子仅为 6～24 h。当精子与卵子相遇时,精子头部释放顶体酶溶解卵子外周的放射冠和透明带,协助精子的头部进入卵子。当精子进入卵子后,立即激发卵母细胞中的颗粒释放某些物质,封锁透明带,使其他精子难以再次进入。因此,到达受精部位的精子虽然有数十个,但一般只有一个精子能与卵子结合形成受精卵。进入卵内的精子头部形成雄性原核,卵子形成雌性原核,两性原核融合成新的细胞核,形成一个具有 46 条染色体的受精卵(图 12-4)。

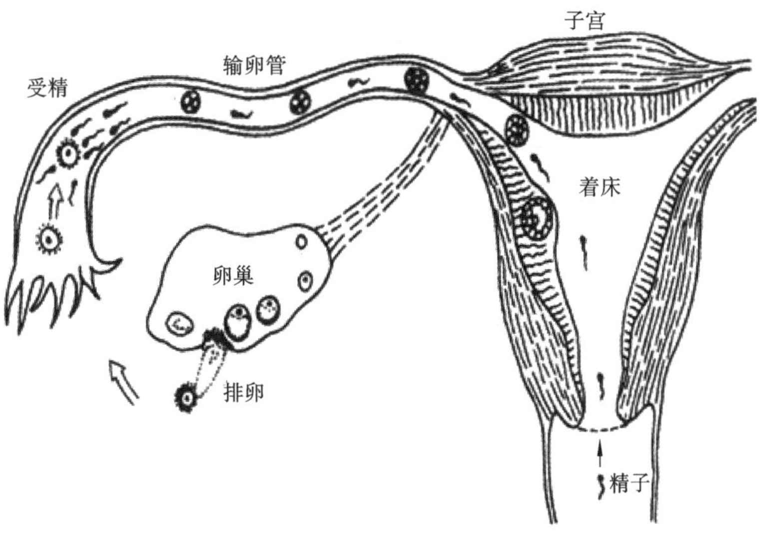

图 12-4 排卵、受精与着床的示意图

受精的生理意义在于:①受精标志着新个体的开始;②受精使染色体的数目恢复为 23 对,并使受精卵具有双亲的遗传物质;③受精决定性别,带有 X 染色体的精子与卵子结合发育为女性,带有 Y 染色体的精子与卵子结合发育为男性。

(4) 着床:受精卵在移动至子宫腔的途中,继续进行分裂,大约 4 天后抵达子宫腔,此时受精卵已经形成胚泡,大约在排卵后第 8 天,胚泡吸附在子宫内膜上,通过与子宫内膜的相互作用而进入子宫内膜,排卵后 10～13 天,胚泡完全被埋在子宫内膜中。这种胚泡通过与子宫内膜相互作用而植入子宫内膜的过程称为着床(implantation),也称为植入。成功着床的关键在于胚泡与子宫内膜的同步发育。

2. 胎盘的内分泌功能与妊娠的维持 胚泡着床后,其最外层的一部分细胞发育成滋养层,其他大部分细胞则发育成胎儿。滋养层细胞发育很快,不久就形成绒毛膜,其绒毛突起可吸收母体血液中的营养成分供给胎儿。与此同时,子宫内膜也增殖形成蜕膜。这样,属于母体的蜕膜和属于胎儿的绒毛膜共同形成胎盘。胎盘既是母体和子体进行物质交换的重要结构,也是一个非常重要的内分泌器官,可以提供维持妊娠所必需的一些激素。人类的胎盘可以分泌多种激素,主要有人绒毛膜促性腺激素(human chorionic gonadotrophin,HCG)、雌激素、孕激素和人绒毛膜生长素(human chorionic somatomammotrophin,HCS)等。

(1) 人绒毛膜促性腺激素:人绒毛膜促性腺激素是胎盘绒毛膜组织的合体滋养层细胞分泌的一种糖蛋白,一般在受精后8～10天开始分泌,随后血中浓度迅速升高,至妊娠8～10周达到高峰,之后逐渐减退,在妊娠20周左右降至较低水平,并一直维持至分娩。其主要生理作用是:①在妊娠早期发挥类似黄体生成素的作用,可以刺激卵巢的月经黄体转变为妊娠黄体,并使其继续分泌大量的雌激素和孕激素,以维持妊娠的顺利进行;②抑制淋巴细胞的活性,防止母体对胎儿发生排斥反应,具有"安胎"效应。

(2) 雌激素和孕激素:胎盘和卵巢的黄体一样,能够分泌雌激素和孕激素。妊娠第8周后,绒毛膜促性腺激素的分泌减少,导致妊娠黄体萎缩退化,由它分泌的雌激素和孕激素也减少。此时胎盘所分泌的雌激素和孕激素逐渐增加,接替妊娠黄体功能以维持妊娠,直至分娩。胎盘所分泌的雌激素主要是雌三醇,它是胎儿和胎盘共同参与合成的。因此,检测孕妇尿中和血中雌三醇的含量,可以反映胎儿在子宫内的情况,如雌三醇突然降低,常常预示胎儿有危险或发生宫内死亡。

在整个妊娠期内,孕妇血液中的雌激素和孕激素都保持在高水平,对下丘脑和腺垂体起负反馈抑制作用,卵巢内没有卵泡发育和排卵,因此妊娠期内不来月经,也不会再受孕。

(3) 人绒毛膜生长素:人绒毛膜生长素是一种由合体滋养细胞分泌的糖蛋白。主要作用是调节母体与胎儿之间的物质代谢,包括糖、脂肪和蛋白质的代谢,降低母体对胰岛素的敏感性,抑制葡萄糖的利用,为胎儿提供大量的葡萄糖,从而促进胎儿的生长。

知识链接

人工授精和试管婴儿

人工授精是指用人工方法实现精子与卵子的结合,可分为体内和体外两种。体内人工授精是指将取得的男性精液注入女性阴道或子宫颈管内,让精子和卵子自然结合形成受精卵,以达到受孕的目的。体外受精是指用人工方法从女性体内取出卵子,放入试管内培养,加入处理好的精子,等待卵子与精子结合形成受精卵。受精卵在试管内不断分裂增殖形成胚泡,然后再将胚泡送入处于分泌期的子宫内发育成胎儿,由母体娩出。世界上首例试管婴儿是在1978年7月25日诞生于英国剑桥;我国首例试管婴儿诞生于1988年3月10日。

(二) 分娩

妊娠末期,子宫平滑肌的兴奋性逐渐提高,最后形成强烈而有节律的收缩,子宫颈变软,子宫口开放,驱使胎儿离开母体。分娩时,子宫颈受刺激,反射性引起催产素释放,催产素进一步加强子宫平滑肌的收缩,使子宫颈受到更强的刺激,直至分娩过程完成为止。可见,分娩过程是一种正反馈过程。

自然分娩的过程可以分为三个阶段:首先,子宫底部向子宫颈的收缩波频繁发生,推动胎儿头部紧抵子宫颈;其次,子宫颈变软并开放完全,胎儿由宫腔经子宫颈和阴道娩出体外;最后,胎盘与子宫分离并排出母体,同时子宫肌强烈收缩,压迫血管以防止过量失血。分娩是一个极其复杂的生理过程,有关分娩的发动机制目前尚不清楚,但子宫平滑肌节律性收缩是分娩的主要动力。

(三) 避孕

避孕主要包括:①抑制精子或卵子生成:雌激素(炔雌醇、炔雌醚)和孕激素(炔诺酮、甲地孕酮)。

Note

②阻止精子与卵子相遇:男女结扎,安全套的使用。③使女性生殖道内的环境不利于精子的生存和活动:孕激素。④使子宫内的环境不适于胚泡的着床与生长:宫腔内放置避孕环。生活中可以利用月经周期中体温的变化预测排卵日期,借以在安全期进行性生活,而达到避孕目的(安全期避孕),但此方法不具有绝对安全性。

记忆重点

1. 生殖是生物体生长发育到一定阶段后,能产生与自己相似的子代个体,人类和其他高等动物的生殖要通过两性器官的活动来实现。生殖的全过程是在以下丘脑-腺垂体-性腺轴为主的神经内分泌的调节下完成的。

2. 男性生殖功能包括雄性生殖细胞生成精子、内分泌功能。睾酮的主要作用包括:①促进精子的生成;②刺激生殖器官的生长发育,促进男性第二性征的出现并维持其正常状态;③维持正常的性欲;④促进合成代谢作用;⑤胚胎时期,诱导胚胎性分化及发育。

3. 女性生殖系统功能包括卵巢的生卵功能和内分泌功能,以及妊娠和分娩。雌激素的主要成分是雌二醇。其生理作用为:①促进女性生殖器官的生长发育;②促进女性第二性征的出现,并维持其正常状态;③对代谢有广泛影响。孕激素主要成分是黄体酮,黄体酮的大部分作用需在雌激素作用的基础上才能发挥作用。其生理作用为:①保证妊娠安全、顺利进行;②为分娩后泌乳准备条件;③产热作用;④使血管平滑肌松弛,张力降低。在卵巢激素周期性分泌的影响下,子宫内膜发生周期性剥脱,产生出血现象,称为月经。子宫内膜的规律性变化周期,称为月经周期。一般将子宫内膜的周期性变化分为三期:①月经期:月经周期的第 1～4 天。②增生期:又称卵泡期,为月经周期的第 5～14 天。③分泌期:又称黄体期,为月经周期的第 15～28 天。月经周期的形成主要是下丘脑-腺垂体-卵巢轴作用的结果。

能力检测及答案

一、名词解释

生殖　排卵　月经　月经周期　妊娠

二、简答题

1. 简述生殖过程及生殖的调控。
2. 简述睾丸的功能及其功能的调节。
3. 简述雌激素及孕激素的生理作用。
4. 月经周期的分期及其形成机制是什么?

三、单项选择题

在线答题

(王　涛　李　旻)

Note

第十三章　生理学基础实验

总　　论

一、生理学实验课的目的和要求

生理学实验课的目的在于通过实验使学生初步掌握生理学实验的基本方法和基本操作技术，培养学生分析问题、解决问题、科学思维的能力和拥有严肃的态度、严格的要求及严密的工作方法，验证和巩固学生所学的基本理论。

实验课中应训练学生正确使用基本实验仪器，正确进行操作，并能初步整理和分析实验结果。要求学生严格遵守实验室规则，爱惜实验用品和动物，保持实验室的秩序和整洁；培养学生在科学工作中积极主动和互助合作的精神。

二、实验指导教师的职责

为了使一堂实验课达到预期的目的和要求，除了让学生在实验前预习好实验指导、实验中严肃认真地进行操作和仔细地进行观察、实验后认真书写实验报告之外，实验指导教师应做好以下几个方面工作。

（一）做好预备实验

为保证实验成功，实验指导教师做好预备实验是很重要的，因为通过预备实验可以检查仪器、试剂的好坏，摸索这一实验在当时条件下可能会出现一些什么问题，探讨某些正常标准。

（二）做好理论和物资准备

实验指导教师每一次实验应有教案，重要的内容一定事先书写于黑板上，这样有利于教师简明扼要地讲解和学生有条不紊地进行操作。实验用品必须准备充分，某些仪器还应进行初步调试，以防实验进行中出现各种问题。

（三）积极指导学生进行实验

每次实验课开始可进行简明扼要的讲解，包括本次实验的目的、原理、主要操作及注意事项等，必要时进行示教。教师指导学生进行实验既不能包办代替，也不能撒手不管，主要让学生自己进行操作。发现问题给予指出，让学生自己去解决，解决不了时再给予启发或协助解决。示教实验应给学生讲解主要操作方法和步骤，不能只让学生看到结果了事。实验课结束时应作简短小结，指出本实验成功与失败的原因，进行主要结果及异常现象的分析等，但应让学生自己下结论。

（四）认真批改实验报告

无论示教实验或学生自己做的实验，每人每次均应写出实验报告，否则不能完全达到实验课的目

Note

的。实验指导教师对于学生写的实验报告应认真仔细批改，并作为平时考核成绩之一。对于共同性问题，实验指导教师应在下次实验课指出并进行分析。

三、实验报告的写作要求

（一）实验报告的一般格式

班级________学号________姓名________日期________室温________气压________

实验题目____________________

目的要求____________________

实验对象____________________

方法步骤____________________

实验结果____________________

讨论分析____________________

实验结论____________________

（二）实验报告的书写要求

1. 目的要求　用简练、明确的文字阐明本次实验所要验证的基本理论和基本技能训练的要求。

2. 实验对象　凡以人体为对象，应注明其姓名、性别、年龄及有关事项；动物实验，应注明动物的名称、性别、体重及有关事项。

3. 方法步骤　只需简单提示，不必详细描述。

4. 实验结果　客观地描述实验所见的现象，记录实验所得到的数据，剪贴或描绘记录曲线。

5. 讨论分析　根据实验结果，运用已知的理论知识进行合乎逻辑的解释。若出现非预期的结果，应分析、探讨其可能的原因。

6. 实验结论　根据实验结果提供的事实依据，通过归纳、推理和判断对本次实验所验证的理论和训练的基本操作技能做出简明的总结。本实验报告在各项实验下所附的讨论题，仅供理论联系实验与复习思考讨论时使用，不要求逐题写在实验报告上。

四、常用生理溶液的配制（见下表）

药品名称	浓度/(%)	任氏溶液	台氏溶液	生理盐水	
		用于两栖类	用于哺乳类（小肠）	两栖类	哺乳类
NaCl	20	32.5 mL	40.0 mL	6.5 g 纯	9.0 g 纯
KCl	10	1.4 mL	2.0 mL		
$CaCl_2$	10	1.2 mL	2.0 mL		
$NaHCO_3$	5	4.0 mL	20.0 mL		
NaH_2PO_4	1	1.0 mL	5.0 mL		
$MgCl_2$	5	—	2.0 mL		
葡萄糖		2.0 g(可不加)	1.0 g	—	—
蒸馏水		均加至 1000 mL			

$CaCl_2$ 最后加入。

五、常用麻醉药剂量与使用(见下表)

药　物	动　物	给药途径	给药剂量/(mg/kg)	浓度/(%)	给药量/(mL/kg)	备　注
戊巴比妥钠	兔	静脉	30	3	1.0	维持 24 h,中途加 1/5 量可维持 1 h 以上,麻醉力强,易抑制,呼吸变慢
氨基甲酸乙酯(乌拉坦)	兔	腹腔、静脉	750～1000	25	2.5～3.3	维持 2～4 h,应用安全,毒性小
		直肠	1500	30	5.0	
安密妥钠	兔	静脉	40～50	5	0.8～1.0	维持 4～6 h
		肌肉、腹腔	80～100	10	0.8～1.0	
		直肠	100	10	1.0	
酒精	兔	静脉		30	5.0	无其他麻药时,可用于代替

(王　涛)

分　论

实验一　反射弧的分析

[目的要求]

加深理解反射与反射弧的概念,分析反射弧的组成,了解反射弧的完整性与反射活动的关系。

[实验相关理论知识]

在中枢神经系统的参与下,机体对刺激产生的规律性应答称为反射。反射的结构基础是完整的反射弧。反射的实现必须有完整的反射弧。由于脊髓是中枢神经系统的低级部位,脊髓反射比较简单,便于观察。所以往往用脊蛙作为实验对象。用金属探针破坏蛙的脑部,保留脊髓,称为脊蛙。

[实验用品]

蛙板、金属探针、剪刀、玻璃分针、皮镊、铁支架、双凹夹、肌夹、小烧杯、稀硫酸滤纸片。

[实验对象]

蟾蜍或蛙。

[方法步骤]

(1) 取蛙一只,用自来水冲洗并擦干。左手握蛙,食指压住其头部前端,拇指压背部,使其头前俯。右手持金属探针由蛙头前端沿中线向尾端划触,触及凹陷处即枕骨大孔。金属探针由此垂直刺入,再向前刺入颅腔,左右搅动,毁坏脑组织(实验图 1-1)。

(2) 将蛙置于蛙板上,左大腿背侧作一纵行皮肤切口,用玻璃分针从肌肉中钩出坐骨神经,穿线备用。

(3) 用肌夹将蛙下颌夹住,挂在铁支架上,待蛙四肢松软后进行实验观察(实验图 1-2)。

[观察项目]

(1) 将稀硫酸滤纸片贴于右足趾皮肤,观察有无屈腿。

(2) 环绕右侧大腿切开皮肤,彻底剥去该下肢皮肤,硫酸滤纸片贴于该下肢无皮肤区,观察有无

Note

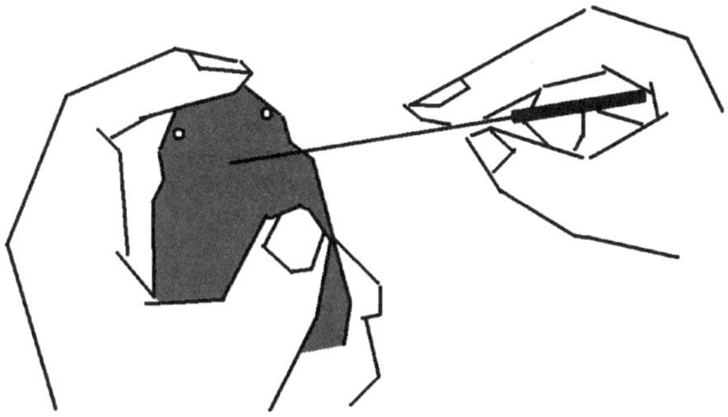

实验图 1-1　制备脊蛙

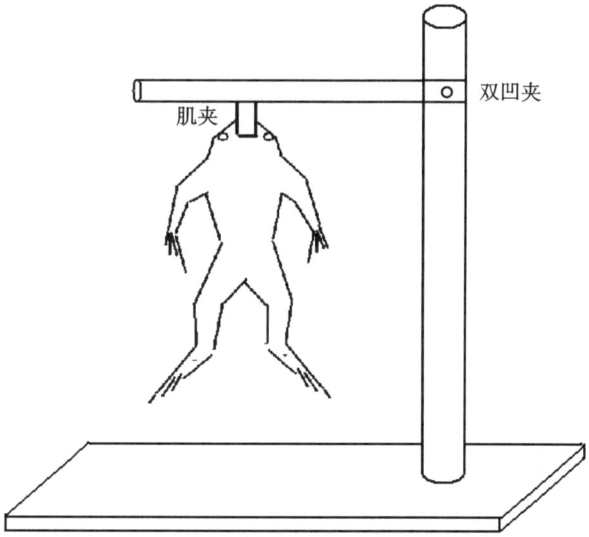

实验图 1-2　反射弧分析实验装置

屈腿。

(3) 硫酸滤纸片贴于左足趾皮肤，观察有无屈腿反射。

(4) 剪断左侧坐骨神经，重复上述操作，观察有无屈腿反射。

(5) 硫酸滤纸片贴于蛙腹部皮肤，观察蛙有无反射。

(6) 探针插入脊蛙椎骨，捣毁脊髓，重复观察项目(4)，观察蛙有无反射。

[结果及分析]

依次对应观察项目中的序号。

(1) 因反射弧五个部分完整，故产生右下肢屈腿反射。

(2) 因皮肤感受器被破坏，故无屈腿反射。

(3) 因反射弧完整，有屈腿反射。

(4) 因传入与传出神经破坏，故无屈腿反射。

(5) 右下肢产生搔爬反射，左下肢因其坐骨神经已剪断，无屈伸活动。

(6) 因破坏了反射中枢，故刺激腹部皮肤，右下肢也无屈伸活动。

[注意事项]

(1) 捣毁蛙脑时不能损伤脊髓，以免破坏反射中枢。

(2) 每次用硫酸刺激，观察结果后，应立即用清水洗净并擦干皮肤，以免烧坏感受器。

(3) 硫酸刺激持续时间仅为几秒钟。

(4) 用硫酸滤纸片贴于皮肤时，操作要轻，以免产生机械刺激。

[异常现象讨论]

(1) 硫酸滤纸片贴于无皮肤区，有时产生屈腿反射。其原因可能为脚趾皮肤未剥干净，或肌肉的内部感受器受到了刺激。

(2) 硫酸滤纸片贴于蛙腹部皮肤,左下肢因坐骨神经被切断,应无屈伸活动,但因还有股神经及坐骨神经上段分支,故可产生屈髋活动。可仔细对比观察与坐骨神经完整右下肢活动有何不同。

(3) 脊蛙制备后,硫酸滤纸片刺激任何部位的皮肤均无屈腿反射。这可能是由于脊休克或污物流入椎管对脊髓产生抑制。

[思考题]

(1) 反射与反应有何区别？各举例说明。

(2) 反射弧与反射活动的关系如何？

实验二　蛙坐骨神经腓肠肌标本制备、刺激与反应、单收缩与强直收缩

[目的要求]

学习制备坐骨神经腓肠肌标本的方法;掌握神经肌肉实验的电刺激方法和肌肉收缩的记录方法;观察肌肉收缩形式及刺激频率与肌肉收缩之间的关系,了解强直收缩的产生原理及意义。

[实验相关理论知识]

活的神经和肌肉组织具有兴奋性,能接受刺激发生反应,蛙坐骨神经腓肠肌标本由蟾蜍或蛙后肢取下的坐骨神经及其支配的腓肠肌组成,常用于观察神经冲动、兴奋性、兴奋过程、刺激的一些规律及肌肉的收缩特点等。刺激性质有电、机械、温度、化学刺激等。要引起组织反应,必须具有一定的强度和作用时间及一定的刺激强度-时间变化率。肌肉受到一次刺激后,发生一次收缩反应,叫单收缩。若刺激频率增加,新刺激落在前一个收缩过程的舒张期,就会出现持续的锯齿状的收缩曲线,称不完全强直收缩。若新刺激落在前一个收缩过程的收缩期,出现完全融合的持续收缩曲线,称完全强直收缩。

[实验用品]

生物信息采集系统、张力换能器、蛙板、金属探针、蛙钉、玻璃板、粗剪刀、手术剪、镊子、金属探针、玻璃分针、瓷盘、滴管、培养皿、纱布、丝线、锌铜弓、任氏液、电子刺激器、肌槽、万能支架等。

[实验对象]

蟾蜍或蛙。

[方法步骤]

(1) 破坏脑脊髓:方法同实验一。

(2) 剪除躯干上部及内脏:左手握住蛙的脊柱,使蛙头与内脏自然下垂。右手持粗剪刀在蛙骶髂关节水平以上 1 cm 处剪断脊柱,然后将蛙头、胸部、前肢和内脏一并弃去,仅保留一段脊柱、骶骨及两后肢。

(3) 剥除后肢皮肤:左手捏住脊柱断端,右手捏住断端边缘皮肤,向下剥掉全部后肢皮肤,将标本放在盛有任氏液的培养皿中。

(4) 分离两腿:用镊子夹住脊柱,将标本提起,用粗剪刀剪去骶骨后,沿正中线将脊柱分为两半,并从耻骨联合中央剪开两侧大腿,使之完全分离,将标本浸于任氏液中。

(5) 游离坐骨神经:取一侧腿放于玻璃板上,用玻璃针沿脊柱向下游离坐骨神经,将标本背侧向上放置,在股二头肌与半膜肌之间找出坐骨神经的大腿部分,小心分离,使之完全暴露,并剪去神经干上的所有分支,游离坐骨神经至膝关节处。再将膝关节以上所有肌肉及股骨上端 1/3 剪去,即成坐骨神经小腿标本(实验图 2-1)。

(6) 分离腓肠肌:用玻璃针或镊子将腓肠肌跟腱分离,并穿线结扎,在结扎处下端剪断跟腱。左手持线提起腓肠肌,用手术剪刀剪去与周围联系的组织,只保留腓肠肌起始端与骨的联系。

(7) 游离坐骨神经腓肠肌,用粗剪刀将膝关节以下除腓肠肌外全部剪去,即坐骨神经腓肠肌标本(实验图 2-1)。标本制成后,用经任氏液蘸湿的锌铜弓迅速接触坐骨神经或电刺激坐骨神经,如腓肠肌收缩,表示标本良好。

(8) 将坐骨神经腓肠肌标本安装于肌槽上。首先将股骨固定于肌槽股骨固定孔内,并将固定螺丝

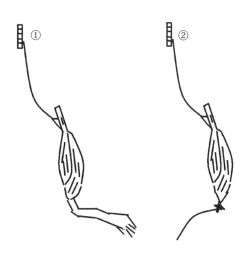

实验图 2-1　坐骨神经肌肉标本

①坐骨神经小腿标本；②坐骨神经腓肠肌标本

拧紧，然后将腓肠肌一端的线连于张力换能器上，将坐骨神经放于肌槽的电极上，打开生物信息采集系统，选择刺激与反应实验。

（9）调节电子刺激器的刺激强度，使单个电刺激的强度能在电脑上描记出肌肉收缩曲线（实验图2-2）。

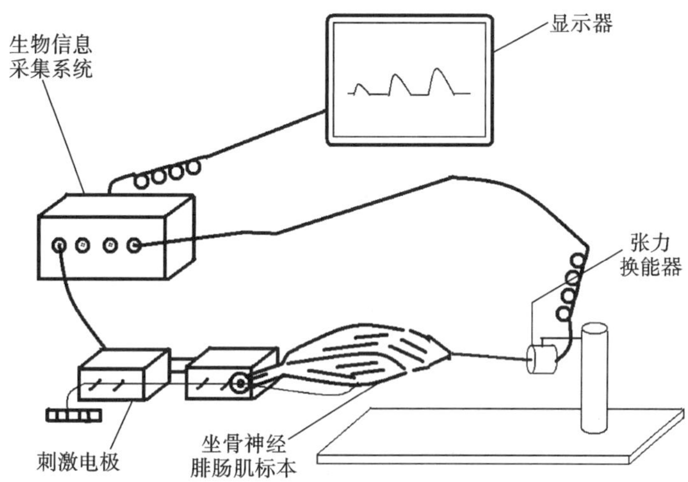

实验图 2-2　刺激与反应实验装置

［观察项目及结果与分析］

（1）刺激强度由弱到强，当达到一定强度时，肌肉出现轻微收缩，此时刺激强度称为阈值。所用的刺激称为阈刺激。

（2）机械刺激：用镊子尖在靠近标本脊柱处迅速夹一下神经，或直接夹刺肌肉，均可见肌肉发生收缩。

（3）温度刺激：用加热的金属丝触及神经或肌肉，也可引起肌肉收缩。

（4）化学刺激：用食盐结晶少许，放在神经或肌肉上，则见肌肉发生不规则的收缩。

（5）给予几个单个电刺激，记录出几个单收缩曲线。

（6）增加刺激频率，记录出锯齿状的不完全强直收缩曲线。

（7）逐步增加刺激频率，记录出完全融合的完全强直收缩曲线。

［注意事项］

（1）剪骨骼时只能用粗剪刀，在剥离标本时不能用金属器械触碰神经干。

（2）分离肌肉时，注意按肌肉的层次进行。分离神经时，一定要把周围的结缔组织剥离干净。

(3) 在整个操作过程中,经常滴加任氏液湿润神经和肌肉,防止干燥影响标本活性。

(4) 避免动物的皮肤分泌物和血液等污染神经和肌肉,防止影响组织兴奋性。

(5) 提起标本时,一只手用镊子夹住椎骨片,另一只手持股骨,使神经处于松弛状态。

(6) 每两次刺激之间要让标本休息半分钟,并用任氏液湿润标本。

(7) 机械、温度及化学刺激时,应从靠近中枢端开始,逐次向接近肌肉的神经干上进行。注意比较不同刺激的优缺点。

(8) 描记强直收缩时,刺激时间不宜过长(2～4 s 内),以免影响标本机能状态。

[异常现象讨论]

(1) 标本制成后,刺激坐骨神经不能引起腓肠肌收缩。原因可能是制作过程中神经干受到过分牵拉、钳夹、污物侵蚀或干燥,导致标本失去了活性。

(2) 剪断脊柱时剪得过低,导致坐骨神经起始端被剪断,这也是操作过程中多见的错误操作。对此,在剪除躯干上部及内脏时,可改用剪刀剪开腹壁,把内脏往头端翻拉,由腹腔暴露脊柱,再以粗剪刀剪断脊柱,这样可避免剪断坐骨神经起始端。

(3) 同样强度的刺激,有时可引起肌肉收缩,有时则不引起肌肉收缩。其原因可能与标本的机能状态有关。

(4) 使用电子刺激器时,往往发现没有启动刺激开关,即有刺激作用。这时可给电子刺激器另加地线,或调换电源插头方向。否则,应检查电子刺激器是否有漏电现象。

(5) 单收缩高度等于或大于强直收缩高度。其原因可能是单个刺激刺激强度过大,已达最大限度,引起全部肌纤维参与了收缩,当增加刺激频率时只能出现不完全或完全强直收缩,但不出现收缩高度的增加;其次,可能与实验后期标本的机能状态下降有关。因此,该实验单收缩刺激不宜过大,并注意保持标本的良好机能状态。

[思考题]

(1) 利用神经肌肉标本进行实验,属于哪一类实验方法?这类方法的特点和意义是什么?

(2) 如何制备一个较好的坐骨神经腓肠肌标本?

(3) 刺激与反应之间存在什么关系?

(4) 刺激坐骨神经为什么能引起腓肠肌收缩?这种收缩属于等长收缩还是等张收缩?为什么?

(5) 强直收缩是如何产生的?有何意义?

(6) 肌肉收缩可以融合,动作电位是否可以融合?为什么?

(7) 为什么强直收缩比单收缩张力大?为什么完全强直收缩比不完全强直收缩张力大?

实验三　红细胞渗透脆性和沉降率

[目的要求]

理解红细胞渗透脆性和血浆渗透压相对恒定的生理意义;掌握渗透压有关理论和较准确地配制不同浓度的低渗盐溶液;学习测量红细胞沉降率的原理,及测定红细胞沉降率的意义。

[实验相关理论知识]

红细胞对低渗盐溶液抵抗力的大小,可反映红细胞膜脆性的大小。这种抵抗力的大小具体表现为在某一浓度的低渗盐溶液中是否发生溶血现象。同时由于重力关系,红细胞将逐渐向下沉降。通常以在第一小时末所观察到的血柱上方因红细胞下沉而出现的血浆层高度(单位:mm)作为沉降率的指标。

[实验用品]

试管架、小试管、1～2 mL 注射器、8 号注射针头、1%NaCl 溶液、蒸馏水、2 mL 吸管、直尺等。

[实验对象]

家兔。

[方法步骤]

(1) 家兔股动脉放血,加入柠檬酸钠抗凝备用。

Note

(2) 取小试管 10 支,依次标记号数,排列在试管架上。

(3) 按照下表配成不同浓度的食盐溶液。

试管编号	1	2	3	4	5	6	7	8	9	10
1%NaCl/mL	1.40	1.30	1.20	1.10	1.00	0.90	0.80	0.70	0.60	0.50
蒸馏水/mL	0.60	0.70	0.80	0.90	1.00	1.10	1.20	1.30	1.40	1.50
NaCl 浓度/(%)	0.70	0.65	0.60	0.55	0.50	0.45	0.40	0.35	0.30	0.25

(4) 向每支试管内注入 1 滴血液,将各试管中盐溶液与血液充分混合,在室温下放置 1 h。

(5) 观察各管混合液的颜色和混浊度的不同。未发生溶血者,红细胞下沉于管底,上液无红色;如部分溶血,则管底有红细胞,上液呈淡红色;如全部溶血,则管底无红细胞,液体全部呈红色(实验图 3-1)。

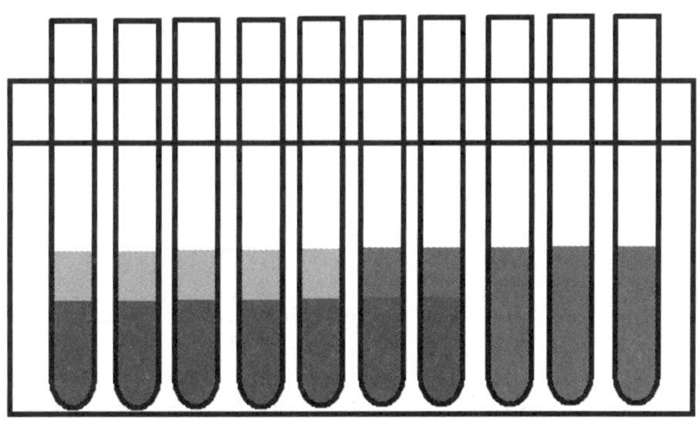

实验图 3-1 红细胞渗透脆性实验装置

[观察项目及结果与分析]

(1) 各管的溶血情况。红细胞在 0.5%~0.7%NaCl 溶液中不溶血,说明红细胞对低渗盐溶液有一定的抵抗力。红细胞在 0.45%NaCl 中开始溶血,即部分溶血,说明对低渗盐溶液最小抵抗力的那部分红细胞已破裂溶血,因抵抗力与红细胞渗透脆性成反比关系,则此管盐溶液反映了红细胞的最大脆性。红细胞在 0.25%~0.35%NaCl 溶液中全部溶血,说明红细胞对低渗盐溶液的抵抗力已处于最大极限,即反映了红细胞的最小脆性。

(2) 各管红细胞沉降距离取均值。由于稀盐水黏滞度较低,红细胞沉降速度较血浆快,为 10~30 mm/h。

[注意事项]

(1) 试管先编号,切勿乱。

(2) 吸管勿乱用(1 支吸 NaCl,1 支吸蒸馏水)。

(3) 加血后摇匀,但不能太猛烈,以免红细胞碰撞发生溶血。

(4) 除因试管、吸管弄错导致盐溶液配制不准影响实验结果外。温度、pH 值、抗凝剂、抽血不当等均可影响红细胞脆性大小。

(5) 小瓶、沉降管、注射器均应清洁、干燥。

(6) 沉降率与温度有关,室温最好保持在 22~25 ℃。

[异常现象讨论]

(1) 结果与正常情况相差较大或结果前后矛盾者,多为实验组织不当、编号混乱,或盐水与蒸馏水配制比例不当引起。

(2) 温度可影响红细胞沉降率(血沉),温度升高则沉降加速,在室温 15~25 ℃下影响较小。除此,血沉一般不会出现异常情况。

[思考题]

(1) 何谓溶血?完全溶血和部分溶血有何区别?

Note

(2) 红细胞表面积/体积与红细胞渗透脆性有何关系?

(3) 影响血沉的主要因素有哪些?

(4) 将血沉快的人的红细胞加入正常人血浆中,血沉也会快吗? 为什么?

实验四　血液凝固和影响血凝的因素

[目的要求]

观察影响血凝的若干因素,从而理解血凝的机理。

[实验相关理论知识]

血浆中可溶性的纤维蛋白原通过一系列生化反应转变为不溶性的纤维蛋白。

[实验用品]

试管、试管架、滴管、吸管、草酸血浆、血清、兔脑浸出液[注]、3% NaCl 液、3% $CaCl_2$ 液、0.9% NaCl 液等。

[实验对象]

家兔。

[方法步骤]

(1) 取试管 4 支,标明号数,置于试管架上,按下表分别在各试管中加入各种物品。

(2) 在最后每支试管加入 3% $CaCl_2$ 液后,立即混匀,并记录时间。

(3) 每隔 20 秒将试管倾斜,若液面不随之倾斜,则表示已凝固,记录凝固所需时间。

[观察项目及结果与分析]

(1) 草酸血浆中的 Ca^{2+} 已形成了不溶解的草酸钙,血浆缺乏起作用的 Ca^{2+},因而血凝的生化过程不能进行,以致第 1 管不凝固。

试管编号	1	2	3	4
草酸血浆/mL	0.5	0.5	0.5	
血清/mL				0.5
3% NaCl 液	2 滴			
0.9% NaCl 液	2 滴	2 滴		
兔脑浸出液			2 滴	
3% $CaCl_2$ 液		2 滴	2 滴	2 滴

(2) 缺 Ca^{2+} 的草酸血浆中加入 3% $CaCl_2$,使能起作用的 Ca^{2+} 得到了补充,血凝的生化反应顺利进行,所以第 2 管可以凝固。

(3) 草酸血浆中加入 3% $CaCl_2$ 和兔脑浸出液,不但补充了起作用的 Ca^{2+},还加入了外源性凝血过程中重要的组织凝血因子。由于外源性凝血过程比内源性凝血过程在血凝的第一步骤,即凝血酶原激活物的形成中所需要参加的凝血因子要少得多,所以整个血凝过程也就加快,因而第 3 管血凝速度快于第 2 管。

(4) 纤维蛋白的存在是血凝的根本所在。血清中已除去纤维蛋白,所以加入 $CaCl_2$ 和兔脑浸出液都无法使之凝固。

[注意事项]

(1) 试管编号切勿混乱,加入物品时要对号进行,保证准确无误。

(2) 倾斜试管看结果时不能太快,以免影响结果的正确性。

[异常现象讨论]

(1) 第 1 管出现凝固。一般情况下很难出现,但如草酸血浆制备不当,尚留有一定的 Ca^{2+} 则有可能出现凝固;试管编号搞乱也有可能是原因之一。

(2) 第 2 管快于第 3 管产生凝固或第 2、3 管都不凝,多为添加试剂错乱所致。

［思考题］

（1）草酸血浆与血清为什么都不凝固？二者不凝固的原因都一样吗？

（2）兔脑浸出液是什么性质的液体？在血凝中起何作用？

注：兔脑浸出液的制备方法：将兔脑取出，称其重量。剥去血管与脑膜，放入乳钵中研碎。然后，按 1 g 脑组织加 10 mL 生理盐水之比混匀、离心，取其上层清液即可使用（也可用干燥法制成兔脑粉，一般制备一次，可供半年使用）。

实验五　ABO 血型的鉴定

［目的要求］

理解血型分型的依据及其意义；学会鉴定血型的方法。

［实验相关理论知识］

用抗 A 血清、抗 B 血清，鉴定被检查者红细胞上未知的凝集原（如 A 凝集原或 B 凝集原），红细胞上含何种凝集原即为何种血型。

［实验用品］

抗 A 血清、抗 B 血清、采血针、双凹玻片、牙签、75%酒精棉球、玻璃铅笔等。

［实验对象］

人。

［方法步骤］

（1）取双凹玻片一块，用玻璃铅笔在两端分别标以 A、B 字样。

（2）在 A 侧中央滴加抗 A 血清一滴，在 B 侧中央滴加抗 B 血清一滴。

（3）消毒手指或耳垂后，针刺取血 1～2 滴于盛有 1 mL 生理盐水的试管中混匀，制成红细胞混悬液。分别用两根牙签取混悬液加入抗 A 血清、抗 B 血清中，并将玻片转动数次后，使其充分混匀，放置 5 min 观察结果。

［观察项目及结果与分析］

先用肉眼观察是否发生凝集反应。如不能确定，再在低倍镜下观察（实验图 5-1）。

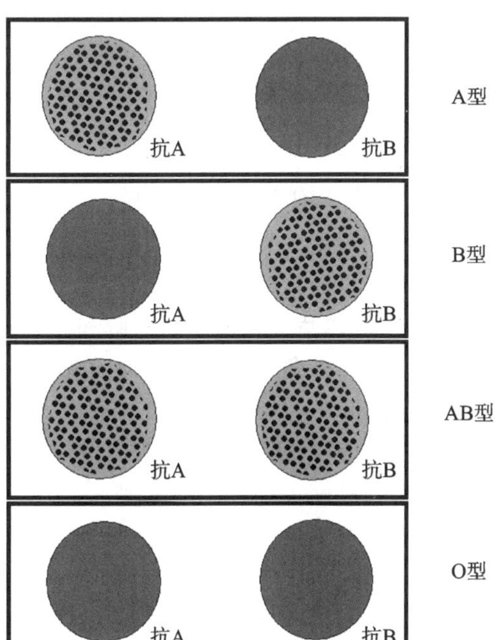

实验图 5-1　血型鉴定结果

（1）若双凹玻片上红细胞在抗 A 血清、抗 B 血清中都不发生凝集，说明红细胞膜表面没有 A、B 两种凝集原，则血型为 O 型。

(2) 红细胞在抗A血清中凝集，在抗B血清中不发生凝集，说明红细胞上含A凝集原，则血型为A型。

(3) 红细胞在抗B血清中凝集，在抗A血清中不发生凝集，说明红细胞上含B凝集原，则血型为B型。

(4) 红细胞在抗A、抗B两种血清中都发生凝集，说明红细胞上含有A、B两种凝集原，则血型为AB型。

[注意事项]

(1) 实验前对所用抗A、抗B两种标准血清要经过校准，合格才能用。

(2) 加入双凹玻片或试管中的抗A、抗B两种标准血清切不可混淆错乱。

(3) 制备红细胞混悬液摇匀时，不可用力摇振，要轻轻地将试管来回倒置，以防红细胞破裂溶血。

(4) 玻片或试管内加入红细胞混悬液时，所用牙签要分别专用，不能两者共用。

[异常现象讨论]

本实验一般不会出现异常情况，但有时所测血型与某人原来正式鉴定过的血型不相符，可能因为实验场所或用具不清洁，红细胞悬液及血清有严重污染而产生假凝集。

[思考题]

若无标准血清，已知某人血型为A型或B型，能否用来鉴定他人血型？如何鉴定？

实验六　蛙心搏动观察与心搏起源分析

[目的要求]

观察蛙心搏起源和心搏过程的变化，加深理解心肌的自动节律性和传导性。

[实验相关理论知识]

哺乳动物心脏的特殊传导系统具有自动节律性。但各部分自律性的高低不同，以窦房结的自律性为最高，正常的心脏搏动每次由窦房结发出，并依次传到心房、心室，引起收缩。因此，窦房结被称为哺乳动物的心搏起步点。两栖类动物的心搏起点是静脉窦，心搏由静脉窦开始，随后至心房，最后达心室。

[实验用品]

蛙类手术器械、金属探针、大头针、蛙心夹、线、滴管、任氏液、蛙板等。

[实验对象]

蟾蜍或蛙。

[方法步骤]

(1) 暴露蛙心脏：取蛙一只，用金属探针从枕骨大孔垂直刺入，并向上破坏脑，向下破坏脊髓。然后用大头针将蛙仰卧固定在蛙板上。用镊子提起胸骨下端腹部的皮肤，剪一小口，然后将剪刀由切口处伸入皮下，再向左右两侧锁骨外侧方向剪开皮肤，并向头端掀开皮肤，接着用镊子提起胸骨下端的腹肌并剪一小口，将粗剪刀伸入胸腔内，紧贴胸壁（以免损伤下面的心脏和血管）沿皮肤切口方向剪开胸肋骨及附着的肌肉，剪断左右锁骨，使创口成一个倒三角形“▽”。此时可见被心包膜包裹的蛙心脏，然后用眼科镊子提起心包，用眼科剪小心地剪开心包，蛙心脏便暴露出来了。

(2) 观察蛙心脏的外部结构：在蛙心腹面可见一个心室，其上方有两个心房，房室之间有凹沟，称房室沟，心室右上方连着动脉干，动脉干根部稍膨大处称为动脉圆锥。

(3) 用细镊子在主动脉干下穿一线备用，用蛙心夹夹住少许心尖（在心舒张时夹），并将心尖翻向头端，暴露蛙心背面，可见两心房下端有一紫红色膨大部分，称为静脉窦。此时观察静脉窦、心房、心室的搏动顺序及频率并记录。然后在静脉窦与心房交界的半月形线（窦房沟）处将备用线做一结扎（称斯氏第一结扎），以阻断静脉窦的兴奋传向心房，此时再观察静脉窦、心房、心室的搏动情况及频率并记录。

(4) 待心房、心室恢复搏动后，观察并记录静脉窦、心房、心室的搏动情况及频率。然后在心房与心室之间（房室沟）再做一结扎（称斯氏第二结扎），结扎后立即观察并记录静脉窦、心房、心室的搏动情况及频率。

［观察项目及结果与分析］

(1) 观察蛙心结构，识别静脉窦、心房、心室、主动脉干、动脉圆锥。

(2) 观察蛙心的正常搏动（结扎前）：心起搏点，搏动顺序，频率及心室收缩时容积和颜色的变化。蛙心静脉窦、心房、心室搏动频率均约为 44 次/分，且各部搏动有一定顺序，先静脉窦，然后心房，最后心室。当心室收缩时其容积缩小变白，当心室舒张时其容积扩大变红，这是因为心内传导系统完整，说明无阻断。心搏由静脉窦开始，其次是心房、心室，且心搏频率完全与静脉窦的频率一致，这说明心搏受静脉窦控制，静脉窦是蛙心搏动的起搏点。

(3) 观察斯氏第一结扎后心搏的变化以及静脉窦、心房、心室搏动频率。斯氏第一结扎后，心房、心室立即停止搏动，但静脉窦仍然搏动，其频率约为 44 次/分，经 5～10 min 后心房、心室又开始搏动，心房搏动在前，心室搏动在后，二者频率约为 16 次/分，比结扎前要慢。由于兴奋传导阻滞，心房和心室失去了静脉窦的控制和激发，本身的自律性暂时还未表现出来，故心房和心室暂时处于停搏状态。片刻后，心房、心室开始搏动，心房搏动在前，心室搏动在后，二者频率一致，但与静脉窦频率不同（少于静脉窦），这说明心房、心室在脱离静脉窦的控制激发下本身自搏也有自律性，且自律性低于静脉窦。

(4) 观察斯氏第二结扎后心搏的变化以及静脉窦、心房、心室的搏动频率。斯氏第二结扎后，心室立即停止搏动，但心房仍然搏动，其搏动频率约为 16 次/分。约 2 min 后，心室才恢复搏动频率，约为 3 次/分。由于心室传导受阻，心室失去了心房对它的控制和激发，且本身自律性暂时还未表现出来，故心室暂时处于停搏状态。片刻后心室开始搏动，这说明心室在脱离静脉窦、心房的控制和激发下本身也能起搏，心室有自律性。但心室搏动频率很慢，比心房低（大约 3 次/分），这说明心室的自律性最低，低于静脉窦和心房。由上还可看出，在斯氏第一结扎后，心房、心室频率一致，均为 16 次/分。在斯氏第二结扎后心室频率低于心房（约 3 次/分），这说明在斯氏第一结扎后心室的搏动失去了静脉窦的控制而按照心房搏动的频率而起搏，在斯氏第二结扎后心室的搏动是由本身自律性引起的起搏。

［注意事项］

(1) 操作过程中，尤其在暴露蛙心时，动作要轻、准，不要损坏血管和内脏，以免出血太多而影响蛙心的机能状态。

(2) 在暴露的蛙心上常用任氏液湿润，避免干燥，以保持一定内环境。

［异常现象讨论］

(1) 做斯氏第一与第二结扎后，心房、心室停搏，可能会出现不再起搏的情况，则实验不能继续下去，这可能是因为蛙太小，或在操作过程中蛙出血过多，蛙心的机能状况低下，或结扎部位不准确。

(2) 结扎后各部分仍按原节律跳动，这是因为线结扎不紧。

［思考题］

(1) 做斯氏第一与第二结扎后，静脉窦、心房、心室的搏动频率为何不一致？

(2) 蛙心静脉窦有何作用？

(3) 何谓窦性心律？何谓异位心律？

实验七　人体心音听诊

［目的要求］

学习心音听诊的方法，了解正常心音的特点，掌握心脏瓣膜听诊区位置和初步学会区分第一心音与第二心音。

［实验相关理论知识］

心动周期中，心脏内部发生的一系列变化以及血液的流动（或反流）所产生的振动可形成心音。心音可经胸壁传导，故利用听诊器可在胸前壁上听到心音。第一心音相当于心室收缩期，第二心音相当于心室舒张期。有时还可在儿童和青年人中听到第三心音。由于心音的产生位置和传导方向以及远近的不同，心脏各瓣膜产生的声音，可在相应的体表部位听得最清楚，这些部位称作瓣膜听诊区。各瓣膜听诊区实际解剖部位并非完全一致，这主要与心音沿血液流动方向传导有关。

Note

［实验用品］

听诊器。

［实验对象］

人。

［方法步骤］

（1）确定听诊部位：①受试者解开上衣，裸露胸部，面向明亮处坐好，检查者坐其对面。②肉眼观察（或用手触诊）受试者心尖搏动位置与范围是否正常。③认清心音听诊各瓣膜听诊区：二尖瓣听诊区在第五肋间左锁骨中线稍内侧（心尖部）。三尖瓣听诊区在胸骨右缘第四肋间或胸骨剑突下。主动脉瓣听诊区在胸骨右缘第二肋间。胸骨左缘第三肋间为主动脉瓣第二听诊区（又称第五点）。肺动脉瓣听诊区在胸骨左缘第二肋间（实验图 7-1）。

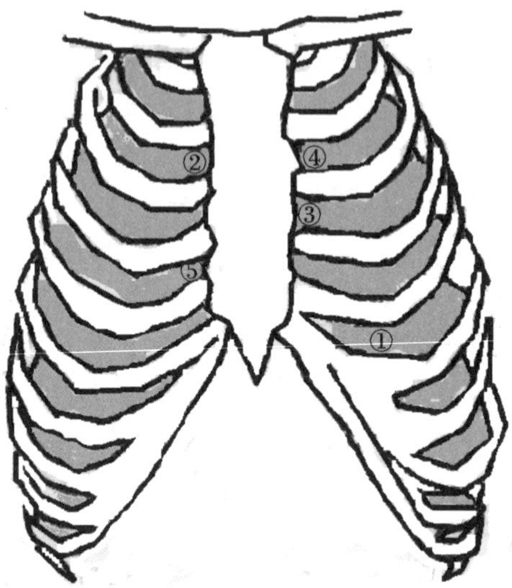

实验图 7-1　各瓣膜听诊区

①二尖瓣听诊区；②主动脉瓣听诊区；③主动脉瓣第二听诊区；
④肺动脉瓣听诊区；⑤三尖瓣听诊区

（2）听心音：①检查者戴好听诊器，以右手的拇指、食指和中指轻持听诊器头（胸件），置于上述听诊部位，顺次进行听诊（通常是二尖瓣听诊区→主动脉瓣听诊区→肺动脉瓣听诊区→三尖瓣听诊区），在胸前壁各部位均可听到两个心音。②边听心音边用手指触诊心尖搏动处或颈动脉搏动处。根据两个心音的音调、持续时间、与心尖搏动的关系等仔细区分第一心音、第二心音。③比较不同听诊部位两心音的强弱情况。

［观察项目及结果与分析］

（1）心尖搏动的部位及范围。在听诊中观察心尖搏动与第一心音的时间关系。第一心音相当于心室收缩的开始，故第一心音应是由心室的收缩，血流急速冲击房室瓣关闭并返折；室内压升高，瓣膜叶片及腱索的紧张和血流自心室冲出撞击主动脉根部等一系列变化所致的振动引起的。第二心音相当于心室舒张的开始，是由主动脉瓣、肺动脉瓣的迅速关闭，动脉内血液反流冲击主动脉、肺动脉壁根部及心室内壁振动产生的。

（2）第一心音、第二心音的辨别：

	音调	持续时间	间隔时间	最明显部位	与心尖、颈动脉搏动的关系
第一心音	较低	较长（0.10 s）	与第二心音间隔较短	心尖	一致
第二心音	较高	较短（0.08 s）	与下一周期第一心音间隔较长	心底	搏动之后

[注意事项]

(1) 听诊过程中应保持安静,以免影响听诊效果。

(2) 听诊时,注意听诊器耳件弯曲方向应与外耳道斜度相一致。听诊器连接胶管不得交叉和扭结。操作中应尽量减少与胸壁、连接胶管等的摩擦,以免影响听诊。

[思考题]

根据第一心音、第二心音在心动周期中产生的时期,分析第一心音、第二心音与心动周期中心脏内部变化的关系。

实验八 人体心电图描记

[目的要求]

学习人体心电图描记中有关线路的连接和心电图机表面按钮、开关等的基本作用及使用,辨认正常心电图的主要波形及了解其生理意义。

[实验相关理论知识]

心脏在机械收缩之前,心肌先发生兴奋。在其兴奋过程中,可产生微弱的电流(0.000001 A,2～3 mV)自心脏向身体各部位传导。由于心电瞬时综合向量不同,电流的方向与身体各部的角度不同,周围组织与心脏的距离不等,以及身体各部位电解质含量的差异,使不同的体表部位表现出不同的电位变化。将体表任意两点间连接电流计,则可见电流计指针随心脏搏动出现规律的偏转,说明有一可测知的电流通过。利用临床上常用的心电图机,在体表按一定的引导方法把这些电流变化记录下来所得的图形就是心电图。心电图产生的基础:①心脏兴奋与恢复过程的电变化。由于兴奋部位与静息部位间存在电位差,故形成了局部电流,电流运动产生去极化波传导出去,既有一定的电力,也有一定的方向。②容积导体。心脏周围的组织和体液都可以导电,故人体是一个“容积导体”,心脏兴奋时,可从体表记录出电变化。

[实验用品]

心电图机、生理盐水或导电膏(电极糊)、分规、放大镜。

[实验对象]

人。

[方法步骤]

(1) 接好心电图机的电源线、地线和导联线,打开电源开关,预热 2～3 min。

(2) 受试者静卧于检查床上,放松肌肉,在手腕、足跟和胸前安放好引导电极,接上导联线。为了保证引导电极导电良好,可在放置引导电极的部位涂少许生理盐水(或导电膏)。导联线的连接方法:红色—右手、黄色—左手、绿色—左足、黑色—右足(接地)、白色—心前导联。四肢引导电极的放置应选择肌肉较少部位,一般是腕关节屈侧和踝关节内踝上约 3 cm 处。如实验图 8-1 所示。

(3) 调节基线:旋动基线调节按钮,使基线位于适当位置。

(4) 校准标准电压:1 mV 标准电压推动描笔向上移动 10 mm。

(5) 依次记录Ⅰ、Ⅱ、Ⅲ、aVR、aVL、aVF、V1、V2、V3、V4、V5、V6 等导联的心电图。

(6) 记录完毕后,松解电极,擦净,将各控制按钮转回原处,最后切断电源。取下记录纸,标明导联及受试者姓名、性别、年龄及日期。

[观察项目及结果与分析]

(1) 电源线、导联线路的正确连接。

(2) 心电图描记基线和最高波峰情况,以随时调节描笔基线。

(3) 选择标准Ⅱ导联记录的波形进行分析。

①辨认波形:辨认出 P 波、QRS 波群,T 波和 P-R 间期,Q-T 间期。

②测量波幅和时间:用分规测量 P 波、QRS 波群、T 波的时间和电压,并测出 P-R 间期和 Q-T 间期的时间。

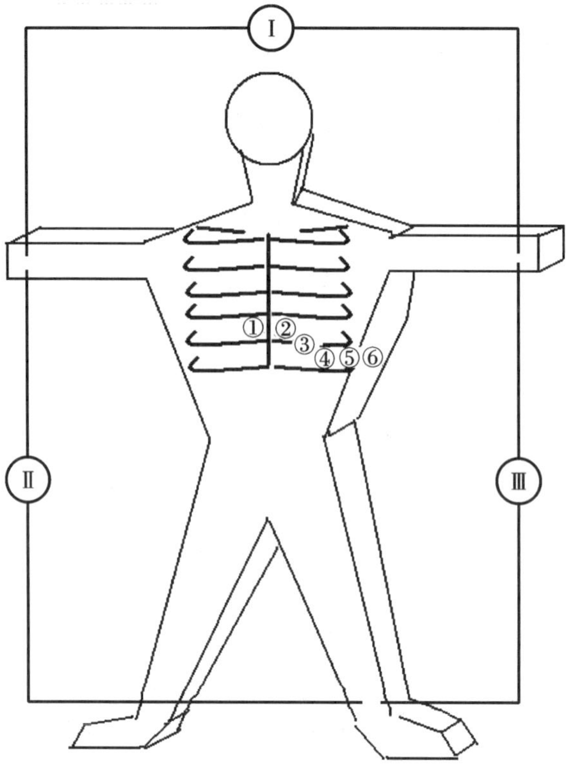

实验图 8-1　心电图导联模式图

③测定心率:测量相邻的两个心动周期中 P 波和 P 波的间隔时间或 R 波和 R 波的间隔时间,求出心率。

④分析心律:P 波存在,且 P 波在Ⅰ、Ⅱ、V5、V6 导联中直立,aVR 导联中倒置,P-R 间期等于或超过 0.12 s 为窦性心律;在同一描记的心电图中,任何两个最大的 P-R 间期和最小的 P-R 间期相差在 0.12 s以上称为窦性心律不齐。

[注意事项]

(1) 心电图描记中,每更换一个导联,均须观察基线是否平稳,如基线不稳和有最高波峰超出记录纸,均应调整基线位置。走纸速度应根据心率选用,一般为 25 mm/s,心率过快可用 50 mm/s。

(2) 连接线路时,切勿将电源线、导联线和地线等连错。

[异常现象讨论]

(1) 基线不稳:可通过观测 S-T 段的偏移情况来判定。出现基线不稳应注意受检者是否有过度呼吸、肢体运动以及电极固定过松、机件预热不足等情况。如这些因素均可排除,则可考虑交流电干扰和心电图机本身的故障。

(2) 交流电干扰:通常可出现小的锯齿波(2 个波/1 小格),此时应检查心电图机周围有无强大带电器材、地线接地是否良好、电极板与皮肤有无接触不良及导联线或电路有无离断等。

(3) 肌肉震颤:受检者肌肉震颤亦可出现不规则小波,有该情况时应注意电极固定是否过紧、室温是否过低、受检者精神是否紧张以及是否患有甲状腺功能亢进、神经官能症等。

[思考题]

心电图是反映心脏的生物电变化还是心肌收缩力的改变?各主要波段的意义及产生原理是什么?

实验九　期前收缩和代偿间歇

[目的要求]

验证心肌兴奋后兴奋性变化的特点;理解并熟悉心肌兴奋性的特点及其生理意义。

［实验相关理论知识］

心脏每发生一次兴奋后，兴奋性会发生一系列周期性的变化。心脏兴奋性的特点是兴奋后的有效不应期特别长，相当于整个收缩期和舒张早期。因此，在心肌收缩期中，任何刺激都不能引起心肌产生扩布性兴奋；在舒张期，在窦房结发出的正常节律性兴奋下达之前，给心脏施加刺激可引起一个提前出现的兴奋收缩即期前收缩。期前收缩也有不应期，窦房结（两栖类为静脉窦）引起的正常节律传到心室时，常因落在这个期前收缩的不应期内而失效。心室要等待下一次窦房结（静脉窦）引起的兴奋到达才再一次收缩，因而两次收缩之间的间歇期延长，形成代偿间歇。

［实验用品］

生物信息采集系统、蛙心夹、电刺激器、电磁标、金属探针、剪刀、镊子、双凹夹、铁支架、丝线、细铜丝、胶泥、任氏液、张力换能器等。

［实验对象］

蟾蜍或蛙。

［方法步骤］

（1）取蛙一只，破坏脑和脊髓，背位固定于蛙板上，暴露心脏。

（2）用连线的蛙心夹，在心舒张期时夹住心尖，将连线张力换能器上。

（3）电刺激装置刺激电极用胶泥固定在蛙板上，使其两极与心室密切接触。如实验图 9-1 所示。也可在刺激电极的两端分别绕以细铜丝，使两铜丝伸展接触心室，以便进行刺激。或用单极刺激，将与刺激电极两极相连的铜丝，一端与蛙心夹相连，作为刺激电极，另一端为无关电极，放在蛙的口腔内或腹部。

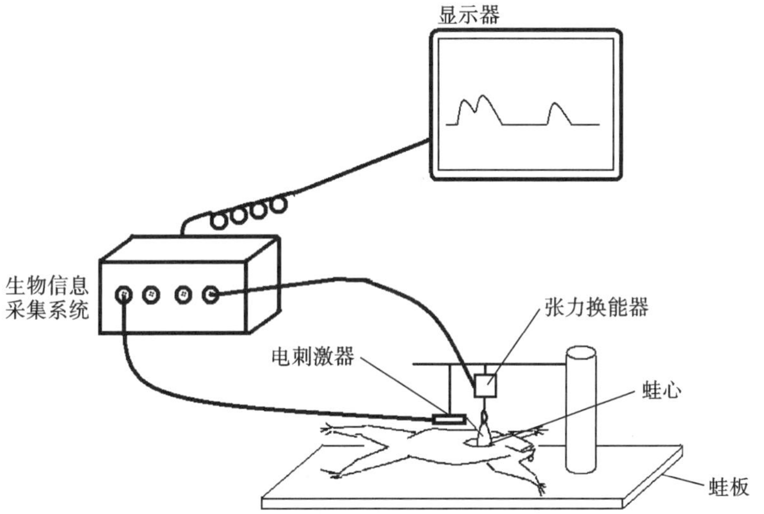

实验图 9-1　期前收缩实验装置

（4）实验装置完毕后，打开生物信息采集系统，进入期前收缩和代偿间歇实验模式。

（5）调整刺激强度，找出中等强度的单个刺激。

［观察项目及结果与分析］

（1）描记几段正常心搏曲线作为对照。注意观察描记曲线与心脏活动的关系。正常心搏动曲线均匀，表示由窦房结（静脉窦）发生的兴奋具有规律的自律性。心脏收缩时曲线向上，心脏舒张时曲线向下。

（2）用中等强度的单个刺激，在心脏收缩期刺激心室肌，观察有无期前收缩产生。因心室在收缩期中是处于有效不应期，其兴奋性低，所以对任何刺激都不能发生反应。

（3）用同等强度的单个刺激，在心舒张期中刺激心室肌，观察有无期前收缩产生。如出现期前收缩，观察在它的后面是否出现代偿间歇。在心室舒张期中，心肌的兴奋性已恢复，能接受有效刺激而发生反应，故出现期前收缩。期前收缩也有不应期，由静脉窦传来的兴奋恰好落在这个不应期内，则不发生反应，必须等静脉窦下次传来兴奋时才发生反应，故出现代偿间歇。

[注意事项]

(1) 蛙心夹夹住心尖部位时，不能夹得过多或过少，避免造成心脏活动的障碍或损伤。

(2) 刺激电极接触心脏时，不能过紧，以不妨碍心脏的舒缩活动，又保证电极与心脏接触良好为宜。

(3) 电刺激强度不能太强，以免损伤心肌。

[思考题]

(1) 心肌兴奋后兴奋性有哪些变化?

(2) 为什么期前收缩之后总伴随有代偿间歇?

实验十　人体动脉血压的测量

[目的要求]

学习动脉血压的间接测定原理，掌握血压计的正确使用方法和肱动脉血压的测定方法。

[实验原理]

人体动脉血压的间接测量是以血压计的压脉带(袖带)在动脉外加压，用听诊器于受压动脉的远端听取血管音的变化来进行测量。通常血液在血管内流动时并没有声音，如血流经过变窄的血管段时形成涡流，可发出声音。当用橡皮球将空气打入缠缚于上臂的袖带内，使其压力超过动脉中的最高压力(即收缩压)时，此段动脉则完全被压闭，即血流被阻断。此时从被压闭的肱动脉远端用听诊器听不到任何声音，也触不到桡动脉搏动。当逐步放气降低所施加压力至稍低于收缩压时，动脉血流开始能通过(仅在心收缩期血压最高时能通过)。血流通过袖带压迫变窄的动脉段时产生涡流而形成血管壁的振动音。这时在动脉远端能听到动脉音，而刚刚听到动脉音时压力计上所指示的压力即为收缩压。如继续放气，当外加压力等于或稍低于动脉中的舒张压时，动脉内的血流不论在心收缩期还是舒张期都呈连续、通畅的流动，故所听到的声音突然由强变弱，此时压力计上所指示的压力即为舒张压(实验图 10-1)。

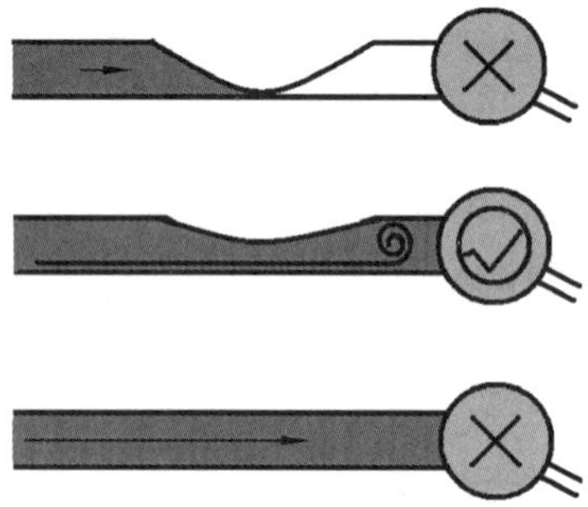

实验图 10-1　动脉血压测量原理示意图

[实验用品]

听诊器、血压计。

[实验对象]

人。

[方法步骤]

(1) 熟悉血压计结构:通常使用的是汞柱血压计，它由检压计、袖带(压脉带、气袖)、气球三个部分组成。检压计是一个标有 0～300 mmHg(0～40 kPa)刻度的玻璃管，上端通大气，下端与水银储槽相通。袖带是一个外包布套的长方形橡皮囊，借橡皮管分别与检压计的水银储槽及气球相通。气球是一个带有螺丝帽的球状橡皮囊，供充气和放气之用。

(2) 测量方法:以肱动脉血压测量为例。

①先使受试者安静休息 5～10 min，然后取坐位或卧位，手臂必须裸露，轻度屈曲外展，保持完全松弛，衣袖太紧时应脱去上衣。坐位时，须适当抬高前臂，袖带所缚位置与心脏在同一水平。

②缚袖带前应将橡皮带内气体完全压出，然后将袖带缠于肘横纹上 2～3 cm 处，缠绕不宜过紧。如

前壁静脉充盈过度，则需抬高手臂使静脉充分回流后再缠袖带。

③血压计应放平，测量前汞柱应在"0"位。

④测试者戴上听诊器，使耳塞弯曲方向与外耳道一致。

⑤先用手指触及受试者肘窝内侧的肱动脉搏动，再将听诊器的胸件置于肱动脉搏动处以便听诊。

(3) 收缩压：用橡皮球将空气打入袖带内，使汞柱的高度逐渐上升到听诊器听不到脉搏音为止，继续打气使汞柱再上升 20～30 mmHg。此后，将打气球上的放气活栓稍许打开，使汞柱徐徐下降，当听到第一声"嘣嘣"或"嘟嘟"样动脉音时，血压计上所示汞柱的刻度即代表收缩压。

(4) 舒张压：测得收缩压后，继续缓缓放气使汞柱逐渐下降，此期中血管音（动脉音）的响度和性质有一系列的变化，当袖带内压力近于舒张压时，血管音变得钝浊而沉闷，从原来的"嘟嘟"音变为"突突"声，最后声音消失。一般将音调突变时的汞柱高度作为舒张压（但美、日等国家则以声音消失时汞柱刻度作为舒张压，两者相差 5～10 mmHg）。

连续测定三次，记录结果，取其均值。

[注意事项]

(1) 测定时保持室内安静，以利听诊。

(2) 检压计"0"位，受检者心脏位置与上臂三者应基本在同一水平上。

(3) 缠绕袖带时松紧要适宜，并不能让其折叠或扭转。

(4) 测定血压时，首先注意检压计水银是否达"0"位，如有遗漏应增补水银。其次是放气应缓慢。如需重复测定血压，应先将袖带内气体完全排出，使汞柱回复到"0"位，应让受试者休息 10 min 后再测。

[异常现象讨论]

(1) 左、右臂的血压可有 10 mmHg 左右的差异，这可能与肌肉的发达程度和动脉的分支情况不同有关。

(2) 无音带（听诊无音间隙）：在收缩压以下 10～30 mmHg 时可有一度出现的动脉音随减压而消失的情况，继续减压再次听到声音，此即为无音带。这多见于高血压患者，常与肢体动脉硬化有关。血压测定时遇此现象，应注意听诊法与触诊法相结合，以便正确测出血压值。

(3) 袖带的幅宽不同，其测得的血压值亦有差异，通常是袖带幅宽过小者所测血压值偏低，反之幅宽过大者所测得血压值偏高。这可能与袖带对动脉压力作用的分散和集中有关。一般袖带的标准幅宽为较血压测定部位的直径大 20%（美国血压测定标准委员会，1951），故成人上臂用袖带为 12～14 cm，大腿用的为 18 cm，4～8 岁儿童上臂用的为 8～9 cm。世界卫生组织的高血压流行病学委员会规定成人上臂用袖带幅宽至少 14 cm。

[思考题]

根据你实验组几位同学的肱动脉血压值，分析脉压变化与收缩压、舒张压的关系。

实验十一　哺乳动物血压的调节

[目的要求]

学习直接测定和记录动脉血压的急性实验方法；观察家兔颈部迷走神经、交感神经对心脏与血管活动的影响；验证心脏与血管活动的神经调节和体液调节；理解血压、血压形成的概念及影响血压的因素。

[实验相关理论知识]

正常情况下，机体动脉血压是相对恒定的。这种相对恒定性主要靠神经系统的调节，调节动脉血压最基本的反射是颈动脉窦和主动脉弓减压反射；体液性因素也起到一定的调节作用。当改变内外环境的某些因素时，动脉血压就会发生相应的变化。

本实验用液体传导系统直接测定动脉血压。液体传导系统是由动脉导管、乳胶管及水银检压计相互连通，其内充满抗凝液体所构成的系统，将动脉套管插入动脉内，动脉内的压力及其变化可通过密闭的液体传导系统传递压力，因此从水银检压计水银面的上下移动就可记录出血压的波动曲线。

［实验用品］

兔手术台、常规手术器械一套、眼科剪、动脉夹、双凹夹、万能支架、保护电极、气管插管、注射器、电刺激器、有色丝线、5%枸橼酸钠、生理盐水、20%氨基甲酸乙酯、肝素 300 U/mL。0.01%肾上腺素、0.01%去甲肾上腺素、兔动脉导管、血压换能器、生物信息采集系统等。

［实验对象］

家兔。

［方法步骤］

(1) 动物麻醉与固定：从家兔耳缘静脉注射 20%氨基甲酸乙酯，按 1 g/kg 体重进行麻醉。注射时速度要慢，并注意观察动物的情况。当四肢松软，呼吸变深变慢，角膜反射迟钝时，表明家兔已被麻醉，即可停止注射。将家兔仰卧固定于兔手术台上，并将兔手术台底面的电灯打开以作保温用，然后将颈部手术区域的被毛剪去，即可进行手术(实验图 11-1)。

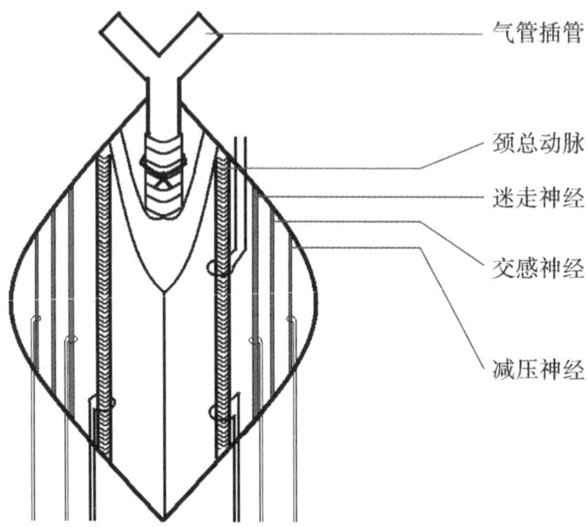

实验图 11-1　颈部手术：分离血管与神经

(2) 颈部神经血管分离术：在气管两侧可见与气管平行的神经和颈总动脉被结缔组织膜束在一起，形成血管神经束(这束神经中包含有迷走神经、交感神经及减压神经)，位于气管外侧，其腹面被胸骨舌骨肌和胸骨甲状肌所覆盖。用止血钳分离上述肌肉之间的结缔组织后，用右手轻轻捏住分离的肌肉和皮肤，稍向外翻，即可将血管神经束翻于食指之上。然后用弯头止血钳分离颈总动脉外的结缔组织膜，将动脉分离约 4 cm，穿线备用。注意：①在分离及穿线时，切勿损伤与其伴行的神经；②在颈总动脉近甲状腺处有甲状腺前动脉，分离时应稍靠下方，以防损伤。用同样方法分离另一侧颈总动脉，穿线备用。

轻轻提起左侧颈总动脉下的线，即可清楚看到三条粗细不同的神经(实验图 11-1)。迷走神经最粗，呈白色，一般位于外侧，易于识别。交感神经稍细，略呈灰色，一般位于内侧。减压神经最细，呈白色，一般位于迷走神经和交感神经之间。识别准确后，用玻璃针小心分离其外的结缔组织膜，一般先分离减压神经，然后再分离交感神经和迷走神经。由周围组织中分离出 2～3 cm 长的神经，在各条神经下穿一根不同颜色的线以便区别。颈总动脉下亦穿一条线备用。本实验可分离左侧颈总动脉以测量血压，分离右侧神经作刺激用。分离右侧颈总动脉，准备夹闭时用。在上述手术过程中均需注意及时止血。

(3) 动脉套管插入法：插管前应先检查套管有无破裂，其前端管径粗细是否合适，套管开口处是否光滑，选择合适的套管。在分离出来的左侧颈总动脉的远心端(尽可能靠近头端)，用丝线将动脉结扎。在颈总动脉的近心端(尽可能靠近心端)，用动脉夹将动脉夹住。于两者之间另穿一线，打一活结。在紧靠近结扎处的稍下方用锐利的眼科剪在动脉上做一斜行切口(注意：不可只剪开外膜，也切勿将整个动脉剪断，切口大小约为管径的一半)，将准备好的动脉套管由切口向心脏方向插入动脉管。用备用线将套管尖端固定于动脉管内，并将余线结扎于套管的侧管上(注意：套管应与血管方向一致，且将套管放置稳妥，适当固定，以免扭转)。最后从耳缘静脉注入肝素(按体重 1000 U/kg)以防血凝。注射完肝素后 1 min 左右打开动脉夹，即见有血液自动脉内冲入动脉套管，打开生物信息采集系统，选择哺乳动物血压调节实验。

［观察项目及结果与分析］

(1) 描记一段正常的血压曲线。识别一级波(心波)、二级波(呼吸波)与三级波。①心波(一级心波):由心脏舒缩而引起的血压波动,与心率一致。家兔因心率过快,水银检压计惯性过大,比较难以观察到。②呼吸波(二级波):由呼吸时肺的张缩所引起的血压波动,故与呼吸节律一致。③三级波:有时可以看到,产生原因未完全清楚,可能是由血管运动中枢紧张性周期性变化所引起(实验图 11-2)。

(2) 按压家兔心脏,因家兔搏出量下降,可见到血压明显降低;停止按压血压回升(实验图 11-2)。

(3) 按压家兔腹主动脉,因外周阻力明显增加,可见到血压明显升高;停止按压,血压回落(实验图 11-2)。

(4) 提起右侧颈总动脉的引线,以动脉夹夹闭 10～15 秒,观察并记录血压的变化。当夹闭颈总动脉时,颈总动脉血流阻断,颈总动脉血压下降,对颈动脉窦压力感受器的刺激减少,因而传入冲动的频率减少,使心迷走中枢活动下降,心交感中枢活动加强,缩血管中枢活动增强。结果导致心跳加快、加强,心输出量增加,外周血管收缩,血流阻力增加,全身动脉血压升高(实验图 11-2)。

(5) 调节电刺激器的输出强度与频率至中等程度,输出端接一个保护电极刺激右侧减压神经(不切断),观察血压的变化,然后进行双结扎,切断,再以同样强度的电流依次刺激减压神经的中枢段和外周段,观察并记录血压的变化。当电刺激减压神经时,相当于压力感受器所受的牵张刺激增强,使之传入脑干。心血管中枢的冲动增加,使心交感中枢的紧张性降低,由心交感神经传到心脏的冲动减少;与此同时,心迷走中枢紧张性增加,由迷走神经传到心脏的冲动增多,导致心率减慢,心收缩力减弱;还使交感缩血管中枢紧张性降低,由交感缩血管中枢传到外周血管的冲动减少,使大多数器官的阻力血管和容量血管管壁平滑肌松弛,以致外周阻力减小。心输出量减少与外周阻力减小,动脉血压下降。主动脉区的主动脉弓压力感受器的传入神经在颈部自成一束,称为减压神经,在颅底并入迷走神经干投射到脑干的心、血管中枢。所以,电刺激未剪断和已剪断的减压神经中枢端时,均能使血压下降,而刺激已剪断的外周端则无明显反应。

(6) 剪断右侧迷走神经,用同样强度的电流刺激其外周段,观察并记录血压的变化。电刺激迷走神经外周端:血压下降。两侧心迷走神经的节前纤维起源于延髓的心迷走中枢,其传出纤维经进入心脏后与心内神经节细胞发生突触联系,大多数神经细胞位于窦房结和房室交界附近,节后纤维支配窦房结、心房肌、房室交界、房室束及其分支,其末梢释放递质乙酰胆碱(两侧迷走神经对心脏的支配区域不同,右侧迷走神经对窦房结的影响占优势,左侧迷走神经对房室交界组织的作用较明显)。心迷走神经节后纤维末梢释放乙酰胆碱与 M 受体结合(心肌细胞膜上乙酰胆碱受体属于 M 型受体),提高细胞膜对 K^+ 的通透性而发挥效应。当刺激迷走神经外周端时,出现心率减慢、心收缩力减弱、心输出量减少、动脉血压下降等现象。

(7) 先观察比较两耳血管网情况,再结扎右侧颈部交感神经,并于结扎线的外周端剪断该神经,等待片刻后再比较左右两耳血管的扩张程度(以血管网的密度为指标)。然后用上述电流强度刺激已切断的交感神经向中端,观察右耳血管扩张程度的变化。交感神经节前纤维起于胸腰脊髓各段的灰质侧角,节后纤维从椎旁神经节发出,经灰交通支参加到相应节段的脊神经内,到达外周血管壁。当刺激右侧颈部交感神经时,其末梢释放去甲肾上腺素而引起血管收缩,因此兔右耳颜色变白。

(8) 耳缘静脉注入 0.01%肾上腺素 0.5 mL,观察并记录血压的变化。恢复后耳缘静脉注入 0.01%去甲肾上腺素 0.3 mL,观察并记录血压的变化。静脉注射 0.01%肾上腺素,或注射 0.01%去甲肾上腺素,结果血压升高。循环血液中的肾上腺素和去甲肾上腺素主要是由肾上腺髓质分泌。血管平滑肌具有 α、β 两种肾上腺素能受体,α 受体的作用是使血管平滑肌收缩(主要分布在肾、皮肤、内脏、肌肉的微动脉和皮肤,内脏的小静脉管壁平滑肌细胞膜上);β 受体的作用是使血管平滑肌松弛(主要分布在肌肉血管,少量分布在脂肪组织和肠血管平滑肌细胞膜上)。肾上腺素与去甲肾上腺素对心血管的作用类似,但有程度上的不同。肾上腺素既能激活 α 受体又能激活 β 受体,去甲肾上腺素主要激活 α 受体,对 β 受体的作用很小,两者都能加强心脏活动,增加心输出量,在这方面肾上腺素的作用大于去甲肾上腺素。

Note

就血管来说，去甲肾上腺素对一般血管(除冠状血管)都有收缩作用；但小剂量的肾上腺素可使骨骼肌血管舒张，大剂量才使之收缩；肾上腺素与去甲肾上腺素两者均有升高血压的作用，但前者是通过对心输出量和心率的促进，后者则主要是增加外周阻力而实现的(实验图 11-2)。

(9) 股动脉放血与快速输液，分别观察其血压变化。心血管系统是一个密闭的管道系统，必须有足够的血液充盈，才能产生血压。因此足够的血量是形成血压的前提。若其他因素不变，当在股静脉放血 20～30 mL 时，可因失血而使循环血量减少，血压下降。若又快速静脉输液，补偿失血量，可见血压逐渐恢复(实验图 11-2)。

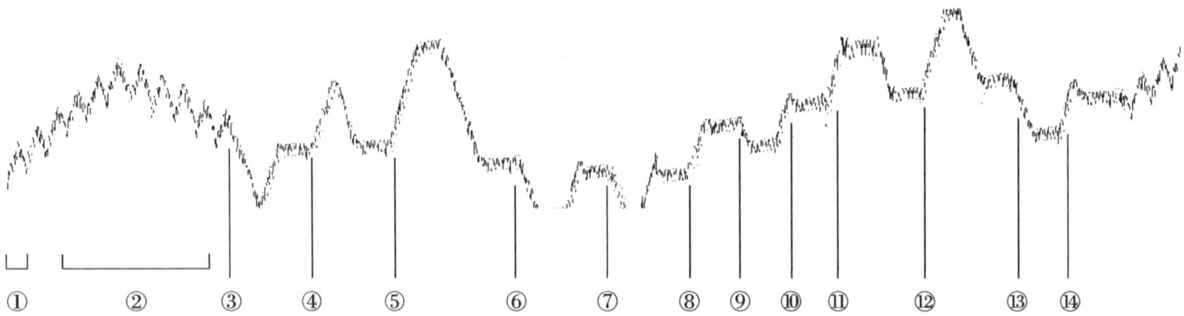

实验图 11-2　动脉血压曲线

①呼吸波；②三级波；③按压心脏；④按压腹主动脉；⑤夹闭右侧颈总动脉；
⑥刺激迷走神经；⑦刺激减压神经；⑧剪断减压神经；⑨刺激减压神经中枢端；
⑩刺激减压神经外周端；⑪静脉注射肾上腺素；⑫静脉注射去甲肾上腺素；
⑬股动脉放血；⑭耳缘静脉输液

[注意事项]

(1) 每一项实验后，须待血压基本恢复后再进行下一项实验。

(2) 随时注意动脉套管的位置，特别是动物挣扎时，防止套管扭转而阻塞血流或穿破血管。

(3) 随时注意动物的麻醉深度。如实验时间过长，动物会因麻醉过浅经常挣扎，此时可补注少量麻醉剂。

(4) 注意保温。深度麻醉可使外周血管扩张，体温下降，特别是冬季若保温不好常引起动物死亡。

(5) 按压家兔心脏时，勿过度用力及时间过长，以防家兔心搏骤停或猝死。

[异常现象讨论]

(1) 刺激减压神经，血压不下降，其原因可能是：①分离减压神经不准确；②刺激强度不够；③动物反应机能欠佳。

(2) 注射肾上腺素或去甲肾上腺素，血压不上升，其原因可能是：①药物失效；②药物注入耳血管外；③动物反应机能欠佳。

(3) 在实验中如果刺激迷走神经中枢端，观察到血压无明显变化，这可能是因为迷走神经同时含有加压与减压传入纤维，其兴奋传入中枢相互抵消。观察到血压上升或下降，可能由加压和减压传入纤维一方的兴奋占优势所致，或与动物机能的状态不同有关。由于其确切机制尚难肯定，本实验一般不观察刺激迷走神经中枢端的效应。

[思考题]

血压主要通过哪些反射性调节及体液性调节保持恒定？

实验十二　肺通气功能的测定

[目的要求]

学会使用肺量计测定肺容量和肺通气量的方法；学会计算时间肺活量；加深理解肺通气功能的判定指标。

Note

［实验原理］

肺的主要功能是进行气体交换。肺通气保证了肺泡气体交换和机体新陈代谢的正常进行。故肺通气功能的测量可作为反映人体健康水平的客观指标之一。利用肺量计可测定进出肺的气量，即可知肺容量和肺通气量。肺量计基本结构见实验图 12-1。

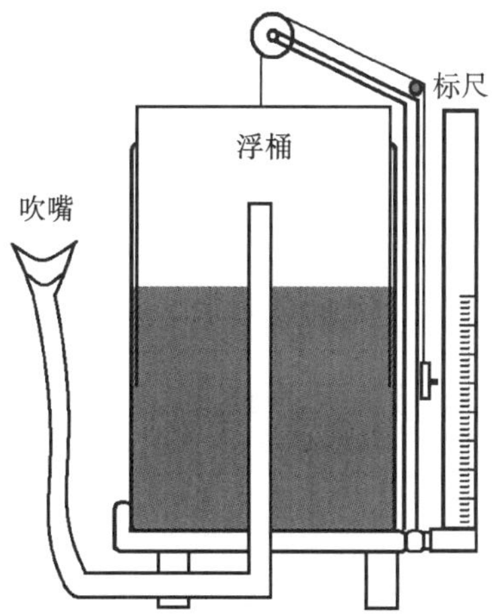

实验图 12-1　肺量计基本结构

［实验用品］

FJD-80 型肺量计、鼻夹、75%酒精棉球、氧气、钠石灰。

［实验对象］

人。

［方法步骤］

1. FJD-80 型肺量计(Spirometer)的结构和肺通气功能的测定方法

FJD-80 型肺量计的结构和使用方法：FJD-80 型肺量计属于一立式单筒肺量计。除一般构造外，有推动气流、减少呼吸阻力的鼓风机，仪器内装有可吸收呼出气中 CO_2 的钠石灰，还有与平衡锤相连能在记录纸上进行曲线记录的描笔记录装置等。专用记录纸上印有表示容积和表示走纸速度的直格与横格(1 小直格为 100 mL，一横格为 25 mL)。此外，在肺量计的侧面有进气管和出气管，与水槽的中央进气管相通，外面由两条螺纹管与三通阀门相连，呼吸气即经此进入。肺量计顶部有排气开关，可供筒内充气，也可使筒内气体由此推出。浮筒的实验使用容量为 6～8 L。

实验前先将支架和滑轮提起，向外筒内装水至水槽水平面指示刻度，装好记录纸和钠石灰，接通电源，检查机器运转情况。然后将连有三通阀门的螺纹管与呼气管、吸气管相接，转动三通阀门，开放肺量计，提起浮筒，让筒内装有一定量的空气(4～5 L)，再转动三通阀门，关闭浮筒上的排气开关，检查肺量计是否漏气。

2. 潮气量、补吸气量、补呼气量和肺活量的测定

(1) 打开肺量计的排气开关，上提浮筒，让筒内装有一定量的空气(4～5 L)，然后关闭开关。

(2) 用消毒后的橡皮吹嘴套在三通阀门接口上。受试者取站立姿势，将吹嘴的薄片置于口腔前庭，并用牙齿咬住吹嘴上的两个突起，先用鼻做平静呼吸。

(3) 受试者夹鼻，将三通阀门转向外界，待受试者习惯用口呼吸后，转动三通阀门，使之与肺量计相通，并开动慢鼓(0.83 mm/s)。这时，随着受试者的呼吸，其呼吸气量的变化可被描记在记录纸上。描记 3～4 次平静呼吸曲线之后，让受试者在一次平静吸气末，继续做一次最大限度的吸气。随后，在一次平静呼气末，继续做一次最大限度的呼气。最后再让受试者做一次最大的深吸气后，随即做一次最大的深呼气。

根据上述各种情况下呼吸曲线变化的高度，即可计算出潮气量、补吸气量、补呼气量和肺活。潮气量可取 5 次描记的平均值。

3. 时间肺活量的测定

(1) 肺量计内重新装入新鲜空气 4～5 L。调节好笔尖位置以便描记。

(2) 受试者口衔吹嘴，夹住鼻子，用口呼吸。开动慢鼓(0.83 mm/s)，记录 3～4 次平静呼吸的通气曲线后，令受试者做最大限度的吸气，在吸气末屏气 1～2 s，此时开动快鼓(25 mm/s)，然后用最快的速度做用力深呼气，直到不能再呼为止。随即停止走纸，从记录纸上测出第 1、第 2 和第 3 秒钟内的呼出气量，并计算它们各占全部呼出气量的百分比，与正常值(83%、96%、99%)进行比较。

4. 最大通气量的测定

(1) 受试者口衔吹嘴，夹住鼻夹，记录一段平静呼吸的通气曲线。

(2) 开动中速鼓(1.67 mm/s)，受试者听口令在 15 s 内尽力做最深最快的呼吸。根据曲线高度和次数计算 15 s 内呼出或吸入气的总量，再推算出每分钟的最大通气量。

[注意事项]

(1) 保持套筒内水在水平刻度,防止水溢出。

(2) 测试前,受试者可做必要练习,掌握测试方法。每一单项指标测定完后,令其平静呼吸几次,然后再测下一个指标。

(3) 不同受试者使用吹嘴前,均应进行消毒,做到吹嘴一用一消毒,避免交叉感染。

[实验结果]

观察项目	测得数值/mL
潮气量	
补呼气量	
补吸气量	
肺活量	

[结果分析]

进出肺的气量随肺容量而变化。肺容量可反映肺通气的一些情况。在生理情况下,肺容量受年龄、性别、体型、测定体位、呼吸肌的力量、肺与胸廓的顺应性、运动等因素的影响。可将测出的数值与正常值比较是否正常。

[结论]

进出肺的气量随肺容量而变化。测定肺容量的变化可了解肺通气的情况。

[思考题]

(1) 肺活量受哪些因素的影响?其测定有何意义?

(2) 按下列公式计算你的肺活量,并与你所测得的实际肺活量进行比较,如果不低于20%均属正常,如不正常请分析原因。

$$男性:肺活量=2310\times体表面积(m^2)$$

$$女性:肺活量=1800\times体表面积(m^2)$$

$$体表面积(m^2)=0.0016\times身高(cm)+0.0128\times体重(kg)-0.1529$$

实验十三　胸膜腔负压的观察

[目的要求]

通过观察哺乳动物胸内压及其随呼吸运动变化的规律,理解胸膜腔内负压概念及其作用,并学习记录胸内负压的方法。

[实验相关理论知识]

胸膜腔内压力以大气压为参照,正常情况下低于大气压,称胸内负压。本实验利用插管或粗注射针头一端与水检压计通过橡皮管相连接,另一端插入胸腔,通过水检压计及其浮标可观察并记录胸膜腔内压力的变化。

[实验用品]

兔手术台、记纹鼓、胸内插管或粗注射针头、水检压计、橡皮管、哺乳动物手术器械一套、10 mL 注射器、水封瓶、20%氨基甲酸乙酯溶液、纱布、胶布、线等。

[实验对象]

家兔。

[方法步骤]

1. 实验准备

(1) 用20%氨基甲酸乙酯将家兔麻醉,仰卧位固定,做气管插管。

(2) 手术:将家兔右侧胸部及上胸部毛剪干净,于腋前线第四、五肋间沿肋骨切开皮肤2~3 cm。剪去颈部的毛,沿颈正中线切开皮肤,分离气管,并插入气管插管。在上腹部沿腹白线剪开约2 cm的切

Note

口，以备通过膈肌观察肺的收缩、舒张情况。

(3) 将胸内插管(或粗注射针头)通过橡皮管与“U”形水检压计相连，检压计内的水可稍加红墨水，以利观察液面波动。调整检压计内液面使其与刻度“0”刻度高度一致，“0”刻度与胸膜腔处于同一水平。水检压计内浮标描笔与记纹鼓成切线接触，以便记录。

(4) 用胸内插管或 16 号注射针头，在右侧胸部腋前线第四、五肋间沿肋骨上缘垂直刺入，深度以水检压计的浮标随呼吸明显波动为准，固定插管或针头，开动记纹鼓描记实验前曲线。再进行如下观察。

2. 观察项目

(1) 正常胸内压观察：观察胸内压数值以及随呼吸周期变化的情况。

(2) 增大无效腔、呼吸运动加强对胸内压的影响：将气管插管开口端的一侧连接一根橡皮管，然后堵塞另一侧，使无效腔增大，观察其对胸内压的影响。

(3) 造成胸壁贯通伤，观察其对胸膜腔内压的影响：沿第七肋骨旁，切开胸壁皮肤，分离第七肋骨，剪去自腋后线到肋软骨处的肋骨，造成胸腔贯通伤，使胸膜腔与大气直接相通，造成气胸，观察其对胸内压的影响。

[注意事项]

(1) 穿刺前，检查穿刺针是否顺畅，穿刺针头与橡皮管和水检压计必须严密连接，不可漏气。

(2) 若用 16 号针头，切忌刺入心脏，并注意在肋骨上缘垂直刺入，以免损伤血管和神经，勿用力过猛以免刺破肺脏。

(3) 如为胸内插管，插入胸膜腔后，应立即旋转 90°，旋紧固定螺丝。

[实验结果]

(1) 胸内插管刺入胸膜腔内，可见水检压计内的水柱向连接胸侧升高(为负压)；吸气时负压增大，呼气时负压减小。

(2) 增大无效腔，胸膜腔负压随呼吸波动而增大。

(3) 造成胸壁贯通伤，胸内负压消失。同时由上腹部切口透过膈肌可以看到肺组织萎陷。

[结果分析]

(1) 呼气末期或吸气末期，胸壁与肺都处于静止状态，无气体进出肺，此时肺内压为一个大气压，通过肺作用于胸膜腔，胸膜腔内也应该等于一个大气压，然而由于肺扩张后产生的回缩力，此回缩力的方向恰与大气压通过肺作用于胸膜腔的力量方向相反，因此抵消了一部分作用于胸膜腔的压力，即胸内压＝大气压－肺回缩力。若以大气压为零位标准，大于大气压的数值为正，小于大气压的数值为负，即胸内压＝－肺回缩力。由此可见，胸内负压是由肺的回缩力所造成。当吸气时，肺扩张，肺回缩力增加，胸膜腔负压增大；而呼气时，肺缩小，肺回缩力减小，胸膜腔负压降低。

(2) 增大无效腔，呼吸运动加强加快，肺扩大与回缩均比正常情况下增加，以增加肺泡通气量，满足机体组织的需要。为此，胸内负压随呼吸加深、加快而在吸气时负压更增大，呼气时负压更减小。

(3) 当造成胸壁贯通伤时，胸膜腔与大气相通，故负压消失。

[结论]

胸内压始终低于大气压，故为负压。吸气时负压增大，呼气时负压减小。气胸时负压消失。

[异常现象讨论]

若水柱波动停止，可能是因为血液堵塞胸内插管，应排除后再刺入。

[思考题]

(1) 胸内负压有何意义？

(2) 何谓气胸？气胸对人体有何危害？

实验十四　呼吸运动的调节

[目的要求]

观察 CO_2 过多、缺 O_2、H^+ 浓度增加、切断迷走神经等刺激因素对呼吸运动的影响，并根据结果分析若干因素对呼吸运动的调节作用；学习动物呼吸运动的描记方法。

［实验相关理论知识］

呼吸运动能有节律地进行并适应机体代谢的需要，主要是通过神经和体液调节的结果。各种刺激因素可通过作用于呼吸中枢，或外周、中枢化学感受器反射性地调节呼吸运动。肺牵张反射是调节呼吸运动正常节律的机制之一。实验中将插入动物气管的"Y"形管一侧开口端与呼吸描记气鼓相连，吸气时气鼓内气压下降，气鼓膜内陷，杠杆下降；呼气时气鼓内压升高，气鼓薄膜上凸，杠杆上举，从而记录出呼吸曲线。曲线由基线向下为吸气，向上为呼气。

［实验用品］

记纹鼓、描记气鼓、电磁标、电刺激器、计时器、兔手术台、哺乳动物手术器械、"Y"形气管插管、10 mL 注射器、2 mL 注射器、钠石灰气囊、CO_2 气袋、N_2 气袋、橡皮管、20%氨基甲酸乙酯、纱布、线等。

［实验对象］

家兔。

［方法步骤］

1. 实验准备

(1) 麻醉：将兔称重，由耳缘静脉注入 20%氨基甲酸乙酯溶液（按体重 5 mL/kg，即 1 g/kg）麻醉动物。

(2) 固定：麻醉后将兔背位固定于兔手术台上。

(3) 手术：用粗剪刀剪去颈部毛，继用手术刀沿兔颈正中切开皮肤 5～7 cm，再切开皮下组织，钝性分离肌肉，直至气管，用玻璃针在颈动脉旁分离出两侧的迷走神经，并穿线备用。

(4) 气管切开术：分离肌肉暴露气管后，再分离气管周围结缔组织，游离一小段气管，通过气管后方穿一线，然后在喉下方的气管上作一倒"T"形切口，如有黏液或血液，可用湿纱布拭去。最后夹住切口的一侧，将"Y"形管插入气管，用原先穿好的线将插管和气管扎紧，再把线绕过插管开叉处结扎，以防插管从气管内滑出。

(5) 描记：将描记气鼓开口用橡皮管连接"Y"形插管一侧开口，另一侧开口用短橡皮管连接，调整其口径，并调节气鼓内的空气量，从而使气鼓薄膜波动大小适当。然后使描记笔与记纹鼓面成切线接触，其下方装两个电磁标，分别做刺激与时间标记，并使三个描笔尖在一垂直线上。开始前先开动记纹鼓，描记一段呼吸对照曲线。

2. 观察项目

(1) 吸入气中 CO_2 浓度增加：用一个大试管罩住气管插管开口端和 CO_2 气袋上的橡皮管口，打开 CO_2 气袋螺旋，使一部分 CO_2 进入气管插管内，观察呼吸运动的变化。

(2) 造成缺 O_2：将气管插管开口侧通过钠石灰瓶并与盛有一定容量的气囊相连，使呼出的 CO_2 被钠石灰吸收。随着呼吸的进行，气囊内的 O_2 便越来越少，观察呼吸运动的变化。如有氮气装入气囊，让实验动物吸入，造成缺 O_2，可代替上法。

(3) 增大无效腔：将气管插管开口端，连接一根长约 50 cm 的橡皮管，使无效腔增大，观察对呼吸运动的影响。

(4) 增加血液中 H^+ 浓度：由耳缘静脉注入 3%乳酸溶液 2 mL，观察呼吸运动的变化。

(5) 切断迷走神经：先切断一侧，观察呼吸运动的变化，再切断另一侧，对比切断前后的呼吸频率和幅度的变化。

(6) 刺激迷走神经向中端：以中等强度重复电脉冲刺激一侧迷走神经向中端，观察刺激期间对呼吸运动的影响。

［注意事项］

(1) 麻醉要适度，尽量让动物保持安静，以免影响正常呼吸曲线。

(2) 每项观察项目前后须有正常呼吸曲线作为对照。

(3) 气管插管时需注意止血，以防血液阻塞呼吸道或气管插管，造成窒息而动物死亡。

(4) 调整"Y"形插管开口侧橡皮管口径及气鼓内的空气量，能较准确清晰地反映吸气与呼气的

Note

变化。

[实验结果]

观察项目	实验结果	分　　析
吸入气中 CO_2 浓度增加	呼吸加深加快	
吸入气中 O_2 浓度降低	呼吸加深加快	
增大无效腔	呼吸加深加快	
血中 H^+ 浓度增加	呼吸加深加快	
切断迷走神经	呼吸深而慢吸气延长	
刺激迷走神经向中端	呼吸浅而快	

[结果分析]

(1) 吸入气中 CO_2 增加，呼吸加深加快：这是因为 CO_2 是呼吸中枢最有效的生理性刺激物，正常动脉血中 CO_2 张力约为 43 mmHg，当吸入气中 CO_2 浓度增加时，血中 CO_2 张力也增加，当大于 43 mmHg 时，兴奋通过两条途径传入延髓呼吸中枢：主要的一条是刺激延髓腹外侧化学敏感区的 CO_2 敏感细胞，再通过神经联系使呼吸中枢兴奋加强；另一条是刺激颈动脉体和主动脉体化学感受器，兴奋冲动由窦神经和迷走神经传至延髓呼吸中枢使之兴奋，从而使呼吸加深加快。

(2) 缺 O_2 时呼吸加深加快：正常动脉血中的 O_2 张力约为 100 mmHg，当吸入气中的 O_2 减少时，血中 O_2 张力也随之降低，当其下降至 70 mmHg 或 60 mmHg 以下时，主要刺激颈动脉体化学感受器，反射性地兴奋延髓呼吸中枢，从而使呼吸加深加快。

(3) 增加无效腔时呼吸加深加快：无效腔增大时，造成窒息式呼吸，肺泡内 O_2 更新率降低，肺换气减少，使血中 O_2 张力下降而 CO_2 张力升高，从而使呼吸加深加快。

(4) 静脉注射 5%乳酸溶液后，呼吸加深加快：静脉注射乳酸后，血 H^+ 浓度增加，使呼吸加强加快，其作用及作用途径与 CO_2 类似，但 H^+ 不易透过血-脑屏障，因而对中枢化学感受器的刺激作用较小。

(5) 切断双侧迷走神经后，呼吸深而慢，吸气延长：迷走神经是肺牵张反射的传入神经，切断后，肺牵张感受器所发放的神经冲动不能传入到中枢，吸气不能及时转化为呼气，而致吸气延长，呼吸深慢。

(6) 电刺激迷走神经向中端，呼吸浅快：重复电脉冲刺激迷走神经向中端，类似肺牵张刺激加强，传至呼吸中枢的神经冲动增多，抑制吸气中枢的活动，促使吸气迅速转化为呼气，从而使呼吸频率增快，幅度减小。

[结论]

切断双侧迷走神经和刺激迷走神经向中端以及 CO_2 浓度、缺 O_2、H^+ 浓度等神经体液因素均可影响呼吸运动。

[异常现象讨论]

(1) 吸入气中的 CO_2 增多时，有的动物呼吸加强不明显，反而使呼吸运动减弱，甚至呼吸停止。这可能是呼吸中枢功能异常或是吸入 CO_2 过多，对呼吸中枢产生麻痹作用之故。

(2) 刺激迷走神经向中端，可使呼吸暂停于呼气状态，亦可出现呼吸慢而浅的现象。前者可能是因为重复电刺激类似肺泡处于扩张的状态，肺牵张传入冲动增多，抑制吸气中枢的活动，使呼吸止于呼气，后者可能是因为呼吸暂停，血 PO_2 减少，PCO_2 升高，对呼吸中枢的刺激作用加强，与重复电刺激抑制吸气中枢的作用相抗衡，当前者作用大于后者时产生吸气，由于重复电刺激的原因，吸气幅度减小，因而呼吸慢而浅。

[思考题]

(1) 调节呼吸运动的体液因素常有哪些？各因素的作用及作用原理如何？

(2) 如何证明肺牵张反射对呼吸运动的调节作用？

Note

实验十五　胃肠运动的观察

［目的要求］

观察哺乳动物胃肠运动的形式，以及神经调节和药物对胃肠运动的影响，理解神经体液因素对胃肠运动功能的调节机制。

［实验相关理论知识］

消化道平滑肌具有自动节律性，可以形成多种形式的运动，主要有紧张性收缩、蠕动、分节运动及摆动。在整体情况下，消化道平滑肌的运动受到神经和体液的调节，因此改变神经和体液因素可使胃肠运动发生相应改变。

［实验用品］

哺乳动物手术器械、动物手术台、电刺激器、保护电极、台氏液、20%氨基甲酸乙酯、阿托品注射液、1∶10000肾上腺素、1∶10000 乙酰胆碱、新斯的明注射液、生理盐水、恒温水浴槽、注射器、滴管。

［实验对象］

家兔。

［方法步骤］

1. 实验准备

（1）麻醉：将兔称重，由耳缘静脉注入20%氨基甲酸乙酯溶液（每千克体重5 mL，即1 g/kg）麻醉动物。麻醉后将兔背位固定于兔手术台上。用粗剪刀剪去颈部毛，然后用手术刀沿兔颈正中切开皮肤5～7 cm，切开皮下组织，钝性分离肌肉直至气管，插入气管插管。

（2）剪去动物腹部的毛，自剑突向耻骨联合方向沿正中线切开腹壁，打开腹腔暴露胃和肠，在膈下食管的末端找出迷走神经的前支，在左侧腹后壁肾上腺的上方找出内脏大神经。将两根神经分别套以保护电极备用。

2. 观察项目

（1）观察胃肠在正常情况下的运动形式和紧张度。

（2）用中等强度和中等频率的电刺激分别连续刺激膈下迷走神经和左侧内脏大神经，观察胃肠运动及其紧张度的变化。

（3）将1∶10000 乙酰胆碱滴加在一段肠管上（5～10 滴），观察其变化。

（4）将1∶10000 肾上腺素滴加在一段肠管上（5～10 滴），观察其变化。

（5）新斯的明0.2～0.3 mg经耳缘静脉注射，观察胃肠运动的变化。

（6）在新斯的明作用基础上，将阿托品0.5 mg由耳缘静脉注入，观察胃肠运动的变化。

［注意事项］

胃肠在空气中暴露时间过长时，会导致腹腔温度下降。为了避免胃肠表面干燥，应随时用台氏液或温生理盐水湿润胃肠，防止降温和干燥。实验前2～3 h将兔喂饱，实验结果较好。

［实验结果］

（1）在正常情况下，可观察到胃的蠕动和小肠的蠕动、分节运动和摆动运动。有时还可观察到逆蠕动和蠕动冲。

（2）刺激迷走神经，胃肠蠕动加强、加快。

（3）刺激左侧内脏大神经时，胃肠蠕动减弱减慢。

（4）滴乙酰胆碱后，可见胃肠蠕动加快、加强。

（5）滴肾上腺素后，可见胃肠蠕动减慢、减弱。

（6）注射新斯的明后，胃肠运动加强、加快。

（7）在新斯的明作用的基础上，再用阿托品后，胃肠运动即减弱、减慢。

［结果分析］

（1）消化道的运动是由消化道肌肉的活动来完成的。胃肠壁的肌肉属于平滑肌，它们既具有肌肉

Note

组织的共同特性，又具有各自的特点。在正常情况下，胃肠运动是胃肠壁平滑肌本身的电位波动以及神经反射和体液因素共同作用的结果。

(2) 迷走神经兴奋使胃肠运动加强、加快，是通过其末梢释放乙酰胆碱起作用的。其机制目前认为是神经末梢释放的乙酰胆碱与胃肠壁平滑肌细胞膜 M 受体结合，细胞膜去极化(Ca^{2+} 内流)产生动作电位，细胞内 Ca^{2+} 浓度增高，触发肌纤-肌凝蛋白-ATP 系统，使肌肉收缩、加强。乙酰胆碱还能使正在自动进行活动的平滑肌的活动频率增加，可改善细胞间的兴奋传递，使各肌细胞的收缩更加同步，因而收缩力量增强。

(3) 内脏大神经属交感神经，交感神经兴奋时，其末梢释放去甲肾上腺素。此去甲肾上腺素与胃肠壁平滑肌细胞膜上 α 受体结合，膜对 Ca^{2+} 的通透性降低，Ca^{2+} 内流减少，致使胃肠蠕动减弱、减慢。

(4) 注射新斯的明后，因该药为抗胆碱酯酶药，可使肌体内乙酰胆碱聚集，故产生乙酰胆碱效应，使胃肠运动加快、加强。

(5) 阿托品为抗胆碱药，它可占有胃肠壁平滑肌细胞膜上的胆碱能受体，使乙酰胆碱不能发挥作用，因而注射阿托品后胃肠运动减弱、减慢。

[结论]

(1) 正常情况下胃具有蠕动运动，小肠具有蠕动、摆动和分节运动等运动形式。在机体内，这些运动形式均受神经、体液因素的调节。

(2) 迷走神经兴奋时，胃肠运动加强；而交感神经兴奋时，胃肠运动减弱。

[思考题]

(1) 如何观察胃肠的紧张性强弱，刺激交感神经、迷走神经时对胃肠运动各产生什么效应？

(2) 胃与小肠的几种主要运动形式各有何生理意义？

实验十六　人体体温测定

[目的要求]

掌握人体体温的测量方法，解释正常体温及其相对稳定的意义。

[实验相关理论知识]

体温是指人体深部的平均温度。体温的测量部位有腋窝、口腔和直肠，其中以测量腋窝和口腔温度最常用，不同测量部位测得的体温正常值不同。人体体温可随昼夜、性别、年龄、肌肉活动和精神因素等变化而有所改变，存在一定的生理波动，但变化范围不超过 1 ℃，剧烈运动或劳动时体温可升高 1～2 ℃。

[实验用品]

水银体温计、酒精棉球、干棉球。

[方法步骤]

1. 掌握水银体温计的结构和原理

水银体温计分腋表、口表和肛表三种，均是由标有刻度的真空玻璃毛细管和下端装有水银的玻璃球组成。腋表球部长而扁，口表的球部细而长，肛表的球部粗而短。水银在受热后膨胀可沿毛细管上升。在水银球部和管部连接处，有一狭长部分，可防止上升的水银遇冷下降。

2. 实验准备

将体温计提前消毒，待实验时取出，用酒精棉球擦拭，并将水银柱甩至 35 ℃刻度以下。

3. 体温测量

(1) 腋窝测温法：待受检者静坐数分钟后，解开上衣擦干腋下汗水，将体温计水银球端放于受检者腋窝深处紧贴皮肤，令受检者屈臂紧贴胸壁，夹紧体温计，10 min 后取出，记录体温。

(2) 口腔测温法：待受检者静坐数分钟后，将口表水银球端斜放于受检者舌下，令受检者闭口用鼻呼吸，勿用牙咬体温计，3 min 后取出，用干棉球擦干，记录体温。

(3) 运动后体温测量：受检者在室外运动 5 min 后，立即回室内按上述方法测量口腔和腋下温度各一次，记录体温，对同一人同一部位运动前后体温进行比较，观察有何变化。

[注意事项]

使用前注意检查体温计是否完好无损，甩表时不可触及它物，防止碰碎。

[实验结果]

测量部位	安　静	运　动

[结果分析]

实验十七　影响尿生成的因素

[目的要求]

通过观察尿量，分析某些因素对尿生成的影响及其影响机理；验证肾小管的排泄作用；了解尿液的引流方法。

[实验相关理论知识]

尿的生成过程包括肾小球的滤过、肾小管与集合管的重呼吸、分泌及排泄。肾小球滤过率的大小主要取决于有效滤过压的大小；肾小管重吸收率的大小则取决于肾小管的重吸收能力和肾小管内溶质的浓度。任何影响肾小球的滤过和肾小管重吸收能力的因素，均可影响尿的生成而改变尿量。

[实验用品]

兔手术台、电动记纹鼓、哺乳类动物手术器械、记滴器、电刺激器、动脉血压描记装置、膀胱插管、细塑料管、注射器、培养皿、酒精灯、小试管、试管夹、烧杯、三脚架铁丝网、铁支架、双凹夹、纱布、丝线、静脉输液装置、生理盐水、20%氨基甲酸乙酯或3%戊巴比妥钠、7%柠檬酸钠、20%葡萄糖溶液、1：10000去甲肾上腺素、垂体后叶素、速尿、0.6%酚红溶液、10% NaOH 溶液、班氏试剂。

[实验对象]

家兔。

[方法步骤]

1. 实验准备

(1) 动物麻醉、固定，颈部分离颈总动脉及迷走神经、分离股动脉。

(2) 引流尿液：可选用输尿管插管法或膀胱插管法。①输尿管插管法：自耻骨联合向上沿腹正中线做一长约5 cm切口，切开腹壁，并将膀胱向上翻转，暴露膀胱三角，仔细辨认输尿管，然后将输尿管与周围组织轻轻分离，避免出血。再用线将输尿管近膀胱端结扎，在结扎处上部剪一斜口，把充满生理盐水的细塑料管向肾脏方向插入输尿管内，用线结扎固定，并与记滴器相连。②膀胱插管法：在耻骨联合前方，沿腹正中线做一长2～3 cm的切口。沿腹白线切开腹壁，将膀胱移出体外。在膀胱颈部下方穿一线并结扎。在膀胱顶部用连续缝线做一个荷包缝合，在缝线中心做一小切口，插入膀胱插管，收紧缝线以关闭膀胱切口。膀胱插管通过橡皮管与记滴器相连。

(3) 于左侧颈总动脉插入动脉套管。

(4) 手术和实验装置安装完毕后，开动记纹鼓记录动脉血压和尿液滴数，依次进行下列项目实验。

2. 观察项目

(1) 调试好记录装置，记录一段正常血压曲线和尿滴数作对照。

(2) 静脉注射生理盐水(15 mL/kg)，观察和记录血压和尿滴数的变化。

(3) 剪断迷走神经，利用保护电极以中等强度的电刺激反复多次地刺激右侧迷走神经外周端（近心端），使血压下降到50 mmHg左右，观察尿量的变化。

(4) 静脉注射1：10000去甲肾上腺素0.5 mL，观察血压和尿量的变化。

(5) 静脉注射垂体后叶素2 U，观察血压和尿量的变化。

(6) 取尿液 2 mL 进行尿糖定性试验

注:静脉注射 20%葡萄糖溶液 20 mL,观察血压和尿量的变化,在尿量明显增多时,再取尿液 2 mL 做尿糖定性试验,观察结果。

(7) 静脉注射 0.6%酚红溶液 1～2 mL,将尿液滴入盛有 10%NaOH 溶液的培养皿中。若尿中有酚红排出,遇到 NaOH 则呈现红色,计算从注射酚红起到盛有 10% NaOH 溶液的培养皿出现红色所需要的时间。

(8) 静脉注射速尿(5 mg/kg),观察尿量的变化。

(9) 从右侧股动脉插入塑料管放血,当血压迅速下降至 50 mmHg 左右时,观察尿量的变化,然后立即补充生理盐水,再观察血压与尿量的变化。

[注意事项]

(1) 实验前给动物多喂食物(主要增加菜叶等)。

(2) 静脉注射生理盐水的速度宜快,且小心勿注入空气,以免造成气栓。

(3) 腹部手术切口不宜太大,手术操作应轻柔,避免造成损伤性无尿。

(4) 分离输尿管时细心轻柔,防止出血造成阻塞,插管方向应与输尿管方向一致,勿使其扭结。

(5) 刺激迷走神经或注射去甲肾上腺素时,应从血压下降或上升时期观察尿量的变化。

(6) 每项实验前都要记录血压和尿量作为对照。

(7) 为了利于总结实验结果和说明问题,四支描笔必须在同一垂直线上。

[实验结果]

(1) 静脉注射生理盐水后,一般血压略有增高,尿量明显增加。

(2) 刺激迷走神经外周端,血压明显下降,尿量减少。

(3) 静脉注射 1∶10000 去甲肾上腺素后,血压明显升高,尿量先减少,约 3 min 后尿量亦有增加。

(4) 静脉注射垂体后叶素 2 U 后,血压上升,尿量显著减少。

(5) 注射葡萄糖前尿糖定性试验为阴性(蓝绿色)。静脉注射葡萄糖后可见血压无明显波动,而尿量显著增加,尿糖定性试验为阳性(黄色或砖红色)。

(6) 静脉注射 0.6%酚红溶液 1～2 mL,经 3 min 左右可自尿中排出。

(7) 静脉注射速尿后,尿量明显增加。

(8) 从股动脉放血使血压下降至 50 mmHg 左右时,尿量显著减少或无尿,补充生理盐水后,血压略回升,尿量亦有增加。

[结果分析]

(1) 静脉注射生理盐水使血压升高、尿量增加,其原因如下:①静脉注射生理盐水使血浆胶体渗透压降低,有效滤过压增加,从而增加肾小球滤过率;②血容量增加刺激容量感受器,冲动沿迷走神经的传入纤维进入中枢,抑制下丘脑-垂体后叶系统分泌释放抗利尿激素,使肾小管和集合管对水分的重吸收减少;③由于 Na^+ 连续主动转运和水连续渗入细胞间管,故细胞间管静水压升高,Na^+、水回漏至肾小管腔,使尿量增加;④血容量增加,静脉回流量增加,心输出量增多,动脉血压增加,使肾小球滤过率稍增多而尿量亦有增加。

(2) 刺激迷走神经外周端,使心率减慢,心肌收缩力减弱,心输出量减少,动脉血压下降。当动脉血压下降至 50 mmHg 左右,超过肾脏血流自身调节范围时,肾小球毛细血管血压降低,有效滤过压下降,导致尿量减少。

(3) 静脉注射去甲肾上腺素时,由于去甲肾上腺素使周围血管强烈收缩,外周阻力明显增加,心脏收缩加强,心输出量增多,故血压升高。亦由于去甲肾上腺素有强烈的缩血管作用,可使肾血管强烈收缩,肾血流减少,肾小球滤过率降低,肾排尿量减少。有时注射去甲肾上腺素后,尿量首先减少,约 3 min 后尿量又增加,可能是由于出入球小动脉对去甲肾上腺素的敏感性不同,出球小动脉对去甲肾上腺素敏感性大,入球小动脉敏感性小,而造成肾小球有效滤过压增加,肾小球滤过率增多,故尿量增加。

(4) 静脉注射垂体后叶素,由于垂体后叶素中的抗利尿激素能使毛细血管和小动脉收缩,因此血压

Note

稍有升高。抗利尿激素能与肾脏远曲小管和集合管上皮细胞膜上的受体结合，激活膜内腺苷酸环化酶，使细胞内 cAMP 增加，通过 cAMP 的一系列作用，增加了管腔对水的通透性，从而促进水的重吸收，故尿量减少。

(5) 注射葡萄糖前所测定的尿糖定性试验为阴性，是由于肾小球的滤过和肾小管的重吸收功能均正常，正常肾小球滤过的葡萄分子 100%在近球小管重吸收，所以尿糖定性试验为阴性。注射高渗葡萄糖后，血糖浓度超过了肾糖阈，肾小管内糖浓度升高，小管液渗透压增高，妨碍肾小管对水的重吸收，而使尿量增多。肾小管内糖浓度升高，超过了肾脏重吸收的能力，部分葡萄糖分子随尿排出，故尿糖定性试验为阳性。

(6) 静脉注射酚红后，大部分和血浆蛋白相合，而只有小部分(20%～25%)处于游离状态，能够从肾小球滤过(据酚红排出过程的研究说明酚红主要由肾小管排泄)。

(7) 静脉注射速尿后，由近曲小管分泌进入肾小管，作用于髓袢升支粗段的小管腔面，抑制髓袢升支粗段对 Cl^- 的主动重吸收，间接地抑制了对 Na^+ 的重吸收，致使髓质高渗状态下降，尿的浓缩程度下降，尿排出增加。同时 Na^+ 的重吸收减少，远曲小管中 Na^+ 增加，Na^+-K^+ 交换亦随之增加，尿中 K^+ 的排出量增加，在 Cl^-、Na^+ 大量排出的同时，水也大量排出，因此排尿量增加。

(8) 股动脉放血后，全身动脉血压下降，超过肾血流量自身调节范围，肾皮质血流量减少，肾小球毛细血管血压下降，有效滤过压亦下降，因此尿生成减少。当迅速补充生理盐水后，血压在短时期内由于血量补充而回升，所以又有尿的生成。

[结论]

(1) 凡影响肾小球滤过作用及肾小管、集合管重吸收作用的各种因素均能影响尿的生成。

(2) 肾脏的泌尿活动受神经-体液因素调节。

(3) 酚红排泄实验可说明肾脏有排泄的功能。

[异常现象讨论]

(1) 刺激迷走神经离中(外周)端，在实验中有时亦可遇到尿液无明显减少或不减少。可能的原因：①动物情况不好，血压过低；②迷走神经对心脏抑制作用不明显，因为血压下降不明显，尿滴减少也不明显；③由于操作过程中的问题，如迷走神经分离时损伤、神经分离后太干燥、电极与神经接触不佳、刺激电流过大烧坏神经、刺激电流过小或根本无电流输出以致无作用等。

(2) 静脉注射去甲肾上腺素后，血压先升高，然后回至正常水平以下。可能由处于收缩状态的静脉在停药后迅速扩张，使周围循环中血液淤积，有效循环血量减少所致。

(3) 静脉注射垂体后叶素后，有时见到血压升高不明显或不升高。可能由于静脉注射的垂体后叶素剂量太小或药物失效，以致升压效应弱。同时在基础血压较高时，血压增加对比不明显。

(4) 实验中有时偶然碰到无尿现象。可能原因：①塑料管插在肌层与黏膜层之间，未进入输尿管；②输尿管扭转或出血，堵塞了塑料管腔；③塑料管口扎得太紧；④麻醉过深，手术过程粗暴，疼痛刺激反射性引起抗利尿激素的释放。

注：①尿糖定性试验。试管内盛尿液 2 mL，再加班氏试剂 2 滴，在酒精灯上加热煮沸。加热时注意振荡试管，防止试液煮沸时溢出管外，冷却后观察尿液和沉淀的颜色。如溶液的颜色由蓝绿色转至黄色或砖红色，表示尿糖定性试验阳性。②班氏试剂配制方法。取柠檬酸钠 85 g，无水碳酸钠 50 g，一并溶于 400 mL 温蒸馏水中，另以硫酸铜 8.5 g 溶于 50 mL 蒸馏水，缓缓加入上一溶液中并搅匀。如果配好后不清澈可过滤，过滤后储于一硬质玻璃瓶中备用。

[思考题]

通过实验观察，说明机体是如何调节泌尿活动的？

实验十八 瞳孔对光反射和近反射

[目的要求]

了解瞳孔对光反射的意义，掌握瞳孔对光反射和近反射的检查方法。

［实验相关理论知识］

瞳孔对光反射是由于视网膜感光细胞感受光线刺激后，通过中脑而产生的一种反射。眼受光线刺激或看近物时瞳孔缩小，属于瞳孔反射。瞳孔对光反射是双侧性的。检查瞳孔反射能了解包括中脑在内的反射弧是否正常。正常成人瞳孔直径为 2.5～4.0 mm(可变动于 1.5～8.0 mm)。

［实验用品］

手电筒。

［方法步骤］

1. 瞳孔对光反射

(1) 嘱受检者坐在光线较暗处，先观察受检者双侧瞳孔的大小，之后检查者用手电筒照射受检者的一只眼，可见被照射瞳孔立即缩小，此即直接对光反射，停止照射时瞳孔又扩大。

(2) 用手沿鼻梁将两眼视野分开，再用手电筒照射一侧眼睛，观察另一侧瞳孔亦缩小，此即间接对光反射，又称互感性对光反射。停止照射时瞳孔又扩大。

2. 瞳孔近反射　受检者注视正前方 5 m 外处的某一物体(除灯光)，观察其瞳孔大小。之后嘱受检者，在物体移近时必须目不转睛地注视该物体。将物体迅速移向受检者眼睛，观察其瞳孔是否变小，以及是否有两眼球会聚现象。

［实验结果］

当光线照射正常人的一侧眼睛时可引起双侧瞳孔缩小；停止照明时，双侧瞳孔扩大；当光线照射正常人一侧眼睛时，对侧瞳孔缩小，停止照明时瞳孔又扩大；正常人注视前方某物，当该物体迅速移向眼前时，其瞳孔变小，两眼球会聚。

［结果分析］

瞳孔大小可参考下列数值：正常瞳孔的平均直径在 2～3 mm。小于 2 mm 为小瞳孔，大于 3 mm 为中等瞳孔，大于 5 mm 为瞳孔扩大。

根据瞳孔对光反射弧分析，光照一侧眼睛引起该眼睛瞳孔及对侧瞳孔缩小的原因是视神经传入通路中有大部分纤维经视交叉后形成视束，每侧视束均含有来自双眼的传入纤维，视束向大脑皮层传导的通路中发出纤维与中脑联系，单眼受光刺激后其冲动可传至双侧的动眼神经核，使动眼神经副交感纤维兴奋而出现双侧瞳孔缩小。停止照射时则由于胸髓的睫状体中枢发出的交感神经兴奋，冲动传至扩瞳肌而致瞳孔扩大。视近物时，可见双眼球同时向鼻侧聚合，此即为眼球会聚，可使视网膜成像对称，避免复视，以产生清晰的视觉。

［结论］

增加入眼光亮时瞳孔缩小，减少入眼光亮时瞳孔扩大。

［思考题］

为什么光线照射一侧眼睛，同侧瞳孔缩小，对侧瞳孔也缩小？

实验十九　视敏度、视野的测定

［目的要求］

学习测定视敏度的原理并掌握测定视敏度的方法；学会测定视野的方法。

［实验原理］

能看清楚文字或图形所需要的最小视角是确定人视力的依据。临床规定，当视角为一分角时，能分辨两个可视点或看清细微形象的视力为正常视力。视力表就是根据视角的原理制成，常用的国际标准视力表有 12 行字。当我们远离视力表 5 m 观看第 10 行字时，该行字的每一笔画两边发出的光线在眼球恰好形成一分视角。因此，在距离 5 m 处能辨认第 10 行字即认为是正常视力，并规定视力为 1.0，若某人需距表 2.5 m 处才能辨认第 10 行字(此时在眼球形成的视角大于一分角)，则其视力低于正常，根据下列公式：

$$\frac{\text{受试者视力}}{\text{正常视力}}=\frac{\text{受试者辨认该字的最远距离}}{\text{正常视力辨认该字的最远距离}}$$

Note

测定其视力为2.5/5,即0.5。视力表中最上一行字是正常眼睛在50 m距离能够辨认的(在此距离,由该字每一笔画发出的光线在眼球形成一分视角);若某人需在5 m距离才可辨认,按上式其视力为0.1。表上每行字左边的数字即依上式推算求得,表示在5 m距离处能辨认该行字的视力。

单眼固定注视前方一点不动,这时该眼所能看到的范围称视野。测定视野有助于诊断某些视网膜、视路的病变。

[实验用品]

标准对数视力表(5 m远用),指示棒,遮眼板,米尺,视野计,红、白、蓝、绿视标,视野图纸,铅笔,红、绿、蓝色笔等。

[实验对象]

人。

[方法步骤]

1. 视力测定

(1) 将视力表挂在光线均匀而充足处,使受试者站立或坐在距离表5 m远的地方(表上第11行字与受试者眼睛在同一高度)。

(2) 受试者自己用遮眼板遮住一只眼,用另一只眼看视力表(一般先检右眼再检查左眼),按检查者的指点说出表上字母的缺口朝向,由表最上端的图形开始向下,直至受试者不能辨认为止,此时表上受试者所能看清的最后一行字母旁边所注的数字即该眼视力。若受试者对最上一行字也不能辨认清楚,则须令受试者向前移动,直至能辨清最上一行字,根据此时测量受试者与视力表的距离,再按上述公式推算出视力。

(3) 用同样的方法检查另一眼的视力。

2. 视野测定

(1) 观察视野计的结构,了解其使用方法。

(2) 受试者背光而坐,将下颌放于托颌架上,眼眶下缘靠在眼眶托上。适当调整托颌架高度,保持眼与弧架的中心点位于同一水平面上。先将弧架摆在水平位置。用遮眼板遮住一只眼,另一只眼注视弧架的中心点。检查者持某一色视标,沿弧架内面从外周边向中央慢慢移动,随时询问受试者是否看见了该视标。当回答看到时记下刻度;再将该视标从中央向外周边移动,当看不到时再记下刻度。求两次度数的平均值,并在视野图纸相应的方位和度数上标出。用同法,测对侧该视标视野界限,记在视野图纸相应点上。

(3) 将弧架转动45°,重复上述操作,共4次,得出8个点。依次连接视野图纸上的这8个点,就得出该颜色大致的视野。

(4) 按同法,测出其他颜色的视野,并用色笔绘出轮廓。

(5) 用相同的方法测定另一只眼的视野。

[注意事项]

(1) 光线充足,勿暗。

(2) 勿压眼球。

[实验结果]

正常眼用视力表直接测出或通过公式计算出受试者的视力不低于1.0。

视野大小为白色>黄蓝>红色>绿色。

[结果分析]

距视力表5 m处测得受试者的视力为1.0,是因为受试者在此距离时,该行字每一笔画两边发出的光线在眼球形成一分视角。一分视角下观察物体上的两点,在视网膜上形成的映象等于2～5 μm,此大小相当于一个视锥细胞的直径。一分视角下正常人能分别看到两点的基本条件是两个兴奋的感光细胞之间至少被一个未兴奋或兴奋较弱的细胞分开。所以受试者在距离5 m处能精确地明辨细微的两点,即达到了上述条件,故属于正常视力。有的人视力可达1.5或更大这不仅取决于中央凹处视锥细胞的

Note

直径要小于 2～5 μm，也取决于视觉中枢的分析能力。当距离不变时，人的视力与他所能看清的最小的字或图形的大小成反比；当字的大小不变时，人的视力与他看清所需的最远距离成正比。

单眼注视前方一点不动，该眼能看到的范围称为视野，不同的感光细胞在视网膜上分布不同，而且视野还因鼻和额对光线的阻挡，使鼻侧与上侧小于颞侧和下侧。临床上视野的检查有助于某些视网膜、视路病变的诊断。

[思考题]

(1) 视角与视力的关系如何？

(2) 简述视力表设计的原理。

实验二十　色盲检查

[目的要求]

检查两眼对颜色的辨别能力；了解用色盲检查图检查色盲的原理并掌握其方法。

[实验原理]

人眼的视网膜有很强的辨色能力，至少能辨别 180 多种颜色，辨色能力发生障碍时称为色盲。色盲包括全色盲及部分色盲，前者极少见，常见者为部分色盲(如红绿色盲)。检查色盲的方法有多种，常用的有比色法与色盲检查图法。前者为受检查者在各种颜色的绒线束中检出与标准色相类似线束，以判断其辨色能力。色盲检查图是选择色盲患者容易混淆的颜色斑点，拼成数字(或图形)，令受检者辨认，从而判断其辨色能力。

[实验用品]

色盲检查图。

[实验对象]

人。

[方法步骤]

(1) 使用前仔细阅读色盲检查图的说明书，掌握其使用方法。

(2) 将色盲检查图放在明亮而均匀的自然光下，主试者按需要(不一定按顺序)翻开图本，令受试者阅读，并随时做好记录，注意回答是否正确，时间是否超过 30 s。

(3) 倘若受试者回答有误，按照说明评定检查结果。

[注意事项]

(1) 光线：最好是明亮而均匀的自然光，但不要在日光直接照射下检查，也不宜在灯光下检查，以免影响检查结果。

(2) 距离：色盲检查图离受检者眼睛以 50 cm 左右为好。

(3) 速度：读图速度愈快愈好。一般 3 s 左右可得答案，最长不超过 10 s。

[结论]

(1) 正常人眼有辨认颜色的能力。

(2) 色盲是辨色能力障碍的一种表现。

(3) 正常人根据色调来辨别颜色，色盲患者则根据明亮度来辨别颜色。

[思考题]

(1) 三原色学说怎样解释人眼的色觉机能？

(2) 何谓异读？为什么会出现异读？

(3) 红绿色盲患者为什么有时表现出惊人的辨色力？这种辨色力与正常人比较有何缺陷？

实验二十一　声波传导的途径

[目的要求]

验证和比较声波传入内耳的两条途径，分析听力障碍原因和掌握鉴别耳聋性质的方法。

Note

[实验原理]

声波传入内耳的途径可分为气导与骨导两种。在正常情况下，气导的功效大于骨导；在患传音性耳聋时，病耳的骨导大于气导。若患感音性耳聋，则气导与骨导均有不同程度的降低。用此原理鉴别耳聋的性质。

[实验用品]

音叉(频率 256 次/秒或 512 次/秒)、棉球、胶管、秒表。

[实验对象]

人。

[方法步骤]

(1) 同侧气导与骨导比较试验(Rinne's test，任内氏实验)：室内安静，受试者端坐，将正在振鸣的音叉端置于受试者一侧颞骨乳突上，令受试者注意听取音叉的响声。当听到声音逐渐减弱直至消失后，立即将音叉枝移到距外耳道口约 1 cm 处，问受试者是否听到声音；用棉球塞住同侧耳孔，再将振鸣的音叉置于距外耳道口约 1 cm 处，当听不到音响时，立即将音叉柄移至同侧颞骨乳突上，问受试者是否听到声音。记录骨导与气导的时间(从开始到听不到为止)。正常人气导优于骨导，即气导时间较骨导时间长(大约 2 倍)，此称 Rinne's test 阳性。

(2) 两耳骨传导的比较(Weber's test，韦伯氏实验)：将正在振鸣的音叉柄端置于受试者额正中发际处，问受试者两耳听到的音响有无差别。用棉球塞住受试者一侧耳孔，重复上项操作，问受试者音响偏于何侧。棉球取出后，将胶管一端塞入受试者被检测耳孔，另一端放入另一受试者耳孔，再重复上述操作，问另一受试者是否通过胶管听到音响。

[注意事项]

(1) 音叉频率以 256 次/秒和 512 次/秒为最适宜。低于 256 次/秒则骨导时能引起振动感，影响测听结果；高于 512 次/秒时则振动能量不易通过叉柄传导。

(2) 叩击音叉时不要用力过猛，切忌在桌面上或其他坚硬物体上敲打，以免损坏音叉。

(3) 测气导时应使音叉枝的振动方向正对向外耳道口，距外耳道口 1 cm，并注意叉枝勿触及耳廓及头发。

(4) 室内应保持安静。

(5) 棉球要塞紧。

(6) 音叉位置要放准。

[实验结果]

检查方法	步　骤	结　　果	说　　明	判　　断
任内氏实验	①	听到	气导＞骨导	正常
		听不到	骨导＞气导	传音性耳聋
	②	听到	骨导＞气导等	模拟传音聋
韦伯氏实验	①	无差别	两侧音响相等	正常
		偏于一侧	—	较响侧传音聋 或对侧感音聋
	②	偏于塞侧	—	模拟传音聋
	③	听到	振动可由内耳 经中耳传出	—

[结果分析]

(1) 正常人气导时间比骨导时间长，临床上称为任内氏实验阳性(＋)。因为气导通过鼓膜、听小骨、卵圆窗的放大作用，可使传入中耳的声压增强约 30 倍。患传音性耳聋时则结果恰恰相反，气导时间比骨导时间短。这是因为声波的气导途径障碍，声波、听小骨、耳蜗淋巴振动由外耳道经中耳传入内耳

Note

受阻。

(2) 用棉球塞住一侧耳孔，用意是模拟传音性耳聋，此时骨导时间比气导长，临床上称任内氏实验阴性(－)，原因与传音性耳聋同。

(3) 比较两侧骨传导。正常人两耳音响强度无差别，这是因为音叉柄两耳的距离相等，经颅骨传入两侧内耳的振动强度相等。同时两耳气导途径正常，振动内耳经中耳传出的强度也相等，故两耳感受到的声音强度无差别。假如受试者有传音性耳聋，则音响偏于患侧。这是因为振动经颅骨传入内耳这一途径无障碍，使传入两侧内耳的振动强度相等，而内耳的音波振动经中耳及外耳道传出在患侧受阻，为该侧振动消失较对侧减少的缘故。如为感音性耳聋，则音响偏于健侧，这是因为患耳不能感受音波振动，只有健耳能够听到音响的缘故。

(4) 用棉球塞耳，音响偏于塞侧，这是模拟传音性耳聋，解释与传音性耳聋相同。

(5) 通过胶管听到音响，说明骨传导时，振动既可经颅传至内耳，也可由内耳经中耳及外耳道传出而消失。在项操作结果可以用来解释传音性耳聋时骨导时间为什么比气导时间长，以及为什么音响偏于健侧。

[结论]

(1) 音波传入内耳有气导与骨导两条途径。

(2) 正常人气导时间比骨导时间长。

(3) 传音性耳聋时患侧气导时间比骨导时间短，且音响偏于患侧。

(4) 音波振动可由内耳经中耳及外耳道传出而消失。

[异常现象讨论]

塞耳的结果有时不明显甚至得出相反的结果。主要原因是棉球塞得过紧，没有起到模拟传音性耳聋的作用。其次是音叉柄放在乳突上的部位不准确，对实验结果也有一定影响。

[思考题]

(1) 为什么正常人的气导时间比骨导时间长？传音性耳聋时为何气导时间比骨导时间短？

(2) 为什么传音性耳聋时音响偏于患侧，而感音性耳聋时音响偏于健侧？

(3) 某人韦伯氏实验音响偏于左耳，如何进一步诊断他的哪一侧耳有病，以及是传音性耳聋还是感音性耳聋？

实验二十二　人体腱反射检查

[目的要求]

熟悉几种人体腱反射的检查方法，以加深理解牵张反射的作用机理，并了解人体腱反射的临床意义。

[实验原理]

牵张反射是最简单的躯体运动反射，包括肌紧张和腱反射两种类型。腱反射是指快速牵拉肌腱时发生的牵张反射。腱反射是一种单突触反射，其感受器是肌梭，中枢在脊髓前角，效应器主要是肌肉收缩较快的快肌纤维成分。腱反射的减弱或消退，常提示反射弧的传入、传出通路或脊髓反射中枢的损害或中断。而腱反射的亢进，则提示高位中枢的病变。因此，临床上常通过检查腱反射来了解神经系统的功能状态。

[实验对象]

人。

[实验器材和用品]

叩诊锤。

[实验步骤和观察项目]

(1) 受试者应予以充分合作，避免精神紧张和意识性控制，四肢保持对称、放松。如果受试者精神或注意力集中于检查部位，可使反射受到抑制。此时，可用加强法予以消除。最简单的加强法是使受试

Note

者主动收缩所要检查反射以外的其他肌肉。

(2) 肱二头肌反射:受试者端坐位,检查者用左手托住受试者右肘部,左前臂托住受试者的前臂,并以左手拇指按于受试者的右肘部肱二头肌肌腱上,然后用叩诊锤叩击检查者自己的左拇指。正常反应为受试者肱二头肌收缩,表现为前臂呈快速的屈曲动作。

(3) 肱三头肌反射:受试者上臂稍外展,前臂及上臂半屈成90°。检查者以左手托住其右肘部内侧,然后用叩诊锤轻叩尺骨鹰嘴的上方1～2 cm处的肱三头肌肌腱。正常反应为受试者肱三头肌收缩,表现为肘关节的伸直。

(4) 膝反射:受试者取坐位,双小腿自然下垂悬空。检查者以右手持叩诊锤,轻叩膝盖下股四头肌肌腱。正常反应为膝关节做伸直动作。

(5) 跟腱反射:受试者跪于椅子上,下肢与膝关节部位呈直角屈曲,踝关节以下悬空。检查者以叩诊锤轻叩跟腱。正常反应为受试者腓肠肌收缩,足向跖面屈曲。

[注意事项]

(1) 检查者动作轻缓,消除受检者紧张情绪。

(2) 受检者不要紧张,四肢肌肉放松。

(3) 每次叩击的部位要准确,叩击的力度要适中。

(宋丽莉)

Note

中英文对照

	A
氨基甲酸血红蛋白	carbaminohemoglobin
暗视觉	scotopic vision
暗适应	dark adaptation
	B
白蛋白	albumin
白细胞	white blood cell,WBC
饱和现象	saturation
壁细胞	parietal cell
背侧呼吸组	dorsal respiratory group
被动转运	passive transport
搏出量	stroke volume
泊肃叶定律	Poiseuille's law
补呼气量	expiratory reserve volume,ERV
补吸气量	inspiratory reserve volume,IRV
	C
肠激酶	enterokinase
潮气量	tidal volume,TV
超极化	hyperpolarization
超射	overshoot
出胞	exocytosis
传出神经	efferent nerve
传导	conduction
传导性	conductivity
传入神经	afferent nerve
重吸收	reabsorption
雌二醇	estradiol
雌激素	estrogen
雌三醇	estriol
雌酮	estrone
次生环境	secondary environment

刺激	stimulus
促黑激素	melanophore stimulating hormone,MSH
促红细胞生成素	erythropoietin,EPO
促胃液素	gastrin
促肾上腺皮质激素	adrenocorticotropic hormone,ACTH
促性腺激素释放激素	gonadotropin-releasing hormone,GnRH
促胰液素	secretin
催产素	oxytocin
催乳素	prolactin,PRL
促卵泡激素	follicle-stimulating hormone,FSH
	D
代偿性间歇	compensatory pause
单纯扩散	simple diffusion
单收缩	single twitch
胆碱能神经元	cholinergic neuron
胆碱能受体	cholinergic receptor
胆碱能纤维	cholinergic fiber
胆囊收缩素	cholecystokinin,CCK
等长收缩	isometric contraction
等容收缩期	isovolumic contraction period
等容舒张期	isovolumic relaxation period
等张收缩	isotonic contraction
第二信号系统	second signal system
第一信号系统	first signal system
电突触传递	electrical synaptic transmission
电压门控通道	voltage-gated channel
动脉脉搏	arterial pulse
动脉血压	arterial blood pressure
动作电位	action potential
	E
耳蜗微音器电位	cochlear microphonic potential
二棕榈酰磷脂酰胆碱	dipalmitoylphosphatidylcholine,DPPC
	F
发生器电位	generator potential
反馈	feedback
反射	reflex
反射弧	reflex arc
反应	reaction
房室延搁	atrioventricular delay
非特异投射系统	non-specific projection system

Note

非条件反射	unconditioned reflex
非突触性化学传递	non-synaptic chemical transmission
肺活量	vital capacity,VC
肺内压	intrapulmonary pressure
肺泡通气量	alveolar ventilation volume
肺牵张反射	pulmonary stretch reflex
肺容积	pulmonary volume
肺容量	pulmonary capacity
肺通气	pulmonary ventilation
肺总容量	total lung capacity,TLC
锋电位	spike potential
负反馈	negative feedback
腹侧呼吸组	ventralrespiratory group
复极化	repolarization
副交感神经	parasympathetic nerve
辅脂肪酶	colipase
	G
感受器	receptor
感受器电位	receptor potential
钙泵	calcium pump
睾酮	testosterone
功能余气量	functional residual capacity,FRC
骨传导	bone conduction
	H
横桥	cross-bridge
红细胞	red blood cell,RBC
红细胞生成素	erythropoietin,EPO
后电位	after potential
后负荷	afterload
呼吸	respiration
呼吸膜	respiratory membrane
呼吸商	respiratory quotient
互感性对光反射	consensual light reflex
化学门控通道	chemically-gated channel
化学性消化	chemical digestion
环境	environment
黄体生成素	luteinizing hormone,LH
	J
机械性消化	mechanical digestion
肌动蛋白	actin

Note

肌钙蛋白	troponin
肌间神经丛	myenteric nervous plexus
肌球蛋白	myosin
肌肉收缩能力	contractility
基本电节律	basal electric rhythm
基础代谢率	basal metabolism rate, BMR
激素	hormone
极化	polarization
激活	activation
集团蠕动	mass peristalsis
机械门控通道	mechanically-gated channel
肌质网	sarcoplasmic reticulum, SR
脊休克	spinal shock
继发性主动转运	secondary active transport
甲状旁腺激素	parathyroid hormone, PTH
甲状腺激素	thyroid hormones, TH
甲状腺过氧化物酶	thyroid peroxidase, TPO
甲状腺球蛋白	thyroglobulin, TG
减慢充盈期	reduced filling period
减慢射血期	reduced ejection period
简化眼	reduced eye
降钙素	calcitonin, CT
交感-肾上腺髓质系统	sympathetic o-adrenomedullary system
近点	near point of vision
近视	myopia
静息电位	resting potential
局部电位	local potential
局部反应	local response
	K
坎农	Walter Bradford Cannon
抗利尿激素	antidiuretic hormone, ADH
可兴奋组织	excitable tissue
控制论	cybernetics
控制系统	control system
空间总和	spatial summation
快波睡眠	rapid eye movement sleep
快速射血期	rapid ejection period
快速充盈期	rapid filling period
	L
磷酸肌酸	creatine phosphate

Note

离子泵	ion pump
滤过膜	filtration barrier
滤过分数	filtration fraction,FF
	M
脉压	pulse pressure
慢波	slow ware
慢波睡眠	slow wave sleep,SWS
糜蛋白酶	chymotrypsin
糜蛋白酶原	chymotrypsinogen
明视觉	photopic vision
明适应	light adaptation
	N
内环境	internal environment
内皮素	endothelin
内因子	intrinsic factor
内脏痛	visceral pain
Na^+,K^+-ATP 酶	Na^+,K^+-ATPase
Na^+平衡电位	Na^+ equilibrium potential
黏液	mucus
尿频	frequent micturition
尿失禁	urinary incontinence
尿素的再循环	urea recirculation
尿潴留	urinary retention
凝血因子	blood coagulation factors
	O
呕吐	vomiting
	P
排便反射	defecation reflex
排尿反射	micturition reflex
排泄	excretion
平静呼吸	eupnea
平台期	plateau
	Q
起搏点	pacemaker
期前收缩	premature systole
期前兴奋	premature excitation
气传导	air conduction
牵涉痛	referred pain
牵张反射	stretch reflex
前负荷	preload

Note

前馈	feedforward
潜在起搏点	latent pacemaker
强直收缩	tetanus
球蛋白	globulin
去大脑僵直	decerebrate rigidity
去极化	depolarization
去甲肾上腺素	norepinephrine,NE;noradrenaline,NA
醛固酮	aldosterone
	R
容受性舒张	receptive relaxation
蠕动	peristalsis
入胞	endocytosis
	S
散光	astigmatism
三磷酸腺苷	adenosine triphosphate
社会环境	social environment
射血分数	ejection fraction
神经-体液调节	neuro-humoral regulation
神经冲动	nerve impulse
神经调节	neuroregulation
神经纤维	nerve fiber
神经元	neuron
肾单位	nephron
肾上腺素	epinephrine,E
肾上腺素能受体	adrenergic receptor
肾上腺素能纤维	adrenergic fiber
肾素	renin
肾糖阈	renal threshold of glucose
肾小球滤过分数	glomerular filtration fraction,GFF
肾小球的滤过作用	glomerular filtration
肾小球滤过率	glomerular filtration rate,GFR
肾小球有效滤过压	effective ultrafiltration pressure,PUF
肾素-血管紧张素-醛固酮系统	renin-angiotensin-aldosterone system
生理盲点	blind spot
生物电	bioelectricity
生长激素	growth hormone,GH
时间肺活量	timed vital capacity,TVC
时间总和	temporal summation
视敏度	visual acuity
视前区-下丘脑前部	preoptic-anterior hypothalamus area,PO/AH

Note

视杆细胞	rod cell
视紫红质	rhodopsin
视锥细胞	cone cell
适宜刺激	adequate stimulus
适应	adaptation
适应性	adaptability
失弛症	achalasia
十二指肠腺	duodenal gland
食管下括约肌	lower esophageal sphincter,LES
收缩期	systolic phase
收缩压	systolic pressure
舒张压	diastolic pressure
舒张期	diastolic period
羧肽酶	carboxypeptidase
	T
弹性蛋白酶原	proelastase
糖蛋白	glycoprotein
特异投射系统	specific projection system
体液	body fluid
体液调节	humoral regulation
条件反射	conditioned reflex
铁蛋白	ferritin
跳跃式传导	saltatory conduction
通道	channel
通气/血流比值,V_A/Q 比值	ventilation/perfusion ratio,V_A/Q
同化作用	anabolism
瞳孔的近反射	near reflex of the pupil
瞳孔调节反射	pupillary accommodation reflex
瞳孔对光反射	pupillary light reflex
突触传递	synaptic transmission
突触后抑制	postsynaptic inhibition
突触前抑制	presynaptic inhibition
胞饮	pinocytosis
	W
外周静脉压	peripheral venous pressure
完全强直收缩	complete tetanus
威廉·哈维	William Harvey
微循环	microcirculation
胃肠激素	gut hormone
胃蛋白酶	pepsin

胃蛋白酶原	pepsinogen
胃排空	gastric emptying
胃酸	gastric acid
胃的容受性舒张	receptive relaxation
稳态	homeostasis
	X
吸收	absorption
细胞内液	intracellular fluid, ICF
细胞外液	extracellular fluid, ECF
细胞因子	cytokine
下丘脑调节肽	hypothalamic regulatory peptide, HRP
纤维蛋白原	fibrinogen
消化	digestion
效应器	effecter
心电图	electrocardiogram, ECG
心动周期	cardiac cycle
心房钠尿肽	atrial natriuretic peptide, ANP
心力储备	cardiac reserve
心率	heart rate
心输出量	cardiac output
心血管中枢	cardiovascular center
心音	heart sound
心音图	phonocardiogram
心指数	cardiac index
血液动力学	hemodynamics
新陈代谢	metabolism
新生儿呼吸窘迫综合征	neonatal respiratory distress syndrome, NRDS
兴奋	excitation
兴奋-收缩耦联	excitation contraction coupling
兴奋性	excitability
兴奋性突触后电位	excitatory postsynaptic potential, EPSP
血管紧张素	angiotensin
血管紧张素原	angiotensinogen
血红蛋白	hemoglobin, Hb
血细胞比容	hematocrit
血小板	platelet
血压	blood pressure
血液	blood
血液凝固	blood coagulation
血液循环	blood circulation

Note

	Y
烟碱型受体	nicotinic receptor
氧合血红蛋白	oxyhemoglobin, HbO_2
氧容量	oxygen capacity
夜盲症	nyctalopia
液态镶嵌模型	fluid mosaic model
胰蛋白酶	trypsin
胰蛋白酶原	trypsinogen
胰淀粉酶	pancreatic amylase
胰高血糖素	glucagon
胰脂肪酶	pancreatic lipase
乙酰胆碱	acetylcholine, Ach
异位起搏点	ectopic pacemaker
抑制	inhibition
易化扩散	facilitated diffusion
应激	stress
用力呼气量	forced expiratory volume, FEV
用力呼吸	forced breathing
有效不应期	effective refractory period, ERP
有效滤过压	effective filtration pressure
余气量	residual volume, RV
阈刺激	threshold stimulus
阈电位	threshold potential, TP
阈强度	threshold
液态镶嵌模型	fluid mosaic model
原肌凝蛋白	tropomyosin
阈值	threshold
原生环境	primary environment
远视	hyperopia
孕激素	progestogen
孕酮	progesterone
运动单位	motor unit
	Z
载体转运	carrier transport
正常起搏点	normal pacemaker
正反馈	positive feedback
终池	terminal cisterna
中枢	center
中心静脉压	central venous pressure, CVP
主动转运	active transport

Note

自律细胞	autorhythmic cell
自律性	automaticity
自然环境	natural environment
自身调节	autoregulation
组织间液	interstitial fluid,ISF
组织液	tissue fluid
最大复极电位	maximal repolarization potential

参考文献

REFERENCES

[1] 朱大年，王庭槐．生理学[M]．8版．北京：人民卫生出版社，2013．

[2] 王光亮，丛波，王涛．生理学基础[M]．2版．武汉：华中科技大学出版社，2016．

[3] 马晓健．生理学[M]．3版．北京：高等教育出版社，2015．

[4] 唐四元．生理学[M]．4版．北京：人民卫生出版社，2017．

[5] 姚泰．生理学[M]．2版．北京：人民卫生出版社，2005．

[6] 晏廷亮，王光亮．生理学[M]．北京：人民卫生出版社，2019．

[7] 朱大诚，杜友爱，生理学[M]．北京：人民军医出版社，2016．

[8] 王光亮，张量，潘丽．生理学[M]．武汉：华中科技大学出版社，2018．

[9] 王光亮，任传忠，李红伟．生理学[M]．上海：第二军医大学出版社，2012．

[10] 田仁，张敏．生理学[M]．北京：人民军医出版社，2012．

[11] 白波，王福青，苏莉芬，等．生理学[M]．8版．北京：人民卫生出版社，2018．

[12] 王光亮，王爱梅，周裔春．生理学[M]．2版．武汉：华中科技大学出版社，2013．

[13] 周森林．生理学[M]．3版．北京：高等教育出版社，2014．

[14] 甘声华．生理学[M]．3版．北京：人民卫生出版社，2006．